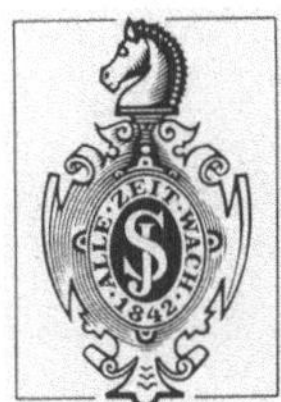

G. Schultze-Werninghaus   M. Debelić (Hrsg.)

Asthma

Grundlagen – Diagnostik – Therapie

Unter Mitarbeit von
F. E. Baumer X. Baur H. Behrendt D. Berdel
B. M. Czarnetzki M. Debelić P. Dorow E. Fuchs
H. L. Hahn W. König N. Konietzko G. Kunkel
H. Lindemann H. J. Maasch H. Magnussen
J. Meier-Sydow R. Meister K. Morgenroth W. Petro
D. Reinhardt R. Richter G. Schultze-Werninghaus
Cl. Thiel U. Wahn R. Wettengel H. Worth

Mit 146, zum Teil farbigen Abbildungen
und 78 Tabellen

Springer-Verlag
Berlin Heidelberg New York
London Paris Tokyo

Priv.-Doz. Dr. med. Gerhard Schultze-Werninghaus
Klinikum der Johann Wolfgang Goethe-Universität
Zentrum der Inneren Medizin, Abteilung für Pneumologie
Theodor-Stern-Kai 7, D-6000 Frankfurt am Main 70

Dr. med. M. Debelić
Fachklinik Auguste Viktoria- und Cecilienstift
Cecilienallee 6–8, D-4792 Bad Lippspringe

ISBN-13:978-3-540-17877-4   e-ISBN-13:978-3-642-72723-8
DOI: 10.1007/978-3-642-72723-8

CIP-Kurztitelaufnahme der Deutschen Bibliothek
Asthma: Grundlagen – Diagnostik – Therapie / G. Schultze-Werninghaus;
M. Debelić (Hrsg.). Unter Mitarb. von F. E. Baumer …
Berlin; Heidelberg; New York; London; Paris; Tokyo: Springer, 1988
ISBN-13:978-3-540-17877-4

NE: Schultze-Werninghaus, Gerhard [Hrsg.] ; Baumer, F. E. [Mitverf.]

Die Wiedergabe von Gebrauchsnamen, Handelsnamen, Warenbezeichnungen usw. in diesem Werk berechtigt auch ohne besondere Kennzeichnung nicht zu der Annahme, daß solche Namen im Sinne der Warenzeichen- und Markenschutz-Gesetzgebung als frei zu
betrachten wären und daher von jedermann benutzt werden dürfen.

Produkthaftung: Für Angaben über Dosierungsanweisungen und Applikationsformen
kann vom Verlag keine Gewähr übernommen werden. Derartige Angaben müssen vom
jeweiligen Anwender im Einzelfall anhand anderer Literaturstellen auf ihre Richtigkeit
überprüft werden.

Datenkonvertierung und Gesamtherstellung: Appl, Wemding
2119/3140-543210 – Gedruckt auf säurefreiem Papier

In memoriam

Roger Edward Collingwood Altounyan

* 24. Oktober 1922   † 10. Dezember 1987

Geleitwort

Die stürmische Entwicklung der medizinischen Erkenntnisse, ihrer Methoden und Anschauungen in allen ihren Fachgebieten zwingt in relativ kurzen Zeitabständen zu erneuter Standortbestimmung. Dies ist einer der Gründe dafür, daß in den letzten Jahrzehnten von verschiedenen Autoren entsprechend der *Polyätiologie* des Asthmas monographische Bearbeitungen mit unterschiedlicher Blickrichtung und Akzentuierung vorgelegt wurden. Hierbei erhebt sich grundsätzlich die berechtigte Frage, ob im Sinne einer einheitlichen Gestaltung ein derartiges Werk von einem oder zwei Autoren verfaßt werden oder ob in Anbetracht der Komplexität der Pathogenese für die verschiedenen Teilaspekte jeweils ein „Fachmann" zu Worte kommen soll.

Die hier vorgelegte *umfassende* Darstellung ist der Versuch, eine Synopsis durch das Zusammenwirken von 26 Experten über den augenblicklichen Kenntnisstand des Asthmaproblems zu erreichen, mit einigen Schwerpunkten, wie der nervösen und neurohumoralen Regulation, den Grundlagen der Hyperreagibilität und der Diagnostik und Therapie. Herrn Privatdozent Dr. med. Gerhard Schultze-Werninghaus gebührt das Verdienst, die Autorenschaft aus Deutschland zusammengeführt und koordiniert zu haben. Die für die einzelnen Themen gewonnenen Autoren haben sich auf das aus ihrer Sicht Wesentliche konzentriert, wenngleich hierdurch, wie bei wohl jedem Vielautorenbuch, Überschneidungen nicht völlig vermeidbar sind. Sie sollten toleriert werden. Denn eine simplifizierende *Harmonisierung* wäre sicherlich wenig sinnvoll und kaum anregend für weitere Überlegungen, wie auch für das eigene Tun.

Ausdrücklich möchte ich hervorheben, daß medizinischer Fortschritt nicht ohne Mitwirkung und Forschung der pharmazeutischen Industrie möglich ist, ja ihrer bedarf, was heute häufig übersehen oder in verfälschender Weise nur unterschwellig artikuliert wird. Wer über vier Jahrzehnte hinweg im Umgang mit vielen tausend Asthmakranken den ständigen Wechsel und Wandel der diagnostischen und therapeutischen Möglichkeiten erlebt und erfahren hat, weiß die erzielten Fortschritte zu würdigen und anzuerkennen. Denken wir doch an die Zeiten, als uns nur Adrenalin, Kaffee, Atropin, Fiebertherapie und Schwefelpräparate zur Verfügung standen.

Die Ansätze, ein Asthma in seiner jeweiligen Individualpathogenese zu erkennen und zu behandeln, sind heute wesentlich differenzierter und erfolgreicher möglich.

Möge die vorgelegte Synopsis ihren Weg machen zum Segen der Patienten und zugleich Basis sein für die Vertiefung unserer Kenntnisse von der Klinik des Asthmas und seiner Behandlung.

Wiesbaden, im Juni 1988   *E. Fuchs*

Vorwort

Das öffentliche und private Interesse an pulmonalen Erkrankungen, besonders an Asthma, hat sich in den vergangenen Jahren in erheblichem Maße verstärkt, bedingt durch Hinweise auf eine zunehmende Häufigkeit derartiger Krankheitsbilder und durch die Annahme eines Zusammenhanges mit den Umweltbedingungen in der Industriegesellschaft. Dabei waren infolge der Komplexität der Fragestellungen zunächst widersprüchliche Befunde unvermeidbar. Gerade dies hat zu einer Verstärkung der Forschung und der Forschungsförderung auf dem Gebiet der Atemwegskrankheiten und auch der Allergien geführt und so scheint es an der Zeit, eine Bestandsaufnahme für eine der häufigsten Atemwegskrankheiten vorzunehmen, für das Asthma.

Asthma ist eine vielschichtige Krankheit – Ätiologie, Pathophysiologie, Klinik und Befunde sind uneinheitlich und daher ist es nicht verwunderlich, daß sich die verfügbare Literatur mit dieser Krankheit in unterschiedlicher Weise beschäftigt, je nach wissenschaftlicher Herkunft und Tätigkeitsbereich und den damit verbundenen Erfahrungen der Autoren. Zusätzlich erschwert eine stürmische Zunahme der Befunde aus Immunologie, Immunpharmakologie, Neurophysiologie, Mediatorforschung und anderen Gebieten die Darstellung.

In dem vorliegenden Buch haben daher 26 Autoren gemeinsam versucht, dem Krankheitsbild Asthma gerecht zu werden, indem jeweils Spezialisten einzelne Kapitel verfaßt haben. Es wurde jedoch gleichzeitig angestrebt, eine hinlängliche Übersichtlichkeit für Interessierte mit unterschiedlichen Anforderungen an ein solches Werk zu erreichen. Es besteht die Hoffnung, daß in dieser Monographie gleichermaßen für den niedergelassenen Arzt und den Krankenhausarzt oder den Studenten grundlegende Informationen enthalten sind, daß aber auch der Spezialist Anregungen finden möge. Die Herausgeber sind sich darüber im klaren, daß das Prinzip der Einheit in der Vielfalt häufig nicht gewahrt werden konnte und nicht alle Gebiete gleichermaßen ausgewogen behandelt sind, hoffen aber, daß dieses Buch dennoch den selbst gestellten Anforderungen einigermaßen gerecht wird. Kommentare und Ergänzungen sind willkommen.

Dank schulden die Autoren einer Reihe von Helfern, ohne die dieses Werk nicht zustandegekommen wäre. Insbesondere gilt der

Dank Herrn F.Wolter, Springer-Verlag, für die reibungslose und stets erfreuliche Zusammenarbeit. Stellvertretend für alle übrigen Mitarbeiter an diesem Buch danken die Herausgeber vor allem Herrn Dr. H.Nikolai für umfangreiche Literaturrecherchen und sorgfältige Prüfung des Textes, besonders aber Frau B.Korthals für das Schreiben des gesamten Textes mit allen Korrekturen.

Frankfurt und Bad Lippspringe,   *G.Schultze-Werninghaus*
im Juli 1988   *M.Debelić*

Inhaltsverzeichnis

Mitarbeiterverzeichnis

Dr. med. F. E. Baumer
FU Berlin, Universitätsklinikum Rudolf Virchow, Hautklinik,
Augustenburger Platz 1, 1000 Berlin 65

Priv.-Doz. Dr. med. X. Baur
Klinikum Großhadern, Medizinische Klinik I, Abt. für
Pneumologie, Marchioninistraße 15, 8000 München 70

Prof. Dr. med. H. Behrendt
Med. Institut für Umwelthygiene an der Universität Düsseldorf,
Gurlittstraße 53, 4000 Düsseldorf 1

Prof. Dr. med. D. Berdel
Marien-Hospital, Abt. f. Kinderheilkunde,
Pastor-Janßenstraße 8–38, 4230 Wesel

Prof. Dr. med. B. M. Czarnetzki
F. Hoffmann-La Roche & Co., Klinische Forschung Dermatologie,
CH-4002 Basel/Schweiz

Dr. med. M. Debelić
Fachklinik Auguste Viktoria- und Cecilienstift, Cecilienallee 6 - 8,
4792 Bad Lippspringe

Prof. Dr. med. P. Dorow
Freie Universität Berlin, Universitätsklinikum Charlottenburg,
Pneumologischer Funktionsbereich, Spandauer Damm 130,
1000 Berlin 19

Prof. Dr. med. habil. E. Fuchs
Pfitznerstraße 5, 6200 Wiesbaden

Prof. Dr. med. H. L. Hahn
Medizinische Poliklinik der Universität Würzburg, Klinikstraße 8,
8700 Würzburg

Prof. Dr. med. W. König
Medizinische Mikrobiologie und Immunologie, (Arbeitsgruppe für
Infektabwehrmechanismen), Ruhr-Universität Bochum,
Universitätsstraße 150, 4630 Bochum 1

Prof. Dr. med. N. Konietzko
Ruhrlandklinik, Zentrum für Pneumologie und Thoraxchirurgie,
Tüschener Weg 40, 4300 Essen 16

Prof. Dr. med. G. Kunkel
Freie Universität Berlin, Universitätsklinikum Rudolf Virchow,
Abt. für Klinische Immunologie und Asthma-Poliklinik,
Augustenburger Platz 1, 1000 Berlin 65

Prof. Dr. med. H. Lindemann
Klinikum d. Justus-Liebig-Universität, Medizinisches Zentrum für
Kinderheilkunde, Abt. Kinderkardiologie, Funktionsbereich
Pneumologie und Allergologie, Feulgenstraße 12, 6300 Gießen

Dr. rer. nat. H. J. Maasch
Döbelestraße 6, 7750 Konstanz (ehemals Leiter der Abt. Forschung
und Entwicklung von Allergenpräparaten, Allergopharma
Joachim Ganzer KG, 2057 Reinbek)

Prof. Dr. med. H. Magnussen
Zentrum für Pneumologie und Thoraxchirurgie, Krankenhaus
Großhansdorf, Wöhrendamm 80, 2070 Großhansdorf

Prof. Dr. med. J. Meier-Sydow
Klinikum der J. W. Goethe-Universität, Zentrum der Inneren
Medizin, Abt. für Pneumologie, Theodor-Stern-Kai 7,
6000 Frankfurt am Main 70

Prof. Dr. med. R. Meister
Marienkrankenhaus, Auguste-Viktoria-Allee 2,
4792 Bad Lippspringe

Prof. Dr. med. K. Morgenroth
Lehrstuhl Allgemeine Pathologie der Ruhr-Universität,
Universitätsstraße 150, 4630 Bochum-Querenburg

Med.-Dir. Priv.-Doz. Dr. med. W. Petro
Klinik Bad Reichenhall der LVA Niederbayern/Oberpfalz,
Salzburger Straße 9–11, 8230 Bad Reichenhall

Prof. Dr. med. D. Reinhardt
Medizinische Einrichtungen der Universität Düsseldorf,
Kinderklinik und Poliklinik, Moorenstraße 5, 4000 Düsseldorf 1

Priv.-Doz. Dr. phil. R. Richter
Universitäts-Krankenhaus, II. Medizinische Klinik, Abt. für
Psychosomatik und Psychotherapie, Martinistraße 52,
2000 Hamburg 20

Priv.-Doz. Dr. med. G. Schultze-Werninghaus
Klinikum der J. W. Goethe-Universität, Zentrum der Inneren
Medizin, Abt. für Pneumologie, Theodor-Stern-Kai 7,
6000 Frankfurt am Main 70

Dr. med. Cl. Thiel
Deutsche Klinik für Diagnostik, Fachbereich Allergologie,
Aukammallee 33, 6200 Wiesbaden

Prof. Dr. med. U. Wahn
Freie Universität Berlin, Universitätsklinikum Charlottenburg,
Kinderklinik u. Poliklinik (WE 16), Kaiserin Auguste Viktoria
Haus, Heubnerweg 6, 1000 Berlin 19

Prof. Dr. med. R. Wettengel
Karl-Hansen-Klinik, 4792 Bad Lippspringe

Prof. Dr. med. H. Worth
Medizinische Einrichtungen der Universität Düsseldorf,
Medizinische Klinik und Poliklinik, Moorenstraße 5,
4000 Düsseldorf 1

Abkürzungsverzeichnis

(Lungenfunktion: siehe gesondertes Verzeichnis)

AA	Arachidonsäure (arachidonic acid)
Ab, ab	Antikörper, antibody
ABPA	Allergische bronchopulmonale Aspergillose
ACCP	American College of Chest Physicians
Ach	Acetylcholin
Ag, ag	Allergen, Antigen
AGEPC	Acetyl-glyceryl-ether-phosphorylcholine ($=$ PAF-Acether, s.d.)
AMP	Adenosinmonophosphat
APC	Antigen-präsentierende Zelle (Makrophage, Monozyt)
APP	Polypeptid aus Vogelpankreas (avian pancreatic polypeptide)
ARDS	adult respiratory distress syndrome $=$ „Schocklunge"
ATP	Adenosintriphosphat
ATS	American Thoracic Society
B-Lymphozyten, B-Zellen	Lymphozyten, die im Bursa-Äquivalent bzw. im Knochenmark (bone marrow) geprägt werden (humorale Immunität)
BAL	Bronchoalveoläre Lavage
BCDF	B-cell differentiation factor
BGDF	B-cell growth factor
BF	Bindefaktoren (IgE-Regulation)
BPP	Rinder-(bovines)-Pankreas-Polypeptid
BrCN	Bromcyanid
BSA	Rinder-(bovines)-Serum-Albumin
BTA	British Thoracic Society
^{14}C	Kohlenstoff, radioaktiv
C3a, C4a, C5a	Complementbruchstücke ($=$ Anaphylatoxine)
$C5a_{des\ arg}$	Complement C5a-Spaltprodukt; Arginin-Abspaltung durch Serum-Carboxypeptidase
C3b	Complementbruchstück
CaI	Calcium-Ionophor
Ca^{2+}	ionisiertes Calcium
cAMP	cyclisches 3'5'-Adenosinmonophosphat
cGMP	cyclisches 3'5'-Guanosinmonophosphat
CGRP	Calcitonin-gene-related peptide
CH_3-	Methylgruppe
CLA	Chemoluminescent Assay
ConA	Concanavalin A (Lektin, T-Zell-Mitogen, zellaktivierende Eigenschaften)
cpm	Zählrate/min (Radioaktivität), counts per minute
CIE	gekreuzte Immunelektrophorese, crossed immunoelecrophoresis
CR1	Complement-Rezeptor
CRIE	gekreuzte Radioimmunelektrophorese, crossed radio immunoelectrophoresis

D	Dalton
D. pteronyssinus, D. farinae	Dermatophagoides pt., f. (Hausstaubmilben)
DAG	Diacylglycerol
4-DAMP	4-Diphenyl-acetoxy-N-methyl-piperidin-methiodid
DMPP	Dimethylpiperazin
DNA, DNS	Desoxyribonucleinsäure
DNCG	Dinatrium Cromoglicicum = Cromoglicinsäure, Dinatriumsalz
E	Einheit
E. coli	Escherichia coli
EAST	Enzym-Allergo-Sorbent-Test
ECF	Eosinophile anlockender, chemotaktischer Faktor, eosinophil chemotactic factor
ECF-A	Eosinophile anlockender, chemotaktischer Faktor der Anaphylaxie (Tetrapeptid)
ECP	eosinophil cationic protein, kationisches Protein aus eosinophilen Granulozyten
EGF	eosinophil growth factor, Wachstumsfaktor
EIA	Enzymimmunoassay
ELISA	enzyme-linked immunosorbent assay
EPSP	exzitatorisches postsynaptisches Potential
Fab	Antigen-bindender Abschnitt (Fragment) des Immunglobulins
FAST	Fluoreszenz-Allergo-Sorbent-Test
Fc, Fc$_\varepsilon$(-RI, RII)	zellfixierender Abschnitt (Fragment crystalline) des Immunglobulinmoleküls (ε: für IgE); R = Zellrezeptor für Fc-Abschnitt des Immunglobulins
FMPL	(Bakterienpeptid) N-form-met-phen-leu
GDP	Guanosindiphosphat
GEF	Glycosylation enhancing factor (IgE-Regulation)
GIF	Glycosylation inhibition factor (IgE-Regulation)
GMP	Guanosinmonophosphat
GSH	Glutathion
GTP	Guanosintriphosphat
^{3}H	Wasserstoff, radioaktiv (= Tritium)
HEP	Histaminäquivalent im Prickhauttest (histamine equivalent)
HETE	Hydroxy-eicosa-Tetraensäure
HF	Hageman-Faktor
HLA	human leucocyte antigen (Membranantigen)
HMW	hochmolekular (high molecular weight)
HPETE	Hydroxy-peroxy-eicosa-Tetraensäure
HPLC	Hochdruck-(Hochleistungs-)-Flüssigkeits-Chromatographie (high pressure – bzw. performance – liquid chromatography)
HPTLC	Hochdruck-(Hochleistungs)-Dünnschicht-Chromatographie (high pressure – bzw. performance – thin layer liquid chromatography)
HSA	Humanserum-Albumin
IFA	Inflammatorischer Faktor der Anaphylaxie
Ig	Immunglobuline
IgA, IgD, IgE, IgG, IgM	Immunglobulin der Klassen A, D, E, G, M
Il (Il-1 – Il-5)	Interleukine
IP$_3$	Inosit-1,4,5-triphosphat
IPSP	inhibitorisches postsynaptisches Potential

Ir	immune response
IR	irritant-Rezeptor
IU	Internationale Einheiten, international units
IUIS	International Union of Immunological Societies
^{125}J	Jod, radioaktiv
kD	Kilodalton
KKS	Kallikrein-Kinin-System
LMW	niedermolekular (low molecular weight)
LTA$_4$, LTB$_4$, LTC$_4$, LTE$_4$, LTF$_4$	Leukotriene A$_4$-F$_4$
m	muskarinartig
M, mol	Mol
MAST	multiple allergen simultaneous test
MBP	major basic protein (aus eosinophilen Granulozyten)
MDA	Malondialdehyd
MG	Molekulargewicht
MHC	major histocompatibility complex (Membranantigen humaner Zellen)
mM	Millimol
NAD(P)H	(Reduziertes) Nikotinsäureamid-Adenin-Dinukleotid (-Phosphat)
NAIS	nicht-adrenerges inhibitorisches Nervensystem
NANC	nicht-adrenerges, nicht-cholinerges inhibitorisches Nervensystem
NCA	Neutrophile anlockende, chemotaktische Aktivität ($\approx$ NCF)
NCES	nicht-cholinerges exzitatorisches Nervensystem
NCF, NCF-A	Neutrophile anlockender, chemotaktischer Faktor (der Anaphylaxie)
NGF	neutrophil growth factor
NKA, NKB	Neurokin A, B
NO, NO$_2$; NO$_x$	Stickoxid, Stickstoffdioxid; Stickoxide
O$_2$, O$_3$	Sauerstoff, Ozon
OKT4, OKT8, etc.	kommerzielle Antikörper gegen Lymphozyten-Oberflächen-Antigene (OKT4$^+$ $\approx$ T-Helferzellen; OKT8$^+$ $\approx$ T-Suppressorzellen)
PAF, PAF-Acether	Thrombozyten(platelet)-aktivierender Faktor
PAGE	Polyacrylamid-Gelelektrophorese
PAN	Peroxyautylnitrat
PAR	pseudo-allergische Reaktion
PC	Provokationskonzentration
PCA	passive cutane Anaphylaxie
PD	Provokationsdosis
PDE	Phosphodiesterase
PF4	Thrombozytenfaktor 4 (platelet factor)
PGD$_2$, PGE$_1$, PGE$_2$, PGF$_{2\alpha}$	Prostaglandin D$_2$, E$_1$, E$_2$, F$_{2\alpha}$
PGDF	platelet growth and differentiation factor
PHI	Peptid Histidin Isoleucin
PHM	Peptid Histidin Methionin
PiP$_2$	Phosphatidyl-inosit-4,5-diphosphat
PLA$_2$	Phospholipase A$_2$
PMN	neutrophile Granulozyten (polymophomononoclear neutrophil granulocytes)

ppb, ppm	part per billion (= Milliarde), part per million (Einheit für gasförmige Stoffe)
PRIST	Papier-Radio-Immunosorbent-Test
PWM	Pokeweed Mitogen (Pokeweed = Kermesbeere)
Ra5	Ragweedpollen-Allergen (alte Nomenklatur)
RAST	Radioallergosorbent Test
RBL	basophile Leukämie bei Ratten, rat basophilic leukemia
RIA	Radioimmunoassay
RIST	Radioimmunosorbent Test
RNA, RNS	Ribonucleinsäure (ribonucleic acid)
RyeI	Roggenpollenallergen I (alte Nomenklatur)
SD	Standardabweichung, standard deviation
SDS-PAGE	Natrium-Lauryl-(engl.: sodium dodecyl)-Sulfat-Polyacrylmid-Gelelektrophorese
SIF	small, intensely, fluorescent (Ganglienzell-Typ)
SO_2	Schwefeldioxid
SP	Substanz P
SRS-A	slow reacting substance of anaphylaxis
STH	Wachstumshormon (somatotropes Hormon)
T-Lymphozyten, T-Zellen	Lymphozyten, die im Thymus geprägt werden (zelluläre Immunität)
^{99m}Tc	Technetium, radioaktiv
TCGF	T-cell-growth factor
TTX	Tetrodotoxin (Hemmstoff der Nervenleitung)
TXA_2, TXB_2	Thromboxan A_2, B_2
U	unit, Einheit
VIP	Vasoaktives intestinales Peptid
W/V	Gewicht-pro-Volumen (weight-per-volume), vgl. 8.2

Lungenfunktion

Abkürzungen, Einheiten (nach Quanjer, 1983)

Abkürzungen	Parameter	Einheit
IVC	inspiratorische Vitalkapazität	l
FVC	forcierte exspiratorische Vitalkapazität	l
TLC	totales Lungenvolumen	l
RV	Residualvolumen	l
FRC	funktionelle Residualkapazität	l
TGV	thorakales Gasvolumen ($\approx$ plethysmographisch: FRC)	l
FEV_1	forcierte Einsekundenkapazität	$l \cdot s^{-1}$
FEV_1/VC	relative Sekundenkapazität ($=$ Tiffeneau-Index)	%
$FEF_{25-75\%} = MMEF$	maximaler mittlerer forc. exspir. Fluß zw. 25 u. 75% FVC, (Volumen-Zeit-Diagramm)	$l \cdot s^{-1}$
PEF	exspiratorischer Spitzenfluß (Peak Flow)	$l \cdot s^{-1}$
$MEF_{75,\,50,\,25\%VC}$	maximaler Flow bei 75 bzw. 50, 25 % VC (Fluß-Volumen-Diagramm, MEFV-Kurve)	$l \cdot s^{-1}$
MEFV	maximale exspiratorische Fluß-Volumen-Kurve	
R_{aw}	Atemwegswiderstand, plethysmographisch	$kPa \cdot l^{-1} \cdot s$
$R_{oc} = R_{vd}(= R_u)$	Atemwiderstand, Occlusions- bzw. Verschlußdruckmethode	$kPa \cdot l^{-1} \cdot s$
R_{os}	Atemwiderstand, Oszillationsverfahren	$kPa \cdot l^{-1} \cdot s$
R_{tot}	Atemwegswiderstand (Gesamtwiderstand), plethysmographisch	$kPa \cdot l^{-1} \cdot s$
sR_{aw}	„spezifischer" Atemwegswiderstand ($= R_{aw} \cdot TGV$)	$kPa \cdot s$
sG_{aw}	„spezifische" Atemwegsleitfähigkeit ($= 1/sR_{aw}$ bzw. $R_{aw}^{-1} \cdot TGV^{-1}$)	$kPa^{-1} \cdot s^{-1}$
$T_{L,CO,sb}$	Transferfaktor für CO, Einatemzugmethode (single breath)	$mmol \cdot min^{-1} \cdot kPa^{-1}$
K_{CO}	Transferkoeffizient für CO ($T_{L,CO,sb}$/Lungenvolumen)	$mmol \cdot min^{-1} \cdot kPa^{-1} \cdot l^{-1}$
$P_{a,O2}$	arterieller (kapillärer) Sauerstoffpartialdruck	kPa bzw. torr
$P_{a,CO}$	arterieller (kapillärer) Kohlensäurepartialdruck	kPa bzw. torr

1 Definitionen

G. Schultze-Werninghaus

Asthma wird in diesem Buch definiert nach dem Vorschlag eines gemeinsamen Ausschusses des U.S. amerikanischen College of Chest Physicians ACCP und der U.S. amerikanischen Thoracic Society ATS (ACCP-ATS 1975) als *Krankheit mit erhöhter Empfindlichkeit der Atemwege gegen verschiedenartige Reize und mit einer Behinderung der Atmung, die entweder spontan oder infolge Behandlung im Schweregrad variabel ist.* Wir haben diese Definition gewählt, da sie beide Hauptmerkmale des Asthma beinhaltet, nämlich *Hyperreagibilität der Atemwege* und *(anfallsweise) Atemwegsobstruktion,* und da diese Merkmale durch einfache Verfahren (Anamnese, Lungenfunktion) festgestellt werden können. Eine pathogenetische Definition ist angesichts der uneinheitlichen bzw. nur partiell bekannten Grundlagen des Asthmas nicht möglich. Wenig sinnvoll erscheint es auch, die Entzündung der Atemwege in die Definition aufzunehmen, da diese nicht mit einfachen Untersuchungstechniken festgestellt werden kann und außerdem nicht obligat vorhanden ist (Abschnitt 3.1). Wir empfehlen, analog zu ACCP-ATS, den Begriff *Asthma* durch Zusätze zu ergänzen, die Ätiologie, Dauer und Intensität verdeutlichen, etwa durch die Zusätze *allergisch – intrinsisch = kryptogen, saisonal – perennial, beginnend – leicht – mäßiggradig – schwer.*

Es wird darüber hinaus vorgeschlagen, statt des Begriffs *Asthma bronchiale* nur noch die Bezeichnung *Asthma* zu benutzen, da der Begriff Asthma heute nur noch in der Bedeutung Asthma *bronchiale* verwendet wird.

Der Begriff Asthma in der oben genannten Definition umfaßt Atemwegssymptome unterschiedlichen Schweregrades, von dem *beginnenden Asthma* (Gonsior et al. 1973) bzw. der *allergischen Bronchitis* (Waldbott 1930) bis zum *„Status asthmaticus",* und geht somit über ältere bzw. laienhafte Vorstellungen (Asthma [aus dem Griechischen = „keuchen"] = schwere Luftnot) weit hinaus. Es besteht ein Asthma somit auch dann, wenn im beschwerdefreien Intervall keine Symptome vorhanden sind, keine Atemwegsobstruktion nachweisbar ist und nur eine gesteigerte Empfindlichkeit der Atemwege durch Provokationstest nachgewiesen werden kann. In der Praxis ist es in derartigen Fällen schwierig, die Diagnose zu sichern.

Der Begriff des *Status asthmaticus* wird hier vermieden, da er bislang nicht befriedigend definiert ist. Es wird stattdessen empfohlen, den Begriff *akutes schweres Asthma* (Clark 1977) bzw. *schwerer Asthmaanfall* zu verwenden.

Eine einfache Einteilung des Asthma nach dem klinischen Schweregrad in vier Klassen wird vorgeschlagen:

A. *Beginnendes* Asthma, charakterisiert durch gelegentliche Atembeklemmungen bzw. Husten, auch als allergische Bronchitis oder allergische Tracheobronchitis bezeichnet;
B. *Leichtes* Asthma mit gelegentlicher anfallsweiser Atemnot und mit (unregelmäßigem) Bedarf an Bronchodilatatoren;
C. *Mäßiggradiges* Asthma, charakterisiert durch variable (Anfalls-)Dyspnoe, mit regelmäßigem Bedarf an Antiasthmatika einschließlich (gelegentlich) Kortikosteroiden;
D. *Schweres* Asthma, charakterisiert durch häufige oder fortdauernde (Anfalls-)-Dyspnoe bis zum schwersten Asthmaanfall oder ständigen Kortikosteroidbedarf.

Zur allgemeinen Bezeichnung der Empfindlichkeitssteigerung der Atemwege wurde in diesem Buch der Begriff *Hyperreagibilität* gewählt; für die gesteigerte Reaktionsbereitschaft gegen einen bestimmten Stimulus der Begriff *Überempfindlichkeit gegen ....*

2 Epidemiologie

2.1 Prävalenz des Asthmas

G. Schultze-Werninghaus

2.1.1 Probleme der Datenerfassung

Die Ansicht, daß Krankheiten der Atemwege und allergische Erkrankungen in den vergangenen Jahrzehnten an Häufigkeit zugenommen haben, ist weit verbreitet. Die epidemiologische Forschung hat jedoch die Frage, ob diese Krankheiten tatsächlich häufiger geworden sind, bisher nur unzureichend beantwortet. Trotz einer Fülle von Daten über die Prävalenz des Asthmas aus allen Teilen des Erdballs ist eine zusammenfassende Darstellung der Epidemiologie dieser Erkrankung bislang nur schwer möglich.

Dies beruht ganz wesentlich auf der uneinheitlichen Definition des Asthmas und auf dem Mangel an eindeutigen Nachweismöglichkeiten für das Vorliegen dieser Erkrankung in größeren Untersuchungsreihen. Dementsprechend sind in den vorliegenden Untersuchungen höchst unterschiedliche Kriterien verwendet worden. So wurden – insbesondere im angelsächsischen Sprachraum – oft unklare Grenzen zwischen *Asthma* und *Wheezing* gezogen oder es wurde nicht klar unterschieden zwischen akuten asthmatischen Symptomen (*current asthma, point prevalence*) und anamnestisch angegebenen asthmatischen Zuständen (kumulative Prävalenz; *lifetime prevalence*). Die objektiven Schwierigkeiten sollen dabei nicht verkannt werden, variieren doch Intensität und auslösende Ursachen je nach Patient, Alter und Therapie in erheblichem Maße.

Bei der Interpretation von epidemiologischen Daten über Asthma muß besonders sorgfältig auf die Methodik der Datengewinnung geachtet werden. Die Resultate von Fragebogenerhebung und direkter Befragung mit und ohne körperliche Untersuchung, Allergiehauttestung, Lungenfunktionsprüfung und Hyperreagibilitätstests müssen zwangsläufig voneinander abweichen. Dabei kann man unterstellen, daß eine ausschließliche Fragebogenerhebung (bzw. Auswertung der Angaben eines Schulträgers, eines Arbeitgebers oder einer anderen vorgesetzten Behörde, wie z. B. Militärdienststellen bei Rekruten) zu einer *Unterschätzung* der Prävalenz führt, bedingt durch Vernachlässigung leichterer Fälle.

Sollen Studien zuverlässige Ergebnisse über die Prävalenz des Asthmas erbringen, so sind strikte epidemiologische Anforderungen an das Design unerläßlich. Hieran mangelt es der Mehrzahl der Studien, zumeist bereits bei den Auswahlkriterien der untersuchten Stichprobe.

Es soll hier dennoch versucht werden, anhand der vorhandenen Daten die Fragen zu beantworten, wie häufig Asthma auftritt und ob eine Zunahme der Prävalenz zu erkennen ist. Eine vorsichtige Antwort scheint aufgrund zahlreicher Indizien heute möglich zu sein.

2.1.2 Asthma-Prävalenz – regionale Unterschiede

Eine Fülle von Studien aus allen Kontinenten mit Unterschieden von Rasse, Lebensweise und Expositionsbedingungen liegt vor und ist in einer Reihe von Übersichten zusammengestellt worden (Schnyder 1960; Fuchs 1967; Smith 1978; Report Genf 1980; Gregg 1983). Nur wenige Untersuchungen haben jedoch mit identischer Untersuchungsmethodik die Frage der zunehmenden Prävalenz direkt aufgegriffen.

2.1.2.1 Großbritannien

Asthma ist im 19. Jahrhundert offenbar noch eine seltene Krankheit gewesen. So wird in einer Dissertation aus London von 1882 angegeben, daß Asthma nur bei 0,001% (21 von ca. 20.000 Fällen) aller stationären Aufnahmen in St. Bartholomew's Hospital der Einweisungsgrund gewesen sei (Stevenson 1882).

Die Prävalenz des Asthmas in Großbritannien wird in späteren Studien bei Erwachsenen 1944–1947 mit 0,9% (Stocks 1949) bzw. bei Schulkindern 1956/7 mit 1,8% (Asthma + Wheeze) (Smith 1961) und 1968/9 mit 2,3% (akutes Asthma, vergangene 6 Monate) und 3,2% (Wheeze, akut) bzw. 5,4% (Asthma + Wheeze, akut) oder 9,9% (Asthma + Wheeze, kumulativ) (Smith et al. 1971) angegeben. Auch in Schottland lag die Prävalenz im Kindesalter bei 4,8% (Dawson et al. 1969). Neuere Studien geben bei Kindern ähnliche oder noch größere Prävalenzen an, so 1983 9,3% (Asthma + Wheeze, 7. Lj, Beobachtungszeitraum 1 Jahr) (Lee et al. 1983 a) und 1986 24,7% (bis 16. Lebensjahr, Asthma + Wheeze, kumulativ) (Anderson et al. 1986). Die häufige Nicht-Diagnose des Asthmas in der Praxis bei englischen Kindern unter 16 Jahren wurde – gleichfalls 1986 – durch Vergleich von Vorbefunden (7,8% „Asthma"), Befragung der Eltern, Untersuchung und Therapieüberwachung (tatsächlich 15,6% mit Asthma) gezeigt (Heijne den Bak 1986). Insgesamt ist eine Zunahme der angegebenen Asthmahäufigkeit bei Kindern unverkennbar.

2.1.2.2 Skandinavien

In Skandinavien scheint die Erkrankung seltener zu sein. In Norwegen wurde 1948 von Clausen bei 295.356 Personen eine Asthmahäufigkeit von 0,4% angegeben. Bei Schulkindern in Oslo fand Eilertsen 1954 ein Asthma in 1,8%. 1985 wurde in Oslo bei Kindern im 7. bis 15. Lebensjahr eine wesentlich höhere Prävalenz von 3,1% festgestellt (Skarpaas u. Gulsvik 1985). In Finnland gab Eriksson-Lihr 1955 0,4% (akut) und 0,7% (kumulativ) an. Für Kinder lag 1970 die kumulative Prävalenz bei 0,5%, für Erwachsene bei 2,9% (Alanko 1970). In Schweden litten 1954 1,4% der Kinder (Kraepelin 1954) an Asthma, davon in 1,6% bei

5-6jährigen und nur 0,57% bei 16-20jährigen. 1967 wurde die Prävalenz in der Gesamtbevölkerung mit 2,0% (Julin u. Wilhelmsen 1967) bzw. 1968 mit 2,3% (Irnell u. Kiviloog 1968) angegeben; 1985 wurden für eine überdurchschnittliche SO_2-exponierte Bevölkerung über 16 Jahre 3,5% (Asthma) bzw. 2,6% (Bronchitis) genannt (Stjernberg et al 1985). Ähnlich niedrig liegen die Zahlen aus Dänemark, mit 0,8% Asthma bei Kindern (Frandsen 1958).

2.1.2.3 Mitteleuropa

In großen Querschnittsuntersuchungen fanden Tiefensee 1926 in Ostpreußen bei 2.387.718 ein Asthma in 0,05% bzw. Zipperlen in Württemberg bei 2.652.075 in 0,22%. Ähnlich niedrige Zahlen (0,54%) wurden von Albrecht und Dwersteg (1953) in Südhessen bei 662.211 Personen angegeben. 1986 waren 1,4% der Kinder im 6. Lebensjahr im Raum Frankfurt Asthmatiker (Ahrens u. Hentschel 1986). In den Niederlanden litten 1958 0,93% der Rekruten an Asthma (Quarles van Ufford 1958), bzw. 0,59% der Bevölkerung (Orie 1957). Genaue Zahlen liegen aus Genf (Schweiz) über einen Zeitraum von 13 Jahren vor. Bei Kindern zwischen dem 4. und 6. Lebensjahr lag die Asthmahäufigkeit 1968 bei 1,7%, 1981 bei 2,0%; bei 15jährigen 1968 bei 1,9%, 1981 bei 2,8%; diese mit vergleichbaren Methoden erfaßte Zunahme war statistisch signifikant (Varonier 1970; Varonier u. Jeanneret 1970; Varonier et al. 1984). Hiernach liegt die Asthmahäufigkeit in Mitteleuropa (ähnlich wie in Skandinavien) zwar niedriger als in Großbritannien, zeigt jedoch auch einen Trend zur Zunahme.

2.1.2.4 Frankreich / Südeuropa

Hier liegen nur wenige Zahlen vor. So gaben Serafini et al. (1958 bzw. 1977) in Italien für bestimmte Berufsgruppen die Prävalenz mit 0,24% bzw. 0,72 (landwirtschaftlich Exponierte) bis zu 0,43% bzw. 2,1% (Industriearbeiter) an. Bei 29.000 französischen Rekruten fanden Dor et al. (1980) „Wheezing" in 9,7% und Asthma in 7,4% (kumulativ).

2.1.2.5 Vereinigte Staaten von Amerika

In den USA sind zahlreiche Studien zur Prävalenz des Asthmas und seiner Ursachen durchgeführt worden. Auch hier ist - bei einer mit Großbritannien vergleichbaren Prävalenz - ein Trend zur weiteren Zunahme erkennbar. Erste Untersuchungen zeigten eine Prävalenz von 0,6% (Erwachsene) und 0,5% (Kinder) (Collins 1935). 1939 wurde die Prävalenz mit 3,6% angegeben (Service 1939). 1962-1965 fand sich in einer umfangreichen Untersuchung der Gesamtbevölkerung von Tecumseh, Michigan (einschließlich körperlicher Untersuchung) für Erwachsene eine kumulative Prävalenz von 7,2% (Männer) bzw. 6,0% (Frauen) (Broder et al. 1962, 1974a, 1974b). Bei Kindern von 5-9 bzw. 10-15 Jahren wurde eine kumulative Prävalenz von 8,9 bzw. 10,7% für Jungen und 4,4% bzw. 7,6% für Mädchen angegeben (Broder et al. 1974a). 1964 gaben Freeman und Johnson bei 14-18jährigen eine geringere Prävalenz (Wheeze) von 2,8% an, ebenso wie Hill bei 5-12jährigen (1966) mit 2,8% (Asthma, kumulativ). In dieser Studie waren Weiße und Schwarze etwa gleich häufig (3,8% bzw. 3,3%) erkrankt, während Kinder mexikanischer Herkunft nur eine Prävalenz von 0,74% aufwiesen. 1965 fanden Smith u. Knowler (1965a, b) bei Erwachsenen Asthma in 4,4%. Neuere Zahlen bestätigen die zunehmende Erkrankungsrate, mit 9,0% (Burrows et al. 1976) und 6,0% (Dodge u. Burrows 1980).

2.1.2.6 Australien, Neuseeland

Die Prävalenz des Asthmas ist im fünften Kontinent bei der weißen Bevölkerung erheblich. So fanden Williams und McNicol 1969 bei 7jährigen Kindern kumulativ 3,7% und Cullen 1972 bei Schulkindern 12% (Jungen) bzw. 8% (Mädchen). In Neuseeland wurden bei Heranwachsenden „Wheezing" in 12,5% festgestellt (Stanhope et al. 1979). Auch andere Studien aus Neuseeland ergaben eine hohe kumulative Asthmaprävalenz, bei 11–13jährigen von 9,2% (Jungen) bzw. 4,9% (Mädchen) (Milne 1969) und 5% (Wheeze, akut) bzw. 23% (Wheeze, kumulativ) (Anyon u. Kiddle 1974).

Von Mitchell (1983) wurde mit gleicher Methodik ein Vergleich der Asthmaprävalenz über 13 Jahre durchgeführt. Er fand bei Schulkindern 1969 ein Asthma in 7,1% der Fälle, 1982 lag die Prävalenz bei 13,5%.

2.1.2.7 Dritte Welt

Aus einer Reihe von Ländern der Dritten Welt liegen Berichte über die Prävalenz von Asthma vor. Die Prävalenz liegt in diesen Ländern im allgemeinen deutlich unter der der Industrieländer. Siehe Übersichten bei Report of a Meeting (1980), Gregg (1983, 1986).

Aus Afrika liegen sehr unterschiedliche Zahlenangaben vor; so fanden sich in Gambia (Godfrey 1975), Nigeria (Warrell et al. 1975; Abdurrahman u. Taqi 1982) kaum Asthmafälle, während von Schulkindern aus Tanzania eine Prävalenz von 7,9% akuter Asthmafälle berichtet wurde (Carswell et al. 1977). Die Lebensbedingungen scheinen hier eine entscheidende Rolle für die Prävalenz zu spielen, wie aus einer Untersuchung über die Prävalenz des Anstrengungs-induzierten Asthmas bei Kindern hervorgeht: verglichen wurden Xhosa, die entweder auf dem Lande (in der Transkei) oder aber in einer Vorstadt (in der südafrikanischen Union) lebten; während in ländlicher Umgebung nur 0,15% eine Obstruktion auf wiesen, war dies bei 3,2% in städtischer Umgebung der Fall (van Niekerk et al.1979).

Ähnliche Befunde liegen aus Papua-Neuguinea vor. Dort waren um 1970 (Anderson 1974) bei Erwachsenen lediglich 0,3%, bei Kindern unter 0,01% Asthmatiker, während ca. 10 Jahre danach (mit inzwischen fortgeschrittener *Verwestlichung* der Lebensweise) bei Kontrollen 7,3% der Erwachsenen und 0,6% der Kinder an Asthma litten (Woolcock et al 1983a).

Eindrucksvoll bestätigen auch Befunde aus Polynesien die Bedeutung gewandelter Lebensbedingungen. Während auf den Tokelau-Inseln 11,0% der Kinder an Asthma leiden, ist dies bei 25,3% ihrer Altersgenossen auf Neuseeland der Fall, die dorthin nach einem Wirbelsturm umgesiedelt bzw. geboren wurden (Waite et al. 1980). Auch bei den Erwachsenen nahm die Asthmaprävalenz entsprechend zu (Stanhope u. Prior 1976).

Die Befunde bestätigen die schon von Smith et al. 1971 in England gemachten Beobachtungen, nach denen Kinder von Farbigen wesentlich häufiger an Asthma litten, wenn sie nicht in ihren Herkunftsländern, sondern in England geboren wurden.

2.1.3 Zusammenfassung der epidemiologischen Daten

Folgende Schlüsse lassen sich aus den hier dargestellten Befunden ziehen:

- in Industrieländern ist die Prävalenz von Asthma zumeist höher als in der Dritten Welt, sofern dort noch die ursprünglichen Lebensbedingungen herrschen;
- innerhalb der Industrieländer ist Asthma häufiger in den USA, Großbritannien und Australien/Neuseeland als in Skandinavien. Für die Bundesrepublik liegen keine ausreichenden Daten vor;
- die Änderung der Lebensbedingungen in der Dritten Welt (*Verwestlichung, Westernization*) führt zu einem Anstieg der Asthmaprävalenz;
- in den Industrieländern ist es seit der Jahrhundertwende zu einer Zunahme asthmatischer Krankheiten gekommen.

Insgesamt scheint somit die Asthmaprävalenz eng verknüpft mit dem Grade der jeweiligen Industrialisierung eines Landes und/oder einer entsprechenden Lebensweise.

Die Frage, ob asthmatische Krankheiten zunehmen, kann somit mit einem vorsichtigen „ja" beantwortet werden.

2.1.4 Ursachen der Zunahme des Asthmas

Über die möglichen Ursachen kann bislang nur spekuliert werden. Eingehende Diskussionen finden sich in den Arbeiten über die Zunahme des Asthmas auf Papua-Neuguinea, auf die hier ausdrücklich verwiesen sei (Dowse et al. 1985 a, b; Turner et al. 1986).

Das individuelle Auftreten eines allergischen Asthma hängt unter anderem ab von:

- familiärer allergischer („atopischer") Belastung
- Geschlecht (m:f = 2:1)
- Wohnort bzw. Änderung von Wohnort und Lebensweise
- Allergenexposition (Art und Menge)
- Infektionen (die sowohl Hyperreagibilität als auch IgE-Synthese stimulieren können)
- evtl. Belastung der Atmosphäre mit Noxen, wie SO_2, Ozon, NO_x, durch Steigerung der Hyperreagibilität der Atemwege.
- evtl. psychosomatischen und hormonellen Faktoren
- Sozialstatus

Unter diesen Punkten sind einige, die als weitgehend konstant gelten können und so nicht für die Zunahme der Asthma-Prävalenz verantwortlich zu machen sind. Andere hingegen sind näher in Betracht zu ziehen.

Zu dem letzten Punkt ist zu bemerken, daß in einer Reihe von Studien eine größere Prävalenz allergischer Hautreaktionen bzw. allergischer Atemwegserkrankungen in den Schichten der Bevölkerung mit geringem Einkommen und/oder geringer Schulbildung gefunden wurde (Rhyne et al. 1971, Barbee et al. 1976, Wüthrich et al. 1986 u. a.). Daß evtl. bestimmte neurophysiologische Zusammenhänge zwischen dem Grad der intellektuellen Leistungsfähigkeit und einer allergischen Konstitution bestehen, wurde vor kurzen von der neurologischen bzw. psychosozialen Forschung erhärtet (Benbow u. Benbow 1985). Insgesamt besteht jedoch noch weitgehende Unkenntnis darüber, inwieweit neurophysiologische oder psychosomatische Ursachen als Erklärung für die Zunahme der Asthmaprävalenz in Betracht zu ziehen sind.

Eindeutiger läßt sich hingegen zeigen, daß die Belastung mit inhalativen Allergenen sowohl zu vermehrten Sensibilisierungen gegen diese Allergene als auch zu einer Zunahme der Hyperreagibilität der Atemwege führen; diese Beobachtung wurde insbesondere auf Papua-Neuguinea gemacht (Dowse et al. 1985 a, Turner et al. 1986). *Hausstaubmilben* scheinen für die enorme Zunahme des Asthmas in dieser Population eine maßgebliche Rolle zu spielen. Auch in Industrieländern könnte eine Zunahme der Gesamtbelastung mit Allergenen zu vermehrten Asthmafällen beitragen (Haustiere in der Wohnung, „ideales" Milbenmilieu, u. a.).

Es wird von mancher Seite angenommen, daß nicht nur eine Zunahme von Inhalationsallergenen eine Asthmaentwicklung begünstigen kann, sondern auch die gleichzeitige Vermehrung von Nahrungsmittelallergenen. Auch wird postuliert, daß eine Zunahme von Konservierungsstoffen und anderen Chemikalien in der Nahrung ein Asthma begünstigen, so wie dies z. B. für Sulfite (Konservierungsstoffe) oder Tartrazin (Farbstoff) gezeigt wurde (Abschnitt 7.3). Von Burney et al. (1986) wurde ein Zusammenhang zwischen erhöhtem Kochsalzkonsum und Hyperreagibilität der Atemwege beobachtet, so daß deutlich wird, wie breit ein Untersuchungsprogramm zur Frage der Asthma-Prävalenz anzulegen ist.

Von großem Interesse ist die Frage, ob die in der Industriegesellschaft gestiegene Konzentration von gas-, dampf- oder staubförmigen Belastungen der Atemluft zu einer Vermehrung asthmatischer Erkrankungen führen kann. Dies ist nicht auszuschließen, zum einen über direkte irritativ-toxische Effekte, die eine zunehmende Hyperreagibilität verursachen könnten und damit eine gesteigerte Bereitschaft, bei Allergen- oder Irritantien-Inhalation mit Asthma zu reagieren. Daß unter der gesunden Bevölkerung ein „Reservoir" an potentiellen Allergikern und Asthmatikern vorhanden ist, geht aus Daten hervor, die „klinisch stumme" Hautsensibilisierungen in bis zu 46% der Untersuchten zeigen (Rhyne et al. 1971, Barbee et al. 1976; Zusammenstellung bei Smith 1978).

Zum anderen könnten irritative Noxen auch immunologische Reaktionen begünstigen. Bemerkenswert sind die Ergebnisse zweier Arbeitsgruppen, die zeigen konnten, daß die gleichzeitige Belastung der Atemwege mit SO_2 oder Ozon *und* Allergenen (bei Versuchstieren) nicht nur eine *unspezifische Hyperreagibilität*, sondern eine *Sensibilisierung* gegen das inhalierte Allergen zu begünstigen scheint (Biagini et al. 1986, Riedel et al. 1986). Bei Bestätigung derartiger Zusammenhänge wäre somit zu erwägen, daß die Belastung der Atemwegsmukosa z. B. deren Penetrierbarkeit für potentielle Allergene erhöht oder die Funktion antigenpräsentierender Zellen (Makrophagen) verändert und damit zu vermehrten Sensibilisierungen und nachfolgend zu Asthma führt. Diese Modelle wären zur Deutung der Häufung von Asthma in Industrieländern geeignet. Vorstellbar ist darüber hinaus, daß nicht nur eine Irritation der Atemwegsmukosa, sondern auch von Epidermis und/oder Darmschleimhaut unter bestimmten Bedingungen Sensibilisierungen begünstigen, die wiederum eine Zunahme allergischer Krankheiten zur Folge haben würden.

Schließlich sei darauf hingewiesen, daß Rauchen nicht nur bei einem Teil der Betroffenen die Hyperreagibilität der Atemwege in Zusammenhang mit der entstehenden chronischen Bronchitis begünstigt, sondern daß auch erhöhte IgE-Werte nachweisbar sind, z. T. bei negativen Hauttests (Burrows et al. 1982). Diese erhöhten IgE-Werte (evtl. infolge der Synthese von IgE gegen Bakterienbestandteile) korrelieren mit der Prävalenz des Asthmas auch bei hauttestnegativen Rauchern. So könnten die Rauchgewohnheiten auch zu einer Begünstigung asthmatischer Erkrankungen auf immunologischem Wege führen.

2.1.5 Schlußfolgerungen

Asthma ist in Industrieländern häufiger als in der Dritten Welt; die Erkrankung hat wahrscheinlich in diesem Jahrhundert erheblich zugenommen und die Erkrankungsraten der Dritten Welt gleichen sich denen der Industrieländer an. Unklar ist, welche Faktoren diese Zunahme bewirken, ob eine Gesamtbelastung mit Allergenen, ein Zusammenwirken von Irritantien (Zigaretten, SO_2, Ozon u. a.) und Allergeneinwirkung, ob chemische Substanzen oder auch Nahrungsbestandteile oder psychosomatische Faktoren eine Rolle spielen. Für die Entstehung eines allergischen Asthma sind Voraussetzung a) die Sensibilisierung gegen ein Allergen, b) eine Hyperreagibilität der Atemwege. Alle Faktoren, die eine oder beide Voraussetzungen begünstigen, müssen als Ursache der zunehmenden Prävalenz des Asthmas in Betracht gezogen werden.

3 Morphologie

3.1 Morphologische Veränderungen bei Asthma

K. Morgenroth

3.1.1 Grundzüge der morphologischen Veränderungen

Die morphologischen Veränderungen bei Asthma entsprechen einer serös-katarrhalischen Entzündung, die durch die besonderen Verhältnisse in der Atemwegsschleimhaut geprägt ist. Kontraktion der glatten Muskulatur, Schleimhautödem und übersteigerte Sekretproduktion bilden dabei die zur Obstruktion führenden Einzelkomponenten. Die für eine geregelte Ventilation notwendige, in den Atemwegen besonders ausgeprägte Bereitschaft zur lokalen Abwehrreaktion wird dabei übersteigert. Die Permeabilität des Atemwegsepithels, die Innervation der Atemwegsschleimhaut und die ortsständigen, immunkompetenten Zellen bilden die morphologischen Grundlagen für die Mechanismen der Dysregulation. Ein charakteristisches histomorphologisches, differentialdiagnostisch verwertbares Substrat für das Asthma ist nicht zu ermitteln. Denn wegen des relativ einfach gegliederten anatomischen Aufbaus der Atemwegsschleimhaut variieren bei allen Formen der Entzündung mit ähnlicher biochemischer Konstellation die Veränderungen nur wenig. Diese Veränderungen treten außerdem nur im Anfall auf und bilden sich im Intervall vollständig zurück.

Aus den histomorphologischen Veränderungen allein ist deshalb z. B. am Biopsiematerial aus den Atemwegen eine histologisch exakt begründete Diagnose *Asthma* nicht möglich.

3.1.2 Zellverbindungen im Oberflächenepithel

Klinische und experimentelle Befunde sprechen dafür, daß für die Auslösung der anfallsweise auftretenden Atemwegsobstruktion die Hyperreagibilität des Systems einen wesentlichen Faktor darstellt.

Diese Hyperreagibilität ist wahrscheinlich an bestimmte Strukturelemente der Atemwegsschleimhaut gebunden:

1. Zellkontakte im Oberflächenepithel
2. Anordnung der Nervenendigungen im Atemwegsepithel
3. Anordnung von immunkompetenten Zellen, vor allem Mastzelle, in der Atemwegsschleimhaut.

Die Hypothese, daß eine Änderung der Permeabilität des Atemwegsepithels eine Komponente der Hyperreagibilität darstellt, beruht auf experimentellen Untersuchungen und auf Beobachtungen an menschlichem Biopsiematerial (Golden et al. 1978; Laitinen et al. 1985b; Morgenroth u. Fischer 1986). Diese Annahme wird durch die Beobachtung gestützt, daß eine Hyperreagibilität häufig nach einer schweren Epithelschädigung und -zerstörung durch eine Virusinfektion der Atemwegsschleimhaut auftritt.

Zwischen den Epithelzellen ist ein differenziertes System von Zellkontakten ausgebildet, das wahrscheinlich für eine Informationsübertragung zwischen den benachbarten Zellen verantwortlich ist und die Permeabilität der Atemwegsschleimhaut zwischen Atemwegslichtung und subepithelialer Bindegewebszone regelt (Morgenroth 1986). Unmittelbar unter der Epitheloberfläche besteht eine elektronenmikroskopisch nachweisbare Verschmelzung der Zellmembranen, die als *Zonula occludens* oder *tight junction* bezeichnet wird (Abbildung 3.1-1). Diese Zone ist in der gesamten Zirkumferenz der Zellen ausgebildet und weist eine gitterförmige Untergliederung auf. Darunter liegt die *Zonula adhärens*, in der sich die Zellmembranen bis auf einen etwa 150–200 Å breiten Spalt einander nähern. Die Zellmembran ist in dieser Zone durch kurze Tonofibrillen im gesamten Zellumfang verdichtet. Die *Maculae adhärentes* oder *Desmosomen* folgen darunter.

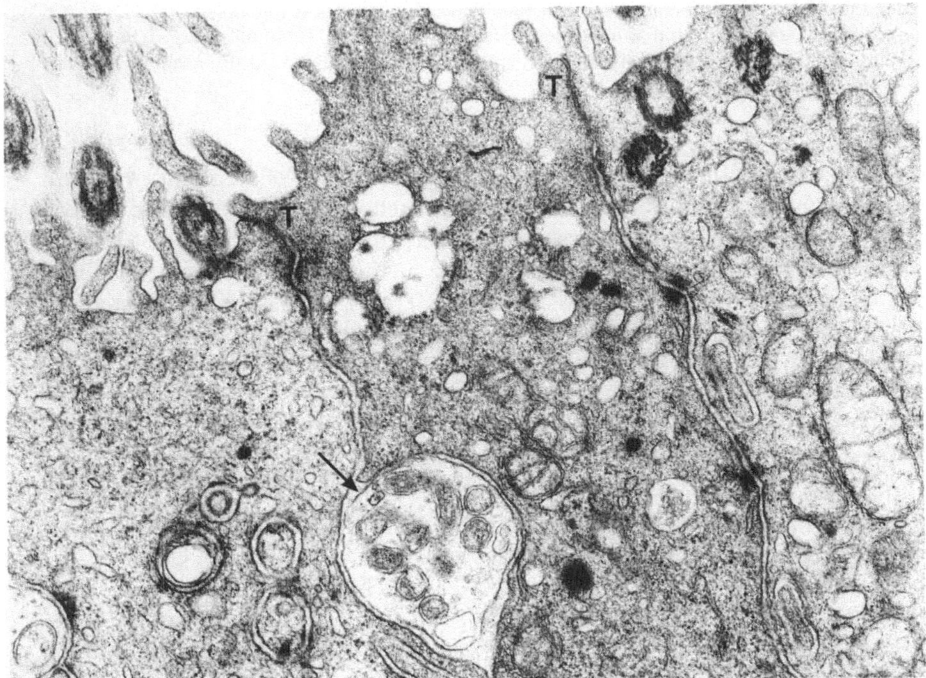

Abbildung 3.1-1. Oberflächliche Anteile des Bronchialepithels. Unmittelbar unter der Epitheloberfläche intraepitheliale Nervenendigung (Pfeil). Sie liegt in Einbuchtungen der Zellmembran dicht an. Auf den Querschnitten der Nervenfaser Neurotubuli und typische kleine Mitochondrien vom Cristaetyp. Zwischen den apikalen Anteilen benachbarter Epithelzellen tight junctions (T). Transmissionselektronenmikroskopische Aufnahme, Vergrößerung: × 37 000.

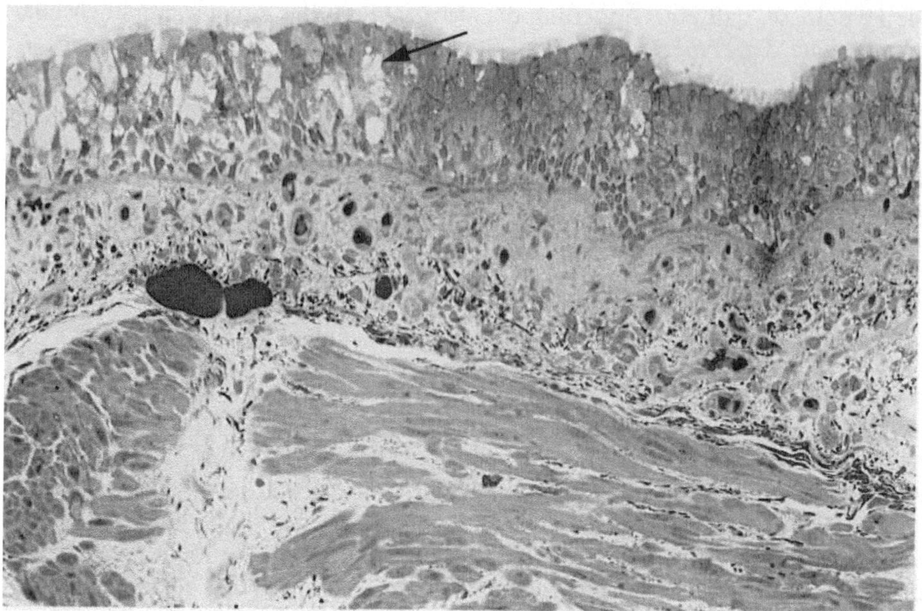

Abbildung 3.1-2. Sektorförmiges intraepitheliales Ödem (Pfeil). Bronchusbiopsie von einem Patienten mit Asthma im Intervall. Umschriebene Auflockerung des Bronchialepithels. Darunter lockere Bindegewebszonen und Bündel der Bronchialmuskulatur. Lichtmikroskopische Aufnahme, Semidünnschnitt, Färbung: Basisches Fuchsin und Methylenblau, Vergrößerung: × 360.

Sie stellen diskontinuierliche Haftzonen zwischen den Zellmembranen dar. In sie strahlen aus der zytoplasmatischen Matrix büschelförmig angeordnete Tonofibrillen ein. Diese Desmosomen bestehen jeweils aus zwei gleichartigen Hälften, die durch eine glykoproteinhaltige Kittsubstanz aus feinen, quergerichteten Filamenten miteinander verbunden sind. In den tieferen Epithelschichten bestehen zwischen den Epithelzellen lediglich *Desmosomen* und sogenannte *gap junctions*, unterschiedlich breite Kontaktflächen der Zellmembranen benachbarter Epithelzellen, ohne die Ausbildung intrazytoplasmatischer Strukturen.

Bei allergischen und nicht-allergischen Atemwegsentzündungen sind an diesem System von Kontaktflächen im Experiment und am Biopsiematerial Veränderungen nachweisbar, die für eine gravierende Änderung der Epithelpermeabilität sprechen. Patienten mit chronischer Bronchitis und Asthma zeigen in Biopsiepräparaten vielfach ein sektorförmig angeordnetes intraepitheliales Ödem (Morgenroth u. Fischer 1986) (Abbildung 3.1-2). In diesen Zonen ist eine ausgeprägte Erweiterung der Interzellularspalten mit teilweiser Eröffnung der Zellkontakte festzustellen, wobei in den meisten Fällen die oberflächlichen tight junctions geschlossen bleiben (Abbildung 3.1-3). Golden et al. (1978) konnten experimentell nachweisen, daß die Durchlässigkeit der Kontaktzonen durch Bestandteile des Tabakrauches und durch andere Noxen modifiziert werden kann. Laitinen et al. (1985b) beschrieben bei Asthmapatienten in der Biopsie unterschiedlich tiefe Epitheldefekte nach Histamininhalation. Es wird angenommen, daß antigene Sub-

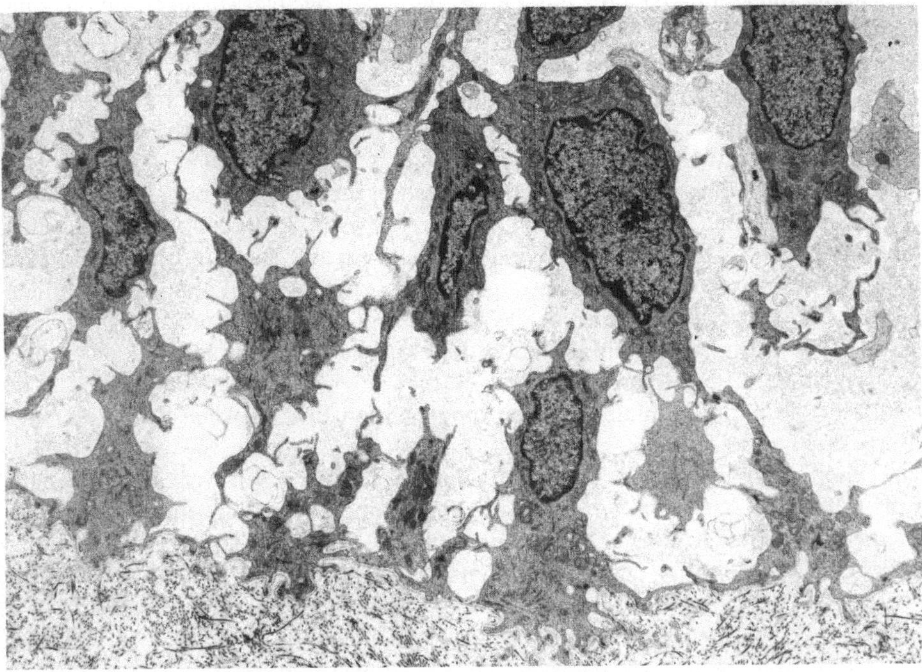

Abbildung 3.1-3. Intraepitheliales Ödem des Bronchialepithels. Ausgeprägte Erweiterung der Interzellularspalten. Die sonst dicht aneinander anliegenden Epithelzellen stehen nur mit schmalen Fortsätzen miteinander in Verbindung. Transmissionselektronenmikroskopische Aufnahme, Vergrößerung: ×5100.

stanzen aufgrund dieser Epithelveränderungen leicht durch die sonst schützende Schicht des Oberflächenepithels diffundieren und mit den Strukturelementen der subepithelialen Bindegewebszone reagieren können. Wahrscheinlich werden durch die Epithelveränderungen auch Nervenendigungen freigelegt, die als Rezeptoren im Oberflächenepithel angeordnet sind.

Die häufig wiederholte Hypothese von Hogg (1981), nach der die Lockerung der tight junctions obligate Voraussetzung der Hyperreagibilität sei, hat sich jedoch nicht bestätigt (Elwood et al. 1983) und ist von Hogg selbst zurückgenommen worden (Hogg u. Walker 1986).

3.1.3 Struktur der feineren Innervation der Atemwegsschleimhaut

Systematische elektronenmikroskopische Untersuchungen an Laboratoriumstieren und an menschlichem Biopsiematerial (Widdicombe 1985; Morgenroth u. Donner 1985; Laitinen 1985; Laitinen et al. 1985a) haben gezeigt, daß im Atemwegsepithel ein System von Nervenendigungen ausgebildet ist, dessen Endaufzweigungen bis dicht unter die Epitheloberfläche reichen (Abbildung 3.1-1). Von der Schwann'schen Scheide entblößte Axone treten durch die Basallamelle des Epithels in die Interzellularspalten ein. Die Endigungen der Nerven legen sich in Einbuchtungen der Zellmembran den Epithelzellen an. Nach der Innenstruktur sind zwei Formen von Axonen zu unterscheiden. In den Anschnitten kommen kontrastreiche Granula mit granulärem Inhalt vor. In anderen besteht im Zytoplasma eine lockere Struktur mit feinen Tubuli. Daneben sind in unterschiedlich dichter Anordnung kleine Mitochondrien vom Cristaetyp ausgebildet.

Durch die Erweiterung der Interzellularspalten beim beschriebenen intraepithelialen Ödem können die Nervenendigungen über weite Strecken freigelegt werden (Abbildung 3.1-4). Ihre Oberflächenmembranen werden dabei in breiten Flächen für exogene Noxen aus der Atemwegslichtung zugänglich. Es ist anzunehmen, daß durch diese Reaktionen an den Nervenendigungen Reflexmechanismen ausgelöst werden können, die die Funktion der einzelnen Strukturelemente der Atemwegsschleimhaut beeinflussen.

In dem die peribronchialen Drüsen umgebenden Bindegewebe liegen Nervenfasern in unmittelbarer Nachbarschaft zu den Drüsenazini. Sie enthalten ausschließlich marklose Anteile, die von einer Schwann'schen Scheide eingehüllt sind. Entblößte Axone treten durch die Basallamelle des Drüsenepithels in die Interzellularspalten ein. Die Nervenendigungen, die neurosekretorische Granula enthalten, liegen sowohl den sekretbildenden Zellen als auch den Myoepithelzel-

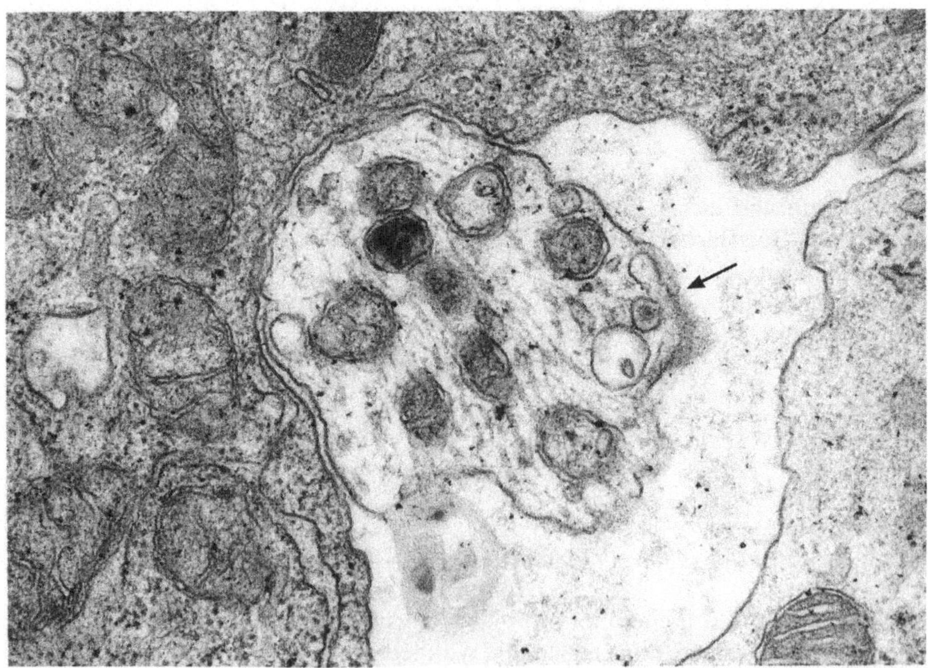

Abbildung 3.1-4. Durch intraepitheliales Ödem freigelegte Nervenfaser im Bronchialepithel (Pfeil). Die Zellmembran ist in einer breiten Zone für Substanzen zugänglich, die in der Interzellularsubstanz gelöst sind. Transmissionselektronenmikroskopische Aufnahme, Vergrößerung: × 70 000.

len an (Abbildung 3.1-5). Aus den morphologischen Befunden ist abzuleiten, daß eine Steuerung der Sekretbildung und -ausschleusung über diese nervale Versorgung erfolgt.

Die Nerven zur Versorgung der glatten Muskulatur verlaufen in den lockeren Bindegewebsformationen, die zwischen den einzelnen Muskelfaserbündeln angeordnet sind. Die Endaufzweigungen weisen Auftreibungen auf, die sich den Muskelzellen bis auf einen Abstand von 0,5 µm nähern (Blümcke 1968). Diese Nervenendigungen enthalten neurosekretorische Vesikel unterschiedlicher Größe mit agranulärem und granulärem Material (Morgenroth u. Donner 1985) (Abbildung 3.1-6). Es wird angenommen, daß über die Freisetzung dieser Substanzen die Kontraktion der Muskulatur geregelt werden kann.

Das histologische Bild läßt grundsätzlich keine Aussage über die Funktion einer Struktur zu. Dies gilt auch für die nervösen Strukturen der Atemwege. Durch neurophysiologische Untersuchungen gibt es aber eine Reihe begründeter Annahmen über die Funktion der licht- und elektronenoptisch nachweisbaren Strukturen.

Nahezu sämtliche Nervenbahnen im glatten Muskel sind marklos. Diese könnten prinzipiell entweder postganglionäre parasympathische oder sympathische motorische (efferente) Fasern oder sensorische (afferente) Nerven darstellen. Man kann davon ausgehen, daß eine Vielzahl dieser Fasern sensorisch (C-Fasern) ist.

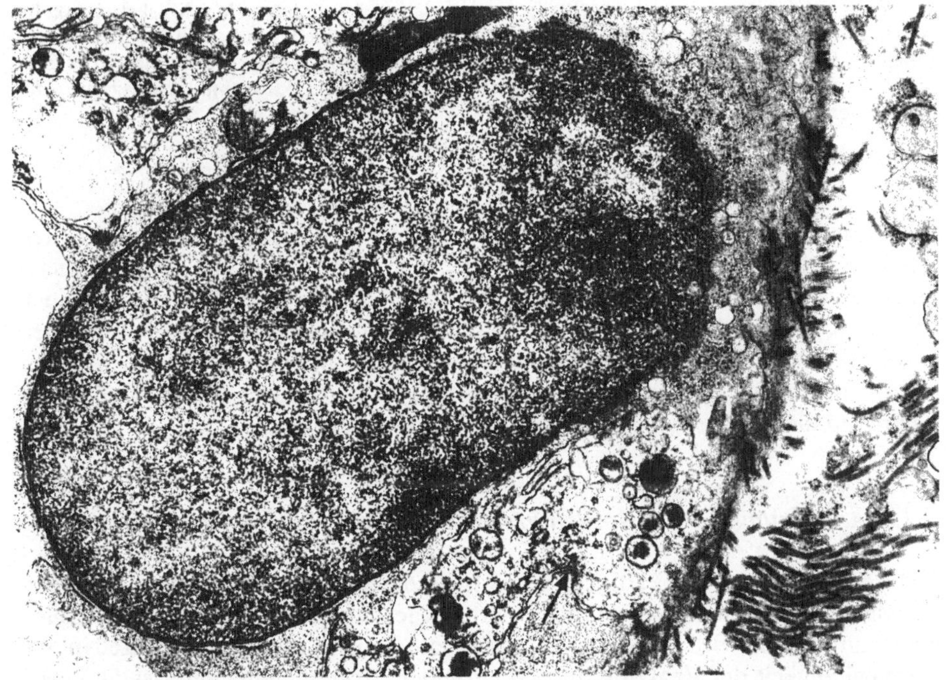

Abbildung 3.1-5.   Nervenendigung (Pfeil) im Epithel einer peribronchialen Drüse. Einer Myoepithelzelle unmittelbar anliegend der Querschnitt eines Nerven mit typischen kleinen und größeren Vesikeln mit kontrastreichem, granulärem Inhalt. Transmissionselektronenmikroskopische Aufnahme, Vergrößerung: × 25 000.

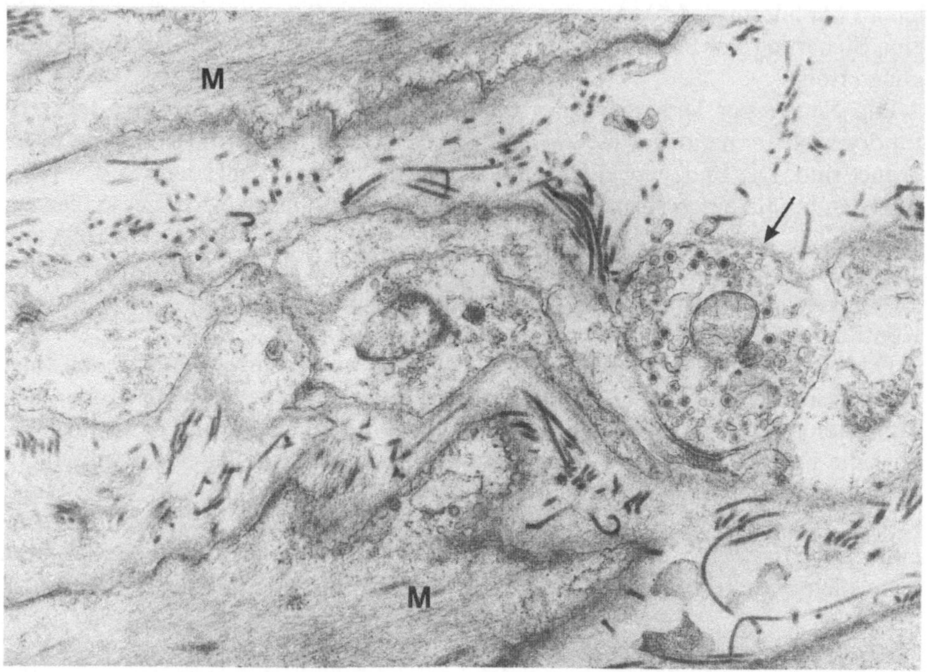

Abbildung 3.1-6. Nervenendigung (Pfeil) an der glatten Muskulatur (M = Muskelzellen). Im Anschnitt der Nervenfaser kolbige Auftreibung mit kleinen Vesikeln mit hellem kontrastreichem Inhalt im Bereich einer sogenannten Synapse auf Distanz. In den Muskelzellen unter der Zellmembran dicht angeordnete Pinozytosebläschen. Transmissionselektronenmikroskopische Aufnahme, Vergrößerung: × 25 000.

Die übrigen, zumeist wahrscheinlich motorischen (efferenten) Nerven enthalten (oft in Kombination) Vesikel, die entweder eine helle klare oder eine granuläre Struktur zeigen. Den hellen Vesikeln wird ein Gehalt an Acetylcholin, evtl. auch an Neuropeptiden zugeschrieben (postganglionäre motorische Neurone) und den granulären Vesikeln ein Katecholamingehalt (beim Menschen selten). Darüber hinaus finden sich in manchen Nerven große, dichte Vesikel, die wahrscheinlich Neuropeptide (VIP, Bombesin, Substanz P, u. a.) enthalten.

3.1.4 Anordnung der Mastzellen in der menschlichen Atemwegsschleimhaut

Die Reagibilität und die Fähigkeit zur ortsständigen Immunreaktion in der Atemwegsschleimhaut wird wesentlich durch die Anwesenheit von Mastzellen bestimmt. Dabei wird angenommen, daß die Lokalisation der Mastzellen die Geschwindigkeit der Reaktion an den einzelnen Strukturelementen des Organsystems bestimmt (Paterson 1979).

Wenige Mastzellen liegen im Lumen der Atemwege, einzelne sind intraepithelial angeordnet. Die meisten liegen im subepithelialen Bindegewebe perivaskulär,

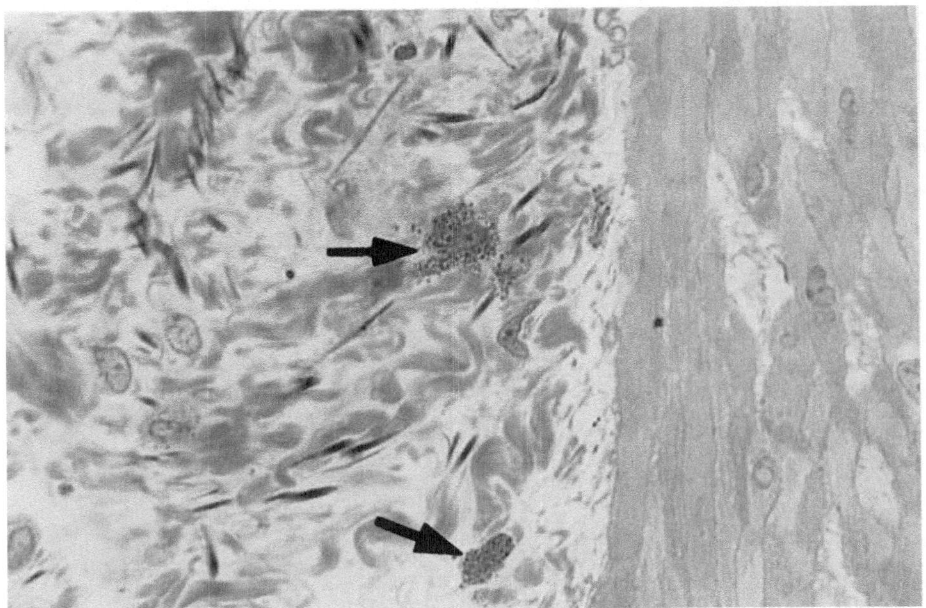

Abbildung 3.1-7. Mastzellen im Bindegewebe zwischen der glatten Muskulatur der Bronchial-wand (Pfeile). Im Zytoplasma relativ gleichmäßig große, metachromatische Granula. Lichtmikroskopische Aufnahme, Färbung: Basisches Fuchsin und Methylenblau, Vergrößerung: × 560.

in der Umgebung der peribronchialen Drüsen und im Bindegewebe zwischen den Bündeln der glatten Muskulatur (Abbildung 3.1-7). Die Mastzellen sind durch eine große Zahl intrazytoplasmatischer, metachromatischer Granula gekennzeichnet. Die Granula haben elektronenmikroskopisch bei Menschen eine charakteristische Innenstruktur. Neben dichtem granulärem, osmiophilen Material enthalten sie rollenartig geschichtete lamelläre Membransysteme. Die einzelnen Granula sind gegen die zytoplasmatische Matrix durch eine Membran abgegrenzt (Abbildung 3.1-8). Ob das granuläre und das lamelläre Material einem bestimmten Mediator einer bestimmten Mediatorengruppe zuzuordnen ist, ist bisher nicht geklärt. Der Inhalt der Granula kann in die Interzellularflüssigkeit ausgeschleust werden. Die Zellmembran der Mastzellen kann jedoch im Experiment auch aufbrechen, so daß alle Granula auf einmal freigesetzt werden können.

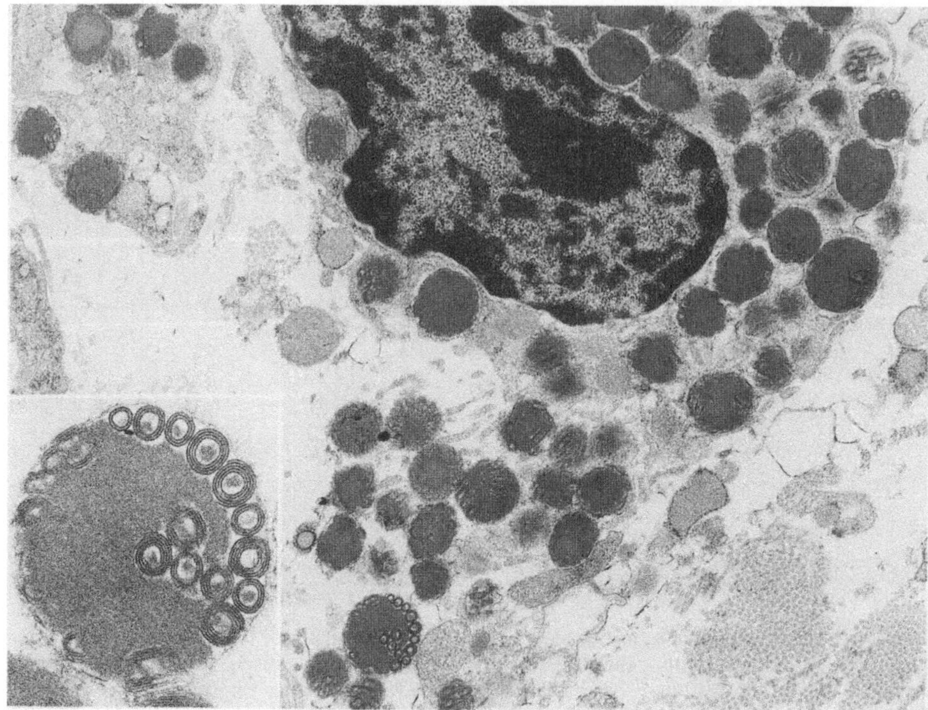

Abbildung 3.1-8. Elektronenmikroskopische Struktur der menschlichen Mastzellen. Exzentrisch liegender Zellkern mit flachen Einbuchtungen und Verdichtung des Chromatingerüstes an der Kernmembran. Im Zytoplasma in unregelmäßiger Verteilung durch einfache Membran abgegrenzte Granula mit granulärer und rollenartig geschichteter membranöser Struktur. Transmissionselektronenmikroskopische Aufnahme, Vergrößerung: × 16 500 ×, Einsatz: × 63 000.

3.1.5 Morphologische Veränderungen im Asthmaanfall

Die morphologischen Veränderungen bei Asthma sind durch folgende Einzelkomponenten geprägt, die sich typischerweise im Intervall weitgehend zurückbilden:

1. Exsudative entzündliche Reaktion
2. Aktivierung der Sekretproduktion in der Atemwegsschleimhaut
3. Änderung des Tonus der Atemwegsmuskulatur

Die Änderung des Tonus der glatten Atemwegsmuskulatur ist morphologisch nicht exakt zu erfassen. Die durch die Mediatoren und Reflexmechanismen ausgelöste Kontraktion der Muskelfaserzüge zeigt sich histomorphologisch in einer gleichmäßig angeordneten Auffaltung des Atemwegsepithels. Durch die Kontraktion der Muskulatur und der dadurch bedingten Verkleinerung des Atemwegsquerschnittes faltet sich die Schleimhaut in der lockeren und verschieblichen subepithelialen Bindegewebszone auf (Abbildung 3.1-9). An den Muskelzellen selbst sind licht- und elektronenmikroskopisch keine Veränderungen festzustellen. Auch an den Nervenfasern, die der Atemwegsmuskulatur zugeordnet sind, treten keinerlei Veränderungen auf.

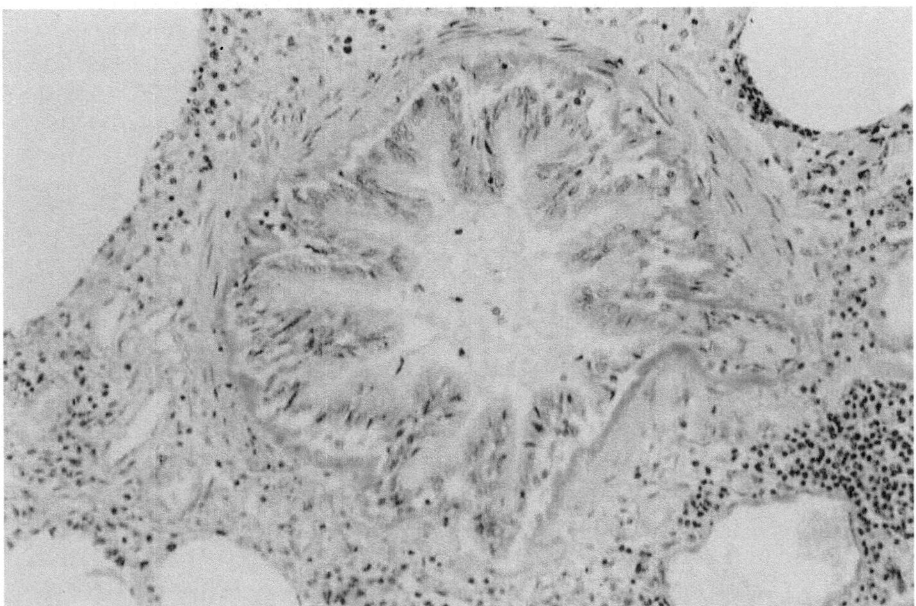

Abbildung 3.1-9. Querschnitt eines Bronchiolus im Asthmaanfall. Auffaltung der Bronchialschleimhaut in der lockeren, verschieblichen, subepithelialen Bindegewebszone. Sternförmige Einengung des Querschnittes, bandartige Verbreiterung der Basalmembran (rote Zone unter dem Oberflächenepithel). Lichtmikroskopische Aufnahme, Färbung: van Gieson, Vergrößerung: × 260.

In der initialen Phase der Reaktion wird durch die vor allem aus den Mastzellen freigesetzten Entzündungsmediatoren eine Erweiterung der Gefäße mit einer Hyperämie der Schleimhaut ausgelöst. Es folgen eine durch die Mediatoren induzierte Erhöhung der Permeabilität der Gefäßwände und eine ödematöse Schwellung der subepithelialen Bindegewebszone. Diese Schwellung trägt zur Einengung des Atemwegslumens bei (Abbildung 3.1-10). Die Freisetzung der Mediatoren bewirkt eine Hyperkrinie und Dyskrinie mit Bildung einer großen Menge zähen Sekrets, das durch den Zilienschlag auf der Schleimhautoberfläche nicht ordnungsgemäß transportiert werden kann. Die Aktivierung der Sekretproduktion wird an einer Veränderung am Oberflächenepithel und an den peribronchialen Drüsen sichtbar.

Das unter physiologischen Bedingungen ausgewogene Zahlenverhältnis zwischen Becher- und Zilienzellen von 1:4 verschiebt sich zugunsten der Becherzellen. Alle Becherzellen befinden sich im gleichen hochaktiven Zustand der Sekretbildung und -ausschleusung (Abbildung 3.1-11). Der kelchartige Zytoplasmaanteil, der die Prosekrettropfen enthält, ist stark erweitert. Es entstehen breite Sekretpfröpfe, die das Niveau der Zilien auf der Epitheloberfläche weit überragen (Abbildung 3.1-12).

Im Zytoplasma der Zellen besteht eine exzessive Aktivierung des endoplasmatischen Retikulums. Es werden Sekretanteile gebildet, die bereits intrazytoplasmatisch eine relativ dichte, feinfilamentäre Grundstruktur aufweisen (Abbildung 3.1-13).

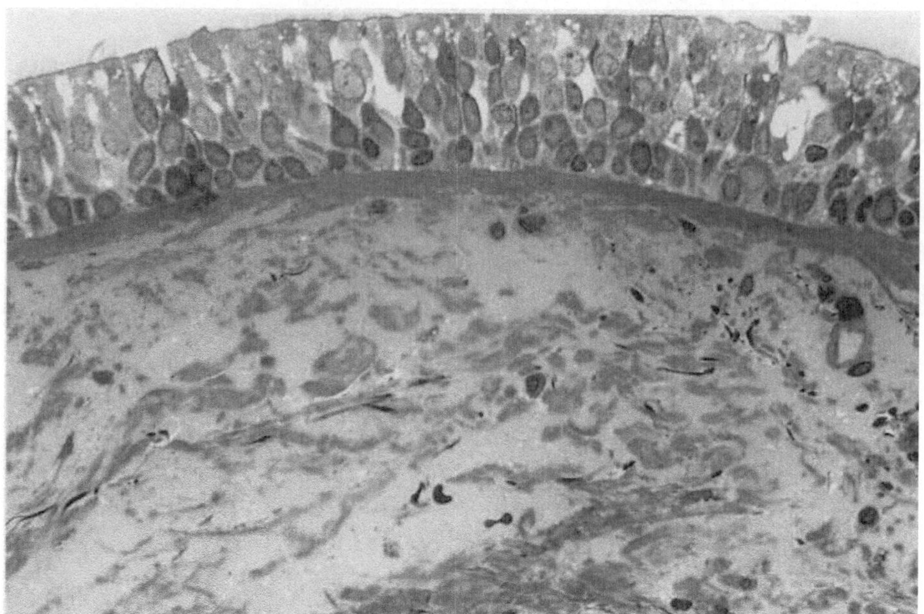

Abbildung 3.1-10. Subepitheliales Ödem der Bronchialschleimhaut. Auflockerung der subepithelialen Bindegewebszone. Erweiterung der Gefäße. Lichtmikroskopische Aufnahme, Semidünnschnitt. Färbung: Basisches Fuchsin und Methylenblau, Vergrößerung: × 480.

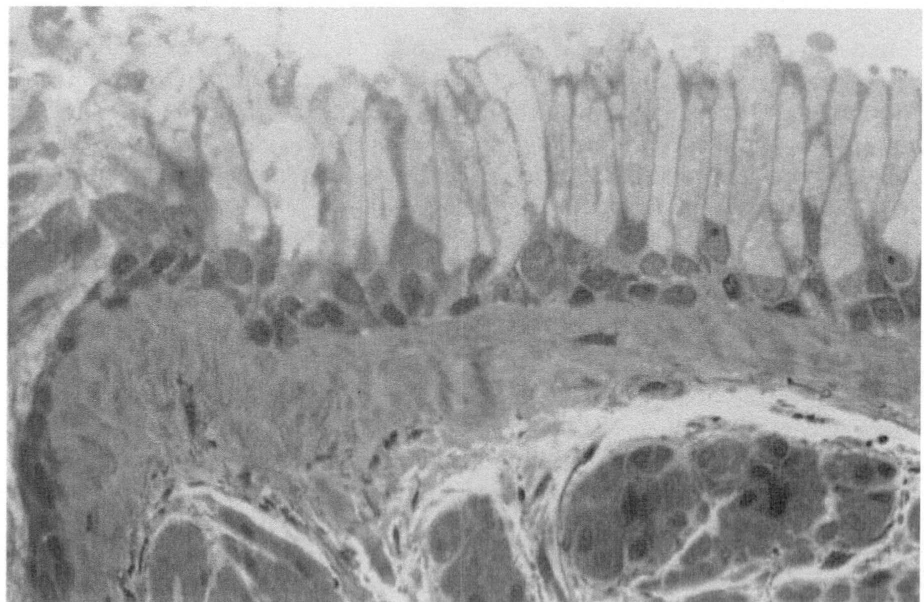

Abbildung 3.1-11. Hyperkrinie am Oberflächenepithel der Bronchialschleimhaut. Im Anschnitt ausschließlich Becherzellen in einem hochaktiven Stadium der Sekretbildung. Lichtmikroskopische Aufnahme, Semidünnschnitt, Färbung: Basisches Fuchsin und Methylenblau, Vergrößerung: × 680.

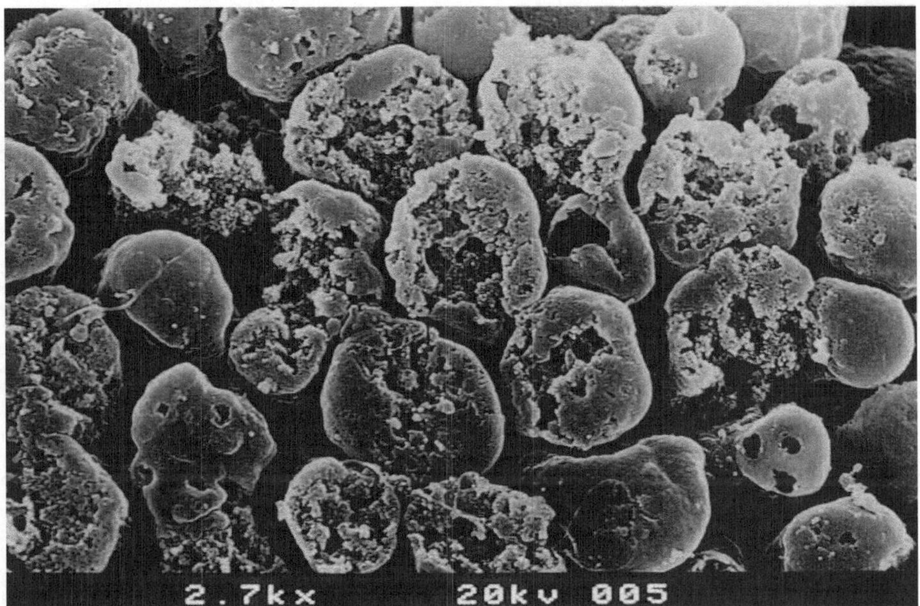

Abbildung 3.1-12. Oberfläche der Bronchialschleimhaut im Asthmaanfall. Dicht angeordnete Sekretkappen der Becherzellen mit Aufbrechen der Zellmembran zur Sekretfreisetzung. Rasterelektronenmikroskopische Aufnahme, Vergrößerung: × 2700.

Die Prosekrettropfen konfluieren in den apikalen Zellanteilen zu großen Sekretpfröpfen. Durch die sich im Zytoplasma ansammelnden Sekretanteile werden die übrigen Zellorganellen auf einen schmalen Saum verdrängt. Der Zellkern wird durch das Sekret eingebuchtet und an die Zellbasis verlagert.

Die morphologischen Befunde sprechen dafür, daß durch die Mediatoren eine aktuelle Desynchronisation der Sekretproduktion entsteht und die Veränderung des Zahlenverhältnisses zwischen Becher- und Zilienzellen nicht auf einer echten Zellvermehrung beruht. Die unter normalen Bedingungen in den Zellen zeitlich gestaffelt ablaufende Sekretsynthese, -reifung und -ausscheidung erfolgt rhythmisch in allen Becherzellen gleichzeitig, so daß in kurzer Zeit große Sekretmengen entstehen, die in die Atemwegslichtung abgegeben werden. Wegen der erhöhten Viskosität und der Zunahme der Sekretmengen kann es durch den Zilienschlag nicht abtransportiert werden (Abbildung 3.1-14).

Der größte Teil des Bronchialsekretes wird beim Menschen in den subepithelialen peribronchialen Drüsen gebildet und über ein Gangsystem auf die Epitheloberfläche ausgeschieden. Die Veränderungen, die sich in diesen Drüsen entwickeln, sind deshalb für das Ausmaß der Dyskrinie und Hyperkrinie von entscheidender Bedeutung. Aus den morphologischen Befunden ist abzuleiten, daß eine massive Aktivierung der mukösen Drüsenepithelien erfolgt. Die serösen Drüsenanteile werden weitgehend verdrängt und sind in den Anschnitten der Drüsen nicht mehr nachweisbar (Abbildung 3.1-15).

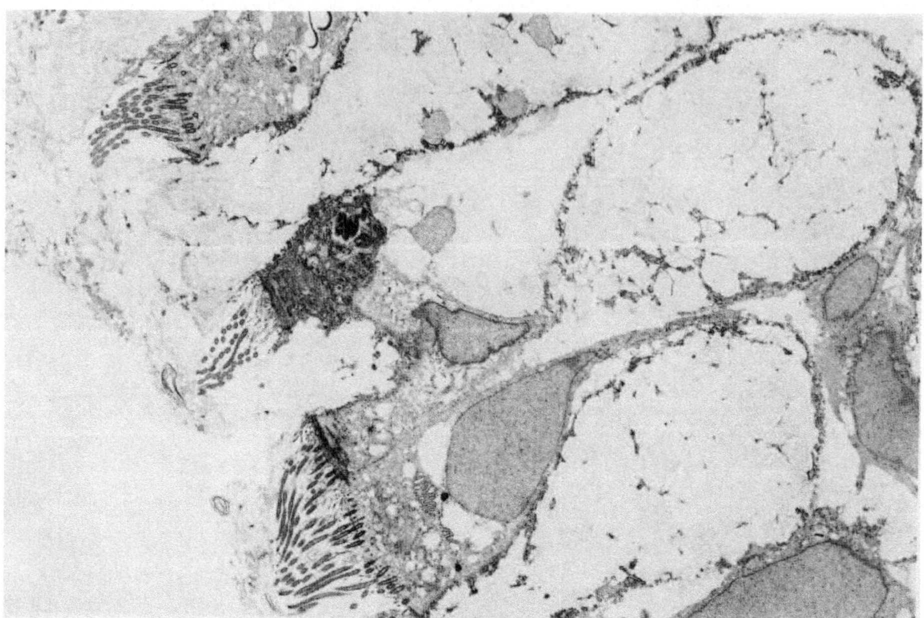

Abbildung 3.1-13. Anschnitt des Bronchialepithels mit ausgeprägter Hyperkrinie. Alle Becherzellen befinden sich im gleichen Stadium der Sekretbildung und -ausschleusung. In den Zellen Bildung breiter Sekretkomplexe, die auf der Oberfläche das Niveau des Epithels überragen. Transmissionselektronenmikroskopische Aufnahme, Vergrößerung: ×2500.

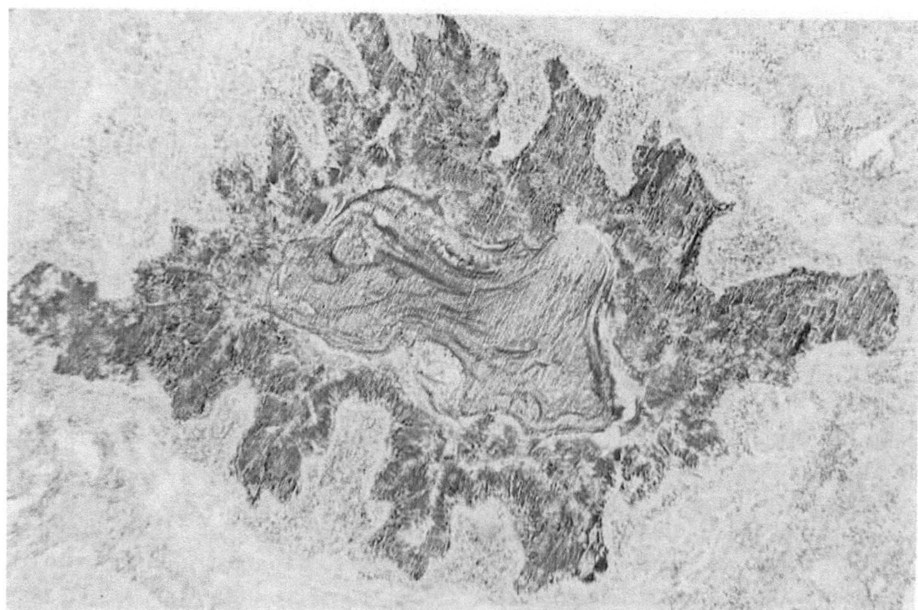

Abbildung 3.1-14. Bronchusquerschnitt im Asthmaanfall. Sternförmige Einengung des Bronchialquerschnittes durch die Kontraktion der Bronchialmuskulatur und Mukostase. Das Bronchuslumen ist vollständig mit schlierig angeordneten Schleimmassen ausgefüllt. Lichtmikroskopische Aufnahme, Färbung: PAS-Reaktion, Vergrößerung: ×180.

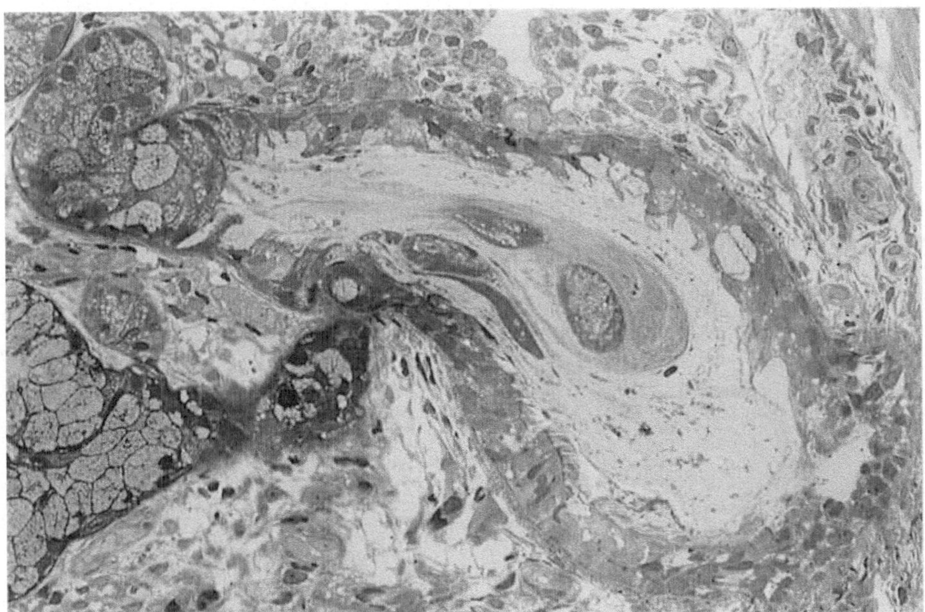

Abbildung 3.1-15. Veränderungen an den peribronchialen Drüsen im Asthmaanfall. Ausgeprägte Aktivierung der mukösen Epithelzellen und Verdrängung der serösen Drüsenanteile. Erweiterung des Azinuslumens mit Sekretstau. In schlierig angeordneten Schleimmassen nekrotische, abgestoßene Drüsenepithelzellen. Lichtmikroskopische Aufnahme, Semidünnschnitt, Färbung: Basisches Fuchsin und Methylenblau, Vergrößerung: × 820.

Die mukösen Epithelzellen zeigen dabei ähnliche Strukturveränderungen wie die Becherzellen im Oberflächenepithel. Die gesteigerte Sekretproduktion dokumentiert sich in einer Aktivierung des endoplasmatischen Retikulums. Die Zellkerne und übrigen Zytoplasmabestandteile werden an den Zellrand verdrängt. Es bilden sich im Zytoplasma breite Sekretkomplexe mit einer gerichteten, feinfilamentären Grundstruktur mit Fragmenten der membranösen Abgrenzungen. Wie am Oberflächenepithel befinden sich alle Zellen im gleichen Zustand der Sekretbildung und -abgabe (Abbildung 3.1-16).

Das zähflüssige Sekret kann sowohl aus der Lichtung der Drüsenazini und aus dem Gangsystem der Drüsen nicht kontinuierlich abgeführt werden, so daß die Lumina durch retinierte Sekretanteile stark erweitert werden (Abbildung 3.1-15). In einzelnen Azinusquerschnitten können Nekrosen des Drüsenepithels auftreten, die wahrscheinlich durch eine Schädigung der Epithelzellen, durch intrazytoplasmatisch retinierte Sekretanteile und durch Kompression der Zellen, durch den sich in den Azinuslumina ansammelnden Sekretstrom ausgelöst werden. Nekrotische, von der Basalmembran abgelöste Epithelzellen werden in das Sekret abgegeben (Abbildung 3.1-15).

Die Infiltration mit eosinophilen Granulozyten wird als relativ typisches histomorphologisches Kriterium des Asthmas angesehen (Hartung 1983). Diese eosinophile Granulozyten-Infiltration tritt nur in der akuten Phase des Asthmas auf und bildet sich mit dem Abklingen der Atemwegsobstruktion zurück. *Im Intervall besteht in der Atemwegsschleimhaut keine zelluläre entzündliche Infiltration.*

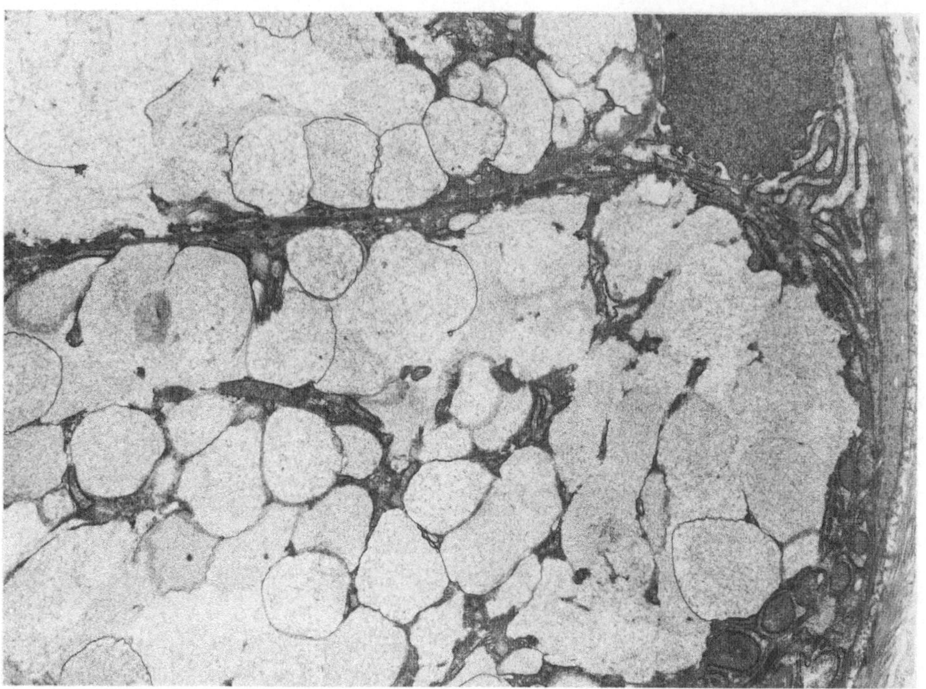

Abbildung 3.1-16. Anschnitt der mukösen Epithelzellen einer peribronchialen Drüse. Ausgeprägte Aktivierung des endoplasmatischen Retikulums. In den Prosekrettropfen fein filamentäre Grundstruktur. Bildung breiter Sekretkomplexe im Zytoplasma. Verdrängung der übrigen Zytoplasmaanteile an den Zellrand. Transmissionselektronenmikroskopische Aufnahme, Vergrößerung: ×12000.

Nach Verlaufszeiten von 10 Jahren und mehr ist meistens lediglich *eine* Veränderung an der Basalmembran des Oberflächenepithels nachzuweisen, die jedoch auch bei nicht-allergischen Formen der Bronchitis auftreten kann (Morgenroth 1987): es bildet sich eine gleichmäßig angeordnete, bandartige Verbreiterung der Basalmembran (Abbildung 3.1-17), unter Erhaltung der elektronenmikroskopischen Basallamelle unmittelbar unter den Epithelzellen. Die Verbreiterung der Basalmembran besteht aus einer relativ gleichmäßig breiten Zone aus Kollagenfasern mit filzartig durchflochtener relativ dichter Faserstruktur (Abbildung 3.1-18). Es ist bisher nicht endgültig geklärt, ob diese Faserzone als Folge immunologischer Grundprozesse gebildet wird.

3.1.6 Schlußfolgerungen

Obwohl die serös-katarrhalische Entzündung bei Asthma den allgemein gültigen Gesetzmäßigkeiten der formalen Pathogenese dieser Reaktion folgt, zeigen die klinischen Symptome und die dabei auftretenden morphologischen Veränderungen Besonderheiten, die durch die lokalen anatomischen Verhältnisse geprägt werden.

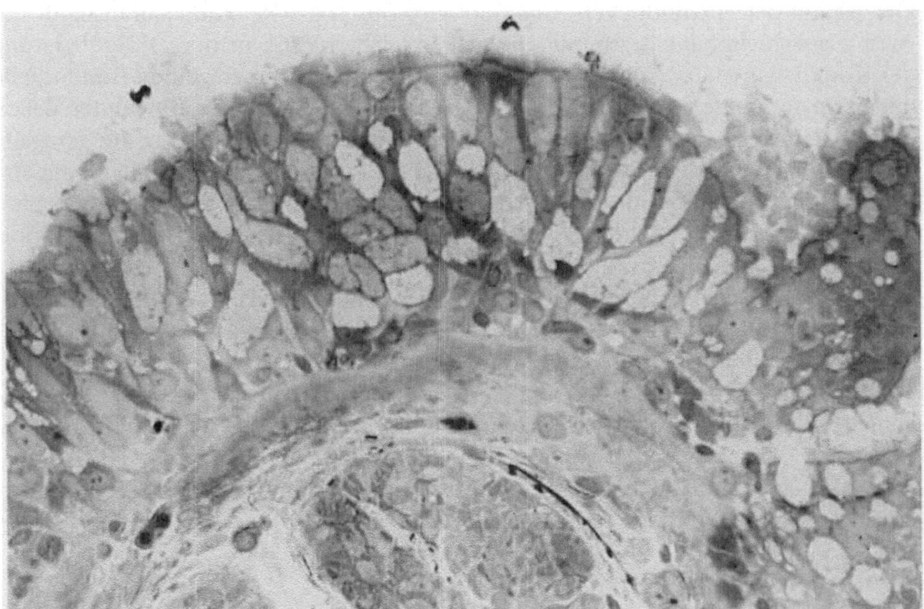

Abbildung 3.1-17. Verbreiterung der Basalmembran des Bronchialepithels bei lang dauerndem Asthma. Bildung einer bandartigen subepithelialen Zone (rot gefärbt). Unter der Basalmembran ein Muskelbündel. Lichtmikroskopische Aufnahme, Semidünnschnitt, Färbung: Basisches Fuchsin und Methylenblau, Vergrößerung: × 820.

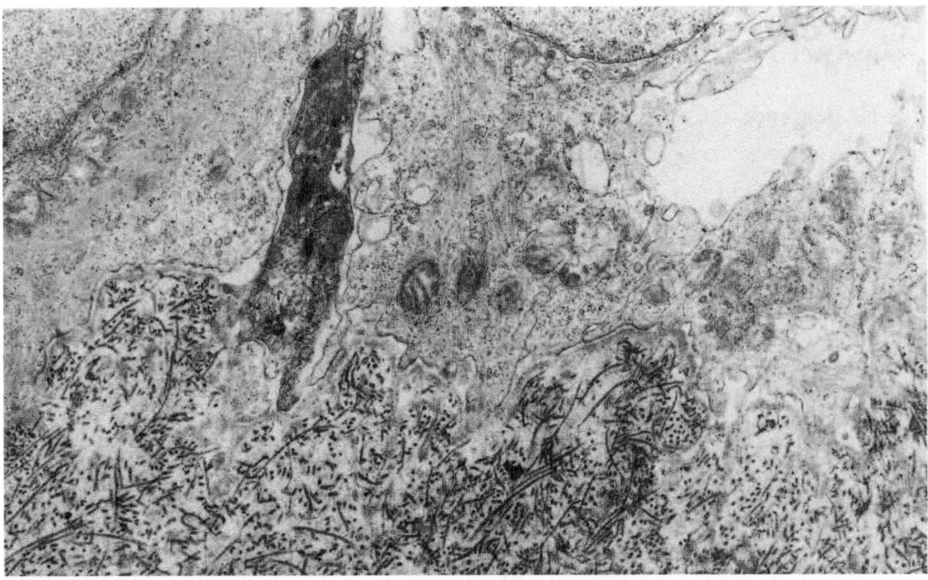

Abbildung 3.1-18. Bandartige Verbreiterung der Basalmembran am Oberflächenepithel. Die Basallamelle des Epithels (Pfeile) ist unverändert. Darunter eine faserreiche Bindegewebszone mit filzartiger Durchflechtung feiner Kollagenfasern. Transmissionselektronenmikroskopische Aufnahme, Vergrößerung: × 15000.

Der Ablauf der entzündlichen Reaktion wird durch die Reaktionsbereitschaft der Atemwegsschleimhaut bestimmt, die sich morphologisch in der Differenzierung der Kontaktzonen am Epithel, der feineren Innervation der einzelnen Bestandteile der Atemwegsschleimhaut und durch die Anwesenheit immunkompetenter Zellen in der Atemwegsschleimhaut dokumentiert. Die Entgleisung der für die geregelte Ventilation notwendigen Reinigungsmechanismen der Atemwegsschleimhaut mit gleichzeitiger Änderung des Tonus der Atemwegsmuskulatur bilden die morphologische Grundlage für die bei Asthma auftretende Atemwegsobstruktion, wobei im Einzelfall eine Betonung des einen oder anderen Faktors auftreten kann.

Bei der anfallsweise auftretenden Erkrankung bilden sich die Veränderungen im Intervall weitgehend zurück, so daß eine differentialdiagnostische Abgrenzung des Asthmas zu anderen Formen der Atemwegsobstruktion am Biopsiematerial allein dann nicht möglich ist. Bei Asthma sind jedoch Umbauvorgänge an der Schleimhaut wie bei anderen Formen der chronischen Atemwegserkrankungen nicht zu erwarten (Morgenroth 1987). Sie treten lediglich dann auf, wenn das Anfallsasthma in eine chronische obstruktive Atemwegserkrankung übergeht, möglicherweise durch rezidivierende bakterielle Infekte.

3.2 Mastzellen: Lokalisation, Funktion und Interaktion mit zellulären und nervösen Strukturen

H. Behrendt

3.2.1 Definition und Vorkommen der Mastzellen

Mastzellen sind ubiquitär im Gewebe vorkommende mononukleäre, granulierte Zellen hämatogenen Ursprungs (Metcalfe et al. 1981; Galli et al. 1984). Sie zeichnen sich durch die Metachromasie ihrer Granula nach Färbung mit basischen Farbstoffen im sauren pH-Bereich aus (Ehrlich 1879). Besonders häufig findet man sie an den Grenzen innerer und äußerer Oberflächen. Es wird ihnen deshalb eine physiologische Rolle bei der Auseinandersetzung des Organismus mit Fremdstoffen und bei der Gewebshomöostase zugeschrieben.

In der Lunge kommt den Mastzellen aus diesen Gründen eine besondere Bedeutung zu. Aufgrund ihrer typischen Lokalisation, aber auch wegen ihres Mediatorengehaltes sind sie bei allergischen Atemwegserkrankungen, insbesondere dem Asthma, bei interstitiellen Lungenerkrankungen, der Sarkoidose sowie bei chronisch-hypoxischen Zuständen beteiligt. Bei Asthma spielt die Mastzelle bei der Initiation des Geschehens die zentrale Rolle. Darüber hinaus leitet sie die verzögerte Phase allergischer Soforttyp-Reaktionen ein (Holgate et al. 1986).

3.2.2 Lokalisation und Verteilung der Mastzellen in den Atemorganen

Im Respirationstrakt des Menschen sind die Mastzellen überall anzutreffen (Tabelle 3.2-1), etwa zu gleichen Teilen im Bereich des Lungenparenchyms und in den Atemwegen (Friedman u. Kaliner 1987). Periphere Lungenmastzellen findet man besonders häufig im Bindegewebe unmittelbar unter der Pleura gelegen (Wells 1977; Guerzon et al. 1979; Friedman u. Kaliner 1987), aber auch perivaskulär, im Bereich der Lungenarterien (Migally et al. 1983). Die Mastzelldichte um kleine Arterien vom muskulären Typ und um Arteriolen ist dabei größer als um Arterien vom elastischen Typ und um große Muskelarterien (Newman et al. 1980; Migally et al. 1983). Diesen perivaskulären, parenchymalen Mastzellen wird eine wichtige Funktion im Rahmen chronisch-hypoxischer Zustände zugeschrieben. So soll das aus Mastzellen freigesetzte Histamin über die H_2-Rezeptoren besonders empfindlicher Arteriolen (Holl et al. 1980) eine Vasodilatation und gleichzeitige Hemmung der Vasokonstriktion (Chand u. Altura 1980) herbeiführen und auf diese Weise der Blutdruck im kleinen Kreislauf reguliert werden.

Mastzellen sind auch im Bereich der Alveolarsepten anzutreffen (Brinkman 1968; Kawanami et al. 1979; Fox et al. 1981; Friedman et al. 1986). Ihre Zahl soll hier unter nicht-pathologischen Bedingungen 350 Zellen pro mm^2 Alveolenwand betragen. Damit machen Mastzellen etwa 2% des Alveolengewebes aus (Fox et al. 1981). Diese in unmittelbarer Nähe des Alveolarlumens gelegenen Mastzellen können bei allergischen Überempfindlichkeitsreaktionen als Folge der Inhalation lungengängigen Allergens degranulieren, ihre Mediatoren freisetzen und über die Stimulierung von C-Fasern die für einen Asthma-Anfall typische Tachypnoe hervorrufen (Fox et al. 1981).

Von besonderer Bedeutung für Entwicklung und Chronifizierung eines Asthmas sind die bronchialen Mastzellen. Man findet sie sowohl in der Mukosa als auch in der Submukosa der Bronchien und Bronchiolen (Salvato 1961; Gold et al. 1977; Friedman u. Kaliner 1987). Im Bindegewebe der Submukosa gelegene Mastzellen sind in der Nachbarschaft zu ihren Effektorzellen, den glatten Muskelzellen, Endothelzellen, mukösen Drüsenzellen und marklosen Nervenfasern anzutreffen.

Tabelle 3.2-1. Vorkommen von Mastzellen im Lungengewebe

1. *Luftleitende Wege*

- intraluminal (bronchoalveoläre Mastzellen)
- Mukosa der Bronchien und Bronchiolen
  (intraepithelial, subepithelial)
- Submukosa der Bronchien und Bronchiolen (in der
  Nähe markloser Nerven und glatter Muskelzellen,
  in den Kapseln muköser Drüsen)
- Pars membranacea der Trachea

2. *Lungenparenchym*

- subpleural
- interseptal
- perivaskulär (besonders Arteriolen)

In der Atemwegsschleimhaut selbst liegen die Mastzellen meistens in unmittelbarer Nähe zur Basalmembran des Schleimhautepithels, entweder im mukosalen Bindegewebe oder bereits intraepithelial (Brinkman 1968; Guerzon et al.1979; Lamb u. Lumsden 1982). Ihre Zahl ist bei Patienten mit allergischen Atemwegserkrankungen erhöht, abgeleitet aus Sektionen der seltenen Fälle mit tödlichem Ausgang (Dalquen 1985).

In letzter Zeit haben Mastzellen, die mittels bronchoalveolärer Lavage gewonnen werden können, zunehmend an Bedeutung gewonnen (Patterson et al. 1977; Tomioka et al. 1984; Agius et al. 1985; Casale et al. 1987). Diese Formalin-sensitiven Zellen machen etwa 0,04–1,35% der normalerweise durch bronchoalveoläre Lavage gewonnenen Zellen beim Menschen aus (Agius et al. 1985; Flint et al. 1985a; Flint et al. 1985b). Ihre Zahl ist bei Asthmatikern um das 3–5fache erhöht (Tomioka et al.1984; Flint et al. 1985b). Aufgrund ihrer besonderen Lage wird diesen Mastzellen eine besonders wichtige Rolle bei der Allergen-induzierten Atemwegsobstruktion zugeschrieben (Casale et al. 1987; Flint et al. 1985a).

3.2.3 Struktur und Funktion bronchialer Mastzellen

Bronchiale Mastzellen des Menschen messen etwa 10–15 µm im Durchmesser (Galli et al. 1984; Holgate et al. 1986). Die im mukosalen und submukösen Bindegewebe gelegenen Zellen sind von mehr spindelförmigem Aussehen und besitzen zahlreiche Lamellopodien. Die kleineren, intraepithelialen Mastzellen haben dagegen wenige Ausläufer. Auch die bronchoalveolären Mastzellen sind klein, von rundlich-ovaler Form, besitzen aber regelmäßig kurze Lamellopodien (Abbildung 3.2-1).

Während man bei Nagetieren grundsätzlich zwei Mastzellpopulationen kennt, die sich morphologisch, funktionell und hinsichtlich ihrer Lokalisation unterscheiden (Wingren u. Enerbäck 1983), so ist eine derartige Heterogenität für Mastzellen in der menschlichen Lunge bis heute nicht eindeutig bewiesen. Bronchiale Mastzellen des Menschen – unabhängig von ihrem jeweiligen Standort – färben sich stets alcianophil mit der kombinierten Alcianblau-Safranin-Sequenz, obwohl Formalin-sensitive Zellen von Mastzellen unterschieden werden können, die sich nach Formalin-Fixierung noch darstellen lassen (Befus et al. 1985).

Elektronenmikroskopisch sind Lungenmastzellen durch eine spezifische Matrixsubstruktur ihrer Granula gekennzeichnet. Die wirbelartigen Formationen treten besonders häufig in Mastzellen auf, die subpleural und interseptal (Fox et al. 1981), aber auch im lockeren Bindegewebe der Atemwegsschleimhaut und der Submukosa gelegen sind (vgl. Abbildung 3.2-7, Abschnitt 3.2.4). Ein weiteres besonderes Merkmal dieser Zellen ist das Auftreten von elektronendichten Lipidtropfen, die offenbar die Speicherform für Arachidonsäurederivate repräsentieren (Galli et al. 1984) und die in den Degranulationsprozeß nach Stimulierung der Zellen mit eingehen (Abbildung 3.2-3).

Intraepitheliale Mastzellen zeigen demgegenüber eine mehr granuläre Matrixsubstruktur. Auch bronchoalveoläre Mastzellen, insbesondere diejenigen von Asthmatikern (Abbildung 3.2-1, 2) sind zytoplasmareiche Zellen mit granulären Matrixsubstrukturen. Nur vereinzelt lassen sich Zellen mit wirbelartigen Matrix-

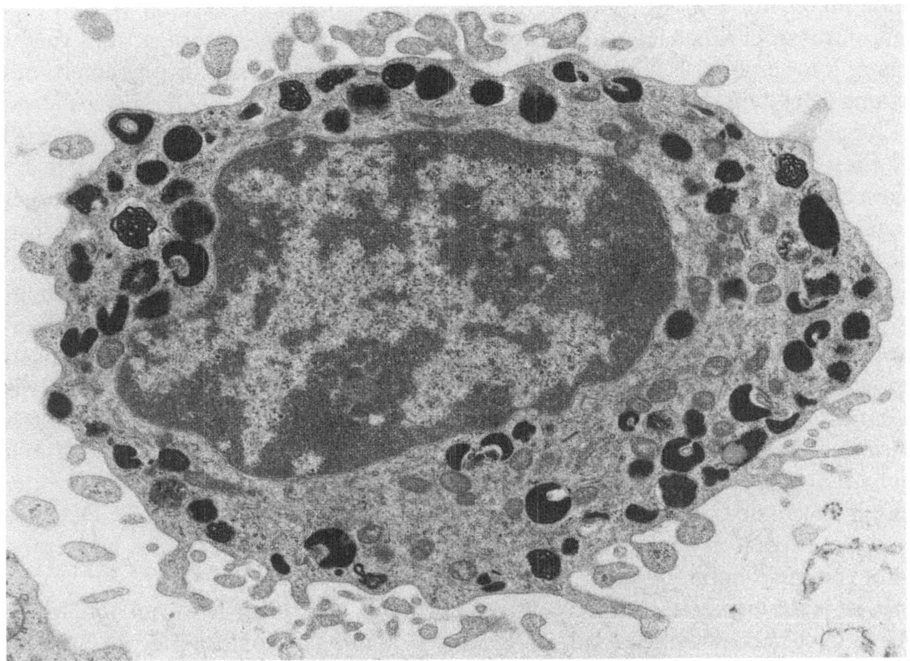

Abbildung 3.2-1. Bronchoalveoläre Mastzelle aus der Lavageflüssigkeit eines Asthmatikers. Vergrößerung: × 15000.

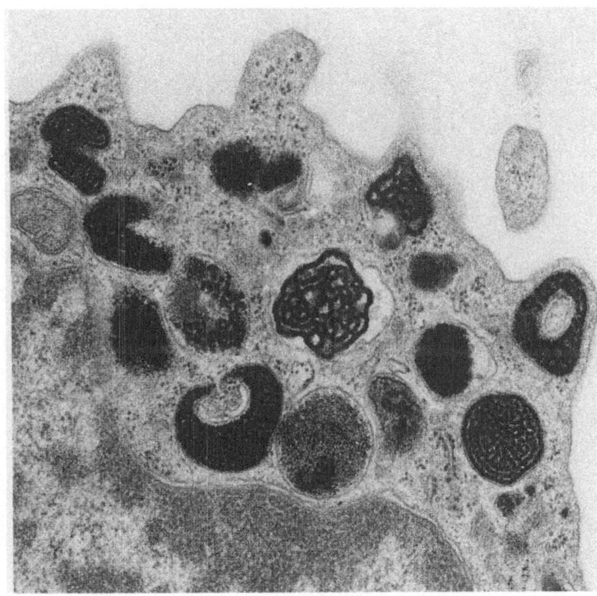

Abbildung 3.2-2. Ausschnitt aus einer sensibilisierten bronchoalveolären Mastzelle des Menschen. Vergrößerung: × 44000.

formationen finden. Mastzellen mit granulären Matrixsubstrukturen weisen niemals intrazytoplasmatische Lipidtropfen auf. Es wird angenommen, daß dieser Mastzelltyp eine präsekretorisch aktive Zelle darstellt und in Patienten mit Asthma selektiv induziert wird.

Einige der pathophysiologischen Eigenschaften des allergischen Asthma wird der Freisetzung von Mediatoren (Tabelle 3.2-2) aus diesen luminalen Mastzellen zugeschrieben (Flint et al.1985a; Casale et al.1987). So rufen Histamin, Leukotriene, Prostaglandine und andere Mediatoren eine Atemwegsobstruktion hervor. Diese Mediatoren werden aus sensibilisierten Mastzellen durch adäquate Stimuli (Antigen, Anti-Human-IgE, u. a.) freigesetzt. Der Freisetzungsprozeß verläuft morphologisch unter dem Bilde der Degranulation (Abbildung 3.2-3). Dabei handelt es sich um einen Antigen-induzierten, Calcium-Ionen und ATP-abhängigen Prozeß, der nach Fusion perigranulärer Membranen untereinander mit der Zellmembran zur Exozytose intragranulär gespeicherter, präformierter Mediatoren führt. Gleichzeitig werden weitere Mediatoren, die Arachidonsäurederivate, durch Umbauvorgänge in der fusionierten Membran gebildet (Abbildung 3.2-4), oder aus Lipidstrukturen sensibilisierter Zellen freigesetzt (Abbildung 3.2-3). Die freigesetzten Mediatoren wirken nun ihrerseits auf ihre Effektororgane und rufen damit erst die Symptome der Allergie hervor.

Es ist nach heutiger Kenntnis unbestritten, daß der bronchoalveolären Mastzelle in diesem Geschehen eine besondere Bedeutung zukommt. Sie besitzt nicht nur spezifische Fc-Rezeptoren für das Immunglobulin E, sondern sie kann IgE auch intragranulär speichern (Greenwood persönliche Mitteilung). Bronchoalveo-

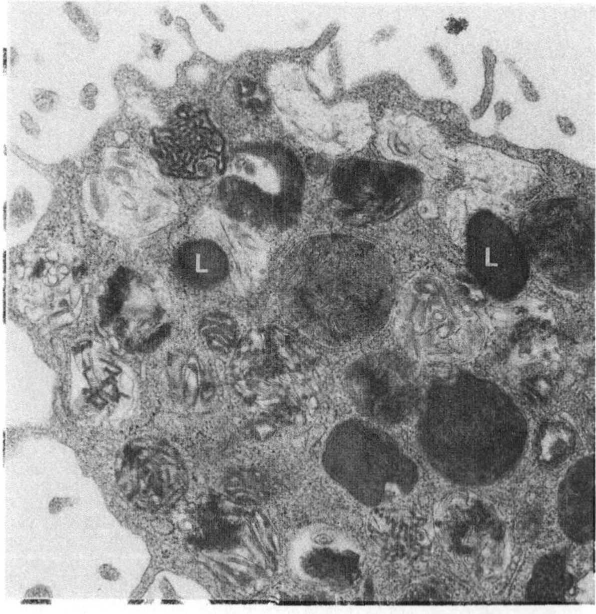

Abbildung 3.2-3. Ausschnitt aus einer degranulierenden Mastzelle des Menschen. Lipidtropfen (L) gehen in die Degranulationskanäle mit ein. Vergrößerung: ×36000.

Tabelle 3.2-2. Mediatorengehalt menschlicher Lungenmastzellen

präformiert	*generiert*
Histamin	Prostaglandin D_2
Heparin	Leukotrien C_4
ECF-A (?)	PAF
NCF-A	Leukotrien B_4
Elastase	Thromboxan A_2
Kininogenase	
Tryptase	
Chymotrypsin-ähnliche Protease	
β-Hexosaminidase	
β-Glucuronidase	
β-Galactosidase	
Arylsulfatase B	

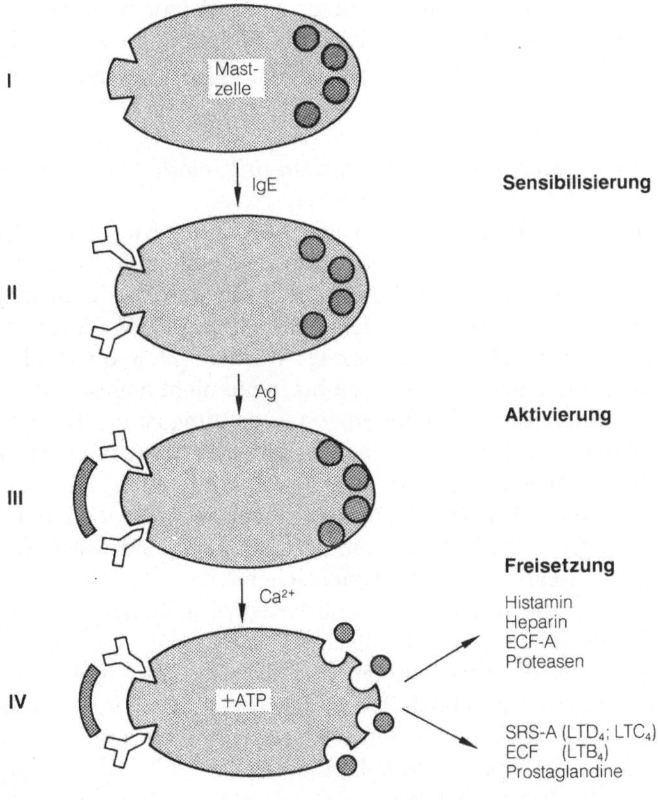

Abbildung 3.2-4. Schema der an der Mastzelle ablaufenden Schritte einer allergischen Sofortreaktion (aus Behrendt 1985).

läre Mastzellen von Asthmatikern zeigen darüber hinaus eine höhere Empfindlichkeit gegenüber spezifischen Stimuli als bronchoalveoläre Mastzellen von Normalpersonen (Flint et al. 1985a). Die Histaminfreisetzung aus bronchoalveolären Mastzellen kann durch DNCG gehemmt werden (Flint et al. 1985b). Man geht heute davon aus, daß inhaliertes Antigen zuerst an spezifische IgE-Antikörper auf der bronchoalveolären Mastzelle gebunden wird, die nach dieser Aktivierung degranuliert (Sofortreaktion) (Abbildung 3.2-4). In der Folge können die aus luminalen Mastzellen freigesetzten Mediatoren, aber auch Allergene, in tiefere Schleimhautbereiche eindringen und hier nicht nur an primären (z. B. Atemwegsmuskulatur, Gefäßendothel) und sekundären (z. B. Entzündungszellen) Effektorzellen ihre Wirkung entfalten, sondern auch subepithelial gelegene Mastzellen stimulieren, welche ihrerseits ihre Mediatoren freisetzen und damit die Symptome verlängern oder verstärken könnten (Abbildung 3.2-9). Die Stimulation von bronchoalveolären Mastzellen durch das spezifische Allergen führt aber auch zur Freisetzung von intragranulär gespeichertem Immunglobulin. Es ist wahrscheinlich, daß es bei Allergenüberschuß zur intraluminalen Bildung von Immunkomplexen kommt, welche von Alveolarmakrophagen u. a. Entzündungszellen phagozytiert werden. Phagozytierende Alveolarmakrophagen wiederum setzen Mediatoren frei, die durch Chemotaxis und Zellaktivierung zur Verstärkung der Reaktion beitragen können.

Die innerhalb von Minuten nach Allergenkontakt auftretende allergische Sofortreaktion ist danach durch die Freisetzung direkt wirksamer Mediatoren aus luminalen und mukosalen Mastzellen der Atemwege gekennzeichnet.

3.2.4 Interaktion von Mastzellen mit zellulären und nervösen Strukturen

Mastzellen interagieren über ihre Mediatorsubstanzen mit einer Vielzahl anderer Zelltypen im Lungengewebe wie z. B. glatten Muskelzellen, Gefäßendothelien, Drüsenzellen, Epithelzellen u. a. Häufig werden sie auch in der Nähe markloser Nervenfasern gefunden (Heine u. Förster 1975). Auch die direkte Innervation mukosaler Mastzellen ist gezeigt worden (Newson et al. 1983), wenn auch die Bedeutung derartiger Befunde bis heute nicht abgeschätzt werden kann.

Für allergische Reaktionen von Bedeutung ist die Tatsache, daß Mastzellen evtl. cholinerge Rezeptoren vom Muskarintyp besitzen (Marquardt et al. 1982) und sensibilisierte Zellen auf Acetylcholin mit einer Histaminfreisetzung reagieren (Fantozzi et al. 1978). Auch Neuropeptide wie Substanz P haben stimulatorische Wirkung auf die Mastzellmembran. Danach sind Mastzellen in das nervale Konzept der Regulation mit einzubeziehen.

Die Interaktion von sensibilisierten bronchialen Mastzellen mit anderen Entzündungszellen aber ist entscheidend für das Auftreten der verzögerten Phase allergischer Sofortreaktionen und für die Chronifizierung des Geschehens. Die aus stimulierten Mastzellen freigesetzten Mediatoren führen zur Rekrutierung anderer Entzündungszellen wie neutrophilen und eosinophilen Granulozyten sowie zur Aktivierung von Thrombozyten und Makrophagen. Die Mastzelle kann somit die Einwanderung anderer Entzündungszellen in die Lunge koordinieren (Barnes u. Costello 1987). Eine herausragende Bedeutung kommt dabei der Inter-

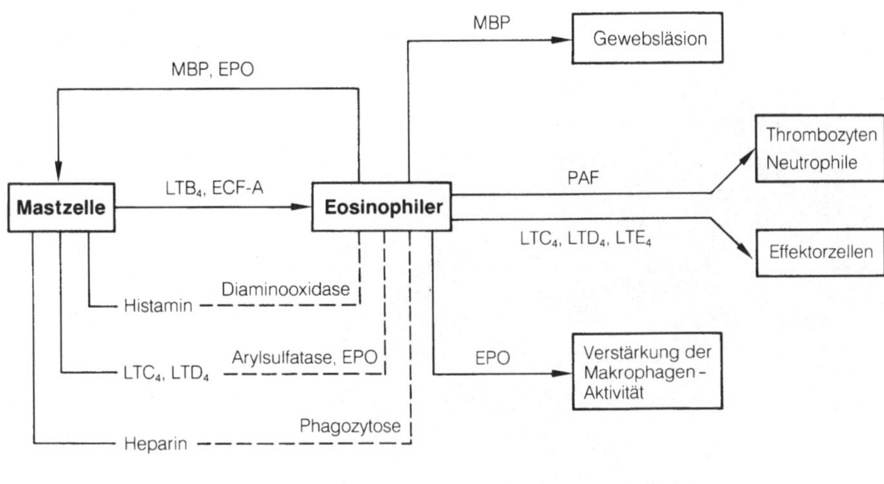

Abbildung 3.2-5. Schematische Darstellung der Interaktion zwischen Mastzellen und eosinophilen Granulozyten, die zur Abschwächung oder zur Verstärkung der Reaktion führen.

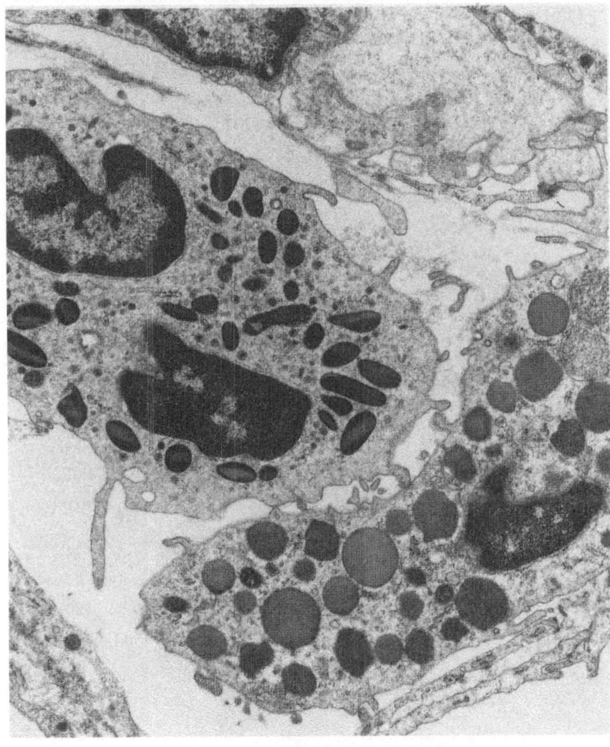

Abbildung 3.2-6. Kontakt zwischen Mastzellen und eosinophilen Granulozyten in der Lunge einer sensibilisierten Ratte. Vergrößerung: × 13 000.

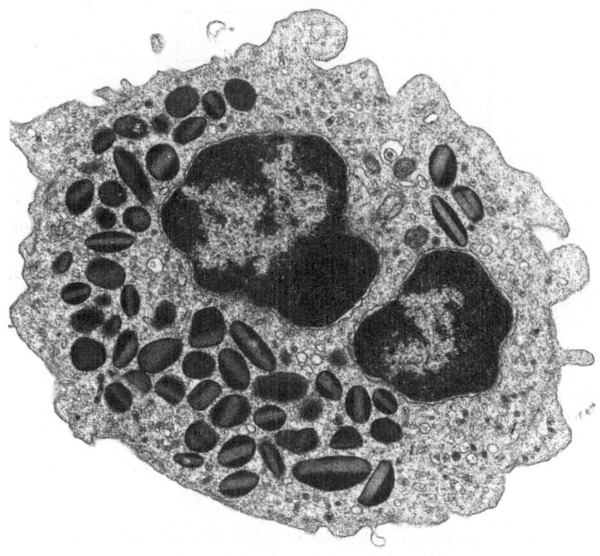

Abbildung 3.2-7.   Normodenser eosinophiler Granulozyt aus dem Blut einer Ratte. Vergrößerung: × 12 500.

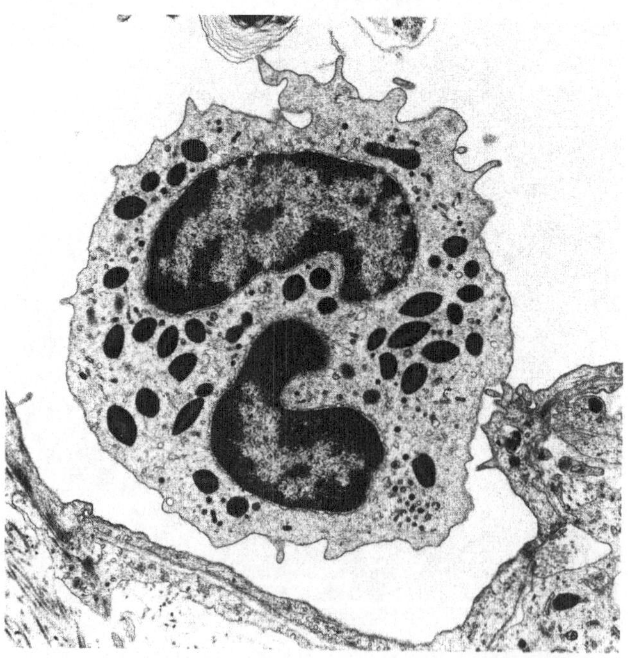

Abbildung 3.2-8.   Hypodenser eosinophiler Granulozyt im Alveolarlumen einer sensibilisierten Ratte. Vergrößerung: × 12 500.

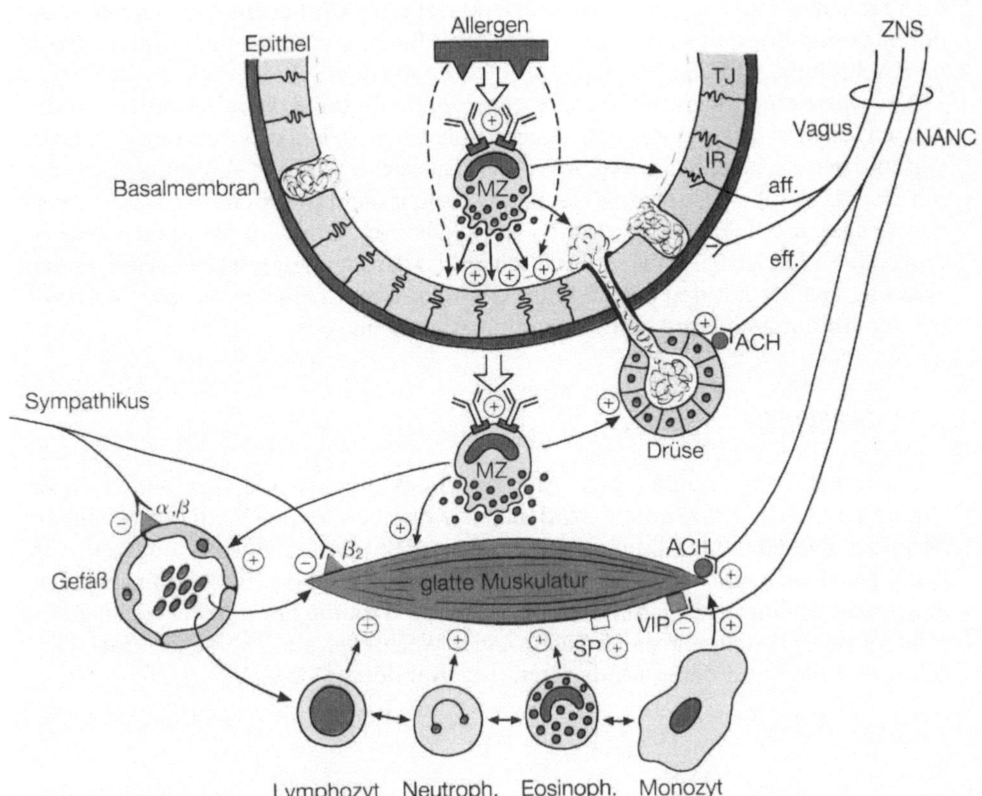

Abbildung 3.2-9. Übersicht über die Entzündungsvorgänge in den Atemwegen nach Allergenex-position. Mediatoren der allergischen Entzündung aus Mastzellen, evtl. auch Makrophagen (MZ) führen nicht nur zu einer direkten Wirkung auf Epithel, glatte Muskulatur, Gefäße und Drüsen, sondern auch zu nervös-reflektorischen Vorgängen, die das Entzündungsgeschehen modulieren: a) bronchokonstriktorische Reflexe, verlaufend (Afferenz und Efferenz) über den N. vagus; choli-nerg; b) bronchokonstriktorische Axonreflexe; Überträgerstoff: Substanz P (?), evtl. auch weitere Neuropeptide. Eine nervöse Gegenregulation ist möglich a) über bronchodilatierende nicht-choli-nerge, nicht-adrenerge Nerven (NANC; verlaufend mit dem N. vagus); Überträgerstoff VIP (?) und b) über nervöse und humorale (β-) adrenerge Mechanismen. TJ = Tight Junction; IR = irri-tant-Rezeptor; ACH = Acetylcholin; α, β = α-, β-Adrenozeptor; SP = Substanz P; VIP = Vasoakti-ves intestinales Polypeptid; + = Förderung; − = Hemmung (aus Fuchs u. Schultze-Werninghaus 1986).

aktion zwischen Mastzellen und eosinophilen Granulozyten zu (Abbildung 3.2-5). So findet man häufig in sensibilisierten Lungen Kontakte zwischen Mastzellen und eosinophilen Granulozyten (Abbildung 3.2-6). Diese zelluläre Interaktion wird im allgemeinen als morphologischer Ausdruck für die Inaktivierung von aus stimulierten Mastzellen freigesetzten Mediatoren durch Eosinophilen-Produkte angesehen. So ist das Auftreten kleiner, elektronendichter Granula in hypodensen eosinophilen Granulozyten aus sensibilisierten Lungen (Abbildung 3.2-6, 7, 8) mit dem Gehalt der Zellen an Arylsulfatase korreliert. Darüber hinaus besitzen eosinophile Granulozyten weitere Substanzen zur Inaktivierung von Mastzellmediatoren (Abbildung 3.2-8).

Nach neueren Erkenntnissen sind eosinophile Granulozyten besonders an der Ausprägung der verzögerten Phase einer allergischen Reaktion und der späteren Chronifizierung beteiligt. Diese proinflammatorische Wirkung soll durch Gewebsschädigung infolge Freisetzung von *major basic protein* (MBP) hervorgerufen werden (Frigas u. Gleich 1986). MBP aber wiederum stimuliert Mastzellen (Abbildung 3.2-5). Dieser Circulus vitiosus schließlich, zusammen mit der schädigenden Wirkung von Mediatoren eosinophiler Granulozyten, ist ein wesentlicher Bestandteil der chronisch-allergischen Entzündung der Atemwege.

3.2.5 Schlußfolgerungen

Die innerhalb von Stunden nach Allergenkontakt auftretende verzögerten Phase einer allergischen Entzündung wird danach durch Mastzell-Mediatoren initiiert und über zelluläre Interaktionen mit anderen, rekrutierten Entzündungszellen in Gang gehalten. Dabei sind die Symptome der allergischen Entzündung niemals nur Ausdruck eines einzigen Mediators oder der Wirkung nur einer einzigen Zelle, sondern sie sind vielmehr das Ergebnis einer Wechselwirkung zwischen einer Vielzahl von Zellen und deren Mediatoren (vgl. Abbildung 3.2-9).

4 Immunpharmakologie

4.1 Induktion und Modulation der allergischen Reaktion

G. Schultze-Werninghaus

4.1.1 Grundlagen der Immunreaktion

T- und B-Lymphozyten und Makrophagen tragen Rezeptorstrukturen für die Erkennung des homologen Antigens. T-Lymphozyten können die Immunantwort steigern oder supprimieren und sie können zytotoxisch wirken (Transplantatabstoßung). B-Lymphozyten tragen membranständige Immunglobuline und sind nach Differenzierung zu Plasmazellen zur Antikörpersekretion fähig. Makrophagen können das Antigen erkennen, verarbeiten und den T- und B-Lymphozyten in geeigneter Form präsentieren, zur Einleitung lymphozytärer Reaktionen. Lymphozyten und Makrophagen interagieren durch Zellkontakt und/oder lösliche Faktoren (Lymphokine, Monokine).

B-Lymphozyten entwickeln sich, zunächst antigenunabhängig, aus hämatopoetischen Stammzellen im Knochenmark. Unreife B-Lymphozyten wandern in die Milz und in das lymphoretikuläre Gewebe, wo die antigeninduzierte Differenzierung zu Plasmazellen erfolgt (in sogenannten follikulären B-Zell-Regionen). Aus B-Lymphozyten differenzieren sich langlebige B-Gedächtniszellen, die erst nach erneuter Zufuhr des gleichen Antigens zur Weiterdifferenzierung und damit zu Plasmazellen aktiviert werden. B-Lymphozyten sind durch membranständige Immunglobuline gekennzeichnet, die als Marker für die weitere Differenzierung verwendet werden. Diese Oberflächenimmunglobuline unterscheiden sich von den aus Plasmazellen sezernierten Immunglobulinen durch eine hydrophobe Aminosäuresequenz am Fc-Teil, wodurch die Immunglobuline in die Zellmembran verankert sind.

Durch das Einwirken eines Aktivierungssignals werden unterschiedliche intrazelluläre Reaktionen in B-Lymphozyten ausgelöst. Man unterteilt:

Ereignisse innerhalb der ersten 6 Stunden
- Abfall des Membranpotentials
- Phospholipidmetabolisierung: PiP_2-Signalbahn über die *second messengers* Inosittriphosphat (IP_3) und Diacylglycerol (DAG)
- Proteinkinase C-Translokation
- Ca^{2+}-Mobilisierung, Ca^{2+}-Einstrom
- Veränderungen der zyklischen Nukleotide
- Proto-Onkogen-Expression

Ereignisse innerhalb 6–48 Stunden
- Anstieg der RNS-Synthese
- Anstieg der DNS-Synthese
- Steigerung der MHC-Klasse-Il-Antigene
- Verlust von Antigenen des ruhenden B-Lymphozyten
- Blastentransformation

Späte Ereignisse (48–72 Stunden)
- Verlust der letzten Antigene der ruhenden Zelle
- Expression von phasenspezifischen Antigenen
- Proliferation

Der Aktivierungszustand eines B-Lymphozyten kann anhand phasenspezifisch auftretender Oberflächenantigene beurteilt werden. Auf die Aktivierung der B-Lymphozyten folgt die klonale Expansion, die Vermehrung von Gedächtniszellen und die weitere Differenzierung zu Plasmazellen. Diese Vorgänge werden von löslichen Faktoren reguliert (Lymphokinen), deren Nomenklatur sich in den vergangenen Jahren mit zunehmender Kenntnis der komplexen Abläufe mehrfach geändert hat. Unterschieden werden Faktoren, die die Differenzierung der Ig-sezernierenden Plasmazelle einleiten (bezeichnet als *B-cell-differentiating factor* BCDF und *B-cell-growth-factor* BCGF). Hiervon zu unterscheiden sind Wachstumsfaktoren für proliferierende T-Lymphozyten (*T-cell-growth-factor* TCGF). Es hat sich inzwischen gezeigt, daß an der Differenzierung und Proliferation von Lymphozyten offenbar jeweils mehrere Lymphokine beteiligt sind (Tabelle 4.1-1; Abbildung 4.1-1; Übersicht bei König et al. 1987).

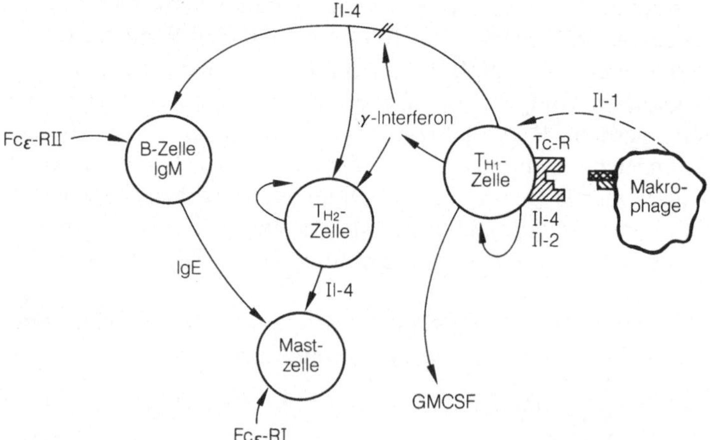

Abbildung 4.1-1. Auswirkungen von Interleukin und ihre Bedeutung für die allergische Reaktion. APC = Präsentation des Antigens durch die Antigen präsentierende Zelle (Makrophage); TCR = Erkennung des Antigens durch den T-Zellrezeptor, Stimulierung der T_{H1}-Zelle durch Il-1; autokrine Aktivierung der T_{H1}-Zelle durch Il-4 und Il-2; Expression von niedrigaffinen Rezeptoren für IgE (Fc$_\varepsilon$-RII) auf B-Lymphozyten; Il-4-induzierte IgE-Produktion, Il-4-Auswirkungen auf Mastzellwachstum; GMCSF = Colony stimulation factors für neutrophile und eosinophile Granulozyten (nach König et al. 1987).

Tabelle 4.1-1. Interleukine

Interleukin	biologische Funktion
Il-1	beeinflußt viele Zelltypen
Il-2	T- und B-Lymphozyten: Proliferation und Differenzierung
Il-3	viele hämatopoetische Vorläufer
Il-4	B-, T-Lymphozyten, Makrophagen, Mastzellen: Proliferation und Differenzierung
Il-5	B-, T-Lymphozyten, eosinophile Granulozyten: Proliferation und Differenzierung

4.1.2 Immunglobulin E (IgE)

IgE wurde als letzte Klasse der menschlichen Immunglobuline 1967 beschrieben. Die Existenz eines als *Reagin* bezeichneten Antikörpers allergischer Sofortreaktionen war zuvor bereits seit 1921 aufgrund der passiven Übertragbarkeit kutan sensibilisierender Antikörper mit dem Serum allergischer Individuen bekannt (Prausnitz u. Küstner 1921). Bedingt durch die sehr niedrige Konzentration im Serum waren jedoch Identifizierung und Charakterisierung des IgE mit erheblichen Schwierigkeiten verbunden. 1967 bestand die Gewißheit, daß es sich bei dem Reagin um eine neue Klasse von Immunglobulinen handelte. Diese Erkenntnis wurde von zwei Gruppen auf unabhängigem Wege gewonnen. Während K. u. T. Ishizaka durch Antisera gegen die reaginreichen Fraktionen menschlichen Serums und die Reinigung des auf diese Weise gewonnenen Proteins die Immunglobulin-Eigenschaften des später IgE genannten Antikörpers beschrieben (1967), gelangten Johansson u. Bennich über die Analyse des Myelomproteins eines Patienten mit IgE-Myelom zu gleichartigen Ergebnissen (1967). Die Übereinstimmung beider Proteine wurde durch gemeinsame Untersuchungen schließlich belegt (Bennich et al. 1969).

IgE wird von Plasmazellen lokal synthetisiert, z. B. in Lymphknoten des Respirationstraktes. Plasmazellen differenzieren sich bei Stimulation durch Allergene aus B-Lymphozyten. Die Regulation dieses Prozesses ist Gegenstand umfangreicher Untersuchungen (Abschnitt 4.2).

IgE ist ein Polypeptid mit einem Kohlenhydratanteil von 12% (MG 188 kD). Das IgE-Molekül ist wie andere Immunglobuline aus zwei schweren und zwei leichten Polypeptidketten aufgebaut, verbunden durch vier Disulfidbrücken. IgE besteht aus einer variablen Region und vier konstanten Bereichen. Es besitzt spezifische Bindungsstellen für Allergene und für Zellwandrezeptoren. IgE ist hitzelabil; es verliert bei Erhitzen auf 56°C für 60 Minuten seine zellfixierenden Eigenschaften.

IgE bindet sich mit hoher Affinität über seinen Fc-Teil an Mastzellen und basophile Granulozyten (Assoziationskonstante 10^9–10^{10} M^{-1}). Mit niedriger Affinität (10^6–10^7 M^{-1}) bindet sich jedoch IgE auch an andere Zellen, Makrophagen, Lymphozyten, eosinophile Granulozyten und Thrombozyten. Die Charakteristika der IgE-Rezeptoren sind in Tabelle 4.1-2 zusammengefaßt.

Tabelle 4.1-2. Charakteristika der hoch- und niedrigaffinen IgE-Rezeptoren (Fc_ε-Rezeptoren I und II) (aus König et al. 1987)

	Fc_ε-RI	Fc_ε-RII
Verteilung	Mastzellen, Basophile	Subpopulationen von: Makrophagen, Monozyten, Eosinophilen
Anzahl/Zelle	10^4 (Basophile) 10^6 (Mastzelle)	10^3 (Thrombozyten) bis $5 \cdot 10^5$ (Makrophagen)
Assoziations- konstante	10^9 M^{-1}	IgE-Monomere: 10^7 M^{-1} IgE-Dimere: 10^8 M^{-1}
Struktur	Tetramer 1 α-Kette 45 kD 1 β-Kette 33 kD 2 γ-Ketten 9 kD	Trypsin-sensitives Dimer α-Kette 45–50 kD β-Kette 25–33 kD
Bindung	„hinge"-Region zw. CH_2 und CH_3	über die CH_4-Domäne
Modulation	u. U. IgG-Immunkomplexe	Expression verstärkt durch IgE
Zellaktivierung	aggregiertes, komplexiertes IgE	aggregiertes, komplexiertes IgE
Fc_ε-abhängige Aktivierung	Mediatorenfreisetzung	Sekretion unterschiedlicher Mediatoren; Entzündungszellen; isotypische Regulation der IgE-Antwort durch IgE-Bindefaktoren, Lymphozyten

4.1.3 Klinische Bedeutung des Serum-IgE

Das zellgebundene IgE ist nicht routinemäßig erfaßbar, sondern nur das Serum-IgE. Die IgE-Konzentration im Serum ist sehr gering (geometrisches Mittel 13 U/ml = ca. 30 ng/ml). Ein internationales Standardserum dient zum Vergleich der Messungen in verschiedenen Labors. Die auf diesem Standardserum beruhenden Ergebnisse werden in internationalen Einheiten (IU) ausgedrückt. Eine IU entspricht 2,4 ng IgE (Rowe et al. 1970; Bazaral u. Hamburger 1972). Im Nabelschnurblut von Neugeborenen ist die IgE-Konzentration noch erheblich geringer. Bei Werten über 1 U/ml besteht ein erhöhtes Risiko einer sich später entwickelten allergischen Erkrankung (Bousquet et al. 1983). Die Halbwertszeit im Serum beträgt 2,5 Tage. Die Höhe des Gesamt-IgE in der allgemeinen Bevölkerung erreicht ein Maximum zwischen dem 10. und 20. Lebensjahr und nimmt danach allmählich ab (Barbee et al. 1981). In größeren Populationen korrelieren IgE-Serumkonzentrationen mit der Zahl positiver Hauttests und mit der Eosinophile des peripheren Blutausstrichs. Raucher weisen höhere IgE-Serumkonzentrationen auf als Nichtraucher (Halonen et al. 1982); dies könnte auf einer höheren Frequenz viraler und bakterieller Atemwegsinfektionen beruhen (Bloom et al. 1986).

Die Angabe eines IgE-Normwertes ist schwierig: die Gesamt-IgE-Serumkonzentration ist bei manifesten allergischen Krankheiten nicht immer erhöht, so daß es einen Grenzbereich von 25–100 U/ml von fraglicher klinischer Bedeutung gibt. Noch >31% der Gesunden weisen Werte von >25 U/ml auf, während 4% der

Patienten mit allergischer Rhinitis und allergischem Asthma Werte von < 25 U/ml zeigen. Oberhalb der Grenze von 100 U/ml finden sich noch 1% der Gesunden, andererseits liegen nur 68% der Werte von allergischen Patienten oberhalb dieser Grenze (Zetterström u. Johansson 1981). Ein niedriges Gesamt-IgE schließt somit eine allergische Krankheit nicht aus, ein hohes IgE ist kein Beweis für eine solche. Erhöhte IgE-Konzentrationen von über 10000 U/ml können bei Wurminfektionen oder bei atopischem Ekzem auftreten.

Serum-IgE-Konzentrationen sind nicht konstant, sondern variieren in Abhängigkeit vom Grad der jeweiligen Allergenexposition (kontinuierlich-diskontinuierlich, wie z. B. bei Pollen). Wahrscheinlich beeinflussen auch Kreuzreaktionen (wie zwischen Pollen und manchen Nahrungsmitteln) die Serum-IgE-Konzentrationen erheblich. So nehmen diese im Verlauf der Pollensaison bei Pollenallergikern um den Faktor 2–3 zu (Berg u. Johansson 1971).

4.1.4 Genetische Kontrolle des IgE

Die IgE-Synthese unterliegt einer genetischen Kontrolle. Die Grundlagen sind jedoch im einzelnen nicht bekannt. Wahrscheinlich wird die Regulation der basalen IgE-Produktion getrennt von der Regulation der allergenspezifischen IgE-Produktion vererbt. Die allergenspezifische IgE-Synthese ist für jedes Allergen wahrscheinlich mit unterschiedlichen Ir(*I*mmun*r*esponse)-Genen verknüpft, die an den HLA-Typus assoziert sind. So fanden Marsh et al. (1980) signifikant höhere HLA-B8 und DW3-Frequenzen bei Probanden mit positiven Hautproben als bei negativen Kontrollen und darüber hinaus eine Assoziation zwischen Pollenallergenen von Ragweed (RA$_5$) mit HLA-DW2 und von Roggen (Rye I) mit HLA-B8, -DW3.

4.1.5 IgE-Bestimmungsverfahren

Die niedrigen Konzentrationen erfordern sensitive Bestimmungsmethoden. Ein *Radioi*mmuno*s*orbens*t*est (RIST) und dessen Weiterentwicklung, der *P*apier-Radioimmunosorbenstest (PRIST) sowie dessen enzymimmunologische Varianten sind heute Standardverfahren zur Bestimmung des *Gesamt-IgE*. Als Screening-Untersuchung bietet sich heute auch ein neueingeführter radioimunologischer Test Phadiatop® an, mit dem gleichzeitig das *spezifische IgE* (jedoch ohne Differenzierungsmöglichkeit) gegen wichtige Inhalationsallergene bestimmt wird und nicht das Gesamt-IgE, wodurch Sensitivität und Spezifität (allergisch-nichtallergisch) erhöht werden.

Eine Reihe methodisch etwas verschiedener Untersuchungsverfahren ist zur Bestimmung des *allergenspezifischen IgE* verfügbar. Neben dem *Radioa*llergo*s*orbens*t*est (RAST) bzw. dessen enzymimmunologischen Varianten, bei denen Allergene an ein Zelluloscheibchen gebunden sind, existieren neuere Verfahren mit anderen Allergenträgern und Markierungsverfahren (FAST, MAST u. a.), die z. T. eine raschere Bestimmung (Ein- statt Zweitageverfahren) ermöglichen, aber in ihrer Sensitivität und Spezifität nicht immer gleichwertig mit dem RAST sind (Abschnitt 8.1).

4.1.6 Biologische Funktion des IgE

Die biologische Bedeutung des IgE ist bislang nicht eindeutig bestimmbar. Es gibt jedoch eine Reihe von Hinweisen darauf, daß das IgE eine protektive Rolle in der Abwehr von parasitären Infektionen besitzt. So konnten A. u. M. Capron et al. (1975, 1981 b) in vitro eine IgE-antikörperabhängige zellvermittelte Zytotoxizität gegen Schistosomula in vitro nachweisen, an der Makrophagen, Monozyten, eosinophile Granulozyten und Thrombozyten beteiligt sind. Der Nachweis, daß derartige Prozesse auch in vivo eine Rolle spielen, steht jedoch bislang noch aus.

4.1.7 Zelluläre und membranbiochemische Vorgänge bei IgE-abhängiger Antigen-Antikörperreaktion

Die Aufklärung des membranbiochemischen Reaktionsmusters, das der zellständigen Antigen-Antikörperreaktion folgt, hat in den letzten Jahren große Fortschritte gemacht. Die für das Entzündungsgeschehen entscheidende Mediatorenfreisetzung aus Mastzellen, basophilen Granulozyten, evtl. auch aus weiteren Zellen, wird durch die Dimerisierung von zwei benachbarten IgE-Antikörpern auf der Zelloberfläche eingeleitet. Neben spezifischem Allergen können auch weitere immunologische und nicht-immunologische Stimuli, wie bakterielle Zellwandbestandteile, Komplementfaktoren, Anaphylatoxine C3a, C4a, C5a, physikalische, chemische und osmotische Stimuli zur Mediatorenfreisetzung aus Mastzellen führen (wobei nicht für alle Stimuli geklärt ist, inwieweit eine Beteiligung von IgE-Antikörpern bzw. Fc-Rezeptoren notwendig ist). Hierbei werden etwa 1000 sekretorische Granula mit präformierten Mediatoren pro Zelle freigesetzt. Gleichzeitig werden aus Phospholipiden der Zellwand zahlreiche Arachidonsäureprodukte neu gebildet (Abschnitte 4.3, 4.4).

Die biochemischen Abläufe nach Antigen-Antikörperreaktion sind in Abbildung 4.1-2 zusammengefaßt dargestellt.

Die Details des durch die Dimerisierung der Fc-Rezeptoren ausgelösten Veränderungen des Zellstoffwechsels sind komplex. Es erfolgt eine Aktivierung einer Reihe von membrangebundenen Enzymen, unter anderem von Serinprotease, Phospholipase C und Adenylatcyclase. Die hierdurch verursachte Stimulation des Phosphatidyl-Inositol-Abbaus führt zu einer Zunahme des 1,2-Diacylglycerol in der Plasmamembran und der Freisetzung von Inositoltriphosphat in das Zytoplasma. Hierdurch wird intrazelluläres Calcium mobilisiert und es erfolgt die Aktivierung einer cAMP-abhängigen Proteinkinase (Phospholipase C). Eine Zunahme von intrazellulärem Calcium und Diacylglycerol könnte zur Aktivierung von Phospholipase A_2 und Diacylglycerol-Lipase führen. Die Aktivierung von Phospholipase A_2 wiederum bewirkt eine Freisetzung von Arachidonsäure aus Membranphospholipiden, die als Ausgangsprodukt zahlreicher Mediatoren weiter abgebaut wird. Die Aktivierung von Phospholipase C und Diacylglycerol-Lipase hat mehrere Abbauprodukte zur Folge, freie Arachidonsäure, Monoacylglycerol und Lysophosphatidyl-Säure, die als Membranfusogene gelten.

Während somit die Aktivierung von Phospholipase A_2 vorwiegend zur Neusynthese von Mediatoren führt, ermöglicht die Aktivierung von Phospholipase C die

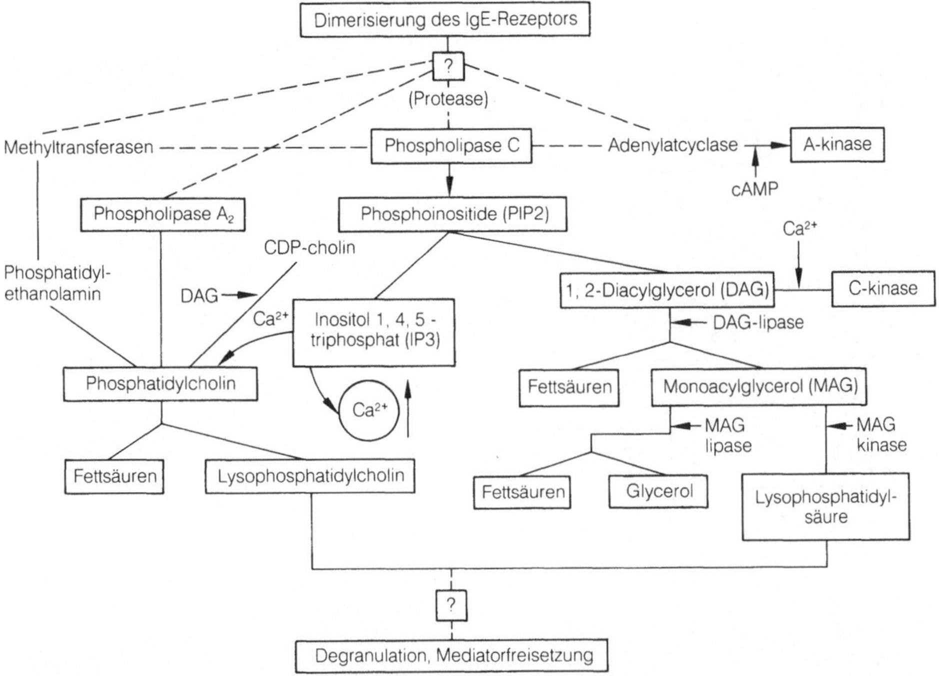

Abbildung 4.1-2. Biochemische Kaskade der IgE-vermittelten Mediatorenfreisetzung aus Mastzellen und basophilen Granulozyten (nach T. Ishizaka 1987).

Ausschleusung von präformierten Mediatoren durch Fusion von Granulamembran und Plasmamembran. Die hier skizzierten Vorstellungen beruhen auf u. a. auf Untersuchungen von Holgate et al. (1980); T. Ishizaka et al. (1980); Beaven et al. (1984); Zusammenfassung T. Ishizaka (1987).

4.1.8 Regulation der IgE-Synthese

Die Regulation der IgE-Synthese wird noch unzureichend verstanden. Nach Untersuchungen von K. Ishizaka und Mitarbeitern (Ishizaka et al. 1985; Übersichten 1984, 1987) sind daran eine Reihe von IgE-Bindefaktoren (Glykopeptide) aus T-Lymphozyten maßgeblich beteiligt, IgE-potenzierende und IgE-supprimierende Faktoren, die sich vor allem in ihrem Kohlenhydratanteil unterscheiden. Die Synthese IgE-potenzierender und IgE-supprimierender Faktoren scheint vom gleichen Strukturgen abzuhängen.

Beide Faktoren unterscheiden sich nach Ishizaka nur in ihren Kohlenhydratseitenketten. Die Synthese dieser potenzierenden bzw. supprimierenden Faktoren wird nach Ishizaka über T-Lymphozyt-abhängige Glycosylation-enhancing-(GEF) und Glycosylation-inhibition-factors (GIF) reguliert.

GIF ist ein phosphoryliertes Derivat des Lipocortins (des Phospholipase A₂-Hemmproteins), das die Synthese des inhibierenden Faktors der IgE-Synthese

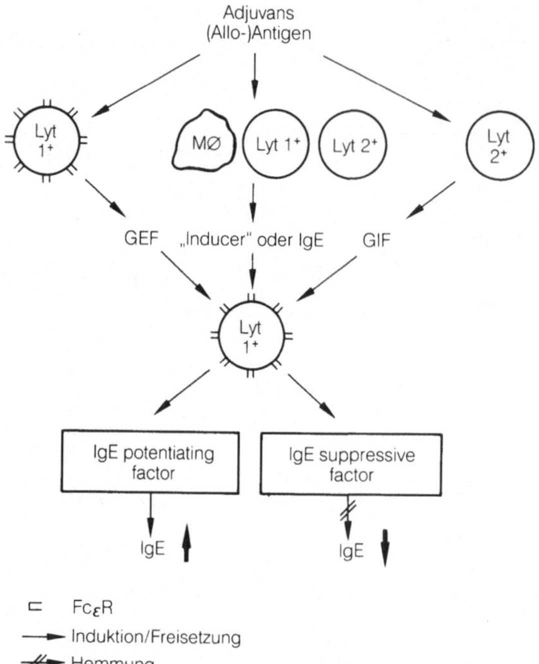

Abbildung 4.1-3. Zellulärer Ursprung von IgE-Bindefaktoren im Mausmodell: Modellvorstellung nach K. Ishizaka. Durch die Freisetzung eines „Inducers" wird die Bildung von Bindefaktoren induziert. An der Bestimmung der biologischen Aktivität sind T-Helfer-Zellen (Lyt 1$^+$) oder T-Suppressor-Zellen (Lyt 2$^+$) durch die Sekretion von „glycosylation-enhancing factor" (GEF) bzw. „glycosylation-inhibiting factor" (GIF) wesentlich beteiligt (nach König et al. 1987).

fördert. GEF ist ein Lymphokin mit Proteaseaktivität (Bradykinin?), das zur Aktivierung der IgE-Synthese führt. Die Regulation ist Antigen-spezifisch und Isotyp-(AK-Klassen-)-spezifisch. Diese Vorstellungen sind in Abbildung 4.1-3 zusammengefaßt. Die Validität dieser Befunde für humane allergische Reaktionen bleibt zu bestätigen (Übersicht bei König et al. 1987). Die therapeutische Anwendung von GIF zur Suppression der IgE-Antikörpersynthese erscheint nach Tierversuchen nicht ausgeschlossen.

IgE-Bindefaktoren werden derzeit auch in anderen Zentren untersucht. Siehe Abschnitt 4.2.

Anhang

Immunologie-Glossar

(weitere Begriffe siehe Abschnitt 8.2; s.a. Abkürzungsverzeichnis; vgl. Roitt et al.1985)

Allergie (von Pirquet 1906): ursprünglich als veränderte Reaktionslage des Organismus definiert, heute benutzt für entzündliche Reaktionen von Haut, Schleimhäuten oder Gesamtorganismus infolge immunologischer Reaktion auf ein Antigen, gegen das zuvor eine Sensibilisierung eingetreten ist (vorwiegend bei Soforttypallergien angewendet).

Allotypen: Unterschiede zwischen Proteinen mit gleicher Funktion innerhalb derselben Art, infolge genetischer Unterschiede gleicher Gen-Loci (Allele), durch Allotyp-spezifische Antikörper feststellbar.

Anaphylatoxine: Komplement-Bruchstücke; Peptide (C3a, C4a, C5a), die eine Mediatorfreisetzung und deren klinische Folgen verursachen.

Anaphylaxie: meist benutzt für Antigen-spezifische generalisierte Soforttyp-Reaktionen, bei Tier und Mensch.

Antigen: Molekül, das eine Antikörperbildung induziert, meist (Glyko-)Protein.

Antigenerkennung durch T-Lymphozyten: antigenpräsentierende Zellen *(APC)* sind erforderlich, damit ein T-Lymphozyt durch Antigene aktiviert wird; die Antigen-Erkennung durch T-Lymphozyten erfolgt durch Präsentation von Antigen *und* körpereigener Determinante auf der Zellmembran. Diese entspricht dem MHC-Komplex, Glykoproteinen mit Strukturähnlichkeiten zu Immunglobulinen an der Membranoberfläche.

Anti-idiotypische Antikörper: Antikörper gegen den Idiotyp bzw. die antigenspezifische Struktur der variablen Region des Immunglobulinmoleküls, erzeugt z.B. in Kaninchen (Jerne 1984; neuere Übersicht bei Burdette u.Schwartz 1987).

Antikörper: Antigen-spezifische Immunglobuline (s.d.).

APC: Antigenpräsentierende Zellen (z.B. Makrophagen), die zur Immunantwort bzw. zur Stimulation von Lymphozyten nach Eindringen des Antigens erforderlich sind.

Atopie (Coca u.Cooke 1923): unscharfe Bezeichnung für Syndrom aus Neurodermitis atopica, allergischer Rhinitis/Konjunktivitis und Asthma; klinischer Ausdruck einer hochgradig gesteigerten Sensibilisierbarkeit des Organismus, meist gegen zahlreiche Allergene.

B-Lymphozyten: Lymphozyten, die sich aus pluripotenten Stammzellen in mehreren Stufen zu reifen B-Lymphozyten differenzieren. Unter Antigen-Einfluß erfolgt eine weitere Differenzierung zu a) Gedächtniszellen (memory cells) und b) Plasmazellen, die Immunglobuline sezernieren *(humorale Immunität).* (neuere Übersicht bei Cooper 1987).

Bursa Fabricii: Lymphoepitheliales Organ bei Vögeln in unmittelbarer Nachbarschaft von Enddarm bzw. Kloake; Ort der B-Lymphozyten-Reifung; übertragen auf analoge Lymphozyten der humoralen Abwehr bei Säugern bzw. Primaten; hier erfolgt die Differenzierung in lymphatischen Organen bzw. Knochenmark (*bone* marrow).

Domänen: Untereinheiten der Immunglobuline, Polypeptidketten mit je 110–120 Aminosäuren. Schwere Ketten: je 4–5 Domänen, leichte Ketten: je 2 Domänen. *Variable Domäne:* jede der 2 symmetrischen schweren und leichten Ketten besitzt am N-terminalen Ende variable, antigenspezifische Aminosäuresequenzen, V_H bzw. V_L. *Konstante Domäne:* der überwiegende Teil der Immunglobuline einschließlich des C-terminalen Endes ($\approx$ Fc, Zellmembran-[Fc-Rezeptor-]bindende Region) der schweren Ketten besitzt konstante Aminosäuresequenzen, C_H bzw. C_L.

Epitop: Einzelne antigene Determinante; molekulare Struktur an der Oberfläche der Allergene (Antigene) aus 2–6 Aminosäuren, Kohlenhydratresten oder Nukleinsäuren, die von den hypervariablen Regionen der Immunglobuline (Paratope) umschlossen werden (*Schlüssel und Schloß* – Paul Ehrlich), vgl. Abschnitt 7.2.

Fab: Teil des Immunglobulins, der die antigenbindenden „Arme" der Immunglobuline mit N-terminalem Ende und hypervariablen Regionen einschließt, bestehend aus einer leichten Kette und einem Teil der schweren Kette, enzymatisch abspaltbar durch Papain.

Fc (Fraction crystalline): Fußteil mit C-terminalem Ende des Immunglobulins; Bindung an Fc-Rezeptoren der Zellmembran (mit Bindungsstelle für C1q-Komponente des Komplements), enzymatisch abspaltbar durch Pepsin.

Genetik der Immunglobuline: in ca. 500 Genen auf drei Chromosomen (2-p12, 14-p32, 22-q11) verschlüsselt; ca. drei Millionen verschiedene Paratope möglich (Tonegawa, 1983; neuere Übersichten bei Berg 1987; Cooper 1987).

Genetik des T-Lymphozytenrezeptors: in drei Chromosomensegmenten (7-p14–15, 7-q32–34, 14-q11) lokalisiert.

H-Kette: schwere Kette (heavy chain), je Immunglobulin 2 symmetrische Ketten.

Hinge-Region (=Angelregion): scharnier- bzw. angelähnliche Struktur der schweren Kette, zwischen letzter und vorletzter Domäne; „Knickstelle des Immunglobulins") mit relativ großer Beweglichkeit.

HLA-Restriktion der Antigenerkennung: der zur Antigenerkennung durch T-Lymphozyten erforderliche MHC-Komplex an der Zelloberfläche der Antigen-präsentierenden Zelle besteht aus Glykoproteinen, die Genprodukte des HLA-Komplexes auf Chromosom 6 mit den Loci HLA-A, -B, -C, DW/DR, -DQ und -DP, darstellen (HLA-Antigene). Antigenpräsentierende Zellen, B- und T-Lymphozyten exprimieren HLA-D-Antigene.

Hypervariable Regionen: je drei kurze, spezifisch Antigen-erkennende Strukturen der variablen Domänen.

Idiotyp: Antigenspezifischer Abschnitt des Immunglobulinmoleküls in der *variablen Region,* gleichzeitig Antigendeterminante der *variablen Region* des Immunglobulinmoleküls (neuere Übersichten bei Berg 1987; Burdette u. Schwartz 1987)

Immunglobuline: tetramere Polypeptidketten, bei Sofortreaktionen der Klasse E (IgE) zugehörig. Syntheseort: Plasmazellen in regionären Lymphknoten. Struktur: 4 Polypeptidketten, je 2 davon symmetrisch (2 schwere Ketten H, 2 leichte Ketten L), durch Disulfidbrücken verbunden. Untereinheiten (Domänen) von 110–120 Aminosäuren, in linearer Anordnung, durch Disulfidbrücken zu Schleifen gebogen.

Immunität: Schutz durch Immunreaktion.

Interleukine (s. Lymphokine)

Isotypen: Unterschiede der schweren und leichten Ketten (Grundstruktur) durch genetische Unterschiede zwischen Spezies.

Lymphokine (Interleukine; Zytokine): lösliche Polypeptide aus aktivierten Lymphozyten und anderen Zellen, z. B. Makrophagen, die die Interaktion und Funktion von Zellen regulieren, z. B. bei Immunreaktionen (vgl. Abschnitt 4.1, 4.2.; neuere Übersicht bei Dinarello u. Mier 1987).

Klon, Klonus: immunkompetente Zellen mit identischer Information; Sekretion identischer Immunglobuline mit gleichartigem Paratop.

L-Kette: leichte Kette (light chain), je Immunglobulin 2 symmetrische Ketten.

Paratop: Strukturen des Immunglobulins, die sich komplementär dem Epitop anpassen, gebildet aus den je drei hypervariablen Regionen von leichter und schwerer Kette, 2 Paratope je Immunglobulin.

T-Lymphozytenrezeptor: Immunglobulinstruktur mit 2 Polypeptidketten (α, β) aus je 2 Domänen, fest in der T-Lymphozytenmembran verankert. Diese Strukturen sind mit dem T_3-Glykoprotein assoziiert. Die Antigenerkennung durch T-Lymphozyten erfordert außerdem das Vorhandensein von körpereigenen Determinanten (MHC-Komplex), wie bei Antigenpräsentation durch Makrophagen (*HLA-Restriktion*) (Zinkernagel 1975; Übersicht bei Royer u. Reinherz 1987).

Der Autor dankt Herrn Prof. W. König für Anregung und kritische Durchsicht.

4.2 IgE-Synthese

W. König

4.2.1 Grundzüge der IgE-Antikörper-Synthese

In den letzten Jahren ist der Frage der IgE-Antikörper-Regulation sehr viel Aufmerksamkeit gewidmet worden. Folgende Fakten werden heute allgemein anerkannt:

- Die IgE-Synthese wird genetisch kontrolliert;
- T-Lymphozyten sind hierzu unbedingt erforderlich;
- die IgE-Synthese kann (bei Nagetieren) durch niedrige Antigenmengen und geeignete Adjuvantien angeregt werden.

Die Entdeckung der Fc_ε-Rezeptoren mit niedriger Affinität auf T- und B-Lymphozyten sowie die Befunde, nach denen IgE-Bindefaktoren bei ihrer Expression beteiligt sind, haben zu einem besseren Verständnis der Mechanismen bei der IgE-Antikörper-Regulation geführt. Es ist zwar bislang nicht völlig geklärt, inwieweit die aus experimentellen Studien an Mäusen gewonnenen Erkenntnisse auf die IgE-Antikörper-Synthese beim Menschen übertragen werden können, jedoch gilt als erwiesen, daß viele Ähnlichkeiten bestehen (Kishimoto 1982; Ishizaka 1984; Katz 1984).

Mittels peripherer Leukozyten von Atopikern, die eine spontane IgE-Synthese zeigen, werden derzeitig Fragen bezüglich der regulatorischen Rolle löslicher T-Lymphozyten-Faktoren mit besonderem Nachdruck bearbeitet (Kanowith-Klein u. Saxon 1986; Leung et al. 1986a; Young et al. 1986).

Seit es möglich wurde, die IgE-Synthese in Zellen von Nagetieren und Menschen zu analysieren, wurden bedeutende Fortschritte erreicht und u. a. auch von unserer Arbeitsgruppe genutzt:

1. Studien am Mäusemodell wurden früher dadurch erschwert, daß IgE und Anti-IgE von Mäusen nicht verfügbar waren. Neuerdings wurden mittels Hybridomtechnik Zell-Linien mit der Fähigkeit zur Bildung monoklonaler antigenspezifischer IgE-Antikörper sowie Anti-Mäuse-IgE hergestellt.
2. Die Rolle der Fc_ε-Rezeptoren mit niedriger Affinität ($Fc_\varepsilon RII$), die anscheinend ähnliche antigene Determinanten wie die IgE-Bindefaktoren haben, wurde bisher hauptsächlich mittels des Rosettentests untersucht. Die Verfügbarkeit der oben genannten Reagenzien (Mäuse-IgE und Anti-Mäuse-IgE) erlaubten eine genaue Beurteilung der Rolle löslicher Faktoren für die Induktion und Suppression der IgE-Synthese.
3. Die Kontroverse bezüglich der Rolle von Mitogenen (z. B. Pokeweed-Mitogen) für die Induktion der IgE-Synthese in humanen gereinigten Leukozyten konnte beigelegt werden. Es gilt jetzt als erwiesen, daß periphere Leukozyten von Gesunden nicht zur Synthese von IgE, wohl aber zur Synthese von IgM, IgA und IgG veranlaßt werden können. Diese Studien stützen weiterhin die Ansicht, daß spezifische Regulationsmechanismen für die IgE-Antikörper-Synthese verantwortlich sind.
4. Mittels Hybridomtechnik wurde es möglich, Antigenkomponenten, die humanes IgG, IgE und monoklonale Antikörper der Maus binden, in Allergen-Rohextrakten, z. B. von Weizenmehl, zu untersuchen. Die Westernblot-Technik, kombiniert mit der Autoradiographie, erlaubte die Aufschlüsselung der IgG- und IgE-Synthese gegen einzelne Komponenten der Allergen-Rohextrakte. So wurde ein Antigen-induziertes Modell für die IgE-Antikörper-Regulation geschaffen.
5. IgE-Bindefaktoren wurden aus humanen lymphoblastoiden B-Zell-Linien gewonnen. Sie wurden auch im Serum von Gesunden quantitativ bestimmt und aus dem IgE von Patienten mit atopischer Dermatitis eluiert. Testsysteme zur Quantifizierung wurden entwickelt, und die Faktoren werden gegenwärtig auf ihre Wirksamkeit bei der Steuerung der IgE-Antikörper-Synthese bei Atopikern untersucht.

4.2.2 Regulation der IgE-Synthese beim Menschen

4.2.2.1 Die Wirkung des Pokeweed-Mitogens auf periphere Leukozyten

Studien bezüglich der Mechanismen der IgE-Synthese beim Menschen werden dadurch erschwert, daß gegenwärtig kein zuverlässiger IgE-induzierender Stimulus verfügbar ist. Zahlreiche Forscher untersuchten die Rolle des Pokeweed-Mitogens (PWM) bei der Ig-Bildung an peripheren Leukozyten. Bei der Analyse von Zellen gesunder Spender oder von Atopikern waren die Befunde jedoch uneinheitlich bezüglich der Fähigkeit von PWM, die IgE-Synthese zu induzieren (Fiser u. Buckley 1979; Geha 1984; Romagnani et al. 1985).

Eigene Studien bei Patienten mit Mehlallergie und Heuschnupfen führten zu den folgenden Ergebnissen (Voshaar et al. 1982):

- PWM induzierte bei Verwendung von Zellen Gesunder in keinem Fall eine IgE-Synthese in vitro. Bei Atopikern (Weizenmehlallergie, Heuschnupfen, n = 60) wurde entweder eine *Stimulation* oder eine *Hemmung* der IgE-Synthese oder aber überhaupt keine Wirkung beobachtet.
  Im Vergleich dazu induzierte PWM eine Steigerung der IgM-, IgA- und IgG-Bildung bei den Zellen aller Probanden.

Es ist noch nicht geklärt, welche B-Lymphozyten-Population bei PWM-induzierter IgE-Synthese angesprochen wird. Kuritani u. Cooper (1982) beschrieben, daß auf PWM ansprechende B-Lymphozyten zu einer IgD-negativen Subpopulation gehören.

Diese Befunde belegen, daß zur Synthese von IgE, im Gegensatz zur Stimulation von IgM, IgG und IgA, verschiedene zusätzliche Signale notwendig sind. Die zur Induktion einer antigenspezifischen IgE-Immunantwort erforderlichen Regulationsmechanismen sind jedoch nicht aufgeklärt.

Eine sorgfältige Analyse ist auch von der Verfügbarkeit reiner Allergene abhängig. Unserer Gruppe gelang die Herstellung monoklonaler Antikörper gegen Weizenmehlextrakt. Mittels der Westernblot-Technik und nachfolgender Autoradiographie wurden Antigene im Extrakt aufgefunden, die entweder IgG- oder IgE-AK erkennen. Es wäre interessant festzustellen, ob diese gereinigten Komponenten in Anwesenheit der IgE-induzierenden löslichen Faktoren die Lymphozyten von Atopikern zur Induktion von spezifischem IgE veranlassen können. Gereinigte Allergene sind auch die Voraussetzung zur Untersuchung der Funktion von *Gedächtniszellen* sensibilisierter Patienten.

4.2.2.2 Die Wirkung von Interleukin(Il)-2 auf die IgE-Synthese beim Menschen

Lösliche Isotypen-spezifische IgE-Bindefaktoren (IgE-BF) spielen eine wichtige Rolle bei der klassenspezifischen Regulation der IgE-Synthese (Ishizaka 1984; Katz 1985; Knöller et al. 1986; Rauschen et al. 1986 a, b). Die Beobachtung, daß Kulturüberstände zirkulierender T-Lymphozyten von Atopikern mit hohem IgE-Serumspiegel zu einer selektiven Induktion der humanen IgE-Synthese in vitro führten, deutete erstmals auf die Existenz dieser Faktoren beim Menschen hin (Saryan et al. 1983). IgE-BFs wurden ebenfalls in Kulturüberständen von humanen T- und B-Lymphozyten, von Hybridomzell-Linien und von Zellen, die Oberflächenrezeptoren für IgE exprimieren, identifiziert (Ishizaka u. Sandberg 1981; Huff u. Ishizaka 1984; Sarfati et al. 1984; Young et al. 1984).

Erste Experimente zur Analyse der Wirkungen von rekombinantem Interleukin (Il)-2 auf die IgE-Synthese an humanen peripheren Leukozyten wurden durchgeführt. Zu diesem Zweck wurden Lymphozyten aus dem peripheren Blut sowie Zellen der U266-Myelomzell-Linie in Anwesenheit unterschiedlich hoher Konzen-

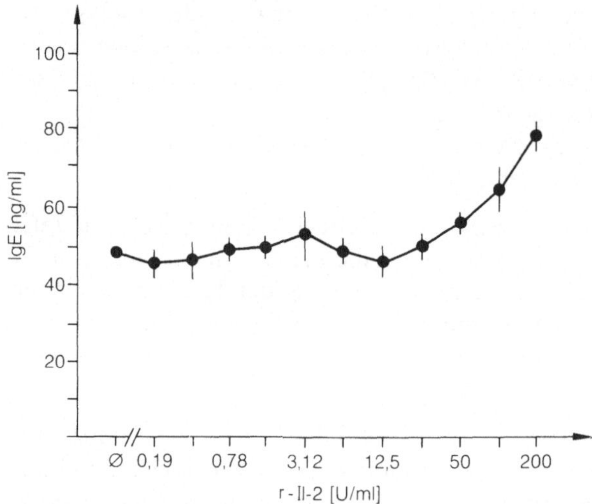

Abbildung 4.2-1. Stimulation der IgE-Synthese nach Inkubation mit r-Interleukin(II)-2. Mesenteriale Lymphknotenzellen ($2,5 \times 10^6$/ml) von Mäusen, die mit Nippostrongylus brasiliensis infiziert waren, wurden mit r-Il-2 in mehreren Konzentrationen für 6 Tage inkubiert. IgE-Konzentrationsbestimmung durch Radioimmunoassay.

trationen von humanem rekombinantem Il-2 in vitro kultiviert. Lymphozyten aus dem peripheren Blut Gesunder wurden durch Il-2 nicht zu einer Steigerung der IgE-Synthese angeregt. Im Gegensatz dazu zeigten die Zellen der IgE-bildenden Myelomzell-Linie eine signifikante Zunahme der IgE-Bildung, wenn sie mit mindestens 25 E/ml humanem rekombinantem Il-2 inkubiert wurden. Il-2 kann also die bereits stattfindende IgE-Synthese in vitro verstärken, während es die Lymphozyten gesunder Spender nicht zur IgE-Sekretion veranlaßt (Abbildung 4.2-1).

4.2.2.3 Der Bindefaktor für humanes IgE

Die humane lymphoblastoide B-Zell-Linie RPMI 8866 erzeugt IgE-BF (Jensen et al. 1984b; Sarfati et al. 1984). Daher wurde diese Zell-Linie als Modell zum Nachweis von IgE-BF benutzt. Bisher wurden IgE-BF anhand ihrer Fähigkeit nachgewiesen, die Rosettenbildung von RPMI-8866-Fc$_\varepsilon$-R$^+$-Zellen mit Rindererythrozyten, die mit IgE besetzt waren, zu hemmen. Dieser Test ist aufwendig und recht subjektiv. Darüber hinaus kann mit diesem Test keine quantitative Bestimmung erfolgen. Daher wurde ein modifizierter RIA-Bindungstest zum Nachweis von BF entwickelt (Chen et al. 1983). Der RIA basierte auf der Hemmung der Bindung von IgE an Anti-IgE in der Anwesenheit von IgE-BF. In Experimenten mit zellfreien Rohüberständen der RPMI 8866-Zell-Linie wurde eine bis zu 80%ige Hemmung erzielt (Bujanowski-Weber et al. 1986). Nach Gelfiltration der Überstände

(Sephadex G-100, Fractogel TSK/HW55S) wurden drei Maxima der Bindungsaktivität in den Molekulargewichtsbereichen von 100 kD, 45 kD und 25 kD nachgewiesen. Diese Ergebnisse wurden durch Autoradiographie gestützt.

Anschließend wurden Experimente zur Analyse von IgE-BF im Serum Gesunder nach Fraktionierung durchgeführt. Zwei Maxima der Hemmung, die durch die Anwesenheit von IgE-BF begründet waren, wurden mittels RIA im Molekulargewichtsbereich von 25 kD und 45 kD nachgewiesen. Form sowie Höhe der Bindungsaktivität zeigte Ähnlichkeit mit den Daten aus dem RPMI 8866-Überstand. Die Anwesenheit eines IgE-BF mit hohem Molekulargewicht (100 kD), der beim RPMI 8866-Überstand beobachtet wurde, konnte nicht ausgeschlossen werden. Falls vorhanden, würde sich dieser Peak jedoch mit dem im Serum vorhandenen endogenen IgE überlagern.

Serum von Patienten mit allergischer Dermatitis und erhöhter IgE-Serumkonzentration wurde ebenso mittels Gelfiltration analysiert. Innerhalb der charakteristischen Molekulargewichtsbereiche (35–45 kD) wurde keine Hemmung der IgE-Bindung durch IgE-BF erzielt (acht von neun Patienten). Daher wurde angenommen, daß die IgE-BFs entweder nicht vorhanden waren, oder daß ihre Funktion durch die großen Mengen von endogenen IgE in den Seren absorbiert wurde. Der Zusatz von SDS führte offensichtlich zu einer Trennung von BF und IgE, so daß eine hemmende Wirkung bei 50–65 kD wieder auftrat.

Ähnliche Ergebnisse ließen sich mit Serum eines Patienten mit auffallend niedrigem IgE-Serumspiegel erzielen, der sehr wahrscheinlich nicht an einer akuten allergischen Dermatitis litt. Die Rolle der verschiedenen Molekulargewichte für die im Serum Gesunder und im Serum von Patienten mit allergischer Dermatitis nachgewiesenen IgE-BFs ist noch nicht geklärt.

Unsere Daten weisen darauf hin, daß die Anwesenheit oder das Fehlen von IgE-BF auch als diagnostischer Parameter verwandt werden könnte.

4.2.2.4 Biologische Funktion der IgE-Bindefaktoren

Es ist in vitro nachgewiesen worden, daß Atopiker im Vergleich zu Gesunden eine Steigerung der spontanen IgE-Synthese aufweisen (Fiser u. Buckley 1979; Tjio et al. 1979; Saxon et al. 1980; Voshaar et al. 1982). In ersten Experimenten verwandten wir humane Lymphozyten aus dem peripheren Blut von Patienten mit allergischer Dermatitis zur Untersuchung der biologischen Wirkung humaner IgE-Bindefaktoren auf die IgE-Synthese in vitro. Die Zellen wurden in Anwesenheit des zellfreien Rohüberstandes der RPMI 8866-Zell-Linie, die IgE-Bindefaktoren enthielt, kultiviert. Bei fünf von zehn Patienten zeigte sich eine Erhöhung der spontanen IgE-Synthese in vitro. Zusatz von humanen IgE-Bindefaktoren zu peripheren Leukozyten führte zu einer 37–48%igen Hemmung der IgE-Synthese. Im Gegensatz dazu war die Lymphozytenproliferation in der Anwesenheit von IgE-Bindefaktoren um das 2–4fache erhöht. Unsere Experimente deuteten also darauf hin, daß humane IgE-Bindefaktoren möglicherweise eine entscheidende Rolle bei der Regulation der IgE-Synthese spielen (Tabelle 4.2-1).

52   Immunpharmakologie

Tabelle 4.2-1. IgE-Bindefaktoren

MW (kD)	Nachweis von IgE-Bindefaktoren			
	CFS	NS	ADS_N	ADS_S
100	+	ND	−	−
60	−	−	−	+
45	+	+	−	−
25	+	+	−	−

Erklärungen:
MW : Molekulargewicht
CFS : Zellfreier Überstand der B-Zell-Linie
PPMI 8866
NS : Normalserum (gesunde Spender)
ADS_N: Serum von Patienten mit atopischer Dermatitis; Elution unter Normalbedingungen
ADS_S : Elution nach Zusatz von SDS
ND : Nicht nachweisbar

4.2.3 Schlußfolgerungen: Zukünftige Entwicklung

Es ist offensichtlich, daß viele Erkenntnisse aus tierexperimentellen Studien mit den Ergebnissen aus Studien an humanen Zellen übereinstimmen. Das experimentelle Modell hat mit dazu beigetragen, den grundlegenden Rahmen für das Verständnis von Mechanismen bei der IgE-Antikörper-Regulation zu schaffen. Gegenwärtig versuchen mehrere Forschergruppen, rekombinante Bindefaktoren zu erzeugen. Man kann daher davon ausgehen, daß in der nahen Zukunft biologisches Material zur Verfügung stehen wird, das sehr wahrscheinlich zur Steuerung der IgE-Synthese verwandt werden kann. Es ist denkbar, daß hierdurch eine vielversprechende Verbesserung der gegenwärtig angewandten therapeutischen Maßnahmen in der Behandlung allergischer Krankheitsprozesse erreicht werden könnte.

Unterstützt durch den Minister für Wissenschaft und Forschung des Landes Nordrhein-Westfalen.
Teile des Beitrags sind in Anlehnung an W. König et al. (1987a). Weiterführende Literatur in König W. et al. (1988)

4.3 Asthma als Entzündungsreaktion

B. M. Czarnetzki

4.3.1 Grundlegende Aspekte

Entzündungsreaktionen setzen sich aus zwei Komponenten zusammen, einer schnelleinsetzenden, muskelaktiven Phase, die Kontraktionen der glatten Muskulatur an Gefäßen, Atemwegen oder Gastrointestinaltrakt bewirkt und mit Ödem-

Zielorgan: Glatte Muskulatur   Leukozyten

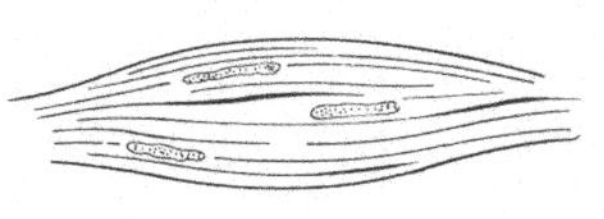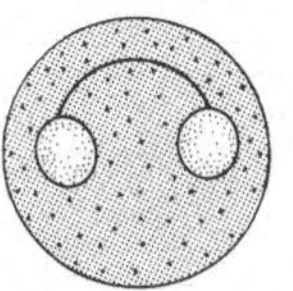

Biologische Wirkung: Kontraktion, Ödembildung   Chemotaxis, Sekretion

Mediatorsubstanzen: Histamin, Serotonin,   Leukotrien B_4 und Metaboliten (ECF)
                          Prostaglandine, Thromboxan   HETEs, HHT
                          Leukotriene C_4, D_4, E_4 (SRS)   NCF
                          PAF (AGEPC)   PAF (AGEPC)
                          C3a, C4a, C5a (Anaphylatoxine)   C5a, C5a des arg

Abbildung 4.3-1. Die beiden wesentlichen Komponenten der Entzündungsreaktion und ihre wichtigsten Mediatoren.

bildung einhergeht, und einer protrahierten oder verzögert einsetzenden Phase, die durch Zellinfiltrate charakterisiert ist (Abbildung 4.3-1). Beide Phasen sind bei allergischen Reaktionen der Haut und der Atemwege erkennbar. Seit wenigen Jahren sind die Mediatoren, die für die klinischen Effekte verantwortlich sind, intensiv untersucht worden. Bei den flüchtigen urtikariellen Reaktionen der Haut ist Histamin der wichtigste Mediator, was durch das gute Ansprechen des Krankheitsbildes auf Antihistaminika unterstrichen wird.

4.3.2 Nachweis von Entzündungszellen und Mediatoren bei Asthma

Das Asthma spricht im Gegensatz zur Urtikaria nicht ausreichend auf Antihistaminika an; andere Mediatorsubstanzen müssen deshalb bei diesem Krankheitsbild eine wichtige Rolle spielen. Obgleich schon vor mehreren Jahrzehnten über weitere muskelkontrahierende und chemotaktische Substanzen berichtet worden ist, waren der Nachweis dieser Mediatoren sowie die Untersuchung der Zellinfiltrate bei Asthma wegen der dafür erforderlichen belastenden Eingriffe für die Patienten erheblich erschwert, und die wenigen rezenten Daten sind entsprechend spärlich.

In Tabelle 4.3-1 sind die wichtigsten Ergebnisse solcher Untersuchungen zusammengefaßt. Bei Patienten, die im schweren Asthmaanfall verstorben sind, hat man in der Mukosa der Atemwege massive Infiltrate von eosinophilen Granulozyten, aber auch von neutrophilen Granulozyten, Makrophagen, Monozyten und Plasmazellen nachgewiesen. Im Atemwegslumen konnten wiederum eosinophile Granulozyten, das *major basic protein* (MBP) aus eosinophilen Granulozyten, neutrophilen Granulozyten sowie Epithelzellen identifiziert werden (Gleich et al. 1985; Kaliner 1985).

Durch die *bronchoalveoläre Lavage* (BAL) konnten die infiltrierenden Zelltypen auch bei Antigen-induzierten Reaktionen genauer untersucht werden. Godard et al. (1982a) fanden bei Patienten mit allergischem Asthma einen erhöhten Pro-

Tabelle 4.3-1. Nachweis von Entzündungszellen und Mediatoren bei allergischem Asthma

Lokalisation	Zelltypen	Mediatoren
Lungengewebe	Eosinophile Neutrophile Makrophagen Plasmazellen	Histamin, NCF, LTB_4/LTC_4, HETE, PAF, Prostaglandine
Bronchoalveolar- flüssigkeit	Eosinophile Neutrophile Makrophagen Lymphozyten	Histamin, Leukotriene Prostaglandine
Sputum	Eosinophile	LTC_4, PAF
Peripheres Blut	Eosinophile	LTB_4, PAF, NCF, Histamin, Prostaglandine

zentsatz der eosinophilen Granulozyten (3.9%), weniger auch der neutrophilen Granulozyten (1.4%). Der Prozentsatz der Makrophagen und Lymphozyten in der BAL war im Vergleich zu Normalpersonen prozentual entsprechend niedriger. Bei Patienten mit Analgetika-Intoleranz war die Zunahme von eosinophilen Granulozyten (21.7%), nicht aber der von neutrophilen Granulozyten (1.4%), noch auffallender.

Die Daten von Richerson et al. (1986) geben noch besseren Aufschluß über den direkten Effekt von Allergen-Provokationen, weil beim selben Patienten ein Teil der Lunge mit dem relevanten Antigen provoziert und dann auf Zellexsudation in der BAL untersucht wurde, während der andere Teil als Kontrolle diente. Nach 48 Stunden stiegen die Gesamtzellzahlen der BAL in den provozierten Bereichen um mehr als 100% an. Die Anteile der eosinophilen Granulozyten verzehnfachten sich, neutrophile Granulozyten stiegen um das Fünffache an und auch Lymphozytenzahlen waren verdreifacht, während Makrophagenzahlen erst bei der Lavage nach 96 Stunden anstiegen. In der Akutphase der Atemwegsreaktion fand man in der BAL noch keine Zunahme eosinophiler Granulozyten (de Monchy et al. 1986).

Der erhöhte Prozentsatz eosinophiler Granulozyten im peripheren Blut nach Provokation ist eine wohlbekannte klinische Beobachtung bei Asthmatikern. Zusätzlich hat man eine Vermehrung der Lymphozyten beobachtet (Gerblich et al. 1984), allerdings gleichzeitig mit einem nur schwer interpretierbaren Abfall der OKT_4-positiven T-(Helfer-)Lymphozyten.

Daten über das Vorkommen von Entzündungsmediatoren der Lunge bei Asthma sind noch spärlich (Tabelle 4.3-1). Sie wurden hauptsächlich durch in-vitro-Freisetzungsstudien an Lungenstückchen oder isolierten Mastzellen gewonnen (Schleimer et al. 1984; Wardlaw et al. 1986). Im Sputum sind PAF-Acether und LTC_4 identifiziert worden (Page u. Morley 1986), und im peripheren Blut sind Anstiege von Histamin, Prostaglandinen, LTB_4, PAF-Acether und vor allem NCF, nicht aber von LTC_4, gemessen worden. Die relative Bedeutung dieser Substanzen bei Asthma, ihre Herkunft und ihre biologischen Aktivitäten sollen insbesondere in Bezug auf ihre Wirkungen auf das Zellinfiltrat näher beschrieben werden.

4.3.3 Herkunft der Entzündungsmediatoren in der Lunge

Die wichtigste Effektorzelle und Quelle von Entzündungsmediatoren bei allergischen Reaktionen der Lunge ist die *Mastzelle* (Abbildung 4.3-2). Andere gewebeständige Zellen wie *Alveolarmakrophagen* dürften aber auch Mediatoren freisetzen, zumal sie wie die Mastzelle mit IgE-Rezeptoren ausgestattet sind. Allerdings haben diese Rezeptoren eine geringere Affinität für IgE als die Rezeptoren von Mastzellen und basophile Granulozyten. Chemotaktische Mediatoren aus diesen Zellen oder aus der Gewebeflüssigkeit erzeugte Substanzen (Abbildung 4.3-2) können die Einwanderung der Entzündungszellen aus dem Blut bewirken, die wiederum Mediatoren generieren und das Entzündungsgeschehen verstärken. Auch *eosinophile Granulozyten, Lymphozyten* und *Thrombozyten* sind mit IgE-Rezeptoren niederer Affinität ausgestattet, was erklären mag, warum auch die verzögerte Reaktionsphase bei Asthma, in der Entzündungszellen eine prominente Rolle spielen, IgE-abhängig ist (Solley et al. 1977).

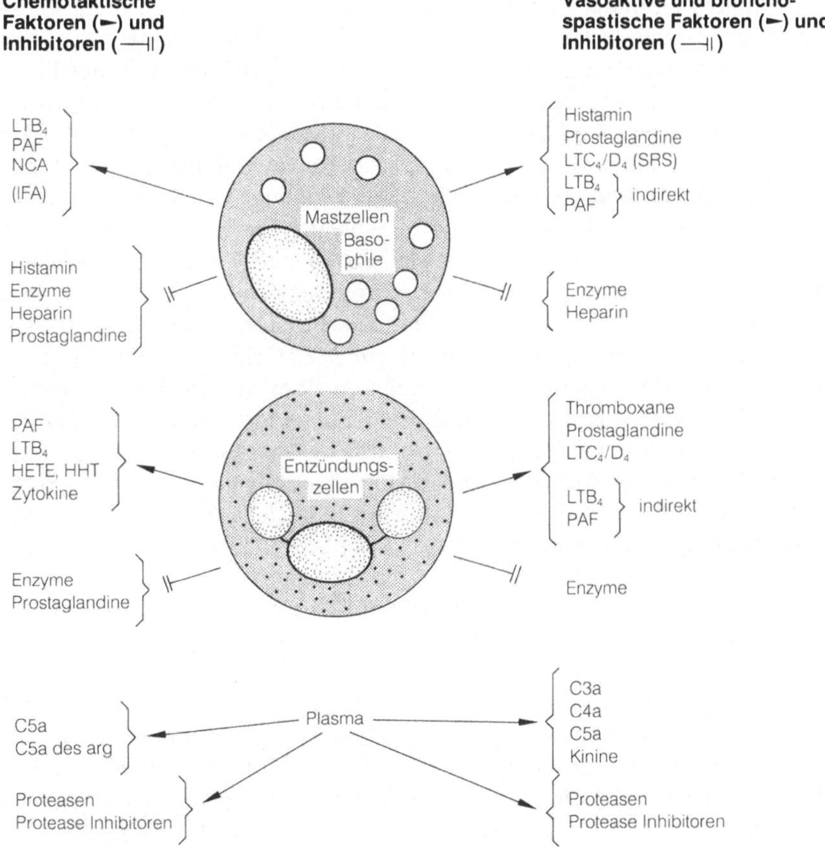

Abbildung 4.3-2. Quelle von potentiellen Mediatoren und Inhibitoren bei Asthma.

Mastzellen setzen nach spezifischer Stimulation eine Vielzahl von Mediatoren frei, die insgesamt alle klinischen Aspekte des Asthmas imitieren können (Wasserman 1983; Schleimer et al. 1984; Czarnetzki 1986) (Abbildung 4.3-2). In ihren Granula sind vorgeformte Mediatoren, wie Histamin, der für *n*eutrophile Granulozyten *c*hemotaktische *F*aktor bzw. (NCF, NCA), der *i*nflammatory *f*actor of *a*naphylaxis (IFA), sowie eine Vielzahl von Enzymen, welche an die negativ geladene, hochsulfatierte Heparin-Matrix der Granula gebunden sind. Durch Ionenaustausch werden diese Mediatoren aus dem Granulaverbund während der Stimulation der Zelle freigelassen. Der IFA ist dabei besonders fest an die Matrix gebunden und wird nur unter besonderen Bedingungen freigesetzt. Neben den präformierten Mediatoren generiert die Mastzelle auch während der Stimulation Lipidmediatoren aus ihrer Membran. Zu diesen Substanzen gehören Arachidonsäurederivate, die entweder über den Cyclooxygenaseweg (Prostaglandine, Thromboxane) oder über den Lipoxygenaseweg erzeugt werden (Monohydroxytetraensäuren = mono-HETEs und Leukotriene). Die Quelle von PGD_2 in Lungenfragmenten ist hauptsächlich die Mastzelle. Präformierten ECF-A (*E*osinophilen-*c*hemotaktischer-*F*aktor der *A*naphylaxie) haben wir in normalen Mastzellen oder basophilen Granulozyten nicht nachweisen können (Czarnetzki 1986). Die aus Lungengewebe isolierten Tetrapeptide mit dieser Aktivität, die wir auch in neutrophilen Granulozyten nachweisen konnten, haben in unserem Labor und in denen anderer Forscher keine chemotaktischen Eigenschaften für neutrophile Granulozyten oder eosinophile Granulozyten aufgewiesen (Czarnetzki u. Grabbe 1983), obgleich es neuere Untersuchungen gibt, nach denen diese Substanzen die Rezeptorexpression modulieren oder die Zellwanderung in parasitären Tiermodellen stimulieren sollen (Capron et al. 1981 a; Nawa et al. 1986).

Bronchialmakrophagen dürften als weitere wichtige Quelle von Entzündungsmediatoren bei Asthma dienen (Fowler u. Schwartz 1984). Die Zellen enthalten zwar kein Histamin oder Heparin, aber sie setzten nach Stimulation Prostaglandine, mono-HETEs, Leukotrien B_4 (LTB$_4$), Thrombozyten-aktivierenden Faktor (PAF), Enzyme und niedrigmolekulare chemotaktische Substanzen frei (Abb. 4.3-2).

Ähnliche Mediatoren werden von *neutrophilen* Granulozyten freigesetzt. *Eosinophile* Granulozyten scheinen dagegen eher zur Sekretion von Peptidoleukotrienen der LTC_4/D_4 (SRS)-Reihe zu tendieren. Sie generieren zudem das MBP, das zytotoxisch auf das Atemwegsepithel wirkt und Histamin aus Mastzellen freisetzt, sowie ein Neurotoxin (Auslöser des Gordon-Phänomens), kationische Proteine und eine Peroxidase, die Leukotriene inaktiviert (Gleich et al. 1985). *Thrombozyten* sind dank ihrer IgE-Rezeptor-Expression und ihrer Fähigkeit, Lipidmediatoren zu generieren, in jüngerer Zeit wieder in den Blickpunkt des Interesses bei der Erforschung der Pathogenese des Asthmas gerückt. Sie enthalten Serotonin und generieren Prostaglandine, mono-HETEs sowie PAF, wenn sie spezifisch stimuliert werden.

Die Anaphylatoxine sind aufgrund ihrer potenten vasoaktiven, muskelkontrahierenden und chemotaktischen Eigenschaften (Abbildung 4.3-2) weitere potentiell wichtige Mediatoren bei Asthma. Auch die Gruppe der Kinine könnte mit ihren vasospastischen und indirekt chemotaktischen (eigentlich chemotaxogenen) Wirkungen an der Pathogenese der Krankheit teilhaben (Abschnitt 4.6). Serum-Proteasen und Protease-Inhibitoren wirken fördernd oder negativ modulierend auf die Aktivierung dieser Mediatoren ein.

4.3.4 Schlußfolgerungen

Die asthmatische Entzündungsreaktion entspricht in ihrem Grundmuster anderen Entzündungsvorgängen: Sie besteht aus einer *Akutphase (Sofortreaktion)* und einer protrahierten, variablen *verzögerten Phase* (*verzögerte Reaktion,* auch als „*Spätreaktion" der Atemwege* bezeichnet). Die Freisetzung von Mediatoren aus Mastzellen ist für die Akutphase entscheidend, evtl. sind weitere Zellelemente an dieser Phase beteiligt, insbesondere Makrophagen im Atemwegslumen. Die verzögerte Phase wird durch chemotaktische Faktoren und das nachfolgende Infiltrat neutrophiler und eosinophiler Granulozyten und deren Mediatorausstattung bestimmt. Thrombozyten könnten in beiden Phasen eine wichtige Rolle spielen, die jedoch bislang nicht exakt beschreibbar ist.

Die beteiligten Mediatoren und deren Funktion werden in den nachfolgenden Abschnitten näher abgehandelt.

Die Autorin dankt Fr. R.-M. Birsinger und Fr. E. Leibacher für die effiziente und sorgsame sekretarielle Hilfe.

4.4 Lipidmediatoren

W. König

4.4.1 Immunbiologische Grundlagen der Entzündungsreaktion

Entzündung ist die Reaktion des lebenden Gewebes auf Verletzung und bildet die Voraussetzung für die Wiederherstellung der ursprünglichen Funktion des betroffenen Bezirkes.

Die Art der schädigenden Einflüsse (z. B. Mikroorganismen, Parasiten, Trauma, Allergie) bestimmt das Muster der zellulären Infiltration (König 1982; Bach 1984; König et al. 1984). Neutrophile Granulozyten und Makrophagen sind die wichtigsten Zellen bei einem akuten Entzündungsprozeß, wohingegen eosinophile Granulozyten und Thrombozyten nur unter bestimmten Umständen beteiligt sind (Capron et al. 1977; Valone et al. 1982; Archer et al. 1985; Pirotzky et al. 1985; Gleich u. Adolphson 1986). Bei chronischen Entzündungsprozessen sind Makrophagen, Lymphozyten und Plasmazellen in großer Zahl nachzuweisen. Bei bestimmten chronischen Entzündungsprozessen werden auch große Mengen von basophilen Granulozyten beobachtet. Die Mastzelle ist die Quelle von Mediatoren, die zu einer erhöhten Gefäßpermeabilität führen und einige der mit dem Entzündungsprozeß einhergehenden von Leukozyten vermittelten Vorgänge verursachen und mit hoher Wahrscheinlichkeit aufrechterhalten (Bienenstock et al. 1982; Scott et al. 1983; Hargreave et al. 1985b; Proud et al. 1985; Scheffer et al. 1985; Yoffe et al. 1985; Agius et al. 1986; Becker 1986; Gerberick et al. 1986; Holgate et al. 1986; Norn et al. 1986; Raphael u. Metcalfe 1986).

Es ist nachgewiesen, daß für die voneinander abhängige Aktivität der verschiedenen Zellen die Freisetzung von Mediatoren notwendig ist, die entweder direkt auf das Zielgewebe einwirken oder aber zusätzliche Zellen rekrutieren. Offensichtlich muß eine Gegenregulation zur Menge freigesetzter Mediatoren erfolgen, um die entzündliche Reaktion zu steuern. Die im folgenden behandelten neueren Erkenntnisse haben zu unserem Verständnis über die Mechanismen akuter und chronischer Entzündungsprozesse bei allergischen Reaktionen beigetragen:

1. Die Stimulation bestimmter Zellen (neutrophile, eosinophile und basophile Granulozyten, Makrophagen, Thrombozyten, Mastzellen) durch unterschiedliche Reize führt zur Freisetzung neugenerierter Mediatoren. Es ist nachgewiesen, daß einige dieser Mediatoren, u. a. Prostaglandine (PG), Leukotriene (LT) und Thrombozyten-aktivierender Faktor (PAF-Acether), Symptome hervorrufen, die bei allergischen und entzündlichen Krankheitsprozessen beobachtet werden, wie zelluläre Infiltration, erhöhte Gefäßpermeabilität, Atemwegsobstruktion, Epithelschädigung, Ödem, Schleimproduktion (Ninnemann 1984; Archer et al. 1985; Rohr et al. 1985; Barnes 1986b; Lee u. Austen 1986).

2. IgE-induzierte entzündliche Reaktionen können durch zwei unterschiedliche Rezeptortypen für IgE vermittelt werden. Ein Rezeptor mit hoher Affinität für IgE ($Fc_\varepsilon RI$) ist auf *basophilen Granulozyten* und *Mastzellen* lokalisiert (siehe auch Abschnitt 4.1). Die Überbrückung (*Dimerisierung, bridging, cross-linking*) von zwei benachbarten IgE-Molekülen führt zur Freisetzung präformierter (Histamin, Heparin, chemotaktische Peptide) und neugenerierter Mediatoren (PG, LT, PAF-Acether). Rezeptoren mit niedriger Affinität für IgE ($Fc_\varepsilon RII$) befinden sich auf *eosinophilen Granulozyten, Makrophagen, Thrombozyten* sowie auf *B- und T-Lymphozyten*. Daher können eosinophile Granulozyten, Makrophagen sowie Thrombozyten durch IgE über den Rezeptor mit niedriger Affinität zur Freisetzung der verschiedenen Produkte angeregt werden, darunter Lipidmediatoren, Proteasen und Enzyme. Darüber hinaus scheint der Rezeptor mit niedriger Affinität für IgE auf B- und T-Lymphozyten strukturell mit IgE-Bindefaktoren (Abschnitte 4.1, 4.2) verwandt zu sein und daher sowohl an der Induktion als auch/oder an der Suppression der allergischen Reaktion beteiligt zu sein (Capron et al. 1977; König et al. 1985).

3. Bei Nagetieren gibt es eine Reihe von Befunden, die für eine Heterogenität von Mastzellen sprechen. Anscheinend regulieren Lymphokine, z.B. Interleukin (Il)-3, die Reifung der Mastzellen und es scheint möglich zu sein, daß regulative Faktoren bzw. die Zellumgebung dafür verantwortlich sind, ob eine Schleimhaut- oder eine Bindegewebsmastzelle entsteht. LTC_4 ist das wichtigste Arachidonsäureprodukt der Schleimhautmastzellen (bei Nagetieren), wohingegen PGD_2 das Hauptprodukt der Bindegewebsmastzelle ist (Hargreave et al. 1985b; Proud et al. 1985).

4. Das Freisetzungsmuster der Mediatoren ist zell- und stimulusabhängig. Das Hauptprodukt von Granulozyten bei Stimulation mit dem Calcium-Ionophor A 23187 ist der chemotaktische Faktor LTB_4, während die Menge an LTC_4 nur 10% beträgt. Eosinophile Granulozyten setzen vorwiegend LTC_4 frei, das zu Epithelschädigung im Atemwegslumen und zu Atemwegsobstruktion führt. Makrophagen, Mastzellen, Thrombozyten, eosinophile und neutrophile Granu-

lozyten setzen bei Zellaktivierung PAF-Acether frei, der zur Chemotaxis von eosinophilen Granulozyten führt und bronchokonstriktorische Eigenschaften hat. Neuere Daten scheinen darauf hinzuweisen, daß die Inhalation von PAF-Acether auch zur Hyperreagibilität der Atemwege führt (Borgeat u. Samuelsson 1979; Bergstrand et al. 1985a; Bruijnzeel et al.1985a; Piper 1985; Barnes 1986b).

5. Es scheint gesichert, daß die lokale Gewebskonzentration einiger Neuropeptide bei allergischen Reaktionen vom Soforttyp erhöht ist und Werte erreicht, die ausreichen, um eine direkte Wirkung auf das Gewebe auszuüben und somit Mastzellen und basophile Granulozyten beeinflussen. So enthalten basophile Granulozyten, Mastzellen und Monozyten bestimmter Spezies, nicht jedoch Erythrozyten, neutrophile Leukozyten oder Lymphozyten, beträchtliche Mengen extrahierbaren Somatostatins (SOM) und in geringerem Maße auch Substanz P. Derartige Untersuchungen werden die Rolle lokaler neuraler Faktoren für die Regulation regionaler Immunantworten und Überempfindlichkeitsreaktionen, die auf bestimmte Gewebsbezirke beschränkt sind, in Zukunft besser erkennen lassen (Ninnemann 1984; Gualde et al.1985; Payan et al.1986).

6. Mediatoren mit niedrigem Molekulargewicht, wie z.B. Prostaglandine und Leukotriene, zeigen eine Wechselwirkung mit der regulatorischen Rolle von Zytokinen. LTB_4 führt zur Freisetzung von Il-1 aus Monozyten und fördert die Il-2- und γ-Interferon-Aktivität. Es aktiviert auch T-Suppressor-Lymphozyten. Cysteinyl-Leukotriene setzen Prostaglandine aus Makrophagen frei und fördern zytotoxische Zellaktivitäten der Lymphozyten. Daher kann die Rolle der am Entzündungsprozeß beteiligten Mediatoren als Kaskade mehrerer Mediatorsysteme betrachtet werden. Diese Vorgänge machen die Komplexität von Prozessen bei chronischen Entzündungsreaktionen, bei Asthma und Hyperreagibilität der Atemwege verständlich (Gualde et al. 1985; Agius et al. 1986; Atluru u. Goodwin 1986; Dessein et al.1986; Ferreri et al.1986; Moss et al.1986).

Gegenwärtig wird angenommen, daß PAF-Acether-Inhalation eine Hyperreagibilität der Atemwege auslöst und daß sowohl Leukotriene als auch PAF-Acether Atemwegsobstruktion, Ödem, Schleimproduktion und Entzündung verursachen. Man kann einen komplexen Krankheitsprozeß jedoch nur unter äußersten Vorbehalten mit einem einzigen Mediator in Verbindung bringen. Es ist noch nicht gesichert, in welchem Ausmaß PAF-Acether zu diesen Reaktionen beiträgt, da die Mehrzahl dieser Studien mit biologischen Testsystemen durchgeführt werden. Solange nicht – wie bei Leukotrienen oder Prostaglandinen – biochemische und immunologische Verfahren für die Messung von PAF-Acether angewandt werden, muß die Rolle von PAF-Acether bei Asthma noch als ungeklärt betrachtet werden. Die Aktivierung von Membranphospholipiden führt zur gleichzeitigen Freisetzung von Arachidonsäure, ihrer Transformationsprodukte sowie von PAF-Acether. Daher ist die Entwicklung praktikabler Testsysteme eine unerläßliche Voraussetzung für den wissenschaftlichen Fortschritt in der Erforschung allergischer Raktionen und ihrer Behandlungsmöglichkeiten.

Aufgrund der biologischen Potenz von Lipidmediatoren werden derzeit umfassende Versuche mit folgender Zielsetzung durchgeführt.

Dazu gehören die:

a) Entwicklung neuer entzündungshemmender chemischer Verbindungen mit der Zielsetzung, verschiedene Stoffwechselwege zu hemmen, die für die Aktivierung von Lipidmediatoren verantwortlich sind;

b) Synthese von Lipidmediatorenantagonisten, z.B. für Leukotriene und PAF-Acether;

c) Entwicklung von Testsystemen zur Bestimmung der Rolle der verschiedenen Mediatoren bei allergischen und entzündlichen Krankheitsprozessen.

Die folgende Zusammenfassung gibt eine Übersicht über den derzeitigen Stand der Forschung in Bezug auf Lipidmediatoren. Diese ist zum Verständnis der derzeitigen klinischen Studien notwendig.

4.4.2 Synthese von Lipidmediatoren durch Zellmembranaktivierung

Die aus Membranphospholipiden durch Phospholipase A_2 oder durch die gemeinsame Wirkung einer Phosphoinositid-spezifischen Phospholipase C_1 und einer 1,2-Diacylglycerollipase während der Zellaktivierung freigesetzte Arachidon-

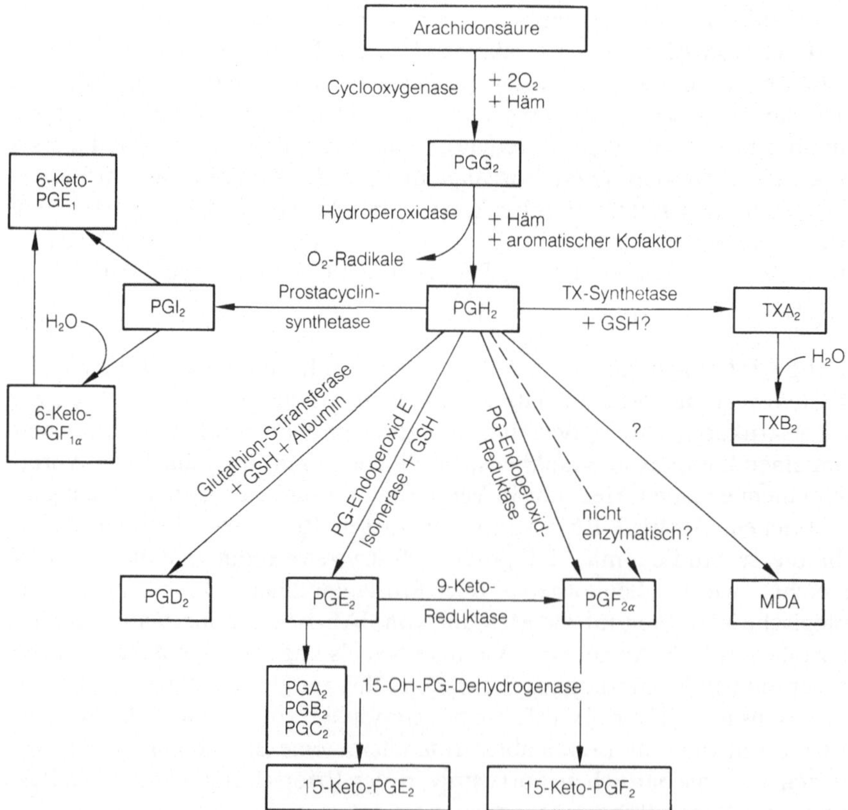

Abbildung 4.4-1. Der Cyclooxygenase-Weg des Arachidonsäurestoffwechsels (König et al. 1987 b).

säure kann durch die Enzyme des Cyclooxygenase- und Lipoxygenase-Stoffwechselweges wiederverestert oder oxidativ metabolisiert werden (Lee u. Austen 1986; Abbildung 4.4-1, 2). Der Cyclooxygenaseweg führt über Zwischenstufen zur Bildung von Thromboxan (TX) A_2 und Prostaglandinen (Abbildung 4.4-1). 5-Lipoxygenase erzeugt 5-S-Hydroperoxy-6-trans-8,11,14-cis-eicosatetraensäure (5-HPETE), das durch eine Dehydrase zu 5,6-Oxido-7,9 trans-11,14-cis-eicosatetraensäure (LTA$_4$) umgewandelt wird, oder aber 5-HPETE wird reduziert zu 5-Hydroxy-6,8,11,14-eicosatetraensäure (5-HETE).

LTA$_4$ wird durch eine Epoxidhydrolase zu 5S, 12R-Dihydroxy-6, 14-cis-8,10-trans-eicosatetraensäure (LTB$_4$) oder durch eine als LTC$_4$-Synthase bezeich-

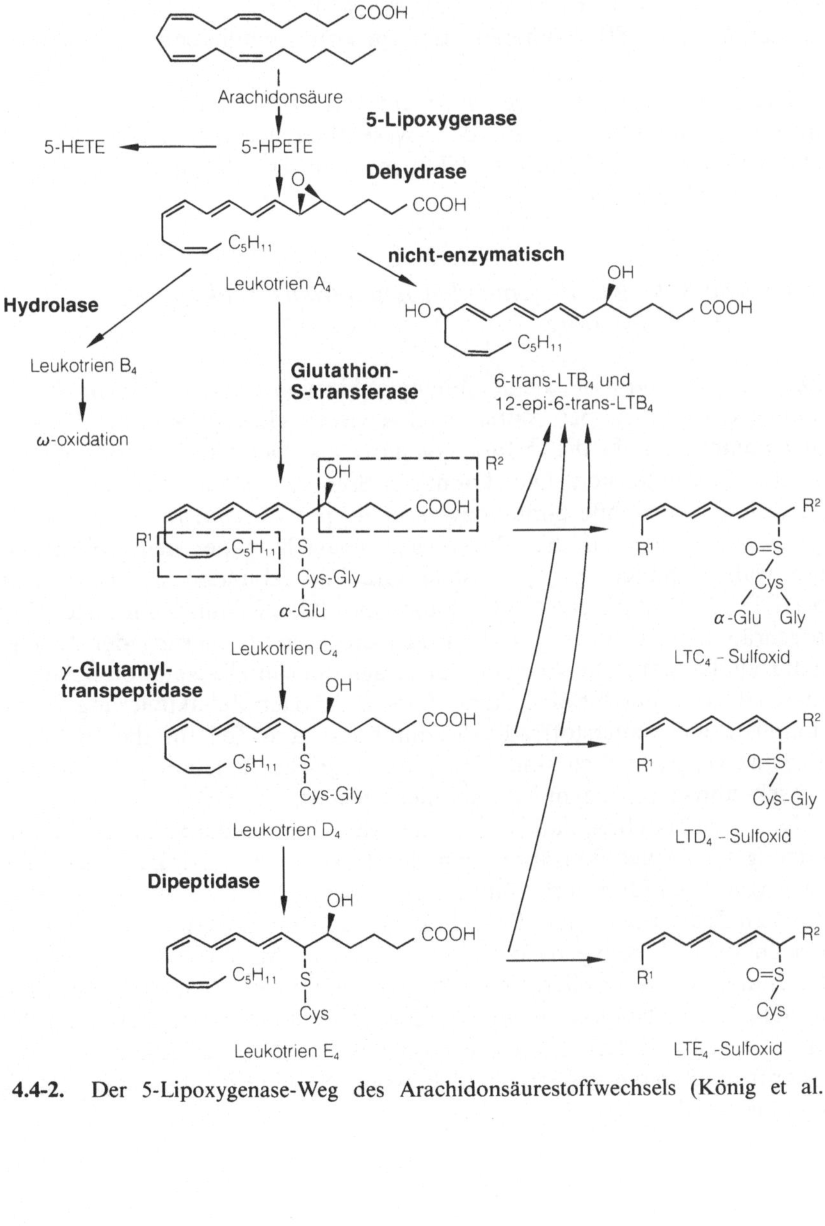

Abbildung 4.4-2. Der 5-Lipoxygenase-Weg des Arachidonsäurestoffwechsels (König et al. 1987b).

nete Glutathion-S-Transferase zu 5S-Hydroxy-6R-S-glutathionyl-7,9-trans-11,14-cis-eicosatretraensäure (LTC_4) umgewandelt. LTC_4 wird durch eine γ-Glutamyl-transpeptidase zu 5S-Hydroxy-6R-S-cysteinylglycyl-7,9-trans-11,14-cis-eicosate-traensäure (LTD_4) und dieser durch eine Dipeptidase zu 5S-Hydroxy-6R-S-cysteinyl-7,9-trans-11,14-cis-eicosatetraensäure (LTE_4) umgewandelt. LTA_4 wird ferner nichtenzymatisch hydrolysiert, zu 5S, 12R- und 5S, 12S-Dihydroxy-6,8,10-trans-14-cis-eicosatetraensäure-Diastereomeren und den Nebenprodukten 5,6-Dihydroxy-eicosatetraensäure-Diastereomeren (Borgeat u. Samuelsson 1979). Zusätzlich zur Umwandlung von LTC_4 in LTD_4 und LTE_4, existiert noch ein weiterer Mechanismus zur Modifikation von Struktur und Funktion der Cysteinyl-Leukotriene: humane neutrophile und eosinophile Granulozyten metabolisieren LTC_4, LTD_4 und LTE_4 durch eine HOCl-Myeloperoxidase abhängige Reaktion, zu den 6-trans-LTB_4-Isomeren und den korrespondierenden Leukotrien-Sulfoxiden.

Die 6-trans-LTB_4-Isomere sind nicht spasmogen. LTB_4 wird in humanen neutrophilen Granulozyten zu den wesentlich weniger aktiven ω-Metaboliten 20-Hydroxy- bzw. 20-Carboxy-LTB_4 metabolisiert (Raulf et al. 1985; Raulf et al. 1986) (Abbildung 4.4-2).

4.4.3 Die Rolle von Enzymen bei Leukotrien-Induktion und -Metabolisierung

Die *5-Lipoxygenase* ist calciumabhängig. Sie wurde im Zytosol von *B*asophilenleukämie(RBL)-Zellen bei *R*atten nachgewiesen (Lee u. Austen 1986). Es wurde angenommen, daß die 5-Lipoxygenase als Dehydrase wirkt, die LTA_4 aus 5-HPETE synthetisiert. Dies konnte in Studien bestätigt werden, in denen hochgereinigte neutrophile Granulozyten analysiert wurden. In eigenen Untersuchungen zeigte es sich, daß die 5-Lipoxygenase aus humanen neutrophilen Granulozyten wahrscheinlich an spezifische Granula gebunden ist. Die Synthese von 5-HETE, LTB_4 und seiner ω-Oxidationsprodukte ist auf den intrazellulären Raum beschränkt. Im Gegensatz dazu findet die Lipoxygenierung der Arachidonsäure extrazellulär statt. Die Enzyme der Arachidonsäurekaskade erreichen ihre maximale Aktivität nur für eine kurze Zeitspanne nach Zellaktivierung. Es wird angenommen, daß Sauerstoffradikale zumindest zum Teil für die Inaktivierung der Enzyme verantwortlich sind. Die physiologische Bedeutung der 5-Lipoxygenase als sekretorisches Enzym ist noch nicht geklärt.

Es wurde berichtet, daß Membranen der Granula die Hauptquelle für die Freisetzung von Arachidonsäure nach Stimulation sind. Extrazelluläre Lipoxygenierung von Arachidonsäure könnte eine wesentliche Rolle für die Kooperation mit anderen Zelltypen spielen. Es ist bekannt, daß Erythrozyten eine LTA_4-Hydrolase, jedoch keine Lipoxygenase enthalten (Lee u. Austen 1986). Daher können sie LTB_4 aus in neutrophilen Granulozyten gebildeten Vorstufen synthetisieren. Ein weiterer Gesichtspunkt der Enzymsekretion könnte in der Steuerung der Enzymaktivität selbst liegen. Ist das Enzym aus der Zelle freigesetzt, wird es für den Angriff durch Sauerstoff zugänglich, wodurch seine zeitabhängige Aktivität eingeschränkt wird.

Tabelle 4.4-1. Leukotriene – Herkunft, Stimulus, Produkte

Herkunft	Stimulus	Produkte
Zellen in vitro		
Thrombozyten	CaI + AA	B_4, C_4
	CaI, Urate	B_4
Erythrozyten	LTA_4	B_4
Neutrophile Granulozyten		
Peripheres Blut	AA, FMPL, Zymosan Urate	B_4
	CaI + AA, Bakterien	B_4, C_4
	CaI + AA	A_4, B_4, C_4
Eosinophile Granulozyten		
Peripheres Blut	AA, FMPL, C5a	B_4
	AA + CaI, CaI	B_4, C_4, D_4
	Zymosan	C_4
Lungenmastzellen	IgE, CaI	B_4, C_4
T-Lymphozyten	ConA, CaI	B_4
(Peripheres Blut)	CaI	B_4
	Glukanpartikel	B_4, C_4
Makrophagen		
(Lunge/Alveolen)	CaI + AA	B_4
	CaI	
	Zymosan	
Gewebe in vitro		
Lunge	IgE, CaI	B_4, C_4, E_4
	CaI	B_4, D_4, E_4

CaI: Calcium Ionophor; AA: Arachidonsäure; (LT) B_4-E_4: Leukotriene
B_4-E_4; FMPL: Peptid N-Form-Met-Phen-Leu; ConA: Concanavalin A;
IgE: Immunglobulin E (nach Bray 1986)

LTC$_4$-Synthase: Die Umwandlung von LTA_4 in LTC_4 wird durch ein membrangebundenes Enzym katalysiert, das in der Mikrosomenfraktion von RBL-1-Zellen lokalisiert ist und mittels des Detergens Triton-X-104 gelöst werden kann. Anscheinend wird die Umwandlung von LTA_4 in LTC_4 oder LTB_4 nicht durch die Höhe der LTA_4-Spiegel bestimmt, sondern eher durch die relativen Mengen an Hydrolase und Synthase in einer bestimmten Zelle. Darüber hinaus kann die Aktivität der LTC_4-Synthase durch den zellulären Gehalt an Glutathion beeinflußt werden.

LTA$_4$-Hydrolase: LTA_4-Hydrolase ist aus dem Zytosol humaner neutrophiler Granulozyten bis zur Homogenität gereinigt worden und konnte auch im Blutplasma und in den Blutzellen von Ratten nachgewiesen werden. Eine Molekulargröße von 70 kD und ein breites pH-Optimum mit einem Gipfel bei 9.0 sind beschrieben worden.

LTB$_4$-20-Hydroxylase: LTB_4 wird durch ein in humanen neutrophilen Granulozyten vorhandenes Enzym zu ω-oxidierten Produkten metabolisiert. Die Hemmung der ω-Oxidation von LTB_4 durch Kohlenmonoxid legt nahe, daß ein Cytochrom

P-450-ähnliches Enzym diese Reaktion katalysiert. Das Enzym befindet sich in der Mikrosomenmembran der Zellen und die Umwandlung von LTB_4 in 20-Hydroxy-LTB_4 ist NADPH-abhängig. Die mikrosomale LTB_4-Hydroxylase-Aktivität wurde durch bivalente (jedoch nicht monovalente) Kationen und durch heterozyklische Stickstoffbasen wie Imidazol und Pyridin gehemmt. Die humane LTB_4-Hydroxylase aus neutrophilen Granulozyten ist nicht identisch mit dem Cytochrom P-450 der Rattenleber. Hepatische Mikrosomen wiesen nur eine geringe LTB_4-Umwandlung auf. Daher scheinen alle Studien darauf hinzudeuten, daß LTB_4-Hydroxylase humaner neutrophiler Granulozyten ein Isoenzym von Cytochrom P-450 ist.

γ-Glutamyltranspeptidase und *Dipeptidase*: LTC_4 wird durch isolierte γ-Glutamyltranspeptidase in LTD_4 umgewandelt (Raulf et al. 1985; Raulf et al. 1986). Humane neutrophile Granulozyten, die mit dem Calcium-Ionophor A23187 stimuliert wurden, setzten γ-Glutamyltranspeptidase und Dipeptidase in den Überstand frei. Exogenes LTC_4 wird in LTD_4 und LTE_4 umgewandelt. Die LTC_4-Stoffwechselrate ist in hohem Maße von den zur Zellaktivierung verwandten Stimuli abhängig. Die Freisetzung der LTD_4-Dipeptidase-Aktivität korreliert mit der Freisetzung von Lysozym; sie ist abhängig vom Zeitpunkt der Stimulation und wird in Anwesenheit von Calcium gesteigert. Eine LTD_4-Dipeptidase-Aktivität läßt sich in mehreren Zelltypen nachweisen; die Aktivität dieses Enzyms aus humanen neutrophilen Granulozyten ist jedoch erheblich größer.

Wurden Cysteinyl-Leukotriene LTC_4 und LTD_4 zu prästimulierten Zellen hinzugefügt, erhielt man die 6-trans-LTB_4-Isomere sowie die korrespondierenden Sulfoxide. Die LTC_4-Stoffwechselrate erwies sich als in hohem Maße abhängig vom Zeitpunkt der Prästimulation. Anscheinend stellt die Prästimulation eine definierte Stufe in der Zellaktivierung dar. Die Kenntnis der Leukotrien-induzierenden und -metabolisierenden Enzyme ist von größter Bedeutung zur genauen Ermittlung der Leukotrienspiegel unter experimentellen und klinischen Bedingungen. Tatsächlich zeigten unsere Ergebnisse deutlich, daß z.B. unter septischen Bedingungen die Fähigkeit zur Leukotrienbildung aus humanen neutrophilen Granulozyten deutlich erniedrigt ist und weiterhin, daß LTB_4 durch eine erhöhte Hydroxylase-Aktivität rascher metabolisiert wird (Bremm et al. 1985; König et al. 1985). Für entzündliche Prozesse ist somit die Kapazität zur Synthese von Mediatoren sowie zu deren Inaktivierung von höchster Bedeutung.

4.4.4 Biosynthese von PAF-Acether

Die Biosynthese von PAF-Acether erfolgt in zwei Stufen:

1. Aktivierung von Phospholipase A_2, die Lyso-PAF-Acether bildet; und
2. Acetylierung dieser Verbindung durch eine Acetyltransferase.

Ein weiterer Biosyntheseweg für PAF-Acether wird angenommen, bei dem eine Phosphocholintransferase mit 1-0-Alkyl-2-acetyl-sn-glycerol reagiert.

Tabelle 4.4-2. PAF-Acether-Eigenschaften

PAF	$- - - - - \rightarrow$ Atemwegsobstruktion i. v. Injektion
Bronchokonstriktorische Wirkung von PAF	$- - - - - \rightarrow$ Mediatorfreisetzende gebunden an Wirkung
PAF	$- - - - - \rightarrow$ anhaltende induziert Atemwegsobstruktion
i. v. PAF	$- - - - - \rightarrow$ Thrombozyten und Neutrophilen-Akkumulation; Eosinophileninfiltration des Gewebes; Aktivierung von mononukleären Zellen
Thrombozytenaktivierung	$- - - - - \rightarrow$ Hyperreagibilität der Atemwege
PAF-Antagonisten	$- - - - - \rightarrow$ heben Hyperreagibilität nicht auf
Reduzierung der Thrombozytenempfindlich- keit gegen PAF-Aktivierung	$- - - - - \rightarrow$ während spontanem Asthma, nach Allergenprovokation, nach Analgetika-Provokation bei Acetylsalicylsäure-Intoleranz, nach Exercise-induced Asthma

Tabelle 4.4-3. PAF-Synthese bei Asthma

Lungenmakrophagen (Mensch)	+ Allergen $- - - - - - \rightarrow$ PAF
Thrombozyten ⟍ Eosinophile Granulozyten ⟋	+ Allergen $- - - - - - \rightarrow$ PAF Lymphokine $- - - - - - \rightarrow$ PAF Endotoxine
Thrombozyten und Analgetika	$- - - - - - \rightarrow$ PAF

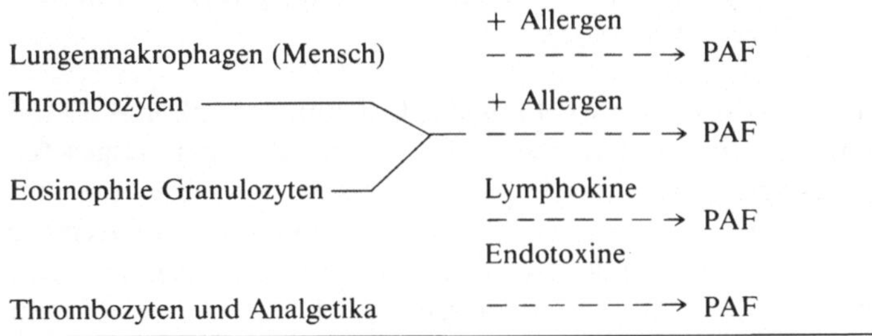

Abbildung 4.4-3. Biosynthese des PAF-Acether.

Zahlreiche Enzyme sind am PAF-Acether-Abbau beteiligt. Eine Acetylhydrolase, die das Acetat an Position 2 des Glycerolrestes hydrolysiert, wurde in verschiedenen Geweben wie z. B. Nieren- und Lungengewebe beschrieben. Dieses Enzym unterscheidet sich von Phospholipase A_2, da es nur Phospholipide mit einer kurzen Kette an Position 2 des Glycerolrestes hydrolisiert.

Die Aktivität dieser Enzyme könnte von Bedeutung für die Regulation der biologischen Wirkung von PAF-Acether sein. Lyso-PAF-Acether wird durch eine Alkylmonooxygenase abgebaut, die die an Position 1 des Glycerols stehende Etherbindung unter Freisetzung einer Fettsäure und von 3-Phosphatidylcholin-Glycerol hydrolisiert (Abbildung 4.4-3).

4.4.4.1 Herkunft von PAF-Acether

Basophile Granulozyten: eine gleichzeitige Freisetzung von PAF-Acether und Histamin aus basophilen Granulozyten von Kaninchen bei Antigenstimulation oder Injektion von Anti-IgE-Antiserum ist anfänglich beschrieben worden. Bei Studien an vier Zellpopulationen von Patienten mit chronischen myeloischen Leukämiezellen zeigte sich jedoch, daß die Freisetzung von PAF-Acether nicht mit der Anzahl basophiler Granulozyten korreliert. Dagegen stand die von diesen Zelltypen freigesetzte Menge an LTC_4 in Beziehung zur Anzahl der basophilen Granulozyten. Dies deutet darauf hin, daß dieser Mediator aus diesem Zelltyp stammt. Daher bleibt die Herkunft von PAF-Acether aus humanen basophilen Granulozyten noch nachzuweisen (Pirotzky et al. 1985).

Neutrophile Granulozyten: PAF-Acether wird aus mit Calcium-Ionophor A 23 187 oder mit Zymosan-Partikeln stimulierten neutrophilen Granulozyten freigesetzt. Diese Freisetzung ist unabhängig von der Freisetzung lysosomaler Enzyme und abhängig von der Anwesenheit von Calcium. Die Freisetzung von PAF-Acether aus neutrophilen Granulozyten geht mit der vorübergehenden Freisetzung von Lyso-PAF-Acether einher, dessen Abnahme wahrscheinlich auf die bei diesem Zelltyp nachzuweisende hohe Acetyltransferaseaktivität zurückzuführen ist.

Thrombozyten: PAF-Acether kann auch aus Thrombozyten freigesetzt werden, wenn diese Zellen mit dem Calcium-Ionophor A 23187, Thrombin oder Kollagen stimuliert werden.

Makrophagen: Unter den zahlreichen zur PAF-Acether-Freisetzung führenden Faktoren sind Zymosan-Partikel, Bakterien und Immunkomplexe besonders wirksam. Dagegen führen z. B. Latex-Partikel, die aufgenommen werden, aber keine entzündlichen Reaktionen hervorrufen, nicht zur Freisetzung der Mediatoren; dies deutet darauf hin, daß die Phagozytose alleine nicht ausreichend ist, um die Freisetzung auszulösen.

Die Menge des freigesetzten PAF-Acether ist abhängig vom Aktivierungsgrad; nur ein Teil des gebildeten PAF-Acether wird in das extrazelluläre Medium freigesetzt; z. B. bilden ortsständige Makrophagen große Mengen PAF-Acether, von denen sie nur 7% freisetzen. Im Gegensatz dazu setzen durch Injektion entzündungsauslösender Agenzien aktivierte Makrophagen ca. 50–60% der von ihnen gebildeten Menge an Mediatoren frei. Dieses Phänomen könnte eine bedeutende Rolle bei zellulären Vorgängen zu Beginn der entzündlichen Reaktion spielen.

Eosinophile Granulozyten: die Freisetzung von PAF-Acether aus humanen eosinophilen Granulozyten ist beschrieben worden. Bei Stimulation mit dem Calcium-Ionophor A 23187 bilden diese Zellen PAF-Acether in großen Mengen, von denen ca. 30–50% freigesetzt wird.

Endothelzellen: humane, mit Thrombin oder anti-Faktor VIII-Antiserum stimulierte Endothelzellen setzen in vitro PAF-Acether frei.

4.4.5 Biologische Wirkung von Lipidmediatoren

Leukotriene: Bindungsstudien mit radioaktiven Liganden deuteten auf die Existenz einer inhomogenen Population von LTB_4-Bindungsstellen (hohe und niedrige Affinität) auf humanen neutrophilen Granulozyten hin. Von dem Rezeptor mit hoher Affinität wird angenommen, daß er vorzugsweise die Chemotaxis steuert, von dem Rezeptor mit niedriger Affinität wird vermutet, daß er für die Lysozym- und Enzym-Freisetzung verantwortlich ist (Bach 1984). Die in vitro nachgewiesene Aktivität von LTB_4 beinhaltet Chemotaxis von humanen neutrophilen

Tabelle 4.4-4. Leukotriene bei allergischen und entzündlichen Erkrankungen

Krankheit/Herkunft der LT	Stimulus	Produkte
Asthma		
Plasma	Asthmaanfall	„SRS"-LTC_4
Sputum		LTC_4, D_4
Lungengewebe	Allergenprovokation	LTC_4, D_4, E_4
Allergie		
Allergische Rhinitis/ Nasenspülung	Allergen	LTB_4, C_4, D_4, E_4
Allergische Rhinokonjunktivitis/ Tränenflüssigkeit	Allergen	LTC_4, D_4, E_4
Hypereosinophilie/ Eosinophile Granulozyten	Cal + AA	LTB_4
ARDS, Schocklunge Lungenödem-Flüssigkeit		LTB_4, C_4, D_4
Alveolarproteinose		LTC_4, B_4
Chronische Bronchitis/ Sputum		LTB_4, C_4, D_4
Zystische Fibrose/ Sputum		LTB_4, D_4

(nach Bray 1986; Zijlstra et al. 1987)

und eosinophilen Granulozyten und möglicherweise von T-Lymphozyten, ferner Chemokinese von Monozyten, Aggregation von neutrophilen Granulozyten, erhöhte Expression von C3b-Rezeptoren auf neutrophilen und eosinophilen Granulozyten, Freisetzung lysosomaler Enzyme aus neutrophilen Granulozyten und Zunahme der Neutrophilen-Adhäsivität an einschichtige Endothelien durch selektive Wirkung auf Endothelzellen.

In vivo führt die intrakutane Injektion von LTB_4 beim Menschen zur Infiltration von neutrophilen Granulozyten in die Haut. Die Läsion ist durch Induration und Schmerzempfindlichkeit gekennzeichnet, die 4–6 Stunden nach Injektion am stärksten ausgeprägt sind. LTB_4 wirkt spasmogen auf die glatte Muskulatur der Atemwege. Im Gegensatz jedoch zu den SRS-A-Komponenten, die in vitro direkt spasmogen auf das Atemwegsexplantat wirken, ruft LTB_4 diese Reaktion indirekt durch Stimulation der Biosynthese konstriktorisch wirkender Cyclooxygenaseprodukte hervor.

LTB_4 wirkt regulatorisch auf das Immunsystem durch Induktion einer erhöhten Anzahl von Suppressor-T-Lymphozyten aus Vorstufen und der Hemmung der Mitogen-induzierten T-Zellproliferation und Immunglobulinsynthese.

Cysteinyl-Leukotriene: es gilt als gesichert, daß Cysteinyl-Leukotriene ihre physiologische Wirkung über verschiedene Rezeptoren ausüben. Der Nachweis erfolgte anhand stereochemischer Erwägungen und Bindungsstudien mit radioaktiven Liganden. Diese Studien deuteten darauf hin, daß die LTC_4-Bindungsstelle von der für LTD_4 verschieden ist. Der LTC_4-induzierten Kontraktion der glatten Muskulatur im Ileum beim Meerschweinchen geht eine einminütige Latenzzeit voraus, nach Exposition des Gewebes gegenüber dem Wirkstoff, wohingegen die durch LTD_4 hervorgerufene Kontraktion unmittelbar erfolgt. LTC_4 und LTE_4 rufen an Parenchymstreifen von Meerschweinchen monophasische Kontraktionen hervor, während LTD_4 eine biphasische Reaktion auslöst.

Im Zytosol von Zellen konnte eine LTC_4-Bindung erzielt werden. Die ^{3}H-LTC_4-Bindungsaktivität konnte isoliert und als eine Untereinheit der Glutathion-S-Transferase mit einem Molekulargewicht von 23 kD identifiziert werden. Der mutmaßliche Rezeptor der eigentlichen spasmogenen Aktivität von LTC_4 konnte noch nicht bestimmt werden. Die Cysteinyl-Leukotriene LTC_4, LTD_4 und LTE_4 enthalten die als *slow reacting substance of anaphylaxis* (SRS-A) identifizierte Aktivität und wirken auf nicht-vaskuläre glatte Muskulatur stark spasmogen. Explantate aus der Atemwegsschleimhaut reagierten in einer Gewebekultur in der Anwesenheit von nur 10^{-9} mol LTC_4 mit erhöhter Schleimproduktion. Intrakutane Injektion von LTC_4, LTD_4 und LTE_4 bei gesunden Probanden verursachte lokale Schwellung und Rötung. Die auf eine erhöhte Gefäßpermeabilität zurückzuführende Schwellung blieb 2–4 Stunden nachweisbar.

PAF-Acether: PAF-Acether ist das wirksamste Thrombozyten-aggregierende Agens. In nanomolaren Konzentrationen induzierte PAF-Acether die Aggregation von Thrombozyten im Plasma. Diese Aggregation ist vom Arachidonsäurestoffwechsel unabhängig, da sie durch eine Vorbehandlung der Thrombozyten mit Acetylsalicylsäure oder Indometacin nicht beeinträchtigt wird. Die Stimulation von neutrophilen Granulozyten durch PAF-Acether führte zur Freisetzung lysosomaler Enzyme, Superoxidanionen, Zellaggregation und Chemotaxis. Eine durch PAF-Acether ausgelöste Freisetzung von LTB_4 aus humanen neutrophilen Granulozyten konnte nachgewiesen werden. Mit PAF-Acether stimulierte Peritonealmakrophagen von Mäusen setzen abhängig von ihrem Aktivierungsgrad Prostatglandine frei. Die intravenöse Injektion von PAF-Acether löst bei Meerschweinchen eine starke Atemwegsobstruktion aus, die mit der bei einem anaphylaktischen Schock beobachteten identisch ist. Die Entwicklung der Atemwegsobstruktion durch PAF-Acether ist abhängig von der Anwesenheit von Thrombozyten, nicht jedoch von der Bildung von Arachidonsäuremetaboliten durch den Cyclooxygenase-Stoffwechselweg.

Die Verabreichung eines PAF-Acether-Aerosols beim Meerschweinchen führt zur Atemwegsobstruktion, die durch Inhibitoren des Cyclooxygenase-Stoffwechselweges allein aufgehoben wird, wodurch die Beteiligung von Prostaglandinen und TXA_2 bewiesen wird. Nach subkutaner Injektion verursacht PAF-Acether eine Extravasation mit Chemotaxis von neutrophilen Granulozyten. Erst vor kurzem ist beschrieben worden, daß PAF-Acether eine selektive chemotaktische Aktivität für eosinophile Granulozyten besitzt.

Ähnliche biologische Wirkungen können also anscheinend durch verschiedene Mediatoren ausgelöst werden. Offensichtlich löst nicht ein einzelner Mediator, sondern eine Kaskade von mit Zellen interagierenden Mediatoren die entzündliche Reaktion bei allergischen Krankheitsprozessen aus. Die Fähigkeit zur Metabolisierung exogener Leukotriene ist vom Aktivierungsgrad alveolärer Makrophagen abhängig.

In Untersuchungen an bronchoalveolärer Lavageflüssigkeit zeigte sich bei Patienten mit Infektionen eine γ-Glutamyltranspeptidase- und Dipeptidase-Aktivität. Ein von humanen Lungenmastzellen vorwiegend gebildetes Produkt ist PGD_2 (Hargreave et al. 1985b; Naclerio et al. 1985; Holgate et al. 1986).

4.4.6 Nachweissysteme für Leukotriene

4.4.6.1 Leukotriene in Plasma und bronchoalveolärer Lavageflüssigkeit

Besonderer Nachdruck ist auf den Nachweis von Leukotrienen im Plasma gelegt worden. Diese Studien werden durch technische Schwierigkeiten beeinträchtigt, die vor allem auf die Probleme des Nachweises von Lipidmediatoren in proteinreichen Flüssigkeiten zurückzuführen sind. Darüber hinaus sind die derzeitig verfügbaren Radioimmunassays und die üblichen Untersuchungsverfahren für die Analyse von Leukotrienen im Plasma nur unter besonderen Bedingungen einsetzbar. Wir versuchten diese Schwierigkeiten so weit wie möglich zu überwinden und kamen zu folgenden Ergebnissen:

Bei Patienten mit ARDS (*adult respiratory distress syndrome* = „Schocklunge") nach Polytrauma ließen sich mittels Radioimmunassay erhöhte LTC_4-Spiegel nachweisen (Kreuzreaktion mit LTE_4 <35%). Patienten ohne respiratorische Insuffizienz wiesen weniger als 2-1 ng LTC_4/ml auf. Bronchoalveoläre Lavageproben von Patienten (23 von 28 Fällen mit ARDS) zeigten erhöhte LTC_4-Spiegel von 0,2-6,6 ng/ml und LTE_4-Spiegel von 8-38 ng/ml.

Versuche, die Freisetzung von Mediatoren am spezifischen Ort einer allergischen Reaktion zu untersuchen, sind selten erfolgt. Vor kurzem ist die Freisetzung von Mediatoren bei Allergikern nach intranasaler Applikation des spezifischen Allergens untersucht worden. Erhöhte Mengen von Histamin, Leukotrienen, PGD_2 und Kininen in den Sekreten wurden beobachtet. Obwohl diese Mediatoren nach der Provokation wieder verschwinden, treten bei vielen Patienten 3–11 Stunden später erneut Symptome auf (verzögerte Reaktion), und die gleichen Mediatoren lassen sich erneut nachweisen, mit Ausnahme von PGD_2. Stattdessen können erhöhte LTC_4- Spiegel beobachtet werden, die auf eine Infiltration von basophilen Granulozyten während der Reaktion schließen lassen (Naclerio et al. 1985; Proud et al. 1985).

4.4.6.2 Aus peripheren Zellen freigesetzte Leukotriene

In den vergangenen Jahren wurden viele Daten aus Untersuchungen mit isolierten peripheren Granulozyten zusammengetragen. Klassische Stimuli zur Auslösung der Leukotrienkaskade und der verschiedenen Enzyme sind das Calcium-Ionophor A 23187, opsonisiertes Zymosan und das Bakterienpeptid N-form-met-leuphen. Ein nicht-immunologisches Verfahren zur Auslösung von Interaktionen zwischen Rezeptoren und Liganden ist die Stimulation von Granulozyten und Mastzellen mit definierten bakteriellen Adhäsinen oder Exo- und Endotoxinen. Bei genetisch geklonten E. coli Stämmen erwiesen sich bestimmte Mannose-resistente Adhäsine und Hämolysin als virulente, die Mediatorenfreisetzung begünstigende Faktoren (Scheffer et al. 1985). Von den Bakterienexotoxinen binden sich die Thiol-aktivierbaren Toxine (Streptolysin O, Alveolysin und Theta-Toxin) an spezifische Rezeptoren. Eine Inkubation der Toxine mit humanen neutrophilen Granulozyten führt zur Freisetzung von LTC_4, LTB_4, 12-epi-LTB_4 und LTE_4. Die Freisetzung erfolgt unter nicht-zytotoxischen Bedingungen. Obwohl nach einer durch Ionophor oder Phagozytose induzierten Stimulation der Granulozyten hauptsächlich LTB_4 freigesetzt wird, wird mittels der Toxine im Vergleich zu LTB_4 mehr LTC_4 freigesetzt (Bremm et al. 1985). Eine Vorbehandlung der Granulozyten mit Toxinen verstärkt die LTB_4-Hydroxylaseaktivität; dies deutet darauf hin, daß das gebildete LTB_4 rasch in die ω-Oxidationsprodukte 20-Hydroxy- und 20-Carboxy-LTB_4 umgewandelt wird. Darüber hinaus wiesen mit Toxin (Exo-, Endotoxin) vorbehandelte neutrophile Granulozyten bei nachfolgender Stimulation eine verminderte Leukotrienbildung auf. Diese Befunde stimmen mit den unter invivo-Bedingungen erzielten Ergebnissen überein. Wurden Granulozyten von Patienten mit Sepsis analysiert, so konnte eine erhöhte LTB_4-Hydroxylase-Aktivität beobachtet werden. Die Abnahme der Leukotriene bei nachfolgender Stimulation mit dem Calcium-Ionophor ging mit einer mikrobiellen Besiedlung einher.

Diese Daten zeigen deutlich, daß die Induktion und Metabolisierung von Leukotrienen den Grad der zellulären Aktivität wiederspiegeln; eine überschießende Immunantwort führt zur Entzündung, die entweder auf eine übermäßig starke Freisetzung von Lipidmediatoren oder auf eine veränderte Metabolisierung zurückzuführen ist. Im Gegensatz dazu kann eine fortgesetzte Exposition von Zellen gegenüber aktivierenden Stimuli zu einer verminderten Leukotrienbildung führen oder aber im Gegenteil die Fähigkeit zur Leukotrienbildung zeitweilig verstärken.

4.4.6.3 Biologische Funktion und Interaktion der Lipidmediatoren

Gegenwärtig scheint erwiesen, daß verschiedene Zelltypen in der Lage sind, PAF-Acether freizusetzen, und daß dieser Mediator bei der Auslösung allergischer und entzündlicher Reaktionen eine wichtige Rolle spielt. Klinische Studien, die die absolute Menge von PAF-Acether zum aktuellen Krankheitsstadium in Beziehung setzen, liegen jedoch nicht vor. Die Analyse von PAF-Acether aus klinischen Proben wäre wünschenswert. Der rasche Abbau dieses Mediators in seine Stoffwechselprodukte, seine Labilität und seine unspezifische Bindung an Proteine erfordern bessere Untersuchungsverfahren; die biologische Analyse ist nicht zufriedenstellend. Die Inkubation humaner neutrophiler Granulozyten mit ^{14}C-PAF-Acether ($2,2 \times 10^4$ cpm, 16,9 nmol) bei 37 °C führt zu Lyso-PAF-Acether, ein Hauptprodukt des PAF-Acether-Abbaus. Die PAF-Acether-Umwandlung bleibt in einer Vielzahl verschiedener Zellen qualitativ gleich. Größere quantitative Unterschiede bezüglich der Menge von Lyso-PAF-Acether finden sich bei verschiedenen Spendern in unterschiedlichen Lungenzellpopulationen. Die Rolle des von Zellen gebildeten und freigesetzten Lyso-PAF-Acether ist ungeklärt. Lyso-PAF-Acether wirkt vermutlich auch als extrazellulärer Mediator.

Es ist offensichtlich, daß Mediatoren aus unterschiedlichen Zellen und durch unterschiedliche Stimuli freigesetzt werden. Eines der Hauptzielgewebe bei verschiedenartigen entzündlichen Prozessen der Atemwege (nach viraler oder bakterieller Infektion, bzw. lang andauernder Exposition gegenüber Ozon) sind vermutlich die Epithelzellen. Diese Zellen sind in der Lage, LTB$_4$, 15-HETE und PGE$_2$ zu bilden. LTB$_4$ ist ein potenter chemotaktischer Faktor für eosinophile und neutrophile Granulozyten; 15-HETE verstärkt die Freisetzung von Mediatoren aus anderen am Entzündungsprozeß beteiligten Zellen und PGE$_2$ wirkt neben anderen Eigenschaften als Bronchodilatator. Darüber hinaus führt PGE$_2$ zur Erhöhung der Gefäßpermeabilität, steuert die immunologische Regulation von Lymphozyten, hemmt die Mitogenese, reguliert die Lymphokinbildung und wirkt zytotoxisch.

Die am besten untersuchte Zelle der Lunge ist die Mastzelle. Die Aktivierung der Mastzellen durch immunologische oder nicht-immunologische Stimuli führt zur Freisetzung präformierter oder neu-synthetisierter Mediatoren. Neben Histamin sind wichtige weitere Granula-assoziierte Mediatoren Heparin, Superoxid-Dismutase, neutrale Proteasen und der *inflammatory factor* der *A*naphylaxie (IFA). Toxische Sauerstoffprodukte werden aus aktivierten Zellen freigesetzt und sind für eine Reihe verschiedener Zelltypen einschließlich Endothelzellen, Fibroblasten und Tumorzellen toxisch. Freie Radikale bilden auch chemotaktische Faktoren aus neutrophilen Granulozyten und verstärken die lysosomalen Aktivitäten von Proteasen durch Inaktivierung von Seruminhibitoren, wie z. B. α_1-Antitrypsin. PGD$_2$ ist das wichtigste von der Mastzelle gebildete Prostaglandin. PGD$_2$ ist ca. dreißigmal stärker bronchokonstriktorisch wirksam als Histamin (Holgate et al. 1986). Das aus Zellmembranen stammende PAF-Acether-Molekül wird ebenfalls von einer Reihe verschiedener Zelltypen gebildet. Es aktiviert auch Makrophagen und wirkt chemotaktisch auf neutrophile und eosinophile Granulozyten.

Die große Anzahl der am Entzündungsprozeß beteiligten Mediatoren, die in Effektorzellen nachgewiesen worden sind, wären bei gleichzeitiger Aktivierung und Freisetzung durch ein und denselben entzündungsauslösenden Stimulus mit

Sicherheit für den Wirt tödlich. Es gibt jedoch zweifellos einige bisher noch nicht identifizierte Mechanismen, die dafür verantwortlich sind, welche der vielen Mediatoren aus den Effektorzellen unter den jeweiligen Umständen freigesetzt werden. Neuropeptide und Neuroregulation könnten eines dieser Steuersysteme bei Entzündung der Atemwege sein; darüber hinaus sollte auch die Kaskade der Induktion und Metabolisierung von Mediatoren durch Enzyme in Betracht gezogen werden (Morley 1986; Raphael u. Metcalfe 1986).

4.4.7 Klinische Daten

Es gibt wenige Arbeiten, in denen Leukotriene bei obstruktiven Atemwegserkrankungen bestimmt wurden.

Zakrzewski et al. (1984) untersuchten Sputum von Patienten mit zystischer Fibrose, chronischer Bronchitis und Bronchiektasie. LTB_4, LTC_4 und LTD_4 wurden nachgewiesen. O'Driscoll et al. (1984) verglichen Sputumproben von Patienten mit Asthma, chronischer Bronchitis und zystischer Fibrose. LTB_4 wurde in HPLC-fraktionierten Sputumproben von Patienten mit Asthma (7/7), chronischer Bronchitis (4/4), und zystischer Fibrose (4/4) nachgewiesen. LTC_4 und LTD_4 wurden nicht gefunden. Bei einer Untersuchung von Kindern mit obstruktiver Atemwegserkrankung wurden LTE_4-Spiegel zwischen 1-20 ng/ml Plasma beobachtet. In der bronchoalveolären Lavageflüssigkeit von vierzig Kindern wurden LTC_4 und LTE_4 nachgewiesen. Die Werte lagen zwischen 0,5 und 10 ng/ml (Schönfeld et al. 1986). Isono et al. (1985) untersuchten Kinder mit Asthma. Erhöhte Spiegel an immunreaktivem LTC_4 von 0,5-40 ng/ml Plasma wurden nachgewiesen.

Die bronchoalveolären Lavageflüssigkeiten von Kontrollstudien an gesunden Erwachsenen zeigten keine meßbaren Leukotrienkonzentrationen. Zusätzlich zu Leukotrienen wies die BAL eine unterschiedliche Fähigkeit zur Metabolisierung dieser Mediatoren in vitro auf. Dies deutet darauf hin, daß der Grad der zellulären Aktivierung ebenfalls von Bedeutung ist. Erhöhte Leukotrienspiegel wurden auch bei Patienten mit Symptomen des ARDS beobachtet. Kürzlich konnte nachgewiesen werden, daß die bronchoalveoläre Lavageflüssigkeit bei einem Patienten mit pulmonaler alveolärer Proteinose Leukotriene und Prostaglandine zu vier verschiedenen Zeitpunkten innerhalb eines Zeitraumes von zwanzig Monaten enthielt. Große Mengen von LTC_4-ähnlichen Substanzen (19-25 nmol) und sauerstoffangereicherte Produkte von LTB_4 wurden nachgewiesen, die Cyclooxygenaseprodukte der Arachidonsäure lagen in geringeren Mengen vor. Es zeigte sich, daß die Arachidonsäuremetaboliten hauptsächlich in der ersten Fraktion der Lavageflüssigkeit vorhanden waren, und daher möglicherweise durch alveoläre Makrophagen gebildet worden sind (Zijlstra et al. 1987).

Die Anwesenheit von Mediatoren spiegelt anscheinend den Grad der Entzündung wieder. Es ist noch zu klären, ob die Menge an Mediatoren mit dem aktuellen Krankheitsprozeß sowie mit dem Grad der Hyperreagibilität korreliert. Zum gegenwärtigen Zeitpunkt sind diese Studien noch verbesserungsbedürftig. Der stabile Metabolit der Cysteinyl-Leukotriene, LTE_4 sollte im Plasma und/oder Urin analysiert werden.

4.4.8 Schlußfolgerungen

Die Kenntnis der Lipidmediatoren hat uns einen größeren Einblick in die wechselseitigen Funktionen von Zellen bei allergischen und entzündlichen Reaktionen gegeben. Es ist offensichtlich, daß die Kaskade von Mediatoren mit niedrigem Molekulargewicht auch zellvermittelte Reaktionen reguliert, darunter die Bildung und Freisetzung von Zytokinen sowie die Effektorfunktionen von T- und B-Lymphozyten. Zum gegenwärtigen Zeitpunkt stammt die Mehrzahl verfügbarer Daten aus in-vitro-Studien. Die Entwicklung neuer entzündungshemmender chemischer Verbindungen, die entweder den 5-Lipoxygenasestoffwechselweg beeinflussen oder aber als Rezeptorantagonisten wirken (z. B. für Leukotriene oder PAF-Acether), wird mit Sicherheit dazu beitragen, die biologische Rolle der verschiedenen Mediatoren bei Krankheitsprozessen zu beurteilen. Zunächst sollten zukünftige Studien auf die Entwicklung von Nachweissystemen ausgerichtet sein, die die Analyse der verschiedenen Mediatoren sowie den leichteren Nachweis ihrer biologischen Funktionen erlauben. In dieser Hinsicht steht die Entwicklung von Radioimmunassays für Leukotriene noch am Anfang. Der derzeitig verfügbare LTB_4-Radioimmunassay kann für proteinarme biologische Flüssigkeiten verwandt werden. Viele der beschriebenen, im Handel erhältlichen LTC_4-Radioimmunoassays weisen eine weitgehende Kreuzreaktion mit den anderen Cysteinyl-Leukotrienen auf. Da LTE_4 der stabile Metabolit der Cysteinyl-Leukotriene im Plasma oder biologischen Flüssigkeiten ist, die γ-Glutamyltranspeptidase- und Dipeptidase-Aktivitäten enthalten, muß für LTE_4 ein empfindliches Nachweisverfahren entwickelt werden. Bei der Entwicklung analytischer Verfahren ist darauf zu achten, daß diese leichter durchführbar sind als die derzeitig verfügbaren. Der Fortschritt in der Erkenntnis entzündlicher Krankheitsprozesse sowie ihrer Behandlung erfordert die Entwicklung praktikabler analytischer Testsysteme für Prostaglandine, Leukotriene und PAF-Acether, und die Verfügbarkeit geeigneter Systeme zur Analyse von Untersuchungsmaterial oder Zellen, um den Grad der Sensibilisierung zu beurteilen.

Die Forschungsarbeiten wurden unterstützt durch die Deutsche Forschungsgemeinschaft (Kö 427 7/2).
Der vorliegende Beitrag ist in ähnlicher Form publiziert (König W. et al.; 1988 a).

4.5 Chemotaktische Eigenschaften der Mediatoren

B. M. Czarnetzki

4.5.1 Histamin

Dieses niedrigmolekulare, vasoaktive Amin wird aus Mastzellen während anaphylaktischer Reaktionen freigesetzt und kann sowohl im Lungengewebe als auch im Blut gemessen werden. Histamin erhöht die Gefäßpermeabilität, wirkt sowohl bronchokonstriktorisch als auch relaxierend, steigert die Mukusproduktion der Atemwege, moduliert das Immunsystem und reizt die peripheren Nervenenden. Es stimuliert die Sekretion und Wanderung von neutrophilen und basophilen Granulozyten nicht primär, steigert aber die Wirkung anderer Faktoren. Via den H_2-Rezeptor der Zellen inhibiert Histamin in hohen Konzentrationen die Wanderung dieser und anderer Blutzellen. Eine von Clark et al. (1977) beschriebene gerichtete, in engem Konzentrationsbereich (5×10^{-7}M) induzierte, Rezeptor-unabhängige Wanderung von eosinophilen Granulozyten durch Histamin konnte bisher durch andere Untersucher nicht bestätigt werden (Czarnetzki u. Grabbe 1983, Czarnetzki 1986).

4.5.2 Leukotaktische Peptide

Sowohl nach Stimulation von Mastzellen, basophilen Granulozyten oder Lungengewebe in vitro als auch nach inhalativer Provokation mit Allergenen während der frühen und verzögerten Reaktionsphase kann man in der Zellumgebung bzw. im Serum des Patienten eine gesteigerte chemotaktische Aktivität für neutrophile Granulozyten (NCA) nachweisen, deren Molekulargewicht zwischen >750 bis um 60 kD liegt (Tabelle 4.5-1) (Wasserman 1983; Metzger et al. 1986). Die Beziehung dieses Proteins zum *inflammatory factor of anaphylaxis* (IFA), der nur in vivo untersucht worden ist und ein lokales Zellinfiltrat hervorruft (Kaliner 1985), ist nicht klar. NCA hat keine Wirkung auf die Zellwanderung von eosinophilen Granulozyten und Makrophagen, und seine Wirkung auf Lymphozyten ist noch nicht untersucht worden.

Tabelle 4.5-1. Aktivitätsspektrum der potentiell wichtigsten chemotaktischen Faktoren bei Asthma

	Chemotaktische Faktoren				
	LTB$_4$ (ECF)	PAF	C5a	NCA	Zytokine
Eosinophile	+	±	+	−	+
Neutrophile	+	+	+	+	+
Makrophagen	±	±	+	−	+
Lymphozyten	+	?	+	?	+

Zusammen mit NCA werden auch niedrigmolekulare ($<1000\,D$) chemotaktische Faktoren für neutrophile und eosinophile Granulozyten in der Lunge freigesetzt (Wasserman 1983; Metzger et al. 1986). Diese schlecht charakterisierten Aktivitäten sind wahrscheinlich den chemotaktischen Lipidmediatoren zuzuordnen, die auch in Neutrophilen- und Makrophagenüberständen gefunden worden sind.

Schließlich sei noch ein weiterer chemotaktischer Faktor für eosinophile und neutrophile Granulozyten erwähnt, der von Makrophagen nach IgG- oder IgE-abhängiger Stimulation freigesetzt wird. Dieser Faktor ist ein Peptid mit einem Molekulargewicht um 10 kD (Godard et al. 1982).

4.5.3 Leukotriene und mono-HETEs

Mit der Entdeckung der Leukotriene konnte die biologische Aktivität zweier früher nur biologisch definierter Mediatoren chemisch zugeordnet werden. LTC_4, LTD_4 und weniger auch LTE_4 stellen den langsam (slow) reagierenden Faktor (substance) der Anaphylaxie (SRS-A) dar, der länger andauernde und stärkere Atemwegsobstruktionen verursacht als Histamin, aber nicht chemotaktisch ist. Der potente chemotaktische Faktor für eosinophile und neutrophile Granulozyten (ECF), der aus Mastzellen, basophilen Granulozyten und anderen Entzündungszellen generiert wird, setzt sich primär aus LTB_4 und seinen biologisch weniger aktiven Metaboliten zusammen (Czarnetzki 1986; Czarnetzki u. Rosenbach 1986).

LTB_4 ist ebenso stark chemotaktisch wirksam wie C5a (Tabelle 4.5-1). Bei vielen Spendern zieht der Faktor eosinophile Granulozyten noch besser an als neutrophile Granulozyten. LTB_4 wirkt auch auf die Wanderung von Lymphozyten, Fibroblasten und aktivierten Monozyten/Makrophagen (Czarnetzki 1986).

Ähnlich wie Histamin hat auch LTB_4 viele andere biologische Eigenschaften (Tabelle 4.5-2). Der Faktor hat selber keine Ödem-bildenden oder Muskel-kontrahierenden Eigenschaften, potenziert aber die Wirkung von PGE_2 und PGD_2 auf die Gefäßpermeabilität.

Die mono-HETEs (5-HETE, 12-HETE) sind ebenfalls chemotaktisch für neutrophile und eosinophile Granulozyten, sind in der Regel aber weniger wirksam als LTB_4 (Czarnetzki u. Grabbe 1983). Wegen ihrer weiten Verbreitung in entzündlichen Geweben dürften aber auch sie biologisch bedeutend sein.

Tabelle 4.5-2. Funktionen von chemotaktischen Faktoren

- Chemotaxis
- Chemokinese
- Zellaggregation
- Zellsekretion
- Verstärkung der Aktivität anderer Mediatoren
- Synergismus mit anderen Mediatoren
- Steigerung der Rezeptorexpression

4.5.4 Prostaglandine

Zu dieser Gruppe von Mediatoren gehört eine einzige, nur mäßig aktive chemotaktische Substanz für neutrophile Granulozyten, das HHT. Andere Faktoren, wie PGE_2 oder $PGF_{2\alpha}$, modulieren jedoch die chemotaktische Aktivität von Zellen, wahrscheinlich über das cyclo-AMP/GMP System.

4.5.5 Der Thrombozyten-aktivierende Faktor (PAF-Acether)

Chemisch ist dieser Lipidmediator einer Gruppe von *A*cetyl-glyceryl-*e*therphosphoryl*c*holinen (AGEPC) zugehörig. Die Substanz wird unter ähnlichen Einflüssen und von denselben Zelltypen wie Leukotriene erzeugt, allerdings auch aus Thrombozyten. Die Inhalation von PAF-Acether wirkt bei Tier und Mensch bronchokonstriktorisch (Cuss et al.1986). Die sich nachfolgend entwickelnde Hyperreagibilität ist abhängig von einer Thrombozytenaktivierung (Mazzoni et al.1985), wahrscheinlich durch die aus der Aggregation von Thrombozyten resultierenden Freisetzung von Serotonin, Thrombozyten-Faktor 4 (PF4), Thromboxan und PAF-Acether. Der Faktor stimuliert auch die Produktion von Leukotrienen aus Granulozyten.

Bei neutrophilen Granulozyten von normalen Spendern bewirkt PAF-Acether eine gerichtete Zellwanderung (Tabelle 4.5-2), die ungefähr 100fach schwächer ist als die nach LTB_4 (Czarnetzki u.Benveniste 1981). PAF-Acether induziert keine Wanderung von eosinophilen Granulozyten des Meerschweinchens, und auch die in-vitro-Wanderung von menschlichen eosinophilen Granulozyten bei Hauterkrankungen wie dem atopischen Ekzem wurde nach PAF-Acether nur selten beobachtet (Czarnetzki u.Rosenbach 1986), obgleich dies bei eosinophilen Granulozyten von anderen Spendern (Asthmatikern?) durchaus anders liegt (Wardlaw et al.1986). PAF-Acether induziert auch nur die Chemotaxis von aktivierten, nicht aber von normalen Monozyten (Czarnetzki u.Grabbe 1983). Eventuell ist die unterschiedliche Ansprechbarkeit von menschlichen eosinophilen Granulozyten und peripheren Monozyten auf PAF-Acether durch eine von verschiedenen Krankheiten abhängige Rezeptorexpression dieser Zellen zu erklären.

4.5.6 Anaphylatoxine

Alle drei klassischen Anaphylatoxine, C3a, C4a und C5a, haben indirekte gefäß- und muskelaktive Wirkungen, die auf Freisetzung anderer Mediatoren, wie dem Histamin aus Mastzellen, beruhen. Nur C5a und sein durch Serum-Carboxypeptidase generiertes Spaltprodukt, das $C5a_{des\ arg}$, haben auch chemotaktische Wirkungen, letzteres offenbar nur mit Hilfe eines Serumfaktors (Perez et al. 1986). C5a ist potenter als alle bisher bekannten chemotaktischen Faktoren und wirkt auf praktisch alle zur Wanderung fähigen Zellen ein. Komplementaktivierung und damit die Erzeugung dieser Faktoren könnten bei Asthma auf vielfache Weise geschehen, sei es durch Antigene, durch Enzyme aus Zellen oder durch Antigen-Antikörperkomplexe. Bisher gibt es aber noch keine überzeugenden Befunde, die das Vorhandensein oder die klinische Relevanz solcher Vorgänge bei Asthma unterstützen.

4.5.7 Zytokine und andere chemotaktische Faktoren

Hauptsächlich durch Leukozyten, aber auch durch andere Zelltypen wie Monozyten, werden Glykoproteine (MG 10–50 kD) sezerniert, wie IL-l, LDCF, ECP etc., die unter anderem auch die Leukozytenchemotaxis stimulieren. Diese Faktoren werden im allgemeinen erst mehrere Stunden nach Stimulation durch Proteinsynthese der Zellen erzeugt und haben nur eine langsam einsetzende, nicht sehr potente, aber länger andauernde Wirkung. Sie dürften primär bei chronischen Entzündungsreaktionen eine Rolle spielen. Bei Asthma sind sie bisher nicht untersucht worden.

Produkte von Bakterien wie Escherichia coli sind hochwirksame chemotaktische Faktoren für neutrophile Granulozyten. Es ist gut denkbar, daß diese Substanzen bei intrinsischem Asthma eine Rolle spielen, zumal synthetische Analoga der chemotaktischen Faktoren aus Bakterien auch die Freisetzung von Leukotrienen aus Entzündungszellen induzieren können.

Schließlich sollten noch das Fibronektin und mehrere Wachstumsfaktoren (NGF, EGF, PDGF) erwähnt werden, weil sie chemotaktische Eigenschaften für Granulozyten, Monozyten, Fibroblasten oder Muskelzellen haben. Obgleich diese Substanzen bei Asthma noch nicht untersucht worden sind, ist ihre Beteiligung eher bei chronisch entzündlichen und reparativen als bei den akut entzündlichen Reaktionen der Lunge denkbar.

4.5.8 Allgemeines und Gemeinsames zur Funktion chemotaktischer Faktoren

4.5.8.1 Wirkung auf die Einzelzelle

Seit wenigen Jahren erst stehen chemisch reine chemotaktische Faktoren zur genauen Untersuchung ihrer biologischen Wirkung zur Verfügung. Auf diese Weise konnte für praktisch alle bisher untersuchten Faktoren eine Rezeptor-vermittelte Einwirkung auf die Zielzelle nachgewiesen werden. Ein komplexer Prozeß der intrazellulären Signalweitergabe, begleitet von Ionen- und Glukoseaustausch mit der Umgebung, führt dann zur Aktivierung des Aktin/Myosinkomplexes und zur Fortbewegung der Zelle in die Richtung des Stimulus. Bei sehr hohen Konzentrationen des chemotaktischen Faktors, wie es im Zentrum der Entzündung der Fall sein muß, sinkt die Wanderungsfähigkeit der Zellen ab, während andere Aktivitäten durchaus erhalten bleiben (Abbildung 4.5-1).

4.5.8.2 Wirkung auf das Gewebe

Um der Zelle die Möglichkeit zu geben, von den Gefäßen aus zum Ort der Entzündung zu gelangen, bewirken chemotaktische Faktoren eine Reihe anderer Ver-

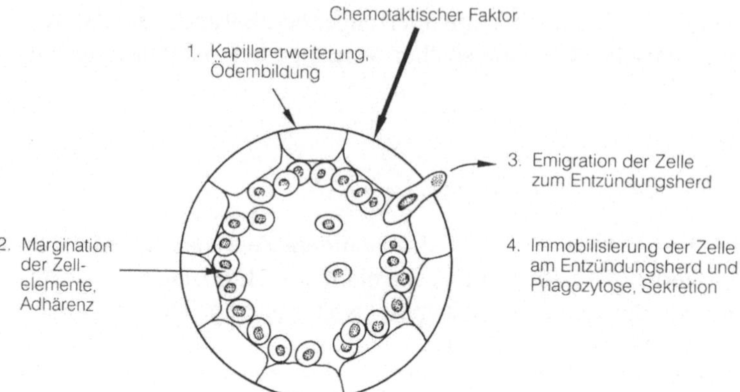

Abbildung 4.5-1. Wirkung chemotaktischer Faktoren auf Blutgefäße und Entzündungszellen.

änderungen im Gewebe (Abbildung 4.5-1, Tabelle 4.5-2), wie z. B. Kapillarerweiterung, Margination der geformten Elemente des Blutes und Adhärenz der Zellen ans Endothel, womit die Voraussetzungen zur Emigration durch die Gefäßwand gegeben sind.

4.5.8.3 Synergismus

Wichtig für die hohe Effizienz der chemotaktischen Faktoren ist ihre Fähigkeit, die Wirkung anderer Faktoren sowohl bei Zellwanderung wie bei anderen proentzündlichen Funktionen synergistisch zu erhöhen (Czarnetzki u. Grabbe 1983). Eine Steigerung der Rezeptorexpression hat ebenfalls zur Folge, daß selbst geringste Mengen der Mediatoren biologisch wirksam sind und die Entzündungsreaktion unterhalten können. Das geschieht auch durch Stimulation der sekretorischen Aktivität der Entzündungszellen.

4.5.8.4 Immunabwehr

Schließlich sei noch auf die spezielle Wirkung einzelner Faktoren auf Zellen der Immun- und allgemeinen Abwehrreaktion hingewiesen, wie es schon z. B. bei den immunmodulatorischen Wirkungen von LTB_4 diskutiert wurde. Reversible Verschiebungen bei den Subpopulationen von T-Lymphozyten, wie sie bei Asthma beobachtet worden sind, könnten hierdurch erklärt werden. Auch die Überempfindlichkeit der Atemwege gegenüber Irritantien wäre durch chronische Effekte von Mediatoren und ihren Zielzellen denkbar.

4.5.8.5 Chemotaxis und Zellentwicklung im Knochenmark

Wichtig ist fernerhin noch die Erwägung, daß z. B. der Chemotaxis von eosinophilen Granulozyten ins Gewebe eine erhöhte Eosinopoese mit Ausschüttung der Zellen ins Blut vorangehen muß. Chemotaktische Faktoren für diese Zellen, wie LTB_4 oder C5a, haben aber keine Wirkung auf die Eosinopoese, vielmehr wird diese z. B. durch lymphozytäre Faktoren reguliert (Czarnetzki u. Grabbe 1983). Auch hier sind also sequentiell koordinierte biologische Funktionen verschiedener Faktoren für einen klinischen Effekt nötig.

4.5.9 Regulation der chemotaktischen Faktoren

4.5.9.1 Inhibition und Inaktivierung der Mediatoren

Jede Entzündungsreaktion wird normalerweise durch Gegenregulation zum Stillstand gebracht, es sei denn, diese Wirkungen werden ausgeschaltet oder durch starke Prozesse überwältigt. Diese Steuerung geschieht auf praktisch allen Stufen, die zur Entzündung führen, d. h. während der Generierung der Mediatoren, während ihrer biologischen Wirkung und während ihres Abbaus. Zellen sezernieren ihre Mediatoren nur, solange sie stimuliert werden. Zudem setzen sie gleich mit oder kurz nach Freisetzung proentzündlicher Mediatoren auch Inhibitoren der biologischen Wirkung frei, wie Bindungsfaktoren (Heparin) oder Enzyme, welche die weitere Metabolisierung der Faktoren besorgen (Abbildung 4.3-2). Das Zielgewebe selbst schützt sich vor der Wirkung der Faktoren durch Tachyphylaxie oder, bei chemotaktischen Faktoren, durch Inaktivierung der Zellen. Proteaseinhibitoren, wie α_2-Makroglobulin oder α_1-Antitrypsin, strömen mit der Ödembildung ins Gewebe ein; sie binden und inaktivieren Mediatoren wie auch Enzyme oder Entzündungszellen.

4.5.9.2 Sonderrolle der eosinophilen Granulozyten

Bei Asthma ergibt sich durch die massive Infiltration von eosinophilen Granulozyten noch eine Sondersituation. Die Peroxidase der eosinophilen Granulozyten inaktiviert z. B. LTB_4, LTC_4 und LTD_4 (Henderson et al. 1982). Acetylhydrolasen der eosinophilen Granulozyten wie auch der neutrophilen Granulozyten zerstören die biologische Wirkung von PAF-Acether. Diese Wirkung ist sogar verstärkt bei Patienten mit Eosinophilie (Lee et al. 1982a). Diese zur „Morgenröte der Genesung" passenden Eigenschaften der eosinophilen Granulozyten werden aber durch ihre zytotoxische Wirkung und durch ihre effiziente Leukotriensynthese wieder in Frage gestellt.

4.5.10 Relative Wertung der chemotaktischen Faktoren bei Asthma

Die zahlreichen gegensätzlichen Wirkungen und Interaktionen einer Vielfalt von Mediatoren im entzündlichen Gewebe machen es schier unmöglich, aufgrund der relativen Konzentration der einzelnen Faktoren im Gewebe oder ihrer an isolierten Organen und Zellen ermittelten relativen Potenz und biologischen Wirksamkeit, auf ihre Bedeutung bei einzelnen Krankheitsbildern wie dem Asthma Schlüsse zu ziehen.

Ein möglicher Ausweg aus diesem Dilemma ist die Untersuchung der klinischen Wirksamkeit von gezielt wirkenden Arzneimitteln, obgleich auch hier Vorsicht zu üben ist, weil Pharmaka meist mehr als nur eine Wirkung haben. Immerhin hat die geringe Wirksamkeit von Antihistaminika bei Asthma erste Hinweise darauf erbracht, daß diesem Mediator nur eine untergeordnete Bedeutung in der Pathogenese dieses Krankheitsbildes zuzuordnen ist. Auch Inhibitoren der Cyclooxygenase- und damit der Prostaglandinsynthese, wie Indometacin, sind bei Asthma nicht wirksam. Dagegen weist der hohe therapeutische Effekt von Kortikosteroiden, die nicht nur die Prostaglandinsynthese, sondern auch die PAF-Acether- und Leukotriensynthese inhibieren, darauf hin, daß letztere Faktoren eine potentiell wichtige Rolle bei Asthma spielen. Spezifische Antagonisten gegen PAF-Acether und Leukotriene stehen seit kurzem zur Verfügung, und erst ihr klinischer Einsatz wird die Richtigkeit dieser These klären. Zur Zeit wird PAF-Acether, und nicht die Leukotriene, als wichtigster Mediator bei Asthma angesehen, allerdings eher aufgrund indirekter Indizien als harter Beweise (Page u. Morley 1986). Die kommenden Jahre dürften mit der besseren Erforschung und Klärung dieser noch offenen Fragen wichtige neue Einsichten geben in die Pathogenese und damit die Behandlung des Asthmas.

Die Autorin dankt Frl. R.-M. Birsinger und Fr. E. Leibacher für die sorgsame sekretarielle Hilfe.

4.6 Kinine

F. E. Baumer

4.6.1 Proteolytische Enzymkaskaden

Entzündungsprozesse werden durch komplexe Interaktionen der unterschiedlichsten Mediatorensysteme gesteuert. Neben den präformierten Mediatoren wie Histamin und den generierten Phospholipid-Mediatoren (Prostaglandine, Leukotriene, PAF-Acether) existieren Mediatorensysteme, die in inaktiver Form ubiquitär im Kreislaufsystem zirkulieren, jedoch bei Entzündungsreaktionen aktiviert werden: die Komponenten der Plasmaenzymkaskaden.

Vier der wichtigen Systeme im Zusammenhang mit Entzündungsphänomenen sind als proteolytische Enzymkaskaden bekannt:

1. das Blutgerinnungssystem;
2. das Fibrinolyse-System (Kontrolle exzessiver intravasaler Thrombosebildung, Entfernung gebildeter Thromben);
3. das Kallikrein-Kinin-System (Einleitung entzündlicher Gefäßveränderungen zusammen mit anderen Systemen oder Faktoren; Schmerzauslösung);
4. das Komplementsystem (Aufrechterhaltung der entzündlichen Gefäßveränderungen, Induktion der zellulären Infiltration und Neutralisation des auslösenden Agens).

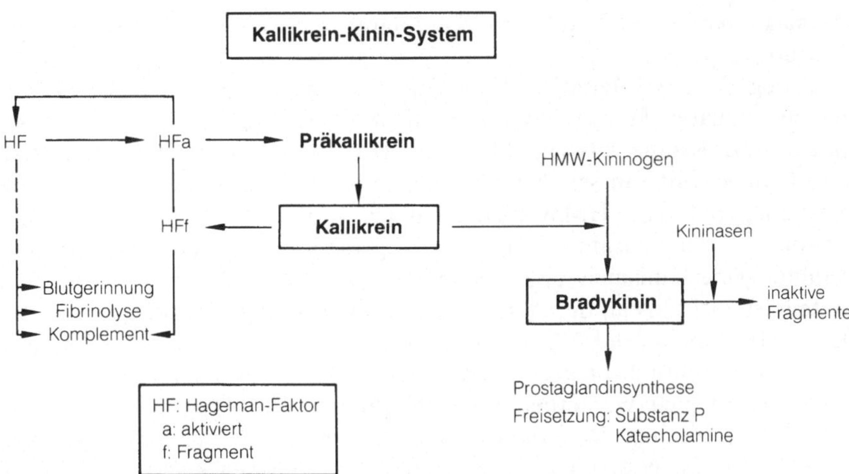

Abbildung 4.6-1. Schematische Darstellung der Plasma-Kallikrein-Kinin-Kaskade und ihrer Vernetzung mit anderen Plasmaenzymsystemen über den Hageman-Faktor.

4.6.2 Hageman-Faktor

Einer der entscheidenden Schnittstellen der Interaktion zwischen den genannten vier Systemen ist der Hageman-Faktor (HF). Der Hageman-Faktor ist eine Protease, die im Plasma in einer inaktiven Form als Prä-Hageman-Faktor vorliegt und durch Oberflächenkontakt (Kollagen, Bakterien-Zellwand-Polysaccharide, Immunkomplexe, Basalmembran der Gefäße, Uratkristalle) bzw. durch proteolytische Enzyme aktiviert werden kann (Abbildung 4.6-1).

Soweit bekannt, können durch Oberflächenkontakt am Molekül des Hageman-Faktors Konformationsänderungen induziert werden, die die proteolytisch aktive Stelle des Hageman-Faktors freilegen, oder der Hageman-Faktor kann durch die Plasmaproteasen Kallikrein und Plasmin (Gerinnungssystem) gespalten werden.

Es existieren also zwei Mechanismen der HF-Aktivierung, die sich synergistisch unterstützen. HF-abhängige Enzyme der Blutgerinnung, Fibrinolyse und des Kallikrein-Kinin-Systems aktivieren weiteren HF. Inaktiver HF kann durch Kallikrein aktiviert werden; andererseits ist es möglich, daß Präkallikrein durch den HF in seine enzymatisch aktive Form überführt wird. Dieser Vorgang wird als reziproke Aktivierung bezeichnet (Regoli u. Barabé 1980).

Eine solche Interaktion ist ein eindrucksvolles Beispiel für die Verstärkung der Bereitstellung von Hageman-Faktor und Kallikrein.

4.6.3 Kinine

4.6.3.1 Biochemie

Kallikreine sind trypsinähnliche Serinproteasen, die Kinine aus Substraten freisetzen. Man unterscheidet zwei Kallikreine entsprechend ihres Ursprungs, nämlich

Plasmakallikrein und Kallikreine glandulärer Herkunft (z. B. Pankreas, Submandibulardrüse, Niere).

Analog dazu existieren auch zwei Kallikreinsubstrate – nieder- (LMW) und hochmolekulares (HMW) Kininogen, die im Plasma gefunden werden. Plasmakallikrein setzt Kinine ausschließlich aus HMW-Kininogen frei. Plasmakallikrein wird hauptsächlich in seiner inaktiven Form (als Präkallikrein) vorgefunden, das zusammen mit dem HMW-Kininogen als Komplex im Blut zirkuliert. Dieser Komplex ist dann zusammen mit dem Hageman-Faktor an den intrinsischen Blutgerinnungsmechanismen über die Aktivierung von Faktor XI beteiligt. Dieses System ist ebenfalls an der Aktivierung von Plasminogen zu Plasmin beteiligt und damit wiederum an der Fibrinolyse und den damit assoziierten Entzündungsreaktionen (Fibrinbruchstücke, Chemotaxis). Das Plasmakallikrein-Kinin-System unterscheidet sich wesentlich vom glandulären Kallikrein-Kinin-System durch seine biochemischen, immunologischen funktionellen Eigenschaften (Nustad et al. 1978). Im folgenden ist ausschließlich vom Plasma-Kallikrein-Kinin-System (KKS) die Rede.

Der biologisch aktive Teil des Plasma-KKS ist Bradykinin, ein basisches Nonapeptid, das während limitierter Proteolyse aus dem HMW-Kininogen durch das Kallikrein freigesetzt wird (Marceau et al. 1983). Den Namen erhielt dieses Kinin von seiner Eigenschaft, langsamere (brady) Kontraktionswellen am isolierten Meerschweinchen-Ileum auszulösen als Histamin oder Acetylcholin.

Wichtige Effekte des Bradykinins sind in Tabelle 4.6-1 und Tabelle 4.6-2 aufgeführt. Vergleicht man die durch Bradykinin hervorgerufenen Effekte mit dem Wirkungsspektrum des Histamins, so zeigt sich, daß beide Mediatoren überlappende Eigenschaften besitzen (Ausnahme: Magensaftsekretion wird ausschließlich durch Histamin bewirkt). Beide Mediatoren, Histamin wie Bradykinin, können die klassischen Zeichen der akuten Entzündungsreaktion (Rubor, Tumor, Calor, Dolor) imitieren.

Bradykinin zeichnet sich durch eine kurze Halbwertszeit in der Zirkulation aus (ca. 15–30 Sek.). Dieser Sachverhalt ist auf potente kininabbauende Enzyme, die

Tabelle 4.6-1. Wichtige Effekte der Kinine

Kontraktion der glatten Muskulatur (z. B. Bronchus)
Vasodilatation der Arteriolen (Erythem, Flush)
Vasokonstriktion der postkapillären Venolen
Permeabilitätserhöhung der Gefäße (Exsudation)
Schmerzinduktion
Stimulation anderer Mediatorensysteme (Prostaglandine, Substanz P, Katecholamine)
Stimulation transmembranärer Ionentransporte (Na, K, Cl)
Erhöhung des lokalen Lymphflusses

Tabelle 4.6-2. Kinin-Effekte am Respirationstrakt

- Atemwegsobstruktion
- Beschleunigung der mukoziliaren Aktivität
- Verstärkung der Mukussekretion
- Stimulation bronchialer C-Fasern
- Ödembildung (?)

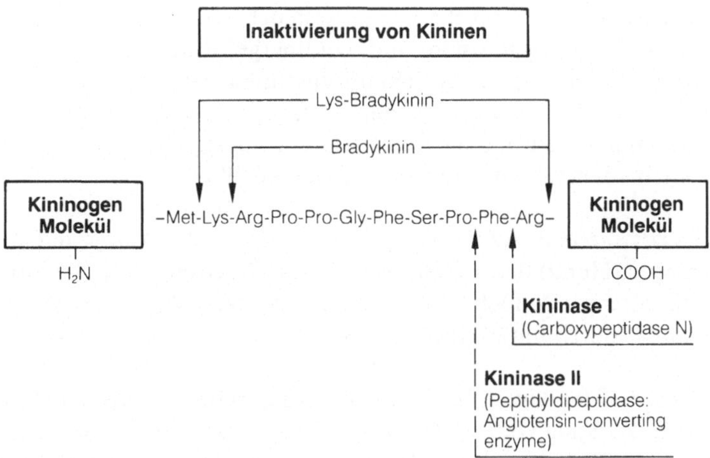

Abbildung 4.6-2. Aminosäuresequenzen der Kinine sind im oberen Teil der Illustration dargestellt. Plasma-Kallikrein spaltet Bradykinin aus dem HMW-Kininogen, während Lys-Bradykinin durch die proteolytische Wirkung glandulärer Kallikreine aus dem LMW-Kininogen entsteht. Im unteren Teil der Abbildung werden Spaltungsstellen der Inaktivierung des Bradykinins markiert.

Kininasen, zurückzuführen. Zwei Kininasen, beide zinkenthaltende Metalloenzyme, sind derzeit bekannt. Sie lassen sich durch ihre Spaltungsspezifität, ihre Substrataffinität und ihr Molekulargewicht unterscheiden (Abbildung 4.6-2). Nahezu die Hälfte der Kininase-II-Aktivität des Körpers ist in der Lunge zu finden. Dies spricht dafür, daß die Lunge wahrscheinlich der Hauptort des Kininstoffwechsels ist. Die Kininase I ist wahrscheinlich der wichtigste Inaktivator der Komplementkomponenten C3a, C4a und C5a; Kinine werden dagegen langsamer gespalten. Über die Wertigkeit der Kininasen und ihre eventuelle pathologische Bedeutung bei Asthma kann nur spekuliert werden (Regoli u. Barabé 1980). Die Plasmaspiegel sollen bei schwererem Asthma bis auf das Zehnfache erhöht sein, nicht aber bei leichtem bzw. inaktivem Asthma (Abe et al. 1967).

4.6.3.2 Physiologische Effekte des Kinins am Respirationstrakt

Atemwegsobstruktion: Aus Tierversuchen an verschiedenen Spezies und Provokationsproben am Menschen ist bekannt, daß Bradykinin eine potente konstriktorische Wirkung auf die glatte Muskulatur der Trachea und der Bronchien hat. Schon sehr früh fiel den Untersuchern auf, daß nichtsteroidale Antiphlogistika wie Acetylsalicylsäure oder Phenylbutazon den bronchokonstriktorischen Effekt der Kinine zu blocken vermögen. Dies ist ein Hinweis darauf, daß die bradykininvermittelte Wirkung indirekter Natur ist und im Zusammenhang mit der Prostaglandinsynthese zu sehen ist (Johnson 1979).

Beschleunigung der mukoziliaren Aktivität: Kürzlich fand eine schwedische Arbeitsgruppe, daß Bradykinin die mukoziliare Aktivität im Sinus maxillaris bei Kaninchen beschleunigt. Sie konnten in in-vivo-Experimenten durch pharmakologische Blockade zeigen, daß der Wirkmechanismus auf die Zilien wahrscheinlich über einen dualen Mechanismus gesteuert wird. Hemmung des Substanz-P-Rezeptors durch Antagonisten und cholinerge Blockade des Muskarinrezeptors mit Atropin ließen sie zu der Schlußfolgerung gelangen, daß Bradykinin wahrschein lich einen Reflexbogen in den Luftwegen stimuliert, bei dem sowohl afferente Substanz-P-Neurone als auch efferente postganglionäre, parasymphatische Neurone involviert sind (Lindberg u. Mercke 1986).

Mukussekretion: Aus in-vitro-Experimenten ist bekannt, daß Kinine bei Trachealgewebe (Hund) den Einbau von ^{14}C-D-Glucosamin in Glykoproteine vom Mucin-Typ forciert. Jedoch gibt es hierzu widersprüchliche Berichte, wahrscheinlich bedingt durch unterschiedliche Versuchsanordnungen (Johnson 1979).

C-Faser-Stimulation: In elektrophysiologischen Experimenten konnte die stimulierende Wirkung von Bradykinin auf die bronchialen C-Nervenfasern nachgewiesen werden (Kaufman et al. 1980). Hierdurch würde eine Änderung des Atemtyps (rasche flache Atmung), eine Atemwegsobstruktion und eine Steigerung der Mukussekretion reflektorisch gefördert.

Ödembildung: Relativ gut dokumentiert ist die pathogenetische Bedeutung des Bradykinins beim hereditären Angioödem. Inwieweit allerdings Bradykinin auch beim Mukosaödem im Rahmen des Asthmas eine Rolle spielt, bleibt noch offen (Marceau et al. 1983).

4.6.4 Kinine bei Asthma

Bei Inhalationstests mit Bradykinin an Asthmatikern beobachteten Herxheimer u. Stresemann (1961) wie auch Stresemann (1963) und Varonier u. Panzani (1968) eine Abnahme der Vitalkapazität, Dyspnoe und Giemen. Bei gesunden Personen trat keine Wirkung auf (Stresemann 1963). Bei Asthmatikern wirken ca. 0,1–1,0 µmol bronchokonstriktorisch, d. h. Bradykinin ist etwa 10fach stärker wirksam als Histamin. Die Wirkung ist wahrscheinlich indirekter Natur, infolge reflektorischer Mechanismen (Axonreflex und/oder vago-vagaler Reflex) und partiell durch Anticholinergika hemmbar (Fuller et al. 1987).

Auch nach intravenöser Applikation von Bradykinin läßt sich bei Asthmatikern eine Atemwegsobstruktion auslösen (Newball et al. 1977), nicht aber bei Normalpersonen (Newball u. Keiser 1973). Am Modell der experimentell induzierten allergischen Rhinitis konnten im oberen Respirationstrakt in Abhängigkeit von der Allergendosis steigende Konzentrationen von Kininen gemessen werden (Proud et al. 1983).

4.6.5 Schlußfolgerungen

Obgleich es keine experimentelle Evidenz gibt, daß Kinine in der Pathogenese des Asthmas eine zentrale Rolle spielen, so sind sie doch Kandidaten neben anderen Entzündungsmediatoren, da sie wichtige pathophysiologische Veränderungen imitieren können.

4.7 Zusammenfassung und Übersicht: Zellen und Mediatoren in der Pathogenese des Asthmas

G. Kunkel

Es ist heute von der übereinstimmenden Ansicht auszugehen, daß eine Reihe wichtiger Mechanismen an der Entstehung des Asthmas beteiligt ist, die letztendlich zum klinischen Bild des Asthmas mit den drei führenden klinischen Symptomen *Atemnot*, *Husten* und *Auswurf* führen. Entscheidend beteiligt an der Pathogenese des Asthmas sind dabei Zellen und Mediatoren.

Ausgehend von der Diskussion über akute und chronische morphologische Veränderungen der Atemwege bei Asthma ist die Frage zu stellen, welche Faktoren notwendig sind, die nachweisbaren pathologisch-anatomischen Veränderungen zu erklären.

Ganz im Vordergrund dieser Betrachtungsweise stehen:

- Atemwegsobstruktion;
- massive Sekretion mit Auftreten von Entzündungszellen;
- Veränderungen der Atemwegsmukosa mit einer Zunahme und Hypertrophie muköser Zellen;
- Verdickung der Basalmembran;
- Vermehrung der submukösen Drüsen.

Die gesteigerte Reaktionsbereitschaft der Atemwege wird durch eine Anzahl verschiedenster Faktoren bewirkt:

- genetische Faktoren;
- Innervation der Atemwege;
- immunologische Faktoren;
- Entzündungen.

Auf die genetischen Faktoren (HLA-assoziierte Ir-Gene; Gene, die die IgE-Synthese regulieren) sowie auf die Innervation (parasympathisch, sympathisch, NANC) soll in diesem Zusammenhang hier nicht näher eingegangen werden, obwohl nervös-reflektorische Vorgänge sowie die genetische Disposition des einzelnen Patienten eine bedeutende Rolle spielen. Insbesondere ist auch davon auszugehen, daß die nervöse Kontrolle der peripheren Strukturen (glatte Muskulatur, Rezeptoren an Entzündungszellen) zu einer Beeinflussung dieser Elemente führt, die dadurch gegen Mediatoren empfindlicher oder unempfindlicher werden.

Die Mastzelle - als zentrale Zielzelle bei immunologischen Prozessen im Bereich der Atemwege bei der *Sofortreaktion* - spielt eine entscheidende Rolle bei der Auslösung der klinischen Symptomatologie des Asthmas. Mastzellen finden sich intraepithelial und unterhalb der Basalmembran sowie im Lumen der Atemwege. Diese Zellen können ohne Zweifel durch eine Reihe von Mechanismen stimuliert werden:

- Antigen-Antikörper-Reaktion;
- unspezifische Trigger wie Hypoxie, mechanische Stimuli, Hitze, Kälte, Druck;

- Neurohormone wie ATP, Substanz P, Neurotensin;
- Anaphylatoxine, C3a, C4a, C5a sowie
- Medikamente wie Tubocurarine, Morphine und Kontrastmittel.

Durch diese Stimulation liberiert die Mastzelle eine Reihe von Mediatoren, die entweder aus den Granula oder den Membranen stammen, präformiert sind oder neu generiert werden.

Diese Mediatoren können am Atemtrakt folgende Veränderungen hervorrufen:

- Atemwegsobstruktion mit Hyperplasie der glatten Muskulatur;
  durch: Histamin, Leukotriene, Prostaglandine, Bradykinin und PAF-Acether;
- Ödembildung durch: Histamin, Leukotriene, Prostaglandin, PAF-Acether;
- zelluläre Infiltration durch: Histamin, Leukotriene (LTB$_4$), Prostaglandine, HETE's (5-HPETE, 15-HPETE), NCF und PAF-Acether.

Daraus geht hervor, daß neben Atemwegsobstruktion und Ödemformation diese Mediatoren direkte proinflammatorische Eigenschaften besitzen und darüber hinaus eine Chemotaxis neutrophiler und eosinophiler Leukozyten bewirken. Ferner werden neutrophile Granulozyten aktiviert, die dann an ihrer Oberfläche C3b- und IgG(Fc)-Rezeptoren exprimieren. Bei Antigenstimulation kommt es je nach Intensität des Stimulus in Abhängigkeit von noch unbekannten Faktoren zu einer Beendigung dieser Reaktionen nach ca. 60–120 min, oder aber zum Auftreten einer *verzögerten Reaktion* nach 4–12 Stunden ohne erneuten Allergen-Kontakt. Dabei ist davon auszugehen, daß die Intensität der Entzündungsreaktion der Sofortreaktion für das Auftreten der verzögerten Reaktion mitverantwortlich ist. Diese verzögerte Reaktion wird durch chemotaktische Faktoren (LTB$_4$, NCF) eingeleitet, die zum Auftreten eosinophiler und neutrophiler Leukozyten in der Atemwegsschleimhaut (nachgewiesen durch bronchoalveoläre Lavage) führt, wobei diesen Zellen dann eine maßgebliche Rolle bei der Verstärkung der entzündlichen Veränderung zukommt.

Durch Freisetzung von Mediatorsubstanzen dieser Zellen (MBP der eosinophilen Granulozyten u. a.) kann es darüber hinaus zu einer Epithelschädigung kommen, so daß aufgrund eines einmaligen Stimulus eine anhaltende Obstruktion über Tage und Wochen eintreten kann und zu einer Hyperreagibilität des Atemwegssystems führt. Bei dem chronischen Verlauf der Erkrankung sind überwiegend eosinophile Granulozyten für die fortschreitende Gewebsläsion verantwortlich. Jedoch führen nicht nur immunologische Stimuli zu dieser Reaktionsweise, sondern auch nicht-immunologische Stimuli wie:

- Infektion (insbesondere mit Viren);
- Inhalation von Schadstoffen (SO$_2$, NO$_x$, O$_3$, Zigarettenrauch);
- physikalische Stimuli wie Hyperventilation und Kaltluft sowie
- körperliche Belastung (Zunahme der Osmolarität und Abkühlung der Atemwegsschleimhaut kann zu einer direkten Mediatorfreisetzung aus Mastzellen des Atemwegsepithels führen).

Jeder der o. g. Stimuli führt somit letztendlich zu einer Freisetzung von Mediatoren und zur entzündlichen Zellinfiltration mit Schädigung der Schleimhaut, evtl. Eröffnung von *tight junctions*, die dann die Penetration von Allergenen oder

Schadstoffen in die subepithelialen und submukösen Bezirk der Atemwegsmukosa erleichtern und somit den Circulus vitiosus des Krankheitsbildes aufrecht erhalten. Die gegenseitige Beeinflußbarkeit der freigesetzten Mediatoren untereinander ist bis heute erst in ersten Ansätzen geklärt, jedoch ist davon auszugehen, daß die Mediatoren-Freisetzung im Sinne einer Mediator-Kaskade erfolgt und somit immunologische Stimuli die Wirkung von nichtimmunologischen Stimuli – und umgekehrt – verstärken können. Aus diesem pathophysiologischen Verhalten ergibt sich die eindeutige therapeutische Konsequenz, die Entzündungsreaktion zu unterdrücken. Die zu erwartende Synthese von Mediatorantagonisten (z. B. Leukotrien- und PAF-Antagonisten) wird in Zukunft zur Aufklärung der wechselseitigen Abhängigkeiten wesentlich beitragen können.

Die einzelnen pathophysiologischen Zusammenhänge sind in der folgenden Abbildung 4.7-1 noch einmal übersichtlich dargestellt.

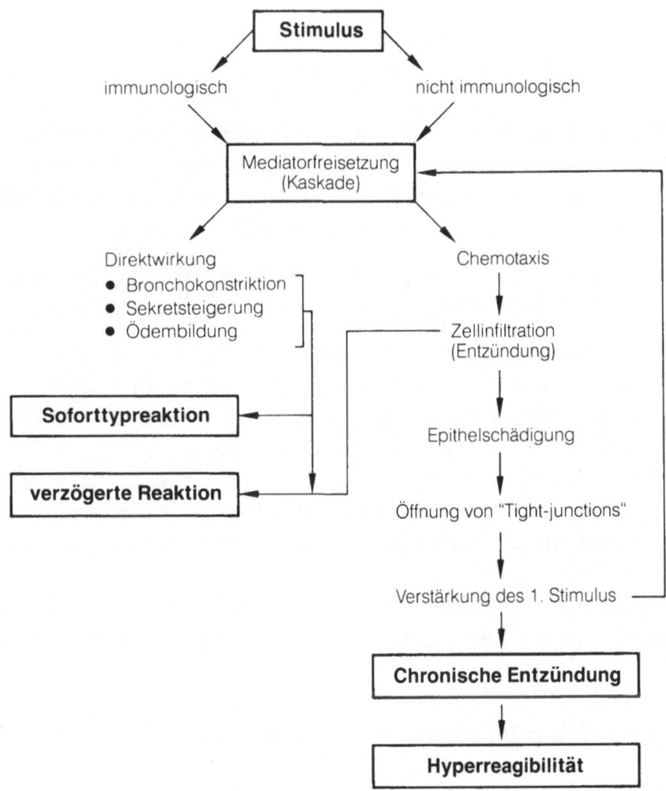

Abbildung 4.7-1. Pathophysiologie des Asthmas – eine Übersicht über humorale und zelluläre Faktoren.

5 Nervöse und neurohumorale Regulation

5.1 Adrenerge Rezeptoren: Funktion und Lokalisation

D. Reinhardt

5.1.1 Rezeptorfunktion

Spezialisierte Funktionen von differenzierten Zellen, wie etwa die der glatten Muskelzellen der Atemwege oder die der Mastzelle, unterliegen einer präzisen Regulation durch exogene und/oder endogene Faktoren. Zur Vermittlung sympathisch regulierter Funktionen sind zellständige adrenerge Rezeptoren eingeschaltet. Diese haben die Aufgabe, endogen freigesetzte (und damit auch exogen zugeführte) Katecholamine spezifisch zu erkennen, durch Bindung ein Sekundärsignal zu vermitteln und so eine Folgereaktion auszulösen.

Die durch Interaktion von Katecholaminen mit zellständigen Rezeptoren ausgelösten Reaktionen folgen in der Regel zwei Prinzipien:

1. Die Bindung an den Rezeptor löst über intrazelluläre Signale die Bildung einer intrazellulären Überträgersubstanz (z.B. cyclisches $3'5'$-Adenosinmonophosphat, cAMP) aus, die durch Phosphorylierung funktionelle Veränderungen und dadurch zelluläre Reaktionen vermittelt.
2. Die Reaktion mit dem Rezeptor führt ohne Zwischenschaltung einer Vermittlersubstanz über eine Öffnung spezifischer Ionenkanäle zu De- oder Hyperpolarisationen von Zellen und dadurch zur Auslösung eines Effektes.

Adrenerge Funktionen können, je nachdem welcher Rezeptortypus stimuliert wird, sowohl dem einen als auch dem anderen Reaktionstyp folgen.

5.1.2 Klassifikation adrenerger Rezeptoren

1948 postulierte erstmals Ahlquist, daß die die adrenergen Wirkungen vermittelnden Rezeptoren nicht einheitlicher Natur sein könnten. Die Rezeptorpopulation, die vornehmlich exzitatorische Wirkungen an unterschiedlichen Organen auslöste, wurde mit dem Symbol α, die die hemmenden Wirkungen vermittelnde mit dem Symbol β belegt. In der Zwischenzeit weiß man, daß auch die α- und β-Rezeptoren keine einheitlichen Populationen darstellen (Lands et al. 1967; Ariëns u. Simonis 1983). Diese Erkenntnis basiert auf Affinitätsstudien mit verschiedenen Agonisten und Antagonisten an unterschiedlichen Gewebestrukturen. In der letzten Zeit ist auch eine biochemische Charakterisierung mehrerer α- und β-Rezeptoruntertypen gelungen. So ließ sich zeigen, daß Autoantikörper von Patienten mit einem allergischen Asthma die Bindung radioaktiv markierter Liganden an der Kaninchen- und Rinderlunge, nicht aber am Kaninchenherzen hemmen konnten (Tashkin et al. 1982). β_1- und β_2-Rezeptoren konnten auch mit Hilfe der Immunoaffinitätschromatographie gereinigt und dann über eine Polyacrylamid-Gel-Elektrophorese analysiert werden. Danach enthalten β_2-Rezeptoren an isoliertem Lungengewebe eine Untereinheit mit einem Molekulargewicht von 59 kD, die sich mit einer zweiten Untereinheit zu einem funktionellen Rezeptorkomplex mit einem Gesamtmolekulargewicht von 114 kD verbindet. Im Gegensatz dazu hat der mit Hilfe der monoklonalen Antikörper-Affinitätschromatographie gereinigte β_1-Rezeptor, der am Myokard, an der Leber oder an der Erythrozytenmembran zu finden ist, ein Gesamtmolekulargewicht von 70 kD mit einer möglichen Untereinheit, die ein Molekulargewicht von 31 kD aufweist (Venter u. Fraser 1981).

Funktionsuntersuchungen an isolierten glattmuskulären Organen lassen vermuten, daß die β_1- und β_2-Rezeptoruntertypen einer ganz unterschiedlichen Kontrolle durch die endogenen Transmitter des sympathischen Nervensystems Adrenalin und Noradrenalin unterliegen. So wurde am isolierten Trachealmuskel des Hundes die Adrenalin-induzierte Relaxation über die Stimulation von β_2-Rezeptoren,

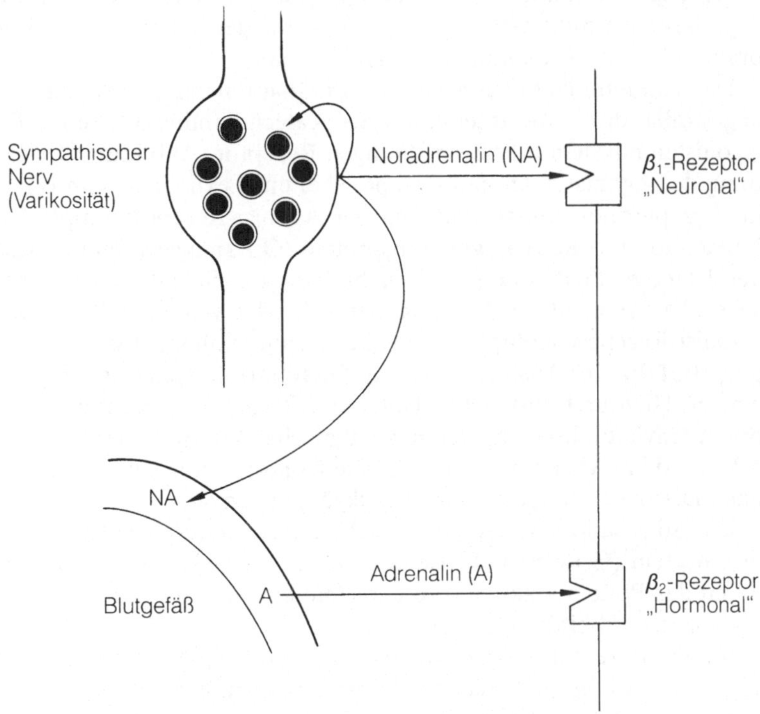

Abbildung 5.1-1. β-Adrenozeptor-Subtypen: β_1-Rezeptoren werden durch Noradrenalin, das aus den sympathischen Nevenendigungen freigesetzt wird, stimuliert (neuronale Rezeptoren). β_2-Rezeptoren werden durch zirkulierende Katecholamine stimuliert (hormonale Rezeptoren) (nach Barnes 1986c).

die Noradrenalin-induzierte Relaxation, die durch Reizung des N.sympathicus erzeugt wurde, hingegen über die Stimulation von β_1-Rezeptoren ausgelöst (Abbildung 5.1-1).

Aufgrund dieser Befunde, die die Koexistenz beider β-Rezeptoruntertypen am Trachealmuskel des Hundes mit einer Prädominanz des β_2-Subtypus belegten, haben dazu geführt, die β_1-als *neuronale*, die β_2-Rezeptoren als *hormonale* Rezeptoren zu bezeichnen (Ariëns u. Simonis 1983).

Auch die α-Rezeptoren repräsentieren keine einheitliche Fraktion. Klassische pharmakologische Experimente sowie biochemische Trennverfahren ergaben, daß zwei Untertypen, α_1 und α_2, existieren, die über ganz unterschiedliche intrazelluläre Mechanismen Signale zu vermitteln scheinen. Für die Atemwege scheinen – wenn überhaupt – nur α_1-Rezeptoren eine Rolle zu spielen (Kneussl u. Richardson 1978).

5.1.3 *Molekulare Mechanismen der Signalaktivierung*

In den Atemwegen besteht die Hauptrolle der β-Rezeptoren in der Vermittlung einer Bronchodilatation, an der Mastzelle in einer Hemmung der Mediatorfreisetzung. Über den molekularen Mechanismus, der der β-Adrenozeptor-Effektor-Kopplung und damit der Übertragung von Informationen auf die Zelle zugrunde liegt, bestehen mittlerweile genaue Vorstellungen (Hirata u. Axelrod 1980; Hildebrandt et al. 1984; Schultz u. Rosenthal 1985).

Das Kommunikationssystem, das die β-adrenergen Wirkungen vermittelt, wird angestoßen durch die Interaktion des Katecholamins oder eines β-Adrenozeptor-Agonisten mit dem membranständigen Rezeptor (Abbildung 5.1-2). Über die Bindung des Agonisten an den Rezeptor kommt es zu einer Konformationsänderung im Rezeptormolekül, so daß sich der Agonist-Rezeptorkomplex an ein Guanin-Nukleotid-bindendes Regulationsprotein (G_s) anlagern kann. Dieses Protein, das aus 3 Untereinheiten, α, β, γ, besteht, leitet das Signal vom Rezeptor zur katalytischen Untereinheit des Systems, der Adenylatcyclase, weiter. Nach Bindung des Agonist-Rezeptor-Komplexes an die α-Untereinheit, dissoziiert Guanin-Diphosphat (GDP) im Austausch gegen Guanintriphosphat (GTP) an der α-Untereinheit. Hierdurch löst sich α-Untereinheit vom β-, γ-Komplex und lagert sich an die Adenylatcyclase an, deren katalytische Aktivität hierdurch gesteigert wird: ATP wird in cAMP umgewandelt. Die Konformationsänderung am Rezeptor wird nach Dissoziation der α-Einheit rückgängig gemacht.

Die Stimulation der Adenylatcyclase wird dadurch beendet, daß das Regulationsprotein (G_s) eine GTPase besitzt, die das gebundene GTP hydrolysiert und damit das Protein inaktiviert; die α-Untereinheit wird wieder mit der β-, γ-Einheit reassoziiert (Abbildung 5.1-2).

Neben Rezeptoren, die wie die adrenergen β-Rezeptoren eine intrazelluläre Signalvermittlung über das cAMP weitergeben, existieren in den meisten Zellen auch Rezeptoren, deren Wirkung mit einer Hemmung der Adenylatcyclase und damit Verminderung des cAMP-Gehaltes einhergeht (Abbildung 5.1-2). Es wird angenommen, daß die Stimulation solcher Rezeptoren, zu denen α_2-Rezeptoren und muskarinische Cholinozeptoren gerechnet werden, zur Aktivierung eines

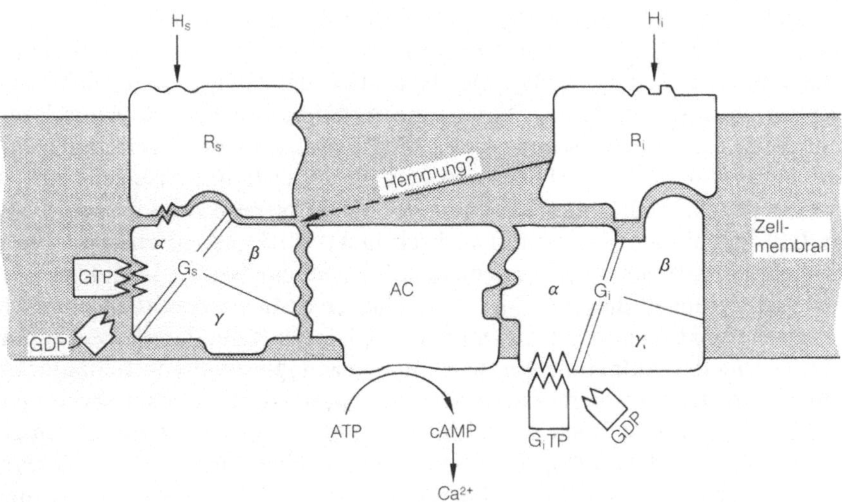

Abbildung 5.1-2. β-Rezeptor-Adenylatcyclase Komplex: Kommentar siehe Text. Abkürzungen: H_s und H_i = Hormone, die stimulierend (H_s) oder hemmend (H_i) auf die Adenylatcyclase einwirken. G_s und G_i = stimulierendes (G_s) bzw. hemmendes (G_i) Guaninnukleotid-bindendes Protein mit α-, β- und γ-Untereinheiten und Bindungsstellen für GTP und GDP. AC = Adenylatcyclase. cAMP = cyclisches AMP (nach Schultz u. Rosenthal 1985).

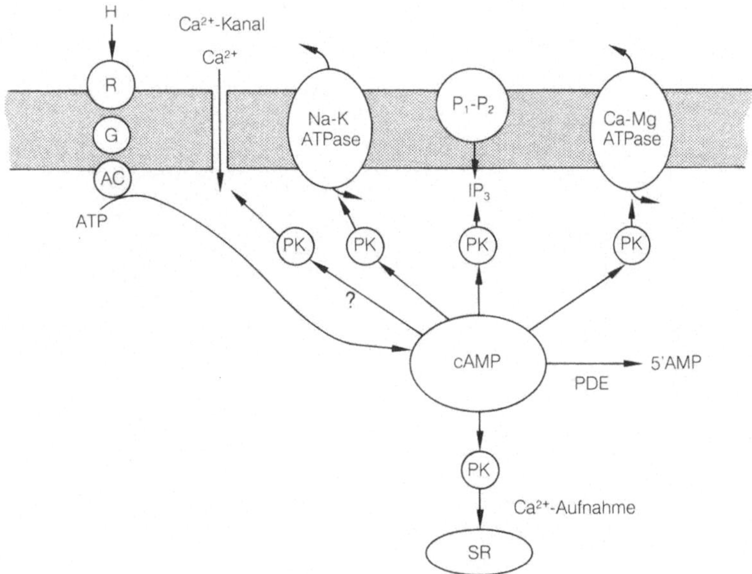

Abbildung 5.1-3. Mögliche Einflüsse von cyclischem AMP (cAMP) auf den intrazellulären Ca^{2+}-Stoffwechsel an der glatten Muskelzelle und/oder an der Mastzelle. Abkürzungen: H = Hormon. G = Regulationsprotein. AC = Adenylatcyclase. PDE = Phosphodiesterase. PK = Proteinkinase. SR = sarkoplasmatisches Retikulum. IP_3 = Inosit-1,4,5-triphosphat. P_1-P_2 = Phosphatidylinosit-4, 5-diphosphat (nach Rodger 1986).

hemmenden Proteins (G_i) mit Austausch von GDP gegen GTP an der α-Einheit von G_s führt und dadurch einen hemmenden Einfluß auf das cAMP-System auslöst (Schultz u. Rosenthal 1985). Die Hydrolyse des GTP erfolgt auch beim G_i durch eine hochspezifische GTPase. Eine Aktivierung der Adenylatcyclase und die dadurch bedingte Erhöhung des cAMP verursacht eine Verminderung des freien, intrazellulären Ca^{2+}. Hierdurch wird an der glatten Muskelzelle eine Relaxation, an der Mastzelle eine Hemmung der Mediatorfreisetzung ausgelöst. cAMP beeinflußt dabei den Ca^{2+}-Stoffwechsel nicht direkt, sondern aktiviert über Phosphorylierungsvorgänge verschiedene Proteinkinasen (Abbildung 5.1-3). Durch Aktivierungen dieser cAMP-Proteinkinase-Sequenzen werden unterschiedliche Systemfunktionen des Ca^{2+}-Stoffwechsels beeinflußt. Zum einen kommt es zur Steigerung der Aufnahme von Ca^{2+} in das endoplasmatische Retikulum, zum anderen wird der transmembranäre Ca^{2+}-Einstrom durch Phosphorylierung der Ca^{2+}-Kanäle wahrscheinlich gehemmt, ferner der Efflux über die Plasmamembran gesteigert (Rodger 1986). Darüber hinaus scheint eine cAMP-abhängige Stimulation der Na^+-, K^+-ATPase-Aktivität mit einer Muskelrelaxation assoziiert zu sein. Hierdurch wird über eine Erhöhung des Membranpotentials einerseits die Ca^{2+}-Permeabilität vermindert, gleichzeitig bedingt die Reduktion der intrazellulären Natriumionen einen Na^+_{IN}/Ca^{2+}_{OUT}-Austausch (Scheid et al. 1979).

Neben Rezeptoren, die durch eine Stimulation oder Hemmung der Adenylatcyclase in den intrazellulären Ca^{2+}-Stoffwechsel eingreifen, gibt es Rezeptoren, die cAMP-unabhängig die zytoplasmatische Ca^{2+}-Konzentration beeinflussen. Hierzu gehören z. B. die α_1-Rezeptoren, deren Stimulation zu einer Erhöhung des freien intrazellulären Ca^{2+} in der glatten Muskelzelle führt (Abbildung 5.1-4).

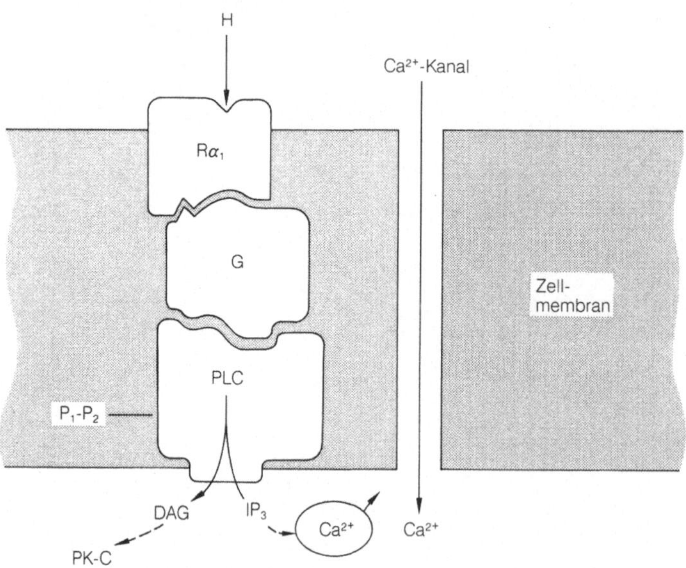

Abbildung 5.1-4. Transmembranäre Signalumsetzung bei α_1-Rezeptor-Stimulation. Kommentar siehe Text. Abkürzungen: H = Hormon. $R_1 = \alpha_1$-Rezeptor. G = Regulationsprotein. PLC = Phospholipase C. P_1-P_2 = Phosphatidylinosit-4,5-diphosphat. IP_3 = Inosit-1,4,5-triphosphat. DAG = Diacylglycerol. PK-C = Proteinkinase C (nach Schultz u. Rosenthal 1985).

Interaktionen von α-Adrenozeptor-Agonisten mit α_1-Rezeptoren führen, wahrscheinlich über die Vermittlung eines Regulationsproteins, zur Aktivierung der Phospholipase C, die die Spaltung von Phosphatidylinosit-4,5-diphosphat (PiP_2) in Inosit-1,4,5-triphosphat (IP_3) und Diacylglycerol (DAG) einleitet. IP_3 führt zur Freisetzung von Ca^{2+} aus intrazellulären nicht-mitochondrialen Speichern und bedingt dadurch die zelluläre Reaktion auf den Rezeptorstimulus.

cAMP-abhängige Proteinkinasen scheinen über die genannten Wirkungen hinaus auch die Spaltung von PiP_2 zu hemmen, so daß weder IP_3 noch DAG gebildet werden und dadurch weniger Ca^{2+} aus intrazellulären Speichern freigesetzt wird (Berridge u. Irvine 1984).

5.1.4 Verteilung von adrenergen Rezeptoren

Autoradiographische Untersuchungen und Bindungsstudien, die unter Verwendung von Radioliganden durchgeführt wurden, haben eine hohe Dichte von β-Rezeptoren in Lungengeweben verschiedener Spezies nachweisen können (Engel 1981; Barnes et al. 1982a; Carswell u. Nahorski 1983). Dabei scheinen sowohl beim Tier als auch beim Menschen neben β_2-Rezeptoren auch zu einem geringeren Anteil β_1-Rezeptoren im Bereich der Bronchien vorzukommen (Rugg et al. 1978). β_1-Rezeptoren vermitteln eine bronchiale Muskelrelaxation auf einen sympathischen Reiz hin *(neuronale Rezeptoren)*, während β_2-Rezeptoren auf Adrenalin bzw. exogene Adrenozeptor-Agonisten hin eine Relaxation vermitteln *(hormonale Rezeptoren)*.

Beim Hund liegt der Anteil der β_1-Rezeptoren, bezogen auf die gesamte β-Rezeptorpopulation, bei 20%, beim Meerschweinchen bei 15%. Beim Menschen, bei dem keine bzw. nur eine spärliche sympathische Innervation der glatten Atemwegsmuskulatur existiert, ist keine β_1-Rezeptor-vermittelte Relaxation zu erzielen, und somit scheint auch keine nennenswerte β_1-Rezeptorpopulation in der Mukosa der Atemwege zu bestehen (Richardson 1979; Barnes et al. 1982a, 1984; Nadel u. Barnes 1984). Lediglich die submukösen Drüsen zeigen eine geringe sympathische Innervation und besitzen demnach einen geringen Anteil von β_1-Rezeptoren (etwa 10%), die ebenso wie die β_2-Rezeptoren eine Steigerung der mukösen Schleimsekretion vermitteln.

Die Stimulation adrenerger β_2-Rezeptoren des Atemtraktes führt vor allem zur Auslösung einer Relaxation des Tracheobronchialbaumes (Tabelle 5.1-1). Dieser Effekt ist unabhängig vom kontraktionsauslösenden Stimulus. Eine β_2-adrenerge Stimulation beeinflußt die Atemwegsobstruktion über eine Reihe weiterer Mechanismen. Die Schleim- und Wassersekretion in das Atemwegslumen wird gesteigert und dadurch die mukoziliare Clearance erhöht (Pavia et al. 1980). Die durch Histamin verursachte Zunahme der Permeabilität im Bereich kleiner Pulmonalgefäße wird ebenso reduziert (Persson et al. 1982) wie die in-vitro- und in-vivo-Freisetzung von Histamin aus Mastzellen (Tabelle 5.1-1). In welchem Ausmaß diese Effekte neben der Bronchodilatation im einzelnen an der klinischen Effizienz mitbeteiligt sind, ist abhängig von den pathogenetischen Prinzipien, die im individuellen Fall eine Atemwegsobstruktion bedingen.

Tabelle 5.1-1. Verteilung und Funktion von β-Rezeptoren im Atemwegstrakt

Zelltyp	Wirkung	Rezeptoruntertyp
glatte Muskulatur	Relaxation	β_2
Mastzelle	Hemmung der Mediatorfreisetzung	β_2
kleine Bronchialgefäße	Verminderung der Permeabilität	β_2
Epithel	Zunahme des Flüssigkeitstransports	β_2
Submuköse Drüsen	Zunahme der Sekretion	$\beta_1 + \beta_2$
Alveolar-Typ I-Zellen	Erhöhung der Flüssigkeitsresorption	β_1
Alveolar-Typ II-Zellen	Synthese von Surfactant	β_2
	Erhöhung der Flüssigkeitsresorption	$\beta_1 + \beta_2$

Nach autoradiographischen Studien muß davon ausgegangen werden, daß der Hauptanteil der gesamten β-Rezeptorpopulation der Lunge an Alveolarzellen lokalisiert ist. Über β-Rezeptoren an Typ II-Pneumozyten wird die Surfactant-Synthese stimuliert und wahrscheinlich auch die Flüssigkeitsresorption gesteuert. Die Relevanz dieser Effekte ist jedoch noch nicht geklärt. Dies betrifft auch die Funktion der β-Rezeptoren an Typ I-Pneumozyten, die möglicherweise ebenfalls die Alveolarpermeabilität regulieren (Ballard 1986).

Adrenerge α_1-Rezeptoren, die eine Atemwegsobstruktion vermitteln, sind an isolierten Tracheal- und Bronchialmuskelpräparaten nachgewiesen worden, darüber hinaus ließ sich durch α-Rezeptorantagonisten eine protektive Wirkung gegenüber bronchokonstriktorischen Stimuli auch unter in-vivo-Bedingungen erreichen (Kneussl u. Richardson 1978; Barnes 1986c). Die klinische Bedeutung der α-Rezeptoren für das Asthma ist jedoch fraglich, ein differenzierteres Verteilungsmuster wie für die β-Rezeptoren ist bisher nicht bekannt.

5.1.5 Adrenozeptordichte und physiologische Wirkung

Die Kopplung zwischen dem adrenergen β-Rezeptor und dem Signalgenerator, der Adenylatcyclase, kann unterschiedlich sein. Am Myokard reicht bereits die Besetzung weniger Rezeptoren aus, um einen maximalen Effekt am Endorgan zu erzielen (*high-efficiency coupling*). An den Atemwegen dagegen ist der erzielte Effekt direkt proportional zur Zahl der besetzten Rezeptoren (*stoichiometric coupling*). Eine Verminderung der Rezeptorzahl am Myokard verursacht eine Parallelverschiebung der Dosiswirkungskurve nach rechts, was eine Abnahme der Rezeptorempfindlichkeit repräsentiert, während eine Reduktion der Rezeptorzahl im Bereich der Bronchien sowohl zu einer Verminderung der Empfindlichkeit als auch der Maximalwirkung führt. Die β-Rezeptordichte an Zellmembranen hängt von zahlreichen Faktoren ab und wird zum Beispiel (mit)bestimmt von der Geschwindigkeit der Rezeptorsynthese und des Rezeptorabbaus, vom Zellzyklus, einer Selbstregulation durch einen Desensibilisierungsvorgang über zirkulierende

Katecholamine, durch Schilddrüsen- und Nebennierenrindenhormone und zirkulierende Autoantikörper gegen adrenerge β_2-Rezeptoren (Nahorski u. Barnett 1986). Darüber hinaus ist das Alter eine entscheidende Determinante für die β-Rezeptordichte: an unterschiedlichen Geweben, auch an der Lunge, ist sie im Säuglings- und Kleinkindalter, dann aber auch wieder im Senium signifikant geringer als bei Jugendlichen und jungen Erwachsenen.

Von klinischer Bedeutung ist die Frage, inwieweit Arzneimittelprinzipien über eine Beeinflussung der Rezeptordichte in der Zellmembran die physiologische Funktion des Zellorgans beeinflussen können.

An isolierten Zellen führt die Stimulation von β-Rezeptoren durch hohe Dosen von β-Adrenozeptor-Agonisten in Anwesenheit exzessiver Mengen an Guanintriphosphat (GTP) zu einer Entkopplung des Rezeptorsubstanz-Komplexes vom Regulationsprotein. Der Rezeptor wird mit der Substanz in das Zellinnere internalisiert, wo er dann in lysosomalen Strukturen abgebaut wird (Nahorski u. Barnett 1986). Inwieweit diese *down regulation* an isolierten Zellen mit einer klinisch bedeutsamen Tachyphylaxie und Gewöhnung einhergeht, ist bisher ungeklärt. So konnten Tashkin et al. (1982a) feststellen, daß zwar bei asthmatischen Patienten unter der fünfwöchigen Therapie mit β-adrenergen Agonisten an isolierten Zellen die Zahl der adrenergen β-Rezeptoren abnahm, die Effektivität an den Atemwegen jedoch die gleiche war wie zu Beginn der Untersuchungsperiode. Andere Untersucher dagegen fanden eine - wenn auch mäßige – Abnahme der Effektivität einer β-adrenergen Therapie mit Zunahme der Anwendungsdauer (Plummer 1978). Da eine Blockade der Phospholipase A_2 die *down regulation* von β-Rezeptoren hemmt (z. B. durch Lipocortin), wird vermutet, daß der Phospholipase A_2 eine Bedeutung bei der Gewöhnungsinduktion gegenüber β-adrenergen Agonisten zukommt. Darüber hinaus besteht die Möglichkeit, daß über Rezeptoren, die die Adenylatcyclase stimulieren, auch das hemmende Regulationsprotein G_i aktiviert wird und dadurch eine Toleranzentwicklung entsteht (Abbildung 5.1-2). Der Zusammenhang zwischen der klinischen Wertigkeit einer Gewöhnung und den Regulationsvorgängen adrenerger β-Rezeptoren auf zellulärer Ebene ist jedoch nach wie vor unklar.

Glukokortikoide induzieren die Synthese von neuen β-Rezeptoren und hemmen darüber hinaus die *down regulation,* letzteres wahrscheinlich durch eine Hemmung des Phospholipid-turnovers und/oder durch eine Blockade der Phospholipase A_2. Dieser Effekt scheint die Wirkung der Glukokortikoide bei Asthma zumindest teilweise zu erklären (Fraser u. Venter 1980). Auch für andere Pharmaka gibt es Hinweise auf eine Hemmung der *down regulation,* zum Beispiel für Ketotifen (Bretz et al. 1983).

Es wäre durchaus denkbar, daß Substanzen, die ähnlich wie die Glukokortikoide nur gezielt und selektiv die Phospholipase A_2 hemmen (z. B. Lipocortin) und dadurch permissiv auf das β-adrenerge System wirken, in der Therapie des Asthmas ein wirksames und anwendbares Prinzip darstellen könnten.

5.2 Rolle nervöser und neurohumoraler Mechanismen bei Atemwegsentzündung und Hyperreagibilität

H. L. Hahn

5.2.1 Bedeutung des autonomen Nervensystems bei Asthma

Klassische Reflexe mit Einbeziehung des Zentralnervensystems können akute asthmatische Zustände auslösen. Ihre Bedeutung in den chronischen Stadien der Krankheit, die mit entzündlichen Veränderungen der Atemwege einhergehen, ist geringer als früher angenommen. Jedoch spielt auch bei diesen Veränderungen das autonome Nervensystem eine erhebliche Rolle. Der Mechanismus ist in diesem Fall nicht der klassische Reflexbogen, sondern ergibt sich aus dem Wechselspiel verschiedener Funktionsbereiche des autonomen Nervensystems untereinander und mit den Mediatorsubstanzen der Entzündung. Der größte Teil dieser Vorgänge läuft *unterhalb* der Ebene des ZNS ab, hat also mit den üblichen uns bekannten Reflexen nichts zu tun. In diesem Bereich sind in den letzten 5–7 Jahren neue Befunde bekannt geworden, aus denen hervorgeht, daß das autonome Nervensystem komplizierter aufgebaut ist als bisher gedacht und Funktionen hat, die wir bis vor kurzem entweder nicht kannten oder nicht beachteten. Im folgenden wollen wir die wesentlichen neuen Befunde demonstrieren.

5.2.2 Aufbau des autonomen Nervensystems von Lunge und Atemwegen

Ein kurzer Überblick über den Aufbau des autonomen Nervensystems ist zum Verständnis der neueren Befunde notwendig, da das dort verwendete „Vokabularium" sonst völlig unverständlich ist.

Lunge und Atemwege werden von Fasern des *N. vagus* und des *N. sympathicus* innerviert. Beide Nerven enthalten *afferente* und *efferente* Fasern. Afferente *Neurorezeptoren* des N. vagus werden im Kapitel über den klassischen Reflex näher beschrieben; über sympathische Neurorezeptoren ist wenig bekannt. Fest steht aber, daß bestimmte Reaktionen nur durch Blockade sympathischer (nicht aber parasympathischer) Afferenzen zu unterbinden sind. Die Existenz sympathischer Afferenzen steht also außer Frage. Afferente Fasern leiten die Information zum Zentralnervensystem, efferente bringen die vom ZNS ausgesandten Signale in die Peripherie. Efferente Fasern laufen über eine Umschaltstelle, die *autonomen Ganglien.* Die Ganglien haben neben ihrer Umschaltfunktion eine Integrationsfunktion, auf die noch näher eingegangen wird. Verschiedene in den Ganglien eintreffende Signale werden zu einem Ausgangssignal integriert und dabei moduliert. *Sympathische Ganglien* liegen im Grenzstrang oder in den prävertebralen Ganglien, also außerhalb des Respirationstrakts. Die für die sympathische Nervenversorgung der Lunge wichtigsten Ganglien sind das *Ganglion cervicale superior* und das *Ganglion stellatum. Parasympathische Ganglien* finden sich in zwei Plexus: das größere Geflecht liegt in der Adventitia der Trachea, aber nicht gleichmäßig über die gesamte Zirkumferenz verteilt, sondern dorsal der glatten Muskulatur über der hinteren Membran konzentriert. Dieser Plexus ist besonders in der oberen Trachea gut ausgebildet. Ein zweiter Ganglienplexus findet sich mehr im distalen Trachealbereich und in den Bronchien. Er liegt in der Submukosa der Atemwege, ist hier über die gesamte Zirkumferenz zu finden und konzentriert sich um Drüsen und Blutgefäße, die er vermutlich in erster Linie innerviert. Die Verteilung postganglionärer Nervenenden ist stark gewebeabhängig. Die *glatte Atemwegsmuskulatur* wird überwiegend von postganglionären Vagusfasern innerviert, die sympathische Innervation ist deutlich geringer als die parasympathische und funktionell wenig bedeutend (Murlas et al. 1980). Adrenerge Einflüsse auf die Atemwegsmuskulatur werden im wesentlichen humoral, über das aus dem Nebennierenmark ins Blut freigesetzte Adrenalin, nicht nerval vermittelt. Anders verhält es sich mit den *submukösen Drüsen*. Sie besitzen eine volle duale Innervation mit parasympathischen und sympathischen efferenten Nervenenden. Zwar überwiegen auch hier parasympathische über sympathische Nervenenden, die Zahl adrenerger Rezeptoren übersteigt aber bei weitem die Zahl cholinerger Rezeptoren. Auf 5 muskarinartige Rezeptoren pro μm^2 Zelloberfläche kommen ca. 25 α-adrenerge und 17 β-adrenerge Rezeptoren (Basbaum 1984). Dabei überwogen α-adrenerge Rezeptoren in den serösen, β-adrenerge in den mukösen Drüsen (Barnes u. Basbaum 1983). In der glatten Atemwegsmuskulatur fanden sich 21 muskarinartige Rezeptoren pro μm^2, also viermal mehr als in Drüsengewebe (Basbaum et al. 1984), so daß hier das cholinerge System bezüglich Innervations- *und* Rezeptorendichte dominierte. Das *Gefäßsystem* besitzt eine adrenerge Innervation mit Überwiegen der α-adrenergen (konstriktorischen) Einflüsse. Dilatierende Einflüsse sind β-adrenerg oder cholinerg. Besonders cholinerge gefäßdilatierende Einflüsse bedürfen zur vollen Ausprägung eines intakten Gefäßendothels, das auf eine postganglionäre Nervenreizung hin muskelrelaxierende Faktoren produziert.

Diese Einteilung des autonomen Nervensystems ist unvollständig. Es gibt muskarinartige Rezeptoren an Strukturen des sympathischen und adrenerge Rezeptoren an Strukturen des parasympathischen Nervensystems, so daß sich die beiden Nervensysteme nicht erst im Endorgan „treffen" und nicht erst hier entschieden wird, welcher Einfluß in einer gegebenen Situation überwiegt. Schon im gesamten Nervenverlauf beeinflussen sich die beiden Systeme gegenseitig. Noradrenalin hemmt die Impulsübertragung in parasympathischen Ganglien (Baker et al. 1983a, b). Sowohl α- als auch β-adrenerge Hemmwirkungen auf die Acetylcholinfreisetzung dürften dieser Wirkung zugrundeliegen (Skoogh 1986). Auch für sympathische Ganglien ist schon länger bekannt, daß adrenerge Agonisten präsynaptisch die Freisetzung von Acetylcholin verhindern (Christ u. Nishi 1971). Gleiches geschieht durch Noradrenalin am postganglionären Nervenende: auch hier wird die Freisetzung von Acetylcholin gehemmt, die muskarinartige cholinerge Wirkung wird also bereits am Nerven und nicht erst im Endorgan durch adrenergen Einfluß vermindert (Vermeire u. Vanhoutte 1977), diese Wirkung wird durch β-Rezeptoren vermittelt (Danser et al. 1987). Nicht nur durch autonome Agonisten, auch durch äußere Einflüsse, z.B. Entzündungsmediatoren, kann die Freisetzung von Transmittern in Ganglien und an postganglionären Nervenenden gehemmt oder gesteigert werden. Viele Mediatoren haben ausgeprägte neurotrope Wirkungen. Die Wirkung auf efferente Nerven ist oft ausgeprägter als ihre Wirkung auf das Endorgan. Es bestehen Querverbindungen zwischen dem afferenten und efferenten Schenkel des Systems wie spätere Ausführungen über *ganglionäre Reflexe* und *Axonreflexe* noch deutlich machen werden.

5.2.2.1 Überträgersubstanzen des autonomen Nervensystems

Die Überträgersubstanz der Ganglien (sympathisch wie parasympathisch) und verschiedener Synapsen des Zentralnervensystems ist *Acetylcholin.* Acetylcholin ist auch die postganglionäre Überträgersubstanz in Endorganen, die von Fasern des N. vagus innerviert werden. Schließlich ist Acetylcholin die Überträgersubstanz an der neuromuskulären Endplatte des Skelettmuskels. Zwischen Acetylcholinwirkungen in Ganglien/ZNS und der Skelettmuskulatur auf der einen und der Acetylcholinwirkung an postganglionären Nervenenden des parasympathischen Nervensystems auf der anderen Seite kann unterschieden werden. Die Acetylcholinwirkung in Ganglien und an der quergestreiften Muskulatur ist durch Nikotin imitierbar, daher spricht man von den *nikotinartigen Wirkungen* des Acetylcholins. Allerdings benötigt die neuromuskuläre Impulsübertragung wesentlich höhere Dosen von Nikotin als die ganglionäre und die beteiligten pharmakologischen Rezeptoren sind verschieden. Die ganglionäre Impulsübertragung ist durch Ganglienblocker, z.B. Hexamethonium, nicht aber durch Atropin hemmbar. Im Gegensatz hierzu wird die Acetylcholinwirkung am autonomen Endorgan durch Muskarin imitiert und durch Atropin blockiert. Man spricht von der *muskarinartigen Wirkung* des Acetylcholins. Auf die bei der nikotinartigen und der muskarinartigen Acetylcholinwirkung beteiligten pharmakologischen Rezeptoren soll noch eingegangen werden. Zuvor soll aber auf einige Modifikationen des geschilderten „klassischen" Konzepts der Struktur aufmerksam gemacht werden, die seit seiner ursprünglichen Beschreibung bekannt geworden und für das Verständnis der Interaktionen innerhalb des autonomen Systems wesentlich sind.

Neben der „normalen" nikotinartigen ganglionären Impulsübertragung, die sich elektrophysiologisch als schnelles *exzitatorisches postsynaptisches Potential* darstellt (EPSP), gibt es in den Ganglien eine muskarinartige cholinerge Impulsübertragung, die sich sowohl hemmend als auch stimulierend auswirkt. Das unmittelbar nach dem EPSP beobachtete langsame *inhibitorische postsynaptische Potential* (IPSP) beruht auf einer Wirkung von Acetylcholin auf muskarinartige Rezeptoren und ist entsprechend durch Atropin hemmbar. Gleiches gilt für das neben dem schnellen auch mögliche langsame EPSP (Brown u. Constanti 1980). Das muskarinartige langsame EPSP kommt durch eine Hemmung eines vom Membranpotential abhängigen K^+-Stroms, des sog. M-Stroms zustande und „dient" vermutlich einer Sensibilisierung des Ganglions gegenüber afferenten Impulsen hoher Frequenz, weniger einer direkten Transmitterfunktion (Brown 1984; Brown et al. 1986). Häufig wird diese Funktion durch M_1-Rezeptoren vermittelt (Tabelle 5.2-3). Eine dritte muskarinartige Wirkung neben dem IPSP und dem langsamen EPSP ist die sog. Autoinhibition: Reizung präganglionärer muskarinartiger Rezeptoren durch freigesetztes Acetylcholin hemmt die weitere Acetylcholinfreisetzung vom präganglionären Nervenende (Koketsu u. Yamada 1982). Analoge muskarinartige Rezeptoren gibt es auch am postganglionären Nervenende, was dazu führt, daß Atropin und andere Anticholinergika im niedrigen

Konzentrationsbereich die durch eine Vagusreizung induzierte Kontraktion der Atemwegsmuskulatur nicht abschwächen, sondern verstärken (Hemmung einer Inhibition). Erst im höheren Dosisbereich folgt dann die Hemmung der vagusinduzierten Muskelkontraktion durch Blockade muskarinartiger Rezeptoren des Endorgans (Fryer u. MacLagan 1984; Blaber et al. 1985; Faulkner et al. 1986). Autoinhibitorische muskarinartige Rezeptoren sind auch auch im ZNS weitverbreitet. Muskarinartige Mechanismen sind also keineswegs auf die postganglionäre Erregungsübertragung zum autonomen Endorgan (Muskel, Drüse) beschränkt, sondern existieren schon im ZNS und entlang dem Verlauf autonomer Nerven.

Auch in den Ganglien selbst sind Zellbild und Innervation wesentlich vielgestaltiger als nach dem bisherigen Konzept bekannt. Schon länger bekannt sind körbchenartige Geflechte um die Ganglienzellen. Neuere Untersuchungen zeigen, daß jede Zelle von einem komplexen Neuropil ummantelt ist (El-Bermani u. McCarthy 1980; Knight 1980). In parasympathischen und sympathischen Ganglien gibt es katecholaminhaltige Zellen (Jacobowitz et al. 1973), ferner Zellen, deren Fluoreszenz von anderen, teils noch nicht näher definierten biogenen Aminen stammt – sie werden unter dem beschreibenden Terminus SIF (*small*, *intensely fluorescent*) Zellen zusammengefaßt. Es gibt ferner Zellen mit positiver Immunfluoreszenz auf Enkephaline und eine ganze Reihe anderer Peptide (z. B. *vasoaktives intestinales Peptid*, VIP), als Hinweise darauf, daß Ganglienzellen sehr vielgestaltigen afferenten Impulsen ausgesetzt sind, die sämtlich modulierend auf das Ausgangssignal einwirken. Auf wesentliche Aspekte dieser ganglienmodulierenden Innervation wird noch einzugehen sein.

5.2.2.2 Autonome pharmakologische Rezeptoren

Pharmakologische Rezeptoren sind von den noch zu besprechenden Neurorezeptoren des autonomen Nervensystems zu unterscheiden (Tabelle 5.2-5). Solche Neurorezeptoren sind komplex aufgebaut. Sie tragen zwar an ihrer Oberfläche verschiedenste pharmakologische Rezeptoren, können daher durch pharmakologische Agonisten gereizt werden und diese Reizung ist durch spezifische Rezeptorenblocker zu hemmen. Sie sind aber auch gegen viele andere Reizarten, z. B. physikalische und mechanische Reize empfindlich, deren Rezeption im Prinzip von den pharmakologischen Rezeptoren unabhängig, wenn auch durch sie modulierbar ist.

5.2.2.2.1 Adrenerge pharmakologische Rezeptoren

Die postganglionäre Überträgersubstanz in sympathisch innervierten Endorganen ist Noradrenalin, das eine überwiegende, aber nicht ausschließliche Wirkung auf α-adrenerge Rezeptoren hat. Eine sympathische Nervenreizung wirkt trotz der überwiegend α-adrenergen (bronchokonstriktorischen) Wirkung von Noradrenalin bronchodilatierend, weil im Endorgan β-adrenerge Rezeptoren gegenüber α-adrenergen überwiegen. Basierend auf der selektiven Wirkung von Agonisten und Antagonisten wurde das Konzept von Rezeptor-Subklassen entwickelt. Man unterscheidet zunächst α- und β-adrenerge Rezeptoren und kennt von beiden

Tabelle 5.2-1. Spezifische Agonisten und Antagonisten des adrenergen Systems

Rezeptortyp	Agonist	Antagonist
α_1-adrenerg	Phenylephrin Methoxamin	Prazosin Phentolamin Phenoxybenzamin
α_2-adrenerg	Clonidin α-Methylnoradrenalin	Yohimbin Idazoxan
β_1-adrenerg	RO 363	Atenolol Betaxolol
β_2-adrenerg	Procaterol Fenoterol Salbutamol	ICI 118 551

Typen je zwei Subtypen: α_1, α_2 und β_1, β_2. Ein erster β-Rezeptor wurde inzwischen gereinigt, kloniert und seine Aminosäuresequenz definiert, für diesen Rezeptor ist eine C-DNS verfügbar (Dixon et al. 1986; Yarden et al. 1986; Levitzki 1987). Spezifische Agonisten und Antagonisten des adrenergen Systems sind in Tabelle 5.2-1 aufgeführt. Weitere Subtypen scheinen zu existieren, auf Grund unterschiedlicher Affinität gegenüber Antagonisten wurden für das Gefäßsystem zwei α_1-Subtypen vorgeschlagen (Flavahan u. Vanhoutte 1986, 1987).

Keiner der α_2-Agonisten ist sonderlich spezifisch, d.h. sie stimulieren α_2-Rezeptoren nur mäßig stärker als α_1- Rezeptoren und bei der experimentellen Verwendung ist gleichzeitige Blockade der α_1-Rezeptoren mit einem spezifischen Antagonisten ratsam. Auch haben viele der genannten Substanzen neben den rezeptorstimulierenden oder -hemmenden auch andere Wirkungen. Zum Beispiel wirkt der α_1-Agonist Phenylephrin in Konzentrationen $> 10^{-4}$ M auch als β_2-Agonist. Methoxamin ist hier vorzuziehen, da es in ähnlicher Dosierung ein β_2-Blocker ist, die Selektivität der α-Wirkung also verstärkt, nicht, wie Phenylephrin, abschwächt. Bei den β_2-Agonisten ist partieller Agonismus häufig (Salbutamol mehr als Fenoterol); Procaterol ist ein voller Agonist.

5.2.2.2.2 Cholinerge pharmakologische Rezeptoren

Auch im cholinergen System hat man Rezeptor-Unterklassen gefunden, sowohl für die nikotinartige als auch für die muskarinartige Wirkung. Die Klassifizierung in verschiedene Rezeptortypen ist nicht abgeschlossen und bisher gibt es keine allgemein akzeptierte Nomenklatur. Wie beim adrenergen System beruht die Klassifizierung auf der Entdeckung von Agonisten oder Antagonisten, die sich an muskarinartige Rezeptoren bestimmter Organe mit wesentlich höherer Affinität binden als an muskarinartige Rezeptoren anderer Organe und die funktionell bestimmte Organe selektiv beeinflussen können. Weiterhin werden die Rezeptoren auch mit Methoden der Gentechnologie analysiert und der Nachweis einer unterschiedlichen Aminosäurensequenz beweist letztlich erst die strukturelle Verschiedenheit der Rezeptoren, deren unterschiedliche pharmakologische Reaktion u.U.

Tabelle 5.2-2. Funktionelles Verhalten des muskarinartigen Antagonisten AF-DX 116 – Vergleich mit dem unspezifischen Antagonisten Atropin

Organ	ID_{50} (mg/kg i.v.)		Verhältnis
	Atropin	AF-DX 116	AF-DX 116/Atropin
Rechter Vorhof	0,033	0,85	26
Ventrikel	0,007	0,14	20
Ringmuskel Ileum	0,007	2,94	420
Iris, Ziliarkörper	0,006	4,17	695
Tränendrüsen	0,021	$\approx 30,00$	≈ 1400
Gland. submandib.	0,012	$\approx 30,00$	≈ 2500

ID_{50}: Dosis des Antagonisten, die für 50%ige Hemmung der Wirkung des Agonisten (z. B. Acetylcholin) benötigt wird. Hohe ID_{50} = wenig wirksamer Antagonist (Hammer et al. 1986)

auch auf unterschiedlichen Umgebungsbedingungen in den verschiedenen Geweben oder auf unterschiedlichen Überträgersystemen (Adenylcyclasesystem, Phosphoinositolsystem, Öffnung und Schließung von Ionenkanälen) beruhen könnte (Eglen u. Whiting 1985; Gil u. Wolfe 1985; Harden et al. 1986). Dabei ist „selektiv" ein quantitativer pharmakologischer Begriff und bedeutet lediglich, daß für „spezifisch" beeinflußte Funktionen wesentlich (z. B. 10–100fach) niedrigere Konzentrationen des Agonisten benötigt werden als für andere (Tabelle 5.2-2). Bei Verwendung hoher Konzentrationen wirkt keiner der Agonisten mehr selektiv.

Nikotinartige Acetylcholinwirkung: Obwohl die cholinerge Impulsübertragung in ZNS/Ganglien und in der Skelettmuskulatur traditionell gleichermaßen als *nikotinartig* bezeichnet wird, gibt es keinen einheitlichen nikotinartigen cholinergen Rezeptor. Mit molekularbiologischen Methoden hat man bisher 4 Untereinheiten des „Nikotinrezeptors" identifiziert und von α bis δ bezeichnet (Heinemann 1987). Eine fünfte Untereinheit (ϵ) wird diskutiert. Verantwortlich für die Bindung des jeweiligen Liganden ist die α-Untereinheit und sie ist es, die bei den verschiedenen Subtypen nikotinartiger Rezeptoren variiert. In der Skelettmuskulatur findet sich die α_1-Untereinheit, im ZNS finden sich wenigstens 3 verschiedene α-Untereinheiten: α_2, α_3 und α_4, die man bei autoradiographischen Studien in ganz verschiedenen Arealen des ZNS vorfindet. Dagegen scheint die β-Untereinheit (bisher nur β_1 identifiziert) für alle Rezeptor-Subtypen gleich zu sein. Die Verknüpfungsmöglichkeiten der restlichen Untereinheiten (γ bis ϵ) mit den verschiedenen α-Untereinheiten werden derzeit untersucht. Im Gegensatz zu den muskarinartigen Rezeptoren, bei denen man zuerst pharmakologische Unterschiede feststellte und erst sekundär die strukturelle Verschiedenheit molekularbiologisch dokumentierte, war der Prozeß bei den nikotinartigen Rezeptoren umgekehrt: die strukturelle Verschiedenheit der Subtypen ist molekularbiologisch bereits etabliert, nur wenige spezifische Agonisten und Rezeptorenblocker sind aber bis jetzt bekannt. Länger bekannt sind lediglich α-Bungarotoxin als spezifischer Blocker nikotinartiger Acetylcholinrezeptoren der Skelettmuskulatur (die Substanz blockiert keine nikotinartigen Rezeptoren in Ganglien und ZNS), *Di*me*t*hyl*p*henyl*p*iperazin (DMPP) als

Reizstoff und Hexamethonium als Blocker der nikotinartigen Rezeptoren in den Ganglien (unwirksam an der Skelettmuskulatur). Eine neuere Substanz ist ein Abkömmling des α-Bungarotoxins, die Substanz α-Bungarotoxin 3.1, die sich an Rezeptoren im ZNS und in sympathischen Ganglien (jedoch nicht an Rezeptoren im Skelettmuskel) bindet. Die pharmakologische Klassifizierung nikotinartiger Rezeptoren ist also nicht annähernd soweit fortgeschritten wie die gentechnologische oder wie die pharmakologische Klassifizierung adrenerger oder muskarinartiger cholinerger (s. u.) Rezeptoren.

Muskarinartige Acetylcholinwirkung: Pirenzepin war der erste selektive Antagonist, die Verbindung McNeil-A-343 der erste selektive Agonist einer Untergruppe muskarinartiger Rezeptoren, die man in der Folge als M_1 bezeichnete. Während zum Beispiel der konventionelle (nicht selektive) muskarinartige Antagonist Atropin eine ähnliche Affinität gegenüber muskarinartigen Rezeptoren im rechten Vorhof und in den Ganglien zeigte, besaß Pirenzepin eine wesentlich höhere Affinität zu Ganglien- als zu Vorhofrezeptoren. Funktionell bewirkte die Applikation des M_1-spezifischen Agonisten McN-A-343 eine Erhöhung von Blutdruck und Herzfrequenz durch Reizung sympathischer Ganglien, das genaue Gegenteil der direkten Vaguswirkung auf das Herz mit Bradykardie und Hypotonie. Löste man durch eine Vagusreizung eine Bradykardie aus, dann hemmte Pirenzepin diese Wirkung zwanzigmal schwächer (= erst in 20fach höherer Dosierung) als es die ganglionäre Impulsübertragung hemmte. Aus dieser Entdeckung ergab sich die erste Unterteilung muskarinartiger Rezeptoren in M_1- und M_2-Rezeptoren, wobei der M_1-Typ in sympathischen Ganglien und in Neuronen des ZNS gefunden wurde, mit McN-A-343 als spezifischem Agonisten und Pirenzepin als spezifischem Antagonisten. Ein neuerer Antagonist mit hoher Affinität zu M_1-Rezeptoren ist Dicyclorerine (Dicyclomin ®). Alle übrigen muskarinartigen cholinergen Rezeptoren (Bronchialmuskel, Drüsen, Darmmuskulatur) wurden nach dieser ersten Klassifikation als M_2-Rezeptoren eingestuft. Als spezifischer M_2-Antagonist ist seither die Substanz AF-DX-116 entwickelt worden. Sie hat eine deutlich höhere Affinität zu M_2- als zu M_1-Rezeptoren, erlaubt darüber hinaus die weitere Unterteilung von M_2-Rezeptoren, die keine homogene Gruppe darstellen. Wie Tabelle 5.2-2 zeigt, hat AF-DX-116 hohe Affinität zu Rezeptoren im Herzen, mittlere Affinität zu Rezeptoren im Darm und in der Iris und sehr niedrige Affinität zu Rezeptoren in Drüsen. Bisher wurden alle diese Rezeptoren in einer Gruppe (M_2) geführt.

Es gibt weitere Hinweise auf Rezeptor-Subtypen in der (bisherigen) Gruppe der M_2-Rezeptoren: Gallamin ist ein Antagonist mit hoher Spezifität für muskarinartige Rezeptoren im Herzen (kardioselektiv). Dagegen sind 4-DAMP und Hexahydrosiladifenidol muskelselektiv, 4-DAMP hat auch relativ hohe Affinität zu exokrinen Drüsen. Tabelle 5.2-3 gibt eine vereinfachte Übersicht über die drei wesentlichen zur Zeit bekannten Subtypen muskarinartiger Rezeptoren: M_1 bis M_3 (Birdsall et al. 1984; Hammer u. Giachetti 1984; Mitchelson 1984; Potter et al. 1984; Watson et al. 1986). Es ist durch Methoden der Gentechnologie jedoch inzwischen gesichert, daß ein M_4 Typ existiert (Capon 1987), was bis vor kurzem auf Grund pharmakologischer Befunde nur vermutet worden war (vgl. Tabelle 5.2-2, nach der AF-DX-116 zwischen 3, nicht nur 2 Untergruppen von M_2-Rezeptoren zu unterscheiden scheint), eine definitive Klassifikation steht aus. Vorge-

Tabelle 5.2-3. Einteilung muskarinartiger cholinerger Rezeptoren

Rezeptortyp	M_1	M_2	M_3
Organe	Symp. Ganglien Zentrale Neurone	Myokard	Glatte Muskulatur Exokrine Drüsen
Selektiver Agonist	McN-A-343 Pilocarpin AHR-602 AF-102 B		4-DAMP
Selektiver Antagonist	Pirenzepin Telenzepin Dicyclomin	AF-DX 116 Gallamin Pancuronium Himbacin Methoctramin	Hexahydrosiladifenidol (gl. Muskel, Blase) Secoverin (gl. Muskel, z. B. Trachea, Darm)
Häufiges Überträgersystem	Phosphatidyl-inositolumsatz Schließung von K^+-Kanälen	Öffnung von K^+-Kanälen, Schließung von Ca^{2+}-Kanälen Hemmung der Adenylatcyclase	Hemmung der Adenylatcyclase (cAMP) Öffnung von Na^+-Kanälen, Öffnung von K^+- u. Ca^2-Kanälen
GTP o. GppNHp senkt Affinität des Rezeptors zum Agonisten	gering	stark	stark
Niedr. Mg^{++} steigert Affinität des Rezeptors zum Agonisten	gering o. nicht	stark	stark
Hohes Mg^{++} senkt Affinität des Rezeptors zum Agonisten	gering o. nicht	stark	stark
Wirkung von NEM auf Rezeptor-Agonist-Bindg.	Koppelung	Entkoppelung	Entkoppelung

AF-DX 116: (11{{2-{(diäthylamino)methyl}1-piperidinyl}acetyl}-5,11-dihydro-6H-pyrido{2,3-6}{1,4} benzodiazepin-6-)on. *4-DAMP:* 4-diphenylacetoxy-N-methyl piperidin methiodid. *NEM:* N-Äthyl-Maleimid. *AHR-602:* N-benzyl-3-pyrrolidylacetat methobromid. *McN-A-343:* 3-m-Chlorophenylcarbamoyloxy-2-butynyltrimethyl ammonium. *GTP:* Guanosin-Triphosphat. *GppNHp:* Guanyl-5′-yl imidophosphat (GTP-Analogsubstanz). *AF-102 B:* Cis-2-methylspiro-(1,3-oxathiolane-5,3′)-quinuclidinhydrochlorid. *Methoctramin:* N,N′-bis{6-{ (2-methoxybenzyl) amino}hexyl}-1,8-octandiamin.

schlagen werden die Bezeichnungen M_1 (Ganglien), M_2 (Herz), M_3 (Drüsen) und M_4 (glatte Muskulatur), wobei die Unterscheidung zwischen M_3 und M_4 zu wenig untermauert ist und daher in Tabelle 5.2-3 zunächst vernachlässigt wird. Wo muskarinartige Rezeptoren synthetisiert werden, ist nicht genau bekannt. Muskarinartige Rezeptoren des Nervengewebes sind nicht an einer bestimmten Stelle der Membran fixiert, sondern werden zumindest zum Teil entlang dem Axonverlauf transportiert (Kuhar u. Zarbin 1984; Watson et al. 1986). Die Synthese kann also fernab des Wirkungsortes stattfinden. Rezeptortypen unterscheiden sich nicht nur

durch die räumliche Anordnung der Aminosäureketten, durch Umgebungsein-
flüsse des jeweiligen Gewebes und durch die jeweils benutzten Mittlersysteme (Gil
u. Wolfe 1985), sondern auch schon durch ihre Aminosäuresequenz, eine bisher
umstrittene Frage. Die mit molekularbiologischen Methoden gelungene Sequenzierung der Rezeptorsubtypen wird wesentlich zur Entwicklung klinisch brauch-
barer spezifischer muskarinartiger Antagonisten beitragen, die nahezu ausschließlich an bestimmten Organen (z.B. Atemwegsmuskulatur) angreifen, dafür andere
Organe oder Organellen (Herz, Drüsen, Ganglien) aussparen.

5.2.3 Der „klassische" Reflex

Abbildung 5.2-1 zeigt die verschiedenen Möglichkeiten, durch die „klassische"
Reflexe auf die Atemwege einwirken können, und wir werden diese Aspekte nur
kurz abhandeln. Neurorezeptoren in oberen und unteren Luftwegen werden durch
bestimmte Reize stimuliert, leiten über die afferenten Nervenbahnen im N. vagus,
N. laryngeus superior und inferior und N. sympathicus die Information zum ZNS
und von hier geht das „Kommando" an die autonom innervierten Organe (Atemwegsmuskulatur, Drüsen und Gefäße) über efferente autonome Bahnen in den
gleichen Nerven zurück in die Peripherie. Die efferente Antwort ist aber nicht auf
das autonome Nervensystem beschränkt. Efferente Impulse werden auch dem
Zwerchfell und den Atemmuskeln zugeleitet – also quergestreiften Muskeln mit

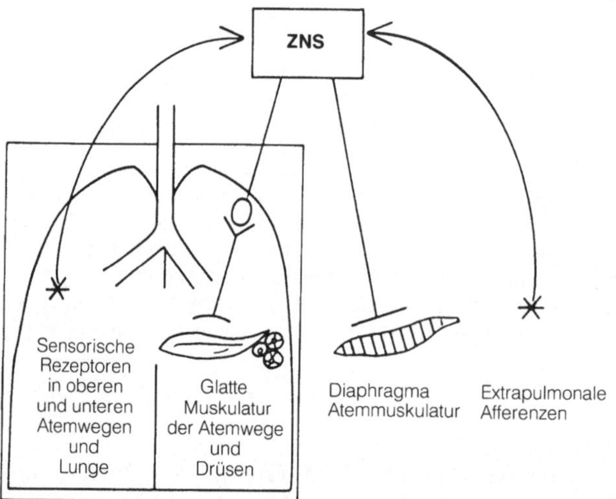

Abbildung 5.2-1. Afferente und efferente Nervenverbindungen mit Einfluß auf den Muskeltonus
der Atemwege. Afferenzen kommen überwiegend von Neurorezeptoren in den oberen und unteren Atemwegen (links außen) und von extrapulmonalen Neurorezeptoren, z.B. dem Glomus
caroticum (rechts außen). Efferenzen gehen intrapulmonal zur glatten Muskulatur der Atemwege
und zu den submukösen Schleimdrüsen (halblinks) und extrapulmonal zur gestreiften Muskulatur
von Zwerchfell und Atemmuskeln. Aus dieser Anordnung ergeben sich die in Tab. 5.2-1 genannten Möglichkeiten, klassische Reflexmechanismen experimentell zu untersuchen (Hahn 1986).

Tabelle 5.2-4. Methoden zur Untersuchung von Reflexmechanismen

1. Ableitung von Einzelfaserpotentialen

2. Messung der Reizantwort des Erfolgsorgans unter Bedingungen, die eine zuverlässige Trennung von Reiz- und Erfolgsorgan erlauben:
   a) Isoliertes Trachealsegment mit intakter Nerven- und Blutversorgung
   b) Trennung der rechten von der linken Lunge
   c) Trennung der pulmonalen von der bronchialen Zirkulation
   d) Untersuchung der Atemregulation

somatischen, nicht autonomen Nerven. Es resultieren Änderungen der Atemregulation. Afferente Information kann auch von extrapulmonalen Organen kommen, z. B. den Chemorezeptoren im Carotissinus oder von der Haut – man denke an den tiefen Atemzug beim ersten Kontakt mit der kalten Dusche. Ein Charakteristikum des klassischen Reflexes ist die *generalisierte* Reaktion, selbst auf einen *lokalen* Reiz. Gold hat gezeigt, daß die einseitige Applikation von Histamin oder von Allergen in nur eine Lungenhälfte eine reflexbedingte beidseitige Reaktion verursacht (Gold et al. 1972). Die Begrenzung einer solchen Anordnung ist offenkundig: ein System, das nur auf klassischen Reflexen basiert, wäre weitgehend unfähig zu abgestuften örtlichen Reaktionen.

Details der Untersuchungsmethoden zur Identifizierung und Verifizierung von Reflexen sollen hier nicht besprochen werden. Einige experimentelle Techniken sind in Tabelle 5.2-4 dargestellt. Zusammenfassend lassen sich Reflexe in einem experimentellen System nachweisen, in dem der Einwirkungsort des afferenten Reizes und das Erfolgsorgan (=Einwirkungsort des efferenten Reizes) sicher getrennt werden können. Beseitigt eine Nervenblockade des afferenten Organs den beobachteten Effekt, beweist dies einen klassischen Reflex. Gibt man z.B. Allergen isoliert in die linke Lungenseite des Versuchstieres und beobachtet einen Effekt auch in der rechten Lunge, der sich durch Blockade des Vagus auf der Applikationsseite (links) verhindern läßt, so ist der Reflex bewiesen (Gold et al. 1972), da nur afferente, nicht efferente Nervenfasern blockiert wurden. Eine analoge Trennung kann zwischen oberen und unteren Luftwegen stattfinden (ausgeschaltetes Trachealsegment) und zwischen dem Versorgungsbereich der Bronchial- und der Pulmonalarterie. Reflexe lassen sich schließlich gut studieren, wenn man als Effektor die Atemregulation benutzt (Atemfrequenz, Atemzugvolumen, Atemantrieb), da hierbei als „ausführende Stelle" Organe mit quergestreifter Muskulatur benutzt werden, die von somatischen Nerven (nicht dem N. vagus) innerviert werden. Hier sind afferenter (N. vagus) und efferenter (N. phrenicus, Nn. intercostales) Impulsweg besonders gut trennbar.
Notwendig ist eine kurze Diskussion der *Fasertypen* und *Rezeptoren* im vagalen System, weil bestimmte Typen uns später wieder begegnen werden (Übersicht s. Coleridge u. Coleridge 1986). Der Stand unseres Wissens ist vereinfacht in Tabelle 5.2-5 dargestellt. Manche der geschilderten Befunde mußten gegenüber früheren Berichten modifiziert werden. Während man z.B. früher annahm, daß man von Dehnungsrezeptoren kommende Afferenzen gezielt durch Kälte blockieren könne, ohne die Impulsleitung in Afferenzen von schnell adaptierenden Reiz-

Tabelle 5.2-5. Eigenschaften der pulmonalen Neurorezeptoren

	Langsam adaptierende Dehnungsrezeptoren	Schnell adaptierende Reizrezeptoren	C-Faserrezeptoren (= J-Rezeptoren)
Typ	Myelinisiert, schnell-leitend, Leitungs-geschwindigkeit 25–35 m/s, kälteblok-kiert bei +7 °C	Myelinisiert, schnell-leitend, Leitungs-geschwindigkeit 20–30 m/s, kälteblok-kiert bei +7 °C	Nicht myelinisiert, langsame Reizleitung, Leitungsgeschwindig-keit 0,5–1,5 m/s, kälte-blockiert bei −2 °C
Lokalisation	Trachea und größere Bronchien, glatte Mus-kulatur (z. B. Trachea: nur hintere Membran)	Trachea, Hauptbron-chien, Bifurkationen (kleine Bronchien), Epithelschicht über gesamte Zirkumferenz, ?Muskulatur?	Alveolarwände (nahe Pneumocyten Typ I), große und kleine Bron-chien, Epithel und Lamina propria, Neu-roepithelkörperchen
Reiz	Einatmung, Lungen-dehnung, mechanische Deformation (Tumor), Rezeptoren in Atem-mittellage aktiv	Lungenkollaps, rasche Lungendehnung, Luft-fluß, mechanische Deformation von Epi-thel oder Bronchus, Stäube, Reizgase und -dämpfe	Chemische Substan-zen: Phenyldiguanid, Capsaicin, Bradykinin, SO_2, Prostaglandin E_2; Entzündung, Ödem, Lungendehnung, mechanische Reize (Sonde), CO_2
Wirkungen	Hemmung der Ein-atmung: kürzere Ein-atemzeit (T_i), Förde-rung der Ausatmung: längere Ausatemzeit (T_e), Bronchodilatation	Verstärkte Einatmung (Seufzer), längere Ein-atemzeit (T_i), kürzere Ausatemzeit (T_e), Bron-chokonstriktion, Hypersekretion	Schnelle, flache Atmung durch Verkür-zung von Einatmung (T_i) und Ausatmung (T_e), Bronchokonstrik-tion, verstärkte Schleimsekretion aus submukösen Drüsen, pulmonaler Abwehr-reflex

rezeptoren zu beeinflussen, weiß man heute, daß langsam adaptierende Deh-nungsrezeptoren und schnell adaptierende Reizrezeptoren (*irritant-Rezeptoren*) bei praktisch gleicher Temperatur blockiert werden und durch differentielle Kälte-blockade nicht zu unterscheiden sind (Franz u. Iggo 1968). Eine Unterscheidung durch Kälteapplikation ist dagegen zwischen myelinisierten und nicht myelinisier-ten (C-)Fasern möglich. Die zur Blockade jeweils notwendigen Temperaturen: 5–7°C für myelinisierte und −2°C für nicht myelinisierte Fasern liegen ausrei-chend weit auseinander, um über eine Kälteblockade eine zuverlässige Rezeptor-differenzierung zu erreichen. Viele Effekte, die man früher den schnell adaptieren-den Rezeptoren zuschrieb, waren in Wirklichkeit vermutlich durch C-Faserenden verursacht.

Es gibt in der Lunge wenigstens drei Typen sensibler *Neurorezeptoren. Pulmonale Dehnungsrezeptoren* (Tabelle 5.2-5) sind schon bei normaler Atmung (Atemmittel-lage) aktiv. Ihre afferenten Fasern sind myelinhaltig, daher schnell leitend. Sie adaptieren langsam, d.h. reagieren auf einen Reiz mit langanhaltender Impulsentladung. Ihr adäquater Reiz ist Lungendehnung (z. B. Inspiration) und dieser Reiz resultiert in einer Hemmung der Einatmung. Diese Rezeptoren führen also zu einer Verkürzung der Inspirationsdauer (T_i) und einer Verlängerung der Exspirationsdauer (T_e). CO_2 hat eine gewisse Hemmwirkung auf Dehnungsrezeptoren, die im Bereich zwischen 1–5% CO_2 stärker ist als oberhalb 5% (Green et al. 1986).

Impulse schnell adaptierender Rezeptoren (*irritant-Rezeptoren*, Tabelle 5.2-5) werden ebenfalls in myelinhaltigen Nervenfasern weitergeleitet, was in schneller Leitungsgeschwindigkeit resultiert. Die mittlere Leitungsgeschwindigkeit von 41 schnell adaptierenden Rezeptoren war 23.3 m · s^{-1} und dieser Wert war nicht signifikant verschieden von den 32.3 m · s^{-1}, die man für 100 langsam adaptierende Dehnungsrezeptoren fand (Sampson u. Vidruk 1975). Im Gegensatz zu den Dehnungsrezeptoren sind schnell adaptierende Rezeptoren bei Normalatmung in Atemmittellage kaum aktiv. Sie reagieren auf Überblähung, noch mehr aber auf Kollaps der Lunge sowie auf Luftströmung, z. B. Jet-Ventilation (Pisarri et al. 1987), mit einer kurzen, unregelmäßigen Impulsentladung, die auch bei weiter einwirkendem Reiz rasch abklingt (adaptiert). Weitere Reize sind Staubpartikel, Reizgase, bestimmte chemische Substanzen und Mediatoren, obwohl Reize dieser letzten Gruppe C-Faserenden stärker reizen als schnell adaptierende Rezeptoren.

Schließlich gibt es Neurorezeptoren, deren afferente Impulse in nicht myelinhaltigen Fasern fortgeleitet werden, man nennt sie *C-Faserenden* (Tabelle 5.2-5) und unterscheidet einen pulmonalen und einen bronchialen Typ. Auch für sie gibt es verschiedene Reize. Mechanische Dehnung der Lunge reizt vor allem pulmonale C-Faserenden. Chemische Substanzen und Mediatoren reizen mehr bronchiale C-Faserenden. Ein Beispiel für eine chemische Substanz mit starker Reizwirkung auf C-Faserenden ist Capsaicin, das die in sensorischen Nervenenden der C-Fasern enthaltene Substanz P freisetzt. Eine Substanz mit starker Reizwirkung auf C-Faserenden ist Bradykinin (Kaufman et al. 1980), das ebenfalls Substanz P freisetzt und nach Vorbehandlung des Gewebes mit Capsaicin (dadurch Entleerung von Substanz P aus afferenten C-Faserenden) wirkungslos ist (Lundberg u. Saria 1983; Lundberg et al. 1983; Tabelle 5.2-9). C-Fasern in der Lunge werden weiterhin durch SO_2 (Roberts et al. 1982) und durch CO_2 (Delpierre et al. 1980; Jammes et al. 1985) gereizt. Reizung von C-Faserenden führt zur Verkürzung der In- und Exspirationsdauer (T_i und T_e) und damit zu rascher flacher Atmung. C-Faserenden verursachen Atemwegsobstruktion, Hypersekretion von Schleim und Husten. Sie ähneln in vieler Hinsicht den Schmerzrezeptoren in der Haut, deren Impulse ebenfalls in nicht-myelinhaltigen Fasern fortgeleitet werden und die nach Reizung Substanz P und andere Neurokinine freisetzen.

Ganz allgemein gilt, daß nicht-myelinhaltige Nervenenden gegenüber chemischen Substanzen wie Phenyldiguanid oder Mediatoren der asthmatischen oder Entzündungsreaktion wesentlich empfindlicher sind als myelinhaltige Nervenenden. Man hat sie deswegen auch die Chemorezeptoren des Respirationstrakts genannt. Zwar werden auch schnell adaptierende Rezeptoren (*irritant-Rezeptoren*) oft durch solche Mediatoren gereizt, z. B. durch Histamin und Prostaglandin (PG) $F_{2\alpha}$, aber die verantwortlichen Mediatoren sind in aller Regel Bronchokonstriktoren und die Reizantwort wird durch Vorbehandlung mit Bronchodilatoren wie Isoproterenol meist stark vermindert, wenn auch in der Regel nicht blockiert (Vidruk et al. 1977). Man vermutet also, daß diese Rezeptoren wie Mechanorezep-

Tabelle 5.2-6. Wirkung chemischer Substanzen auf pulmonale Neurorezeptoren

Mediator \ Rezeptor	Myelinisiert		nicht myelinisiert	
	Dehnung	Reiz	pulmonal	bronchial
Serotonin	0	+	0	+ +
Phenyldiguanid	0/ +	0/ +	0**	+ +
Bradykinin	0	0	0	+ +
Histamin	+ +	0/ +	0/ +	+ +
SO_2	− **	0/ +	+ +	+ +
Capsaicin	0/ +	0/ +	+ +	+ +
$PGF_{2\alpha}$	?	+ +	+	+
PGE_1, PGE_2	?	0/ +	+ +	+ +
CO_2	−	0	0/ +	+

** = speziesabhängig
0 keine Wirkung,   +, + + Reizung,   − Hemmung

toren mehr auf die mechanischen Folgen einer Atemwegsobstruktion (z. B. Deformierung der Mukosa) reagieren als auf die chemische Natur der Mediatoren. Letzteres scheint dagegen bei den C-Faserenden der Fall zu sein, die auch durch bronchodilatierende Mediatoren (z. B. PGE_2) stark gereizt werden. In Tabelle 5.2-6 findet sich eine Aufstellung wichtiger Wirkungen von Mediatoren und chemischen Substanzen auf pulmonale Neurorezeptoren. Es wird daraus klar, daß C-Faserenden auf eine ganze Reihe chemischer Substanzen besonders empfindlich reagieren. Manche der in Tabelle 5.2-6 gezeigten Wirkungen sind speziesabhängig. Zum Beispiel beschreibt die Tabelle eine wesentlich höhere Empfindlichkeit bronchialer als pulmonaler C-Faserenden gegenüber Phenyldiguanid. Das gilt vor allem für den Hund. Bei anderen Tierarten reizt Phenyldiguanid auch bronchiale C-Faserenden recht effektiv. Speziesabhängig ist auch die Hemmwirkung von SO_2 auf Dehnungsrezeptoren – es gibt sie nur beim Kaninchen. Bei allen anderen Spezies blockiert SO_2 Dehnungsrezeptoren nicht, sondern hat eine starke Reizwirkung auf C-Faserenden (Roberts et al. 1982).

Eine analoge Unterteilung gibt es bei den laryngealen Nervenenden und -fasern. Auch hier sehen wir anatomisch reichlich nicht myelinisierte Nervenfasern, obwohl sie funktionell wesentlich schwieriger zu untersuchen sind.

5.2.4 Interaktionen zwischen efferenten cholinergen Nerven und Mediatoren

Interaktionen dieser Art sind mannigfach. Es gibt stimulierende und inhibierende Einflüsse. Beide sind für die asthmatische Erkrankung wichtig, denn eine Atemwegsobstruktion, Hypersekretion oder Vasodilatation kann immer durch beide Typen von Störungen verursacht sein: Verstärkung der stimulierenden oder Reduktion der hemmenden Einflüsse auf Bronchialmuskeltonus, auf das Drüsensystem oder die Blutgefäße.

Beispiel für eine ungemein starke Interaktion ist die Serotoninwirkung. Serotonin hat bei Vagusblockade eine wesentlich geringere Wirkung auf den Bronchialmuskeltonus als bei intaktem Vagus. Ein klassischer Reflex scheidet aus, weil einseitige Applikation von Serotoninaerosol in eine Lungenseite – in Abbildung 5.2-2 die linke – eine nur einseitige Konstriktion hervorruft – die Gegenseite bleibt unberührt. Vagusblockade hebt die Konstriktion auf und die Konstriktion ist nach Wegfall der Blockade wieder vorhanden – noch immer einseitig (Abbildung 5.2-2). Es besteht hier also eine Interaktion zwischen dem Vagus und der Substanz Serotonin, aber kein Reflex. Zur Bestätigung wurde der Vagus durchtrennt (was einen Reflex endgültig ausschließt) und das periphere Nervenende elektrisch gereizt (Abbildung 5.2-3). Erneut bestätigte sich die Interaktion: je länger Serotoninaerosol inhaliert wurde, desto mehr verstärkte sich die bronchokonstriktorische Wirkung der immer gleich bleibenden Vagusreizung. Die Wirkung war spezifisch und konnte durch Acetylcholin und Histamin nicht imitiert werden (Hahn et al. 1978). In Fortsetzung dieser Experimente fanden Sheller et al. (1982), daß die Interaktion zwischen Serotonin und dem Nerven stattfindet, nicht etwa zwischen Serotonin und freigesetztem Acetylcholin: extern zugegebenes Acetylcholin ist mit und ohne Serotonin gleich wirksam, was inzwischen in analoger Weise auch für Substanz P

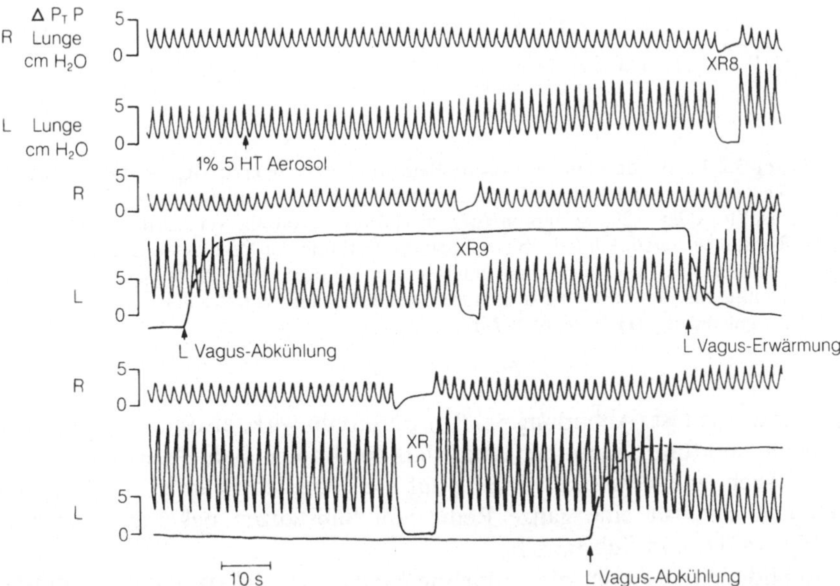

Abbildung 5.2-2. Wirkung unilateraler Serotoninapplikation auf den Muskeltonus der Atemwege beider Lungenhälften. Vernebelung von 1% Serotonin (5 HT) in die linke Lunge führt zum Anstieg des Transpulmonaldrucks nur in der linken, nicht aber in der rechten Lunge. Unilaterale Kälteblockade des linken Vagus blockiert die Reaktion. Getrennte Messung des Transpulmonaldrucks der rechten und linken Lunge über Carlens-Tubus. Bei XR8, XR9 und XR10 wurde je ein Tantalbronchogramm angefertigt. Ausmessung der Bronchialweite bestätigte die fehlende Atemwegsobstruktion auf der Gegenseite der Serotoninapplikation. Temperaturaufzeichnung invertiert: Temperaturlinie steigt mit sinkender Vagustemperatur an. Die Ergebnisse zeigen, daß Serotonin zwar keine signifikante Reflexwirkung auf den Muskeltonus der Atemwege hat, da in diesem Fall die rechte Lunge mitreagieren müßte. Die Serotoninwirkung ist aber auch nicht direkt, da durch Vaguskühlung blockierbar. Es handelt sich um eine Interaktion zwischen Serotonin und dem efferenten Vagus (Hahn et al. 1978).

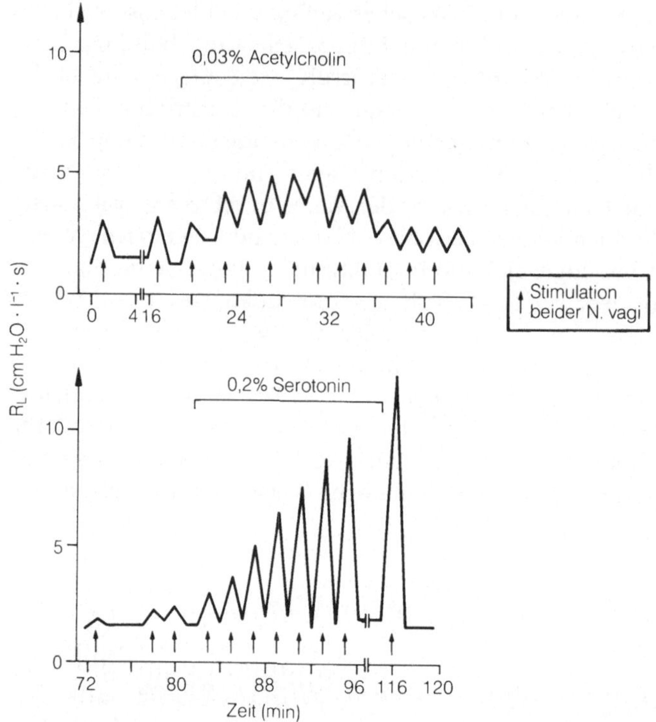

Abbildung 5.2-3. Wiederholte elektrische Reizung der peripheren Vagusstümpfe (jeder Pfeil eine kurze Reizung) nach beidseitiger Vagusdurchtrennung. Dabei Inhalation von 0,03% Acetylcholin (obere Hälfte) oder 0,2% Serotonin (untere Hälfte). Serotonin verursachte keinen Anstieg der Basis-Resistance, verstärkte jedoch erheblich die Wirkung der Vagusreizung. Der Effekt war serotoninspezifisch und hing nicht von einer serotonininduzierten Atemwegsobstruktion ab, denn Acetylcholin, das den basalen Muskeltonus deutlich erhöhte, hatte keine verstärkende Wirkung auf die Vagusreizung (Hahn et al. 1978).

gezeigt worden ist (Abbildung 5.2-8 b). Serotonin wirkt also präsynaptisch am Nervenende und führt vermutlich dazu, daß pro Impuls mehr Acetylcholin freigesetzt wird. Auch eine Verstärkerwirkung auf die Ganglien ist möglich. Ähnliche Interaktionen sind für eine ganze Reihe von Substanzen bekanntgeworden, so für $PGF_{2\alpha}$, PGD_2 und Substanz P.

Abbildung 5.2-4 zeigt die vermehrte Sekretionstätigkeit der Speicheldrüsen des Hundes nach Gabe von $PGF_{2\alpha}$ und nach elektrischer Reizung der Chorda tympani. Die starke Reaktion auf $PGF_{2\alpha}$ und auf Nervenreizung ist eindeutig. Beide Vorgänge wurden durch Atropin blockiert. Ebenso wurden sie verhindert – in Abbildung 5.2-4 nicht gezeigt – durch Tetrodotoxin, das Natriumkanäle am Nervenende und damit die Reizleitung am Nerven blockiert. $PGF_{2\alpha}$ wirkt an dieser Präparation also ausschließlich über das parasympathische Nervensystem und hat keine Direktwirkung auf die Drüsensekretion. Ähnliche Verhältnisse gelten für PGD_2, das die neuromuskuläre Impulsübertragung am Atemwegsmuskel verstärkt (Tamaoki et al. 1987) und am Menschen eine Hyperreagibilität gegenüber Methacholin und Histamin auslöst (Fuller et al. 1986).

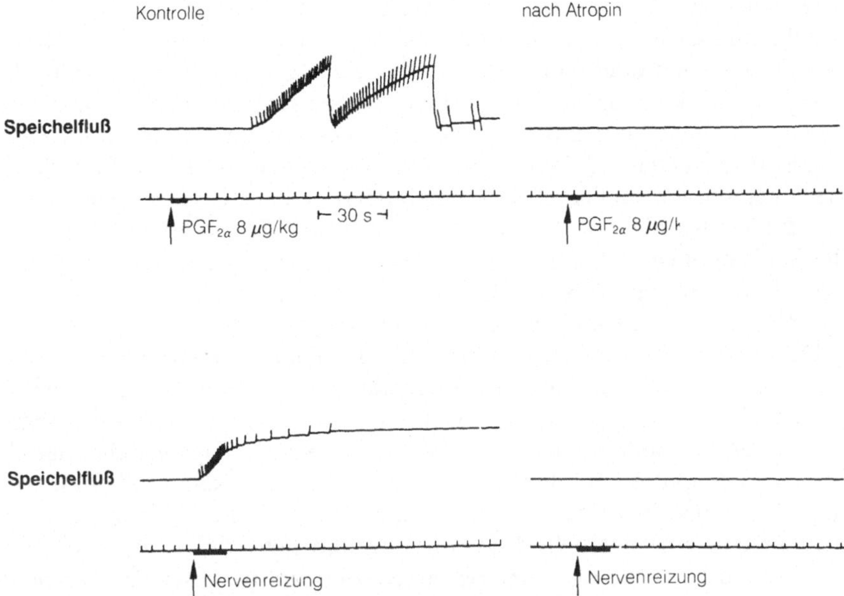

Abbildung 5.2-4. Vermehrte Speicheldrüsensekretion *(Speichelfluß)* des Hundes nach Injektion von 8 μg kg^{-1} Prostaglandin F$_{2α}$ (oben links) und nach elektrischer Reizung der Chorda tympani (unten links). In der *Speichelfluß*-Kurve bedeutet jede Zacke einen Tropfen Speichel, der aus der Kanüle in einen an einem Dehnungsmeßstreifen aufgehängten „Mikroeimer" fällt. Vorbehandlung mit 1 mg kg^{-1} Atropin verhindert die Reaktion auf beide Reize. Prostaglandin F$_{2α}$ wirkt somit über das cholinerge Nervensystem, nicht direkt auf die Speicheldrüsen (Hahn u. Patil 1972).

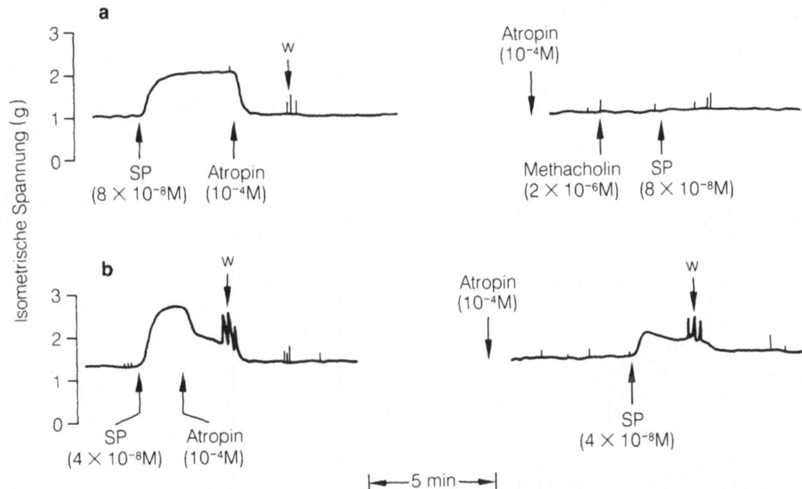

Abbildung 5.2-5a, b. Hemmwirkung von Atropin auf die durch Substanz P induzierte Atemwegsobstruktion. Obere Hälfte (**a**): Substanz P (8 × 10^{-8}M) induziert am Trachealmuskel des Kaninchens eine Kontraktion, die durch 10^{-4} M Atropin völlig beseitigt wird. Vorbehandlung mit der gleichen Dosis Atropin, einer Dosis, die auch die Methacholinwirkung völlig blockiert, verhindert die Kontraktion (A, rechte Bildhälfte). W = Auswaschen. Untere Hälfte (**b**): Anderes Experiment mit etwas schwächerer Atropinwirkung: nur Hemmung, keine völlige Blockade der durch Substanz P induzierten Muskelkontraktion (Tanaka u. Grunstein 1984).

Gleiches gilt für *Substanz P*: Abbildung 5.2-5 stammt aus einer Arbeit von Tanaka und Grunstein (1984) an der glatten Trachealmuskulatur des Kaninchens. Atropin reduziert oder blockiert die durch Substanz P induzierte Trachealmuskelkontraktion. Die Kontraktion wird durch Neostigminvorbehandlung potenziert und durch Hemicholinium 3 reduziert. Hemicholinium 3 blockiert die Cholinaufnahme in die Zelle und dadurch die Synthese von Acetylcholin (Abbildung 5.2-6). Hexamethonium, ein Ganglienblocker, ändert an der Reaktion nichts; die Interaktion findet also nicht in den Ganglien statt. Auch Tetrodotoxin (TTX) beeinflußt die Reaktion nicht (Abbildung 5.2-6). Substanz P muß also auf einen Typ der Acetylcholinfreisetzung wirken, der nicht über die Leitfähigkeitsänderung von Ionenkanälen, sondern ein anderes Mittlersystem läuft.

Da Substanz P aus afferenten Nervenenden vom C-Fasertyp und somit vermutlich in enger Nachbarschaft zu cholinergen Nervenenden freigesetzt wird, lag es nahe, nicht nur die Eigenwirkung von Substanz P auf die glatte Atemwegsmuskulatur zu prüfen, sondern auch eine mögliche Potenzierung benachbarter cholinerger Nervenimpulse. Abbildung 5.2-7 zeigt die verstärkende Wirkung von Substanz P auf eine Nervenreizung in vitro, eine elektrische Feldreizung. Substanz P hat zunächst eine deutliche Eigenwirkung und hebt die Ausgangsspannung des Trachealmuskels schon vor elektrischer Reizung an. In dieser Zeit könnte die Verstärkung der Wirkung rein mechanisch auf Grund einer höheren Vorspannung zustande kommen. Die Verstärkung läßt sich aber auch nach Abklingen der Eigenwirkung von Substanz P eindeutig nachweisen und die Autoren haben alle Auswertungen und ihre Statistik an Daten vorgenommen, die erst nach Erreichen der früheren Ausgangsspannung gemessen wurden. Die Auswertung einer ganzen Reihe von Experimenten bei verschiedenen elektrischen Reizstärken zeigt deutlich

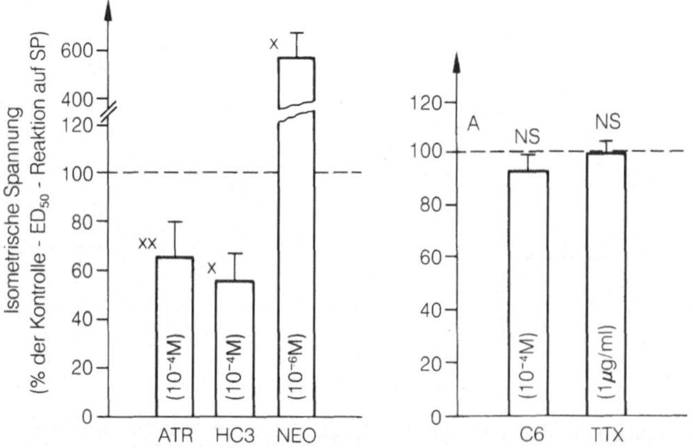

Abbildung 5.2-6. Zusammenfassung der Daten von Tanaka und Grunstein (1984), vgl. Abb. 5.2-5. Signifikante Hemmung der durch Substanz P induzierten Kontraktion des Trachealmuskels durch 10^{-4}M Atropin (ATR) und 10^{-4}M Hemicholinium 3 (HC3, Hemmstoff der Acetylcholinsynthese), Potenzierung der Muskelkontraktion durch 10^{-6}M Neostigmin (NEO). Wirkungslos waren dagegen Hexamethonium (C6) und Tetrodotoxin (TTX) (Tanaka u. Grunstein 1984).

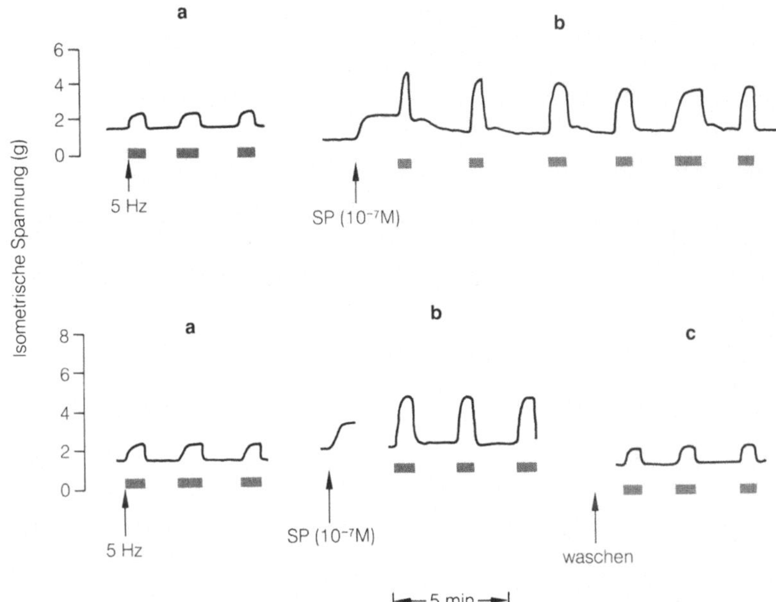

Abbildung 5.2-7a–c. Wirkung von Substanz P auf die durch postganglionäre Nervenreizung induzierte Kontraktion des Trachealmuskels. 10^{-7}M Substanz P induziert eine Erhöhung der Vorspannung des Trachealmuskels und verstärkt zusätzlich die durch eine elektrische Feldreizung (5 Hz) induzierte Muskelkontraktion. Die Verstärkung der neural induzierten Muskelkontraktion bleibt auch nach Erreichen der Ausgangsspannung erhalten (obere Bildhälfte, **b**). Die untere Bildhälfte zeigt das gleiche Phänomen (**b**), beweist aber zusätzlich die Reversibilität des Effekts nach Auswaschen von Substanz P (waschen, **c**) (Tanaka u. Grunstein 1986).

die Verstärkerwirkung von Substanz P auf die elektrische Reizung (Abbildung 5.2-8a). Die Blockierbarkeit der Verstärkerwirkung durch Atropin beweist, daß es sich um eine Wirkung auf das cholinerge System handelt. Daß es sich um eine Wirkung auf den postganglionären Nerven und nicht um eine Interaktion mit freigesetztem Acetylcholin handelt, zeigt die Tatsache, daß die Wirkung einer extern gegebenen cholinergen Substanz durch Substanz P in keiner Weise verändert wird (Tanaka u. Grunstein 1986). Es handelt sich um eine neurotrope Wirkung von Substanz P am postganglionären Nervenende. Eine Verstärkerwirkung auf die ganglionäre Übertragung scheidet bei dieser Versuchsanordnung aus, da eine elektrische Feldreizung am postganglionären Nervenende angreift. Analoge Befunde wurden kürzlich am Frettchen erhoben (Sekizawa et al. 1987) und eine vermehrte Freisetzung von Acetylcholin durch Substanz P wurde schon früher im Gastrointestinaltrakt für den Plexus myentericus demonstriert (Yau u. Youther 1982). Wahrscheinlich ist Substanz P dauernd an der cholinergen Erregungsübertragung beteiligt, denn eine capsaicininduzierte Entleerung von Substanz P aus den Nerven schwächt die cholinerge Impulsübertragung: Nach einem solchen Eingriff fällt die vagusinduzierte muskarinartige Atemwegsobstruktion wesentlich geringer aus als vor Capsaicinbehandlung (Martling et al. 1984).

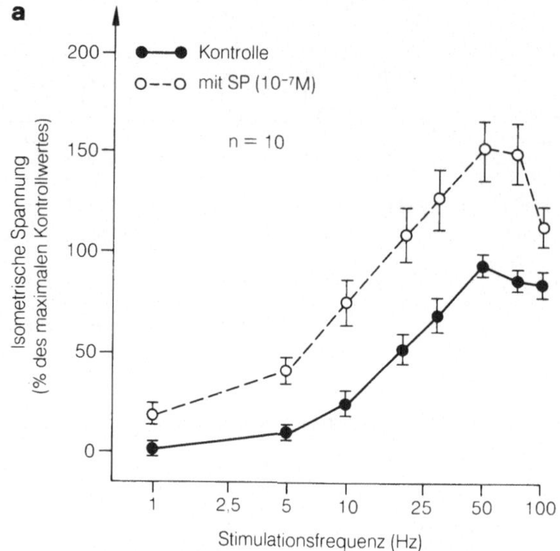

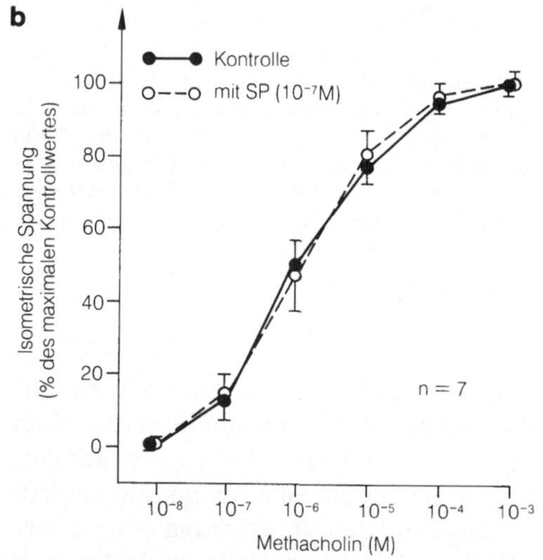

Abbildung 5.2-8a, b. Wirkung von Substanz P (10^{-7}M) auf die durch postganglionäre Nervenreizung (**a**) oder durch Applikation von Methacholin (**b**) induzierte Kontraktion des Trachealmuskels, dessen Spannung isometrisch gemessen wurde (*Isometrische Spannung,* Ordinate). Nur bei indirekter Reizung des Muskels über Nerven (**a**), jedoch nicht bei direkter Reizung mittels Methacholin (**b**) läßt sich die Verstärkerwirkung von Substanz P nachweisen. Substanz P wirkt also am postganglionären Nervenende, nicht am Atemwegsmuskel selbst. Die Verstärkung der neuralen Wirkung ist bei allen Reizfrequenzen (**a:** Abszisse), jedoch bei keiner Konzentration von Methacholin (**b:** Abszisse) nachweisbar. Jeder Datenpunkt ist als Mittelwert ± Mittelwertstreuung angegeben. Experimente an 10 (**a**) oder 7 (**b**) Kaninchentracheen (Tanaka u. Grunstein 1986).

5.2.5 Die integrative Funktion der Ganglien: Wirkung afferenter Impulse auf die ganglionäre Reizschwelle

Die autonomen Ganglien sind der Ausgangspunkt der gemeinsamen Endstrecke vieler Impulse zum Endorgan (Tabelle 5.2-7). Sie sind der letzte Punkt, an dem ausgehende Signale wesentlich modifiziert (verstärkt, abgeschwächt, blockiert) werden können. Die Ganglien sind nicht nur Umschaltstellen von Signalen aus dem ZNS (Relaisfunktion), obwohl es in den Ganglien Zellen ausschließlich mit Relaisfunktion gibt (Abbildung 5.2-9). Viel wichtiger ist die integrative Funktion der Ganglien: sie integrieren die aus vielen Richtungen (u. a. dem ZNS) eintreffende Information in ein Ausgabesignal (Abbildung 5.2-9). Voraussetzungen für eine solche Integrationsfähigkeit sind in Tabelle 5.2-7 aufgeführt. Wichtig sind die Fähigkeit, auch unterschwellige Reize zu registrieren, deren Summation dann zu einem Ausgabesignal führen oder ein solches hemmen kann, die Möglichkeit der Ganglienzelle, multiple Afferenzen zu empfangen (Abbildung 5.2-9) und die Existenz verschiedener Transmitter sogar in der gleichen Ganglienzelle, ein inzwischen gut etabliertes Faktum. Eine wesentliche Erweiterung unserer Kenntnisse

Tabelle 5.2-7. Mechanismen der ganglionären Integration

1. Unterschwellige synaptische Eingangssignale werden quantitativ verarbeitet (Alles-oder-Nichts-Gesetz nur bei Zellen mit reiner Relaisfunktion).
2. Sensorische Information gelangt vom Effektororgan zum Ganglion.
3. Ganglion hat komplexe Struktur.
4. Konvergenz: Ein Neuron kann multiple Afferenzen empfangen.
5. Ganglion enthält verschiedene Transmitter in verschiedenen oder in gleichen Zellen.
6. Verschiedene Transmitter interagieren komplex.

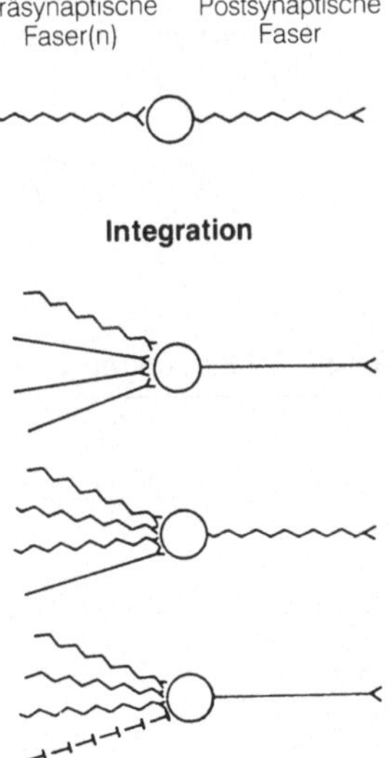

Abbildung 5.2-9. Ganglienzellen haben entweder eine reine Umschaltfunktion (Relaisfunktion, obere Bildhälfte), d. h., sie übertragen den Impuls ohne wesentliche Modulation in die Peripherie oder sie haben eine zusätzliche Integrationsfunktion, d. h. sie fassen mehrere afferente Signale zu einem efferenten Signal zusammen. Wesentliche Eigenschaft solcher Ganglien ist ihre Fähigkeit, auch unterschwellige Signale zu erkennen (*Integration*, oben) und erst bei deren Summation ein efferentes Signal durchzulassen (*Integration*, Mitte) oder aus einer Summation stimulierender und inhibierender Signale ein efferentes Signal zu bilden oder zu blockieren (*Integration*", unten). $\sim\!\!\sim\!\!\sim$ = stimulierendes Signal, $+\!\!+\!\!+\!\!+$ = inhibierendes Signal, $\longrightarrow\!\!<$ = kein Signal. Die überwiegende Mehrzahl der Ganglienzellen hat integrative Funktion.

kam aus der Entdeckung, daß Ganglien auch Afferenzen von sensorischen Fasern erhalten. Diese Untersuchungen wurden bisher ausschließlich an den gut zugänglichen sympathischen Ganglien (einschließlich pulmonaler Ganglien) durchgeführt und wesentliche Ergebnisse sind in Abbildung 5.2-10 dargestellt. Lungenblähung hat eine exzitatorische Wirkung auf das Ganglion stellatum, Dehnung des Carotissinus eine Hemmwirkung auf das Ganglion cervicale superior. Analog hat im Gastrointestinaltrakt eine Darmdehnung exzitatorische Einflüsse auf die praevertebralen Ganglien. Exzitation dieser Ganglien führt zur Relaxation der von ihnen abhängigen Darmabschnitte. Über diesen Mechanismus führt Druckerhöhung in einem Darmteil zur Relaxation eines anderen – das ZNS ist hierbei nicht eingeschaltet (ganglionärer Reflex). Der Reflex kann schon durch Durchtrennung der nervalen Verbindungen zwischen Ganglion und Darmteil unterbunden werden, eine Durchtrennung zentraler Verbindungen ist auch bei den pulmonalen ganglionären Reflexen nicht erforderlich. Die Afferenzen für diese Wirkung verlaufen in zwei Fasertypen: in cholinergen Fasern und in afferenten Fasern, die Substanz P als Transmittersubstanz enthalten (Robinson et al. 1980; Matthews

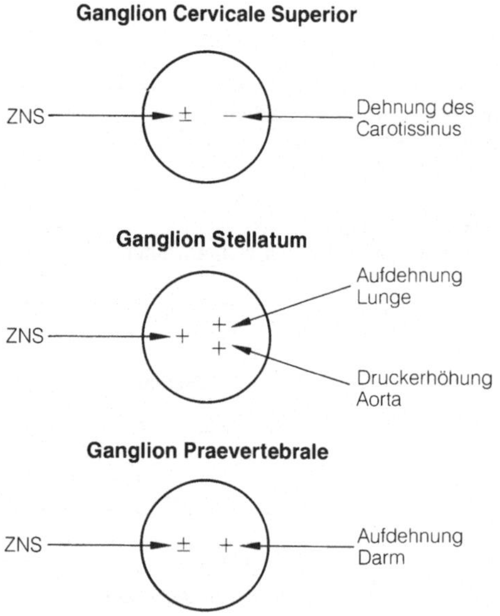

Abbildung 5.2-10. Etablierte Wirkungen afferenter Signale auf die Ganglienfunktion. Lungendehnung und Druckerhöhung in der Aorta sind exzitatorische, Dehnung des Carotissinus inhibitorische Signale für die jeweils „zuständigen" Ganglien (Ggl. cervicale superior, Ggl. stellatum). Für die prävertebralen Ganglien gelten analoge Verhältnisse: z. B. bildet Dehnung des Darms ein exzitatorisches Signal für die regionalen praevertebralen Ganglien. Durch diese Mechanismen kommen ganglionäre Reflexe zustande. Die afferenten Fasern sind cholinerg oder peptiderg (Kreulen 1984).

Tabelle 5.2-8. Neuropeptide in sympathischen Ganglien

	Ganglien-zellkörper	Nerven-fasern
Substanz P	+	+ +
VIP	+	+ + +
Somatostatin	+ + +	+
Enkephalin	−	+
APP	+ +	+
Neurotensin	−	+

u. Cuello 1982). Substanz P führt zu langanhaltender Depolarisation (Sekunden bis Minuten) von Neuronen in den Ganglien. Während dieser Zeit sind die Ganglien leichter erregbar, das Membranpotential liegt näher am Schwellenwert für eine fortgeleitete Erregung. Eine sonst unterschwellige Afferenz kann wirksam werden. Es liegt auf der Hand, daß die Erregbarkeit des ganzen Systems durch solche afferenten Einflüsse höher oder tiefer gesetzt werden kann, ohne daß ein „klassischer" Reflex vorliegt. Die Untersuchung der parasympathischen Ganglien in den Atemwegen hat erst begonnen, die Erfahrung zeigt aber, daß sich der Respirationstrakt in der Regel ähnlich verhält wie der Darm. Ein Einfluß der Ganglien auf die Reagibilität der Atemwege ist gesichert (Holtzman et al. 1980). Afferente Einflüsse aus peptidhaltigen Nerven müßten in der Lage sein, die Verstärkerwirkung des Systems maßgeblich zu erhöhen. Tabelle 5.2-8 zeigt die bis jetzt in sympathischen Ganglien gefundenen Peptide. In den parasympathischen Ganglien der Atemwege (in der Adventitia der Bronchien und der Submukosa des Epithels gelegen) ist bisher *vasoaktives intestinales Peptid* (VIP) in hoher Konzentration gesichert worden, während sich Substanz P nur in Nervenfasern, nicht in Ganglienzellen fand (Sheppard u. Polak 1986). Dies würde mit dem afferenten Charakter der Substanz P-haltigen und dem efferenten Charakter der VIP-haltigen Nerven übereinstimmen.

5.2.6 Neuropeptide in afferenten Nerven: „neurogene Entzündung" – nicht-cholinerges exzitatorisches System

Szolcsányi und Barthó (1982) und die schwedischen Arbeitsgruppen um Lundberg (Lundberg et al. 1983b) und Andersson (Andersson u. Grundström 1983) beschrieben als Folge einer elektrischen Feldreizung eine zweiphasige Kontraktion der Atemwegsmuskulatur in vitro: die erste (schnelle) Phase war durch Atropin zu blockieren, die zweite (langsame) Phase weder durch Atropin noch durch Blocker der α-adrenergen Erregung, sondern nur durch Antagonisten von Substanz P und durch Tetrodotoxin, so daß es sich um einen neuralen Mechanismus handeln mußte. Die Begriffe *nicht cholinerges nicht-adrenerges exzitatorisches Nervensystem* oder *nicht-cholinerges exzitatorisches Nervensystem* (NCES) wurden geprägt. Eine ähnliche Kontraktion war durch Reizung des N. vagus in vivo in bestimmten Spezies zu erzielen. Es stellte sich heraus, daß es sich um die Freisetzung von Substanz P aus nicht myelinisierten afferenten C-Faserenden handelte, die durch die elektrische Reizung retrograd (antidrom) erregt wurden. Es handelte sich also zunächst um ein Artefakt der Methodik, das jedoch, wie sich gezeigt hat, Relevanz in vivo hat. Substanz P, die auch morphologisch in den Atemwegen nachgewiesen ist (Hakanson et al. 1982; Lundberg et al. 1984b), wird nicht nur bei artefizieller antidromer elektrischer Reizung am afferenten Nervenende freigesetzt. Reize wie Zigarettenrauch, Inhalation von Irritantien (z. B. Formalindämpfen), Äther, leichte mechanische Irritation der Trachea, Bradykinin und andere Substanzen führen zur örtlichen Freisetzung von Substanz P mit Vasodilatation, Plasma-Extravasation und Schleimhautödem. Vorbehandlung mit Capsaicin, das selbst akut Substanz P freisetzt, die Nervenenden dadurch aber von Peptiden entleert (Gamse et al. 1980; Burks et al. 1985) und auch den axonalen Transport von

Tabelle 5.2-9. Schleimhautödem nach Trachealreizen

	Ohne	Mit
	Capsaicin	
	(50 mg/kg am 2. Lebenstag)	
SP 0,08 nmol	67	59
SP 8 nmol	223	–
Zigarettenrauch	42	13
Capsaicin 0,3 nmol	249	20
Vagusreizung	97	14
Bradykinin 10 nmol	98	26

Linke Spalte: Ödemgrad an nativer Trachea
Rechte Spalte: Ödemgrad nach Capsaicinbehandlung am
                2. Lebenstag
Einheiten: ng Evan's Blue/mg Naßgewicht Trachea,
               Ratte, 3 Monate alt
(nach Lundberg u. Saria 1983).

Substanz P hemmt (Gamse et al. 1982), führt zur vorübergehenden, bei Applikation kurz nach der Geburt sogar zum dauernden Verschwinden der Substanz P-Immunfluoreszenz aus peripheren Nerven. Nach dieser Behandlung haben die genannten Reize wie auch die artefizielle retrograde Vagusreizung nur mehr eine minimale Wirkung (Martling et al. 1984) und die Plasma-Extravasatbildung (gemessen an der Schleimhaut als Extravasation von in die Gefäßbahn injiziertem Evans Blue) sinkt stark ab (Tabelle 5.2-9) (Lundberg u. Saria 1983).

Die Kombination von Atemwegsobstruktion, Vasodilatation, Permeabilitätserhöhung der postkapillären Venolen mit Plasmaaustritt in das interstitielle Gewebe

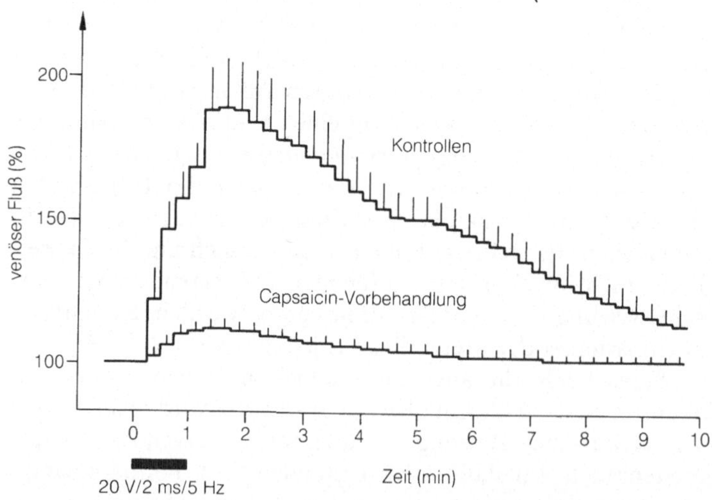

Abbildung 5.2-11. Retrograde Reizung des N. saphenus führt zur Vasodilatation an der Rattenpfote, wie am gesteigerten venösen Rückfluß erkennbar (Ordinate). Die Wirkung einer einminütigen Nervenreizung hält über 10 min an (Abszisse) und wird durch Vorbehandlung des Versuchstieres mit Capsaicin fast völlig verhindert (Lembeck u. Holzer 1979), somit analoge Verhältnisse wie in afferenten Fasersystemen der Trachea (Lundberg u. Saria 1983).

Tabelle 5.2-10. Wirkungen von Substanz P

Bronchokonstriktion
Vasodilatation
Permeabilitätserhöhung mit Gewebsödem
Vermehrte Schleimsekretion
Vermehrter Chloridionentransport→Lumen
Verstärkte Freisetzung von Histamin
(anderen Mastzellenmediatoren?)
Chemotaktische Wirkung (indirekt?)
Freisetzung von Acetylcholin am Nervenende

Ganglionäre Wirkungen (gesichert bisher in prävertebralen
Ganglien): Depolarisation von Ganglienzellen, Senkung der
Erregungsschwelle, Ganglionäre Reflexe

und Schleimhautödem ist typisch für eine Entzündung. Man spricht von neurogener Entzündung und hat das beteiligte afferente peptiderge Nervensystem das proinflammatorische Nervensystem genannt. Dieses System wird auch in anderen Organen gefunden, z. B. im Versorgungsbereich somatischer Nerven (Rattenpfote bei Reizung des N. saphenus). Auch hier sind die Haupterscheinungen einer antidromen Nervenreizung die gleichen wie die einer intraarteriellen Infusion von Substanz P: Vasodilatation und Gewebsödem. Auch an diesem Modell führt Vorbehandlung mit Capsaicin zu fast vollständiger Blockade der Reaktion (Abbildung 5.2-11) (Lembeck u. Holzer 1979).

Die genannten Wirkungen von Substanz P sind nicht die einzigen. Weitere Wirkungen werden in Tabelle 5.2-10 genannt. Zusätzlich zu Wirkungen wie Bronchokonstriktion (Andersson u. Persson 1977; Leander et al. 1981; Lundberg et al. 1983a), Vasodilatation (Hallberg u. Pernow 1975; Lembeck u. Holzer 1979), Plasmaextravasatbildung (Gamse et al. 1980; Saria et al. 1983; Persson u. Erjefält 1986), Schleimhypersekretion (Coles et al. 1984) und vermehrter epithelialer Chloridsekretion (Al-Bazzaz et al. 1985) stimuliert Substanz P auch die Freisetzung von Mediatoren aus Mastzellen (Carraway et al. 1982; Fewtrell et al. 1982; Foreman et al. 1982), was die direkte entzündliche Wirkung weiter verstärkt. Verstärkt wird diese Entzündung auch durch die Folgen der Plasmaextravasation: Die Gegenwart von Plasma im Gewebe führt zur prompten Aktivierung entzündlicher Mechanismen, z. B. von Komplement, von Kininen und von anderen Substanzen, so daß neurogene und „normale" Entzündung sehr bald kaum mehr unterscheidbar sind.

In afferenten Nerven sind zusätzlich zu Substanz P weitere Neuropeptide mit teilweise unterschiedlichem Wirkungsprofil (anderer Wirkungsverteilung auf Epithelien, Drüsen, glatte Muskulatur) identifiziert worden: Neurokinin A, B und CGRP (Tabelle 5.2-11; Buck u. Burcher 1986). Zahlreiche Peptide dieser Gruppe, unter dem Begriff Tachykinine zusammengefaßt, werden derzeit am Menschen untersucht, nachdem sie bei Tieren z. T. schon identifiziert sind (z. B. Eledoisin, Physalaemin, Kassinin). Unabhängig von ihrer Relevanz für die menschliche Erkrankung haben diese Substanzen bei der Identifizierung von Rezeptoren für Substanz P und die Neurokinine geholfen. Drei Rezeptortypen für Substanz P sind bisher genannt worden: SP. P, SP. E und SP. K. So hat Physalaemin zum P-

Tabelle 5.2-11. Neuropeptide in der Lunge

---

1) *Verteilung ähnlich cholinerger Fasern:*

Inhibitorisch (bronchodilatierend):
vasoaktives intestinales Peptid (VIP)
Peptid Histidin Isoleucin/Methionin (PHI/PHM)

Exzitatorisch (bronchokonstriktorisch)
Substanz P (SP)
Neurokinin A (NKA, NK1)
Neurokinin B (NKB, NK2)
?Andere Tachykinine? (Eledoisin)
Calcitonin-Gene-Related-Peptide (CGRP)

2) *Verteilung ähnlich adrenerger Fasern:*
Neuropeptid Y (NPY)
Avian Pancreatic Polypeptide (APP)
Bovine Pancreatic Polypeptide (BPP)
Peptid YY (PYY)
Somatostatin

3) *Sonstige Neuropeptide (Lokalisation unklar):*
Cholecystokinin
Galanin

Neuroendokrine Zellen:
Bombesin
Katacalcin
CGRP
Enkephaline

Rezeptor eine sehr hohe, zum E-Rezeptor aber eine sehr niedrige Affinität. Im
wesentlichen haben zum P-Rezeptor alle Tachykinine eine ähnliche Affinität:
Physalaemin ≽ SP ≈ Eledoisin ≈ Kassinin, während die Affinität für den E-Rezep-
tor bei Eledoisin und Kassinin wesentlich höher ist als bei Substanz P und
Physalaemin: Eledoisin = Kassinin ≽ SP = Physalaemin. Ein dritter Rezeptor, als
K--Rezeptor bezeichnet, hat das Tachykininprofil: Neurokinin A ≽ Kassinin ≽ -
Eledoisin > Neurokinin B > Substanz P ≈ Physalaemin (Buck u. Burcher 1986).
Der Rezeptor in der Atemwegsmuskulatur mit seiner hohen Affinität für Eledoisin
ist vermutlich ein SP.E Rezeptor, während epitheliale Wirkungen mit Histaminfreisetzung aus Mastzellen mehr durch einen SP.P-Rezeptor vermittelt werden
(Barnes 1986e). Es ist unklar, ob die genannten Rezeptoren durch die Membranen
selbst synthetisiert oder durch axonalen Transport zur Membran hin transportiert
werden, sie gehen jedenfalls eine sehr enge Verbindung mit der Membran ein.
Substanz P wird durch zentrifugalen axonalen Transport an die Nervenenden her-
angebracht (Brimijoins et al. 1980).

Alle in Tabelle 5.2-10 gezeigten Wirkungen der sensorischen Neuropeptide
haben Ähnlichkeit mit Symptomen, die bei Asthma gesehen werden. Die Hypothese ist zu beweisen oder zu widerlegen, daß Asthma durch sensorische Neuropeptide verursacht ist (Abbildung 5.2-12; Barnes 1986a, e; 1987a, b; Persson
1987). Da immer ein Reiz vorausgehen muß, der zur Freisetzung von Neuropeptiden aus afferenten Nervenenden führt, dürften sensorische Neuropeptide nicht
die auslösende Ursache sein (Persson 1986), sie könnten über die geschilderten

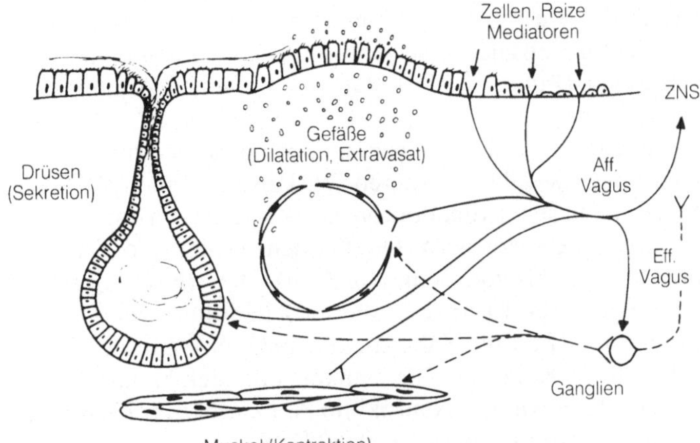

Abbildung 5.2-12. Mögliche Mechanismen der Beteiligung peptiderger Nervensysteme an der entzündlichen Reaktion. Die zwei dargestellten Mechanismen sind der Axonreflex und der ganglionäre Reflex. Beide sind derzeit hypothetisch. Beim Axonreflex führt ein afferenter Impuls (in der Abbildung aus epithelialen Neurorezeptoren) zur retrograden Erregung benachbarter, zu Drüsen, Atemwegsmuskulatur und Gefäßen verlaufender afferenter Fasern. Die aus afferenten Nervenenden freigesetzten Tachykinine bewirken Vasodilatation, Plasmaextravasatbildung mit Schleimhautödem, Bronchokonstriktion und Hypersekretion von Schleim. Der in epithelialen Rezeptoren entstehende afferente Impuls löst gleichzeitig einen ganglionären Reflex aus, der zur Erregung efferenter Fasern führt. Kosekretion von Acetylcholin und Peptiden (VIP, PHM) verstärken Bronchokonstriktion und Vasodilatation. Afferente Fasern:>———▶, efferente Fasern: >---▶. Ein dritter Mechanismus ist die direkte reizinduzierte Freisetzung von Peptiden aus afferenten Nervenenden (ohne Einschaltung eines Axonreflexes, daher nur im unmittelbar betroffenen Gebiet wirksam) und ein vierter der „klassische", über das ZNS laufende Reflex, der besonders in der Akutphase auftritt und neben örtlichen auch generalisierte Reaktionen einschließlich Änderungen der Atmungsregulation (Anhalten der Atmung und flache Atmung zur Vermeidung weiterer Inhalation) auslöst.

Mechanismen aber eine Verstärkerwirkung haben, die dazu führt, daß der Asthmatiker auf normalerweise gut tolerierte Reizstoffe und Mediatoren überschießend reagiert. Zeigt sich ferner, daß afferente Reize an den parasympathischen Ganglien die Erregungsschwelle herabsetzen, wie dies für die sympathischen Ganglien etabliert ist, würde dies die Reagibilität des Systems weiter verstärken.

Die Verbindung von afferenter Reizung (Ursache) und Freisetzung von Substanz P (Wirkung) ist nicht klar. Ein *Axonreflex*, d.h. ein Kurzschluß zwischen benachbarten afferenten Fasern wäre eine Erklärung (Barnes 1986a), ein ganglionärer Reflex könnte viele Erscheinungen verstärken, z.B. durch Acetylcholin- oder VIP-induzierte Vasodilatation und vagusinduzierte Bronchokonstriktion (Abbildung 5.2-12).

Ein Argument gegen die Rolle der Neuropeptide bei der menschlichen asthmatischen Erkrankung war bisher die an menschlichem Gewebe und beim Menschen in vivo sehr geringe Wirkung dieser Substanzgruppe. In vielen Fällen reagierten menschliche Bronchien in vitro selbst auf hohe Konzentrationen von Substanz P nicht annähernd in der gleichen Stärke wie z.B. die Atemwege des Meerschweinchens, das ein sehr ausgeprägtes peptiderges System besitzt. Auch die Wirkung inhalierten Capsaicins ist gering und ist beim Asthmatiker nicht stärker als beim Gesunden (Fuller et al. 1985) – ein zweites Argument gegen die aufgestellten Hypothesen.

Neuere Ergebnisse zeigen jedoch, daß es potente Inaktivierungssysteme für Neuropeptide gibt, die deren Wirkung sofort nach Freisetzung verringern: die Enkephalinasen (Metalloproteasen) – eine Gruppe von Proteasen, die derzeit intensiv untersucht wird. Die Sequenzierung und Klonierung einer ersten Enkephalinase steht vor dem Abschluß, die physiologische Charakterisierung der Enkephalinasen ist unvollständig. Behandlung von Geweben mit Enkephalinase-Inhibitoren (Fournie-Zaluski et al. 1983; Schwartz et al. 1985) führt zu einer deutlichen Steigerung der Wirksamkeit und der Konzentration von Substanz P, der übrigen Tachykinine (Neurokinin A, Neurokinin B) und von Physalaemin, Eledoisin und Kassinin (Borson et al. 1987; Sekizawa et al. 1987; Shore et al. 1987; Stimler-Gerard 1987), was auf nur mäßige Spezifität der Inhibitoren oder der Enkephalinase schließen läßt. Die Bedeutung der afferenten Neuropeptide für die menschliche Erkrankung läßt sich also erst ermessen, wenn es gelingt, das System näher zu charakterisieren. Synthese, Transportweg in den Nerven, Freisetzungsmodus und abbauende Enzyme sind zu klären, dann ist zu prüfen, an welcher dieser Stationen bei Atemwegserkrankungen Anomalien vorliegen. Eine erhöhte Synthese und/oder Freisetzung von Neuropeptiden könnte Symptome des Asthmas oder einer Entzündung genauso erklären wie verringerter Abbau der Peptide durch Enkephalinasen.

5.2.7 Neuropeptide in efferenten Nerven: das nicht-adrenerge inhibitorische Nervensystem (NAIS)

Nach Blockade der cholinergen muskarinartigen Rezeptoren durch Atropin und nach Blockade von α- und β-Adrenozeptoren durch Phentolamin und Propranolol hat eine elektrische Feldreizung isolierter Gewebe oder eine Vagusreizung in vivo eine bronchodilatierende Wirkung, falls vorher mit Serotonin oder Histamin eine Bronchokonstriktion erzeugt wurde. Diese Hemmwirkung ist durch Gabe von Tetrodotoxin blockierbar, also neural vermittelt (Abbildung 5.2-13; Barnes 1986d). Sie ist ferner durch Gabe von Ganglienblockern zu verhindern, wird somit von Nervenfasern vermittelt, die Ganglien durchlaufen oder deren Übertragung eine nikotinartige cholinerge Neurotransmission erfordert.

Die Suche nach der Mittlersubstanz dieses Nervensystems ist nicht abgeschlossen. Burnstock (1972) hat ATP als die Mittlersubstanz vorgeschlagen, sie erfüllt jedoch nicht alle von Eccles (1964) aufgestellten Kriterien für eine Mittlersubstanz (Tabelle 5.2-12), vor allem kann ATP, je nach Kontraktionszustand des untersuchten Organs, neben einer Dilatation auch eine Kontraktion auslösen, imitiert also nicht in allen Fällen die Wirkung einer NAIS-Nervenreizung. Das Peptid VIP (vasoaktives intestinales Peptid) erfüllt die meisten, aber nicht alle Kriterien (Tabelle 5.2-13). Zum Beispiel gibt es noch keinen spezifischen Antikörper oder Antagonisten gegen VIP und der von Said benutzte Antikörper (polyklonal) bewirkte nur eine Reduktion, nicht Blockade der durch elektrische Feldreizung

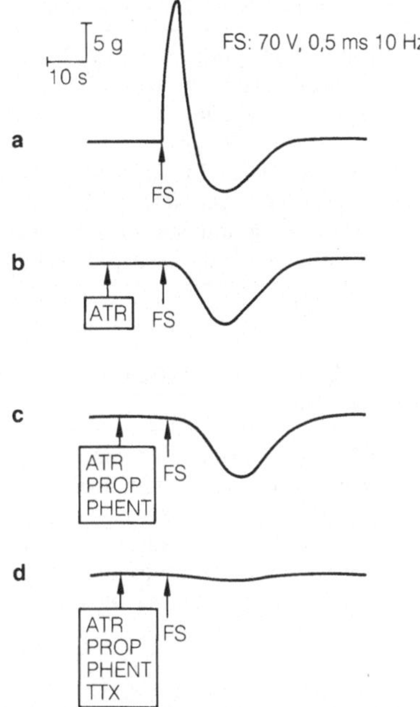

Abbildung 5.2-13. Beweisführung für Vorliegen eines nicht-adrenergen inhibitorischen Nervensystems (NAIS) – schematische Darstellung: (a) die normale Feldstimulation (FS) der Atemwegsmuskulatur führt zu einer Kontraktion, gefolgt von einer Relaxation. (b) Wegfall der initialen Kontraktion nach Vorbehandlung mit Atropin (ATR) beweist die ursächliche Beteiligung cholinerger muskarinartiger Nervenfasern. Die Relaxation bleibt von dieser Maßnahme unberührt. (c) Auch Blockade α- und β-adrenerger Rezeptoren mit Phentolamin (PHENT) und Propranolol (PROP) verringert die Relaxation nur wenig. Die Relaxation ist somit nicht durch adrenerge Rezeptoren vermittelt. (d) Die Relaxation wird durch den Nervenblocker Tetrodotoxin verhindert, beruht also nicht auf der direkten Wirkung eines Mediators auf die glatte Muskulatur. Es handelt sich um eine neural vermittelte Wirkung. Die beteiligten Fasern sind weder cholinerg (muskarinartig) noch adrenerg. Nicht gezeigt ist die Tatsache, daß auch Ganglienblockade die nicht-adrenerge Relaxation verhindert. Somit müssen nikotinartige cholinerge Rezeptoren (z. B. eine ganglionäre Transmission) eingeschaltet sein (Barnes 1986 b).

bewirkten Bronchodilatation (Matsuzaki et al. 1980). Ferner kennt man noch nicht das Synthese- und Abbausystem der Substanz, wie in den Eccles-Kriterien gefordert und wie es jetzt für Substanz P bekannt zu werden beginnt. Vorbehandlung eines Präparats mit hohen Konzentrationen VIP beseitigt die anschließende Relaxation nach elektrischer Feldreizung nicht bei allen Spezies, z. B. ist am Meerschweinchen (im Gegensatz zur Katze) keine Tachyphylaxie nachweisbar (Karlsson u. Persson 1984), was gegen VIP als den Transmitter spricht, da extern gegebenes VIP eine Tachyphylaxie induziert. Der verantwortliche Transmitter könnte also je nach Spezies variieren.

Mit diesen Vorbehalten dürfte VIP der beste Kandidat für die Mittlerrolle im NAIS sein. VIP ist in relativ hohen Konzentrationen bei den meisten Spezies einschließlich Mensch nachgewiesen worden (Polak u. Bloom 1980, 1982; Dey et al. 1981), ist ein sehr wirksamer Vaso- und Bronchodilator (Lundberg et al. 1980;

Tabelle 5.2-12. Kriterien für Transmittersubstanz (Eccles 1964)

1. Substanz und synthetisierende Enzyme im Neuron vorhanden
2. Substanz bei Nervenreizung freigesetzt
3. Exogene Applikation der Substanz imitiert Wirkung des bei
   Nervenreizung freigesetzten Transmitters
4. Mechanismus zur Inaktivierung der Substanz vorhanden:
   enzymatische Inaktivierung, Aufnahme in Neuron oder beides
5. Nervenreizung und Substanzapplikation in gleicher Weise
   durch andere Mittel beeinflußt (Hemmung, Verstärkung)

Tabelle 5.2-13. VIP als Transmittersubstanz nicht-adrenerger hemmender Nerven:
positive Kriterien

1. VIP-haltige Nerven existieren im Atemwegsmuskel (zentral mehr als peripher)
2. Exogenes VIP ist potenter Bronchodilator *in vitro* (zentrale mehr als periphere
   Bronchien)
3. VIP imitiert die nicht-adrenerge Relaxation (zeitlicher Verlauf, Dauer, Stärke)
4. VIP wird durch nicht-adrenerge Reizung *in vitro* freigesetzt
5. VIP Antikörper/Toleranz verringern die nicht-adrenerge Relaxation

Morice et al. 1984), hat ein Verteilungsmuster wie cholinerge Nerven (Lundberg et al. 1979, 1980, 1984a) und wird bei Nervenreizung in meßbaren Konzentrationen, vermutlich mit Acetylcholin gemeinsam freigesetzt (*Kosekretion*). Die Substanz ist als Transmitter jedoch noch nicht endgültig etabliert, purinerge Substanzen (z. B. Adenosin) werden noch immer als Transmitter diskutiert (Satchell 1984).

Die beiden verwandten Peptide VIP und PHM (*P*eptid *H*istidin-*M*ethionin), die das gleiche Prohormon haben, werden in gleicher Lokalisation gefunden: in Nervenfasern und Ganglien, Atemwegsmuskulatur (zentral mehr als peripher), in Drüsen und Submukosa und um bronchiale und pulmonale Gefäße. Das *P*eptid *H*istidin-*I*soleucin (PHI) besitzt in der Aminosäurenkette Isoleucin statt Methionin und diese Variante ist speziesabhängig (Mensch: PHM). Die Wirkungen dieser efferenten Neuropeptide (VIP und PHM/PHI) umfassen Bronchodilatation (in vitro stärker als in vivo) (Morice et al. 1983; Altiere u. Diamond 1984; Palmer et al. 1986a, b), je nach Spezies Stimulierung (Peatfield et al. 1983) oder Hemmung der Schleimsekretion aus Tracheobronchialdrüsen (Coles et al. 1981), Vasodilatation (VIP > PHI/PHM) (Lundberg et al. 1980), vermehrten Chlorid- und Flüssigkeitstransport (Hutto et al. 1979; Nathanson et al. 1983; Corrales et al. 1986) und Hemmung der allergeninduzierten Histaminfreisetzung aus Mastzellen (Undem et al. 1983). In Abbildung 5.2-14 wird die muskelrelaxierende Wirkung von Isoprenalin (Isoproterenol) und VIP verglichen. Die VIP-induzierte maximale Bronchodilatation ist etwas geringer als die maximale Dilatation nach Isoprenalin, ferner wirkt VIP in peripheren Bronchien kaum mehr dilatatorisch – im Gegensatz zu Isoprenalin (Abbildung 5.2-14). Das stimmt mit dem Verteilungsmuster der neuralen nicht-adrenergen Relaxation überein, die ebenfalls in den zentralen Atemwegen am stärksten ist, während umgekehrt die Effektivität einer adrenergen Reizung zur Peripherie hin eher zu- als abnimmt. In Übereinstimmung damit steigt die Zahl adrenerger Rezeptoren zur Peripherie hin an (Barnes et al. 1983). Propra-

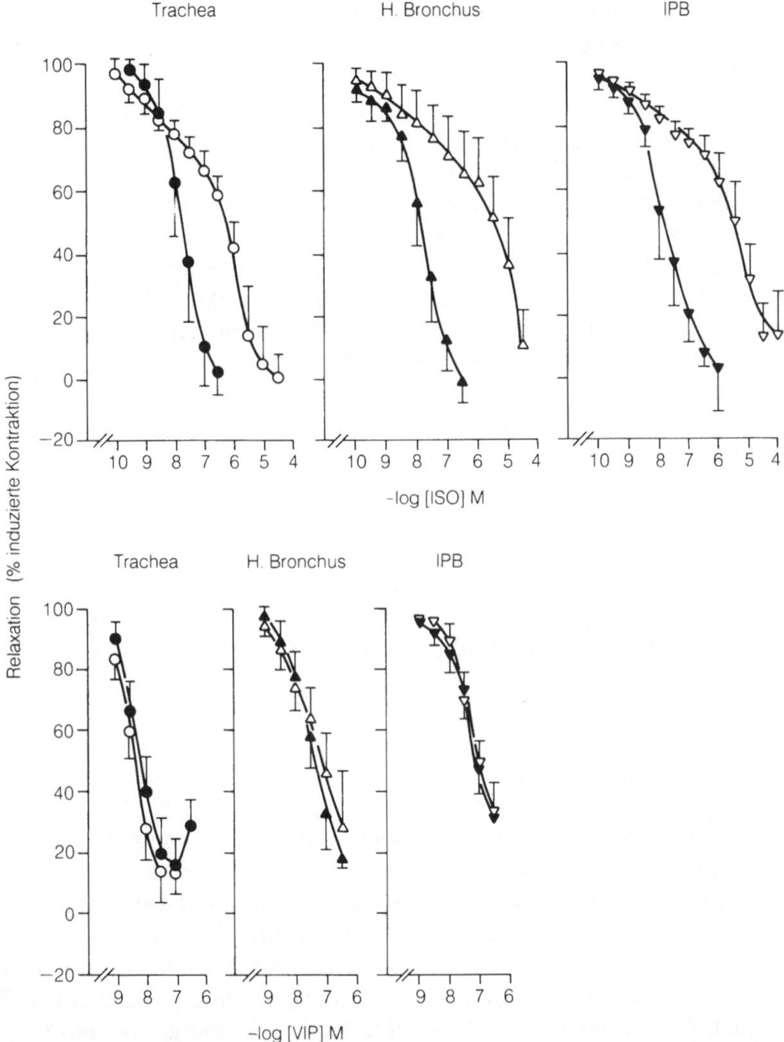

Abbildung 5.2-14.   Relaxierende Wirkung von Isoprenalin (Isoproterenol; obere Bildhälfte) und vasoaktivem intestinalem Peptid (VIP; untere Bildhälfte) auf die mit Serotonin kontrahierte Atemwegsmuskulatur in Trachea *(Trachea)*, Hauptbronchus *(H. Bronchus)* und in einem intrapulmonalen Bronchus *(IPB)*. In-vitro-Versuche an exzidierten Bronchien der Katze. Die tracheobronchiale Muskelspannung ist in % der mit Serotonin induzierten Vorspannung angegeben (Ordinate). Isoprenalin; (obere Bildhälfte) und VIP-Konzentrationen (untere Bildhälfte) sind auf der Abszisse logarithmisch aufgetragen. ● ▲ ▼ = Agonist ohne 10^{-6}M Propranolol; ○ ▽ △ = Agonist mit 10^{-6}M Propranolol. VIP, aber nicht Isoprenalin hat zur Peripherie hin zunehmend geringere relaxierende Wirkung. Vorbehandlung mit dem β-adrenergen Blocker Propranolol führt nur bei Isoprenalin, nicht aber bei VIP zur Rechtsverschiebung der Dosis-Wirkungskurve. Adrenerge und VIP-induzierte Muskelrelaxation werden also durch unterschiedliche Rezeptoren vermittelt und diese Rezeptoren haben auch unterschiedliche longitudinale Verteilung entlang der Atemwege (Altiere u. Diamond 1984).

nolol hemmt nur die Wirkung von Isoprenalin, nicht die von VIP (Abbildung 5.2-14). Adrenerge und nicht-adrenerge Bronchodilatation sind also verschiedene Phänomene.

Kosekretion von VIP mit Acetylcholin erscheint bei solchen Leistungen sinnvoll, bei denen die beiden Agonisten synergistisch wirken. Es hat sich zum Beispiel gezeigt, daß die VIP-induzierte Vasodilatation die Acetylcholin- und VIP-induzierte Speichel- und Trachealdrüsensekretion kräftig unterstützt (Lundberg et al. 1980; Shimura et al. 1987) und daß VIP in der Speicheldrüse zu verstärkter Bindung muskarinartiger Agonisten führt (Lundberg et al. 1982).

Am Menschen ist eine solche kooperative Wirkung bisher nicht demonstriert worden. An der Trachea scheint VIP im Gegensatz zu anderen Spezies (Peatfield et al. 1983) sekretionshemmend zu wirken (Coles et al. 1981). Auch an der glatten Atemwegsmuskulatur ist der Vorteil einer Kosekretion mit Acetylcholin nicht offenbar, es sei denn, VIP hätte die Aufgabe, bei zu massiver cholinerger Impulsentladung zu „bremsen". Ein Versagen dieser Hemmwirkung würde die Reagibilität der Muskulatur und der Drüsen erhöhen. Ein Defekt im NAIS könnte somit die Hyperreagibilität der Atemwegsmuskulatur erklären, auch die vermehrte Neigung der Trachealdrüsen zur Schleimsekretion. Ob beim Asthmatiker ein solches Versagen vorliegt, ist bisher unbekannt und ist, analog zum afferenten peptidergen System, durch grundlegende Studien zu klären, die das gesamte System, einschließlich Synthese- und Abbauweg sowie neuronaler Transportmechanismen umfassen.

5.2.8 Schlußfolgerungen

Das autonome Nervensystem der Atemwege ist weit komplexer als noch vor einigen Jahren angenommen. Auf der *afferenten* Seite werden unterschieden: pulmonale Dehnungsrezeptoren, irritant-Rezeptoren und C-Faserenden mit unterschiedlicher Lokalisation und Funktion. Das *efferente* System umfaßt die „klassische" Versorgung mit N. vagus, N. sympathicus und humoralem adrenergem System. Hinzu kommen nicht-adrenerge und nicht-cholinerge autonome Systeme mit bronchodilatierender und -konstriktorischer Wirkung, die morphologisch und funktionell eng mit den „klassischen" autonomen Nervensystemen – afferent wie efferent – verknüpft sind. Autonome Wirkstoffe an den Endorganen (glatte Atemwegsmuskulatur, Drüsen und Gefäße) sind Acetylcholin (muskarinartige M_1- bis M_4-Rezeptoren), Noradrenalin (α_1-, α_2-, β_1-, β_2-Adrenozeptoren), Adrenalin (humoraler Mediator, nicht neuraler Überträgerstoff, gleiche Adrenozeptoren) und Neuropeptide (Substanz P, andere Tachykinine, VIP, PHM/PHI). Die Übertragung neuraler Impulse und die Freisetzung von Überträgerstoffen werden von vielen Mediatoren beeinflußt und die „neurotrope" Wirkung eines Mediators ist oft stärker als seine Wirkung am Endorgan. Es bestehen intensive Wechselbeziehungen zwischen autonomem Nervensystem und der Entzündungsreaktion. Die „Reflexbronchokonstriktion", basierend auf „klassischen", über das ZNS laufenden, generalisierten Reflexbögen, hat für die chronische Ausprägung von Atemwegserkrankungen vermutlich nur eine untergeordnete Bedeutung.

6 Hyperreagibilität

6.1 Hyperreagibilität der Atemwege bei Asthma – Grundlage oder Folge?

N. Konietzko

6.1.1 Kriterien für die Diagnose: Asthma

Die Diagnose *Asthma* wird im klinischen Alltag und in der Praxis gestellt aufgrund der Anamnese mit anfallsweiser Atemnot und des Auskultationsbefundes, welcher durch exspiratorisch betontes Giemen über der Lunge gekennzeichnet ist. Das Leitsymptom, die Atemwegsobstruktion, wird ausgelöst durch eine Vielzahl chemischer, physikalischer und mechanischer Reize, wie Kälte, inerter Staub oder körperliche Belastung (Tabelle 6.1-1). Charakteristischerweise reagiert dabei der Asthmatiker, vergleicht man ihn mit einem Nichtasthmatiker, mit einer überschießenden Atemwegsobstruktion. Die aufgrund der anamnestisch erfaßten Beschwerden und auskultatorisch erhobenen Befunde angenommene Diagnose eines Asthmas wird in weitergehenden Untersuchungen erhärtet. Der fehlende Nachweis einer aktuellen Atemwegsobstruktion schließt die Diagnose Asthma keineswegs aus, impliziert doch der Ausdruck *anfallsweise* auch ein symptomfreies Intervall.

Die Provokation mit einem der genannten Reize oder bronchokonstriktorischen Pharmaka kann in einem solchen anfallsfreien Intervall die Atemwegsobstruktion auslösen und dadurch die Verdachtsdiagnose bestätigen. Diese Hyperreagibilität der Atemwege ist in bestimmten Phasen der Erkrankung als einziges pathophysiologisches Phänomen nachweisbar. Sie ist heute soweit integraler Bestandteil der Asthma-Diagnose, daß sie in die Definition mit einbezogen wird (ACCP-ATS 1975; Nolte 1984a, 1987; Fuchs u. Schultze-Werninghaus 1986; vgl. Abschnitt 1). Der folgende Beitrag versucht zunächst eine Begriffsbestimmung der Hyperreagibilität der Atemwege, sucht dann nach Pathomechanismen und geht schließlich der Frage nach, ob die Hyperreagibilität der Atemwege generell als Grundlage des Asthmas anzusehen ist, ob es Asthma ohne Hyperreagibilität der Atemwege geben kann und ob diese ein angeborenes Primär- oder erworbenes Sekundärphänomen darstellt.

Tabelle 6.1-1. Bronchokonstriktorische Stimuli

---

1. Pharmakologische Stimuli

Mediatoren
Histamin
Bradykinin
LTD_4, LTE_4
PGD_2, $PGF_{2\alpha}$
TXB_2
PAF
Adenosin
Serotonin

m-Cholinozeptor-Agonisten (= Cholinergika)
Acetylcholin
Methacholin
Carbachol

β_2-Adrenozeptor-Antagonisten (= Betablocker)
α_1-Adrenozeptor-Agonisten

---

2. Irritantien, Chemikalien

(Kohlen-)Staub
Zigarettenrauch
SO_2, NO_x, Ozon
Zitronensäure

---

3. Physikalische, thermische Reize

Atemmanöver (forcierte Ausatmung)
Kaltluft (isokapnische Hyperventilation)
körperliche Anstrengung („exercise")
Erhöhte Luftfeuchtigkeit (?)

---

4. Osmotisch wirksame Stimuli

---

qua dest.
hypotone Kochsalzlösung
hypertone Kochsalzlösung

---

5. Mechanische Stimulation

Intubation, Bronchoskopie

---

6. Immunologische, „spezifische" Stimuli

Natürlich vorkommende Allergene
berufliche Noxen (teilweise): Isozyanate, Anhydride, u.a.

---

7. Konditionierung (?)

(gesperrt: in der Routine zu diagnostischen Zwecken eingesetzte
Stimuli)

6.1.2 Begriffsbestimmung der Hyperreagibilität der Atemwege

Unter Hyperreagibilität der Atemwege wird eine zur Stärke des Reizes überproportionale Kontraktion der Atemwegsmuskulatur verstanden (Ulmer 1981). Der Reiz kann von außen (exogen) oder von innen (endogen) kommen. Exogene Auslöser können chemischer, physikalischer oder mechanischer, endogene z. B. reflektorischer Natur sein. Die Reizantwort wird gemeinhin vereinfachend als Atemwegsobstruktion bezeichnet, weil diese die am einfachsten meßbare Größe ist; als weitere Reaktionen werden jedoch mehr oder minder regelmäßig Husten, Hyperpnoe, vermehrte Produktion eines viskösen Sekretes und gelegentlich Laryngospasmus beobachtet (Konietzko u. Kraft 1983). Von einer *spezifischen* Hyperreagibilität der Atemwege sprechen wir bei einer Atemwegsobstruktion nach Inhalation eines Allergens, von einer *unspezifischen* bei Reaktion der Atemwege auf nicht-allergene Reize.

Der *klinische* Terminus *Hyperreagibilität der Atemwege* stützt sich auf die charakteristischen Angaben des Patienten mit Husten und/oder Atembeklemmung nach Exposition gegenüber verschiedenen Triggermechanismen oder die mittels Auskultation oder Lungenfunktionsparametern erfaßte Atemwegsobstruktion, während die im *Labortest* festgestellte Hyperreagibilität der Atemwege den Charakter eines klinischen Experiments trägt. Aus Gründen, die darzulegen sind, ist es sinnvoll, bei dem im Labortest erhobenen Befund einer Hyperreagibilität der Atemwege den auslösenden Reiz zu benennen, also z.B. von einer *Überempfindlichkeit der Atemwege gegen Histamin* und/oder *körperliche Belastung* zu sprechen (Dolovich et al. 1986).

6.1.3 Pathomechanismus

Zwei Pathomechanismen der Entstehung und Perpetuierung der Hyperreagibilität der Atemwege werden heute favorisiert:
1. *die autonome Imbalance*
2. *die Entzündung der Atemwege.*

6.1.3.1 Nervöse Regulation des Atemwegstonus

Die *autonome Kontrolle der Atemwege* ist komplexer, als früher angenommen (Abschnitt 5). Der Tonus der glatten Atemwegsmuskulatur ist vorwiegend vagal reguliert: die afferenten Fasern des Reflexbogens kommen aus Rezeptoren der oberen Atemwege (Nase, Rachen, Pharynx, Larynx) und solchen des Tracheobronchialtraktes. Die efferenten motorischen Fasern laufen nach Umschaltung im Bereich des Zentralnervensystems im Hypothalamus und höhergelegenen Zentren (Nucleus ambiguus) zur glatten Muskulatur des Atemtraktes zurück. Die Masse der Fasern läuft im Nervus vagus, einige im Nervus glossopharnygicus. Die wichtigsten Afferenzen scheinen auszugehen von 2 Typen schnell adaptierender Reizrezeptoren *(irritant-Rezeptoren, C-Faser-Endigungen)*, welche sich unmittelbar unter und teilweise zwischen den Atemwegsepithelzellen nachweisen lassen.

Das sympathische *Nervensystem* ist bei der Regulation des Muskeltonus der großen Atemwege ohne Bedeutung, jedoch spielen α- und β-adrenerge Rezeptoren über die *humorale Stimulation* eine bedeutsame Rolle. Die Stimulation der β-adrenergen Rezeptoren durch spezifische Agonisten ist derzeit auch wichtigster therapeutischer Ansatz in der Behandlung der Atemwegsobstruktion. Neben den „klassischen" adrenergen und cholinergen Nervenbahnen ist die Bedeutung eines *non-adrenergen, non-cholinergen Systems* (NANC) bzw. *non-adrenergen inhibitorischen Systems* (NAIS) für die Regulation der Bronchomotorik und der Mukussekretion in letzter Zeit in den Vordergrund des Interesses gerückt. Es scheint eine dilatierende Wirkung zu besitzen. Als Überträgerstoff wird VIP (vasoaktives intestinales Peptid) diskutiert. Außerdem dürften *nicht-cholinerge, nicht-adrenerge exzitatorische Mechanismen* bzw. *Axonreflexe* eine größere Bedeutung für die Bronchokonstriktion besitzen als früher angenommen, mit Impulsübertragung durch Neuropeptide wie *Substanz P* (Abschnitt 5.2).

6.1.3.2 Autonome Imbalance

Folgende *Störungen im autonomen Nervensystem* wurden mit der Asthmaerkrankung in Verbindung gebracht (Abbildung 6.1-1):

1. partielle Blockade der β-adrenergen Rezeptoren (Szentivanyi 1968),
2. erhöhte α-adrenerge Reaktionsbereitschaft (Henderson et al. 1979),
3. Bildung von Autoantikörpern gegen β-adrenerge Rezeptoren (Fraser et al. 1981),
4. Zunahme der cholinergen Stimulierbarkeit der Atemwegsmuskulatur durch Änderung des autonomen Kontrollsystems (Nadel 1980).

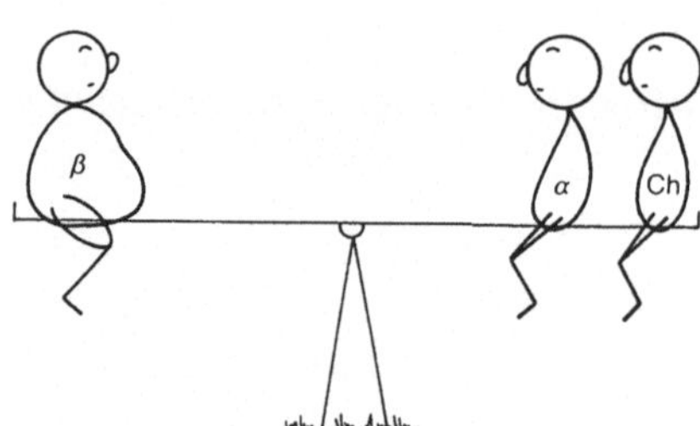

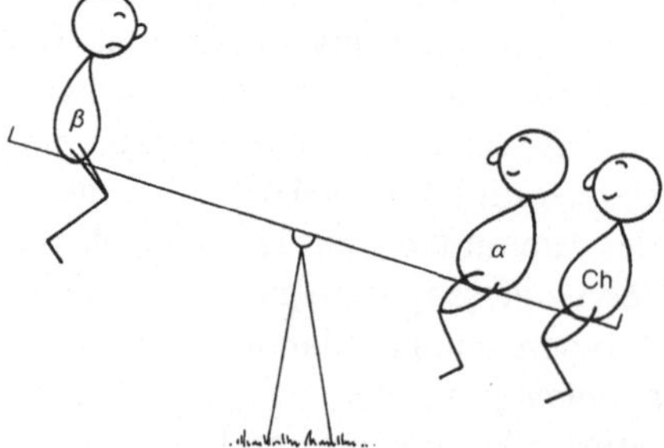

Abbildung 6.1-1. Vereinfachte Darstellung der autonomen Imbalance bei Asthma mit verminderter β-adrenerger und erhöhter α-adrenerger und cholinerger Reaktionsbereitschaft (nach Mygind 1986).

Ferner wurden in der letzten Zeit diskutiert:

5. die Möglichkeit von Defekten im NAIS (Holtzman et al. 1980),
6. eine verminderte Empfindlichkeit der Kortikosteroidrezeptoren (Grant et al. 1984),
7. qualitative Veränderungen der glatten Muskulatur (Roberts et al. 1984).

Gegen diese Hypothesen ist allerdings anzuführen, daß eine massive Stimulation mit Cholinergika oder Histamin oder eine β-adrenerge Blockade bei Atemwegsgesunden nicht zum Asthma führt.

6.1.3.3 Atemwegsentzündung

Entzündliche Veränderungen können durch Infekte, insbesondere Virusinfekte, aber auch durch Allergene oder Umweltnoxen (z.B. Ozon) induziert werden (Boushey u. Holtzman 1985). Möglicherweise ist der erste Schritt eine Permeabilitätssteigerung im Bereich des Epithels, die zu einer vermehrten Reizbarkeit der darunterliegenden Rezeptoren führt. Die „Initialzündung" könnte von im Atemwegslumen liegenden sensibilisierten Mastzellen nach Antigenkontakt ausgehen und über Freisetzung von Mediatoren zu einer Sprengung der *tight junctions* führen. Dagegen spricht allerdings, daß die bei Asthmatikern gefundene Permeabilitätssteigerung der Luft-/Blutschranke relativ gering ist, umgekehrt beim Raucher eine sehr starke Leckage dieser Barriere festzustellen ist, ohne daß eine mehr als nur geringe Hyperreagibilität der Atemwege im Labortest nachzuweisen wäre (Laitinen et al. 1985b; Hogg u. Walker 1986; Konietzko et al. 1987).

Aufgrund von Untersuchungen mit Ozon-induzierter Hyperreagibilität der Atemwege nehmen wir heute an, daß bereits von der Epithelzelle selbst Mediatoren freigesetzt werden, sobald es zu einer Reizung derselben kommt (Holtzman et al. 1983). Chemotaktische Faktoren (Abschnitt 4.5) führen zu einer Anreicherung von eosinophilen Granulozyten in der Schleimhaut, diese wiederum bewirken durch chemotaktische Faktoren die Rekrutierung weiterer Entzündungszellen. Zweifelsohne spielt der eosinophile Granulozyt bei den sekundären Effektorzellen eine überragende Rolle: sein reicher Besatz mit zytotoxischen Substanzen (eosinophil cationic protein, major basic protein) setzt ihn instand, Zellen zu zerstören, Epithel von der Basalmembran abzulösen und über seine Fähigkeit, Leukotriene und den potenten Entzündungsmediator PAF-Acether zu generieren, einen circulus vitiosus der asthmatischen Entzündung einzuleiten (Chung 1986). Im Gegensatz dazu ist die Rolle des neutrophilen Granulozyten bei Asthma unklar: ohne Zweifel sind diese dank ihrer metabolischen Potenz (Synthese von Leukotrienen, Thromboxanen, Prostaglandinen) und ihrer Oxidantien (Katalase) in der Lage, eine ähnliche Rolle wie die eosinophilen Granulozyten zu spielen. Allerdings ist es nicht verständlich, warum der gleiche Granulozyt bei der chronischen Bronchitis oder bei Bronchiektasen nur selten eine Entwicklung einleiten kann, die zu schwerer Atemwegsobstruktion führt (Cole 1986; Kay 1986a). Noch unklarer ist die Bedeutung der Lymphozyten (in großer Zahl in der Submukosa beim Asthmatiker zu finden) und der Thrombozyten bei der asthmatischen Entzündung (siehe auch Abschnitt 4).

6.1.3.4 Multifaktorielle Hypothese

Wie vielfach in der wissenschaftlichen Diskussion, ist es durchaus sinnvoll, nach den bisher erarbeiteten Erkenntnissen eine Hypothese zu entwickeln, die beide Theorien, nämlich die der autonomen Imbalance und die der Entzündung, zu vereinen sucht (König et al. 1986). Es läßt sich durchaus vorstellen (Abbildung 6.1-2), daß die in den Atemwegen liegenden, sensibilisierten Mastzellen durch einen spezifischen Reiz (Allergen), aber auch durch unspezifische Triggermechanismen zur Freisetzung von Mediatoren angeregt werden. Die entzündliche Reaktion kann auf zweierlei Weise über Mediatoren entstehen und diese dann durch lokale und reflektorische Vorgänge die Hyperreagibilität induzieren:

1. Über direkt wirkende Mediatoren (Histamin, LTC_4, PGD_2, PAF) kommt es zu einer vermehrten Durchlässigkeit des Atemwegsepithels und Gefäßendothels, welche ein rascheres Eindringen des Antigens über diese Barriere und die Freisetzung weiterer chemotaktischer Faktoren aus den submukös gelegenen Mastzellen und die Rekrutierung von Entzündungszellen zur Folge hat. Die resultierende Atemwegsobstruktion durch Muskelkontraktion und Ödem könnte bereits zur Empfindlichkeitssteigerung führen: a) durch geometrische Faktoren (s.u.) und b) durch reflektorische Vorgänge (Axonreflex, schnell und langsam adaptierende zentral umgeschaltete Reflexe).
2. Über indirekt wirkende chemotaktische Mediatoren kommt es zu weiterer Anreicherung von neutrophilen und eosinophilen Granulozyten, Monozyten, Lymphozyten sowie Thrombozyten in der Mukosa. Die durch die Entzündung gesetzten feingeweblichen Veränderungen am Epithel können ihrerseits im Sinne eines *circulus vitiosus* die Hyperreagibilität der Atemwege verstärken, indem diese tiefgreifende Entzündung zur Stimulation weiterer nervöser Strukturen führt, die dann evtl. sogar die Entzündung selbst unterhalten (durch Neurosekretion eine Imbalance verursachen) oder aber durch lokale und vagale Reflexe den Tonus und die Empfindlichkeit der Atemwege erhöhen könnten. Daß die Schwere der Erkrankung direkten Einfluß auf die autonome Balance haben kann, d.h. die β-Rezeptorenfunktion beeinflußt, ist durch Allergen-Provokationstest belegt, in denen eine *down-regulation* nachgewiesen wurde (Meurs et al. 1982).

So läßt sich durch Kombination von Elementen beider Theorien zur Pathogenese der Hyperreagibilität der Atemwege, nämlich der Theorie der autonomen Imbalance und der Theorie der Entzündung, ein Modell konstruieren, das unseren derzeitigen Wissensstand berücksichtigt und auch nützliche Ansätze für therapeutische und prognostische Überlegungen bietet, aber natürlich provisorisch und jederzeit korrigierbar bleiben muß.

6.1.4 Hyperreagibilität der Atemwege als Grundlage des Asthmas

Nach unserem derzeitigen pathophysiologischen Verständnis entsteht Asthma im Zusammenspiel von Hyperreagibilität der Atemwege und Freisetzung von Mediatoren (Abbildung 6.1-3). Mediatoren können durch eine allergische Reaktion, aber

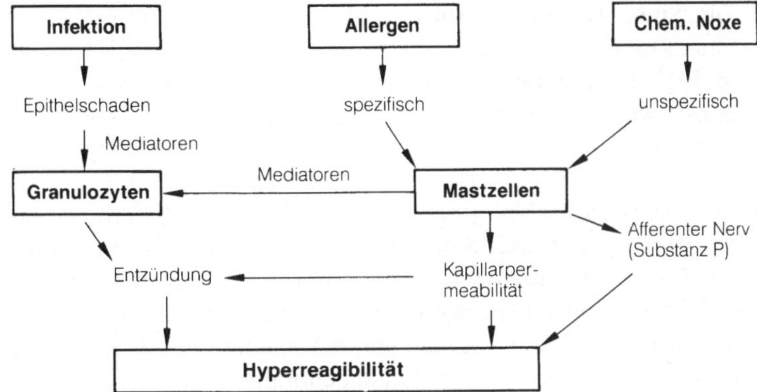

Abbildung 6.1-2. Multifaktorielle Hypothese der Entstehung der Hyperreagibilität der Atemwege (Einzelheiten siehe Text).

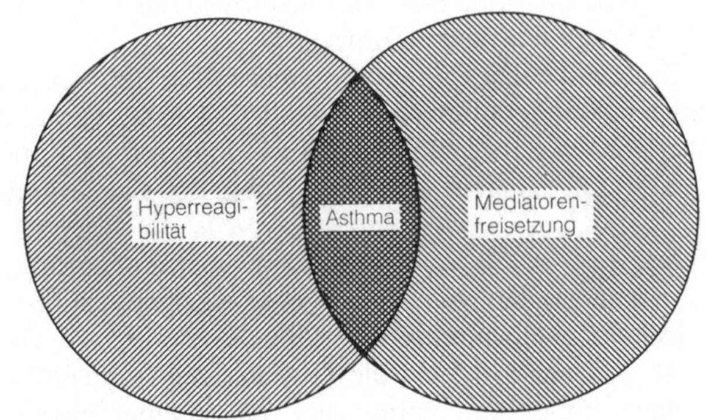

Abbildung 6.1-3. Schematische Darstellung eines klinischen Asthmas bei Zusammentreffen von Hyperreagibilität der Atemwege und Mediatorfreisetzung (nach Nadel 1980).

auch durch eine Entzündung oder einen unspezifischen Reiz freigesetzt werden. Die Hyperreagibilität der Atemwege allein führt noch nicht zum Asthma, dazu bedarf es eines Auslösers (Triggermechanismus). Asthma entsteht aber auch nicht allein durch Freiwerden von bronchokonstriktorisch wirksamen Mediatoren, wenn keine Hyperreagibilität der Atemwege vorliegt. Erst das Zusammentreffen beider, also von Hyperreagibilität der Atemwege und bronchoaktiven Mediatorsubstanzen, führt zum klinischen Bild des manifesten Asthma.

Neben der Erfahrung des täglichen Lebens, die eine Hyperreagibilität der Atemwege beim Asthmatiker nahelegt, sind es vor allem drei Argumente, welche diese klinische Beobachtung stützen:

1. Eine Normalpopulation läßt sich von einer Asthmatikerpopulation besser durch Hyperreagibilitätstests der Atemwege als durch Allergieteste separieren (Mygind 1986).
2. Die Prognose und Therapiebedürftigkeit des Asthmas korreliert gut mit der Schwere der Hyperreagibilität der Atemwege auf Histamin (Hargreave et al. 1981, 1985a).

3. Die Spezifität und Sensitivität des Methacholin-Provokationstests ist bei der Diagnose des Asthmas und normaler Spirometrie weit besser als die von pneumologisch geschulten Ärzten: diese irren sich in 40% der Fälle in ihrer Diagnose, wohl deswegen, weil Asthmasymptome wenig spezifisch sind (Hargreave et al. 1986b).

Andererseits muß aber festgehalten werden, daß Hyperreagibilität der Atemwege kein asthmaspezifisches Symptom ist: in wechselnder Prävalenz findet es sich bei einer Reihe von anderen Erkrankungen. So reagieren bis zu 80% aller Patienten mit Pollinose mit einem positiven Histamin-Provokationstest, ohne daß ein Hinweis auf eine Erkrankung der unteren Atemwege besteht. Bei Silikotikern, Raucher und Nichtraucher zusammengenommen, findet man in bis zu 33% eine Hyperreagibilität der Atemwege auf Acetylcholin, bei Patienten mit endogenen Ekzemen (Neurodermitis) ohne asthmatische Beschwerden in bis zu 61% und bei Patienten mit chronischer Bronchitis in wechselnder Prävalenz (10–48%) (Bauer u. Konietzko 1986).

Umgekehrt muß man sich natürlich die Frage stellen: Gibt es Asthma ohne Hyperreagibilität der Atemwege?

Im Klinikalltag findet man nicht selten die Konstellation eines negativen inhalativen Acetylcholintests bei eindeutig asthmakranken Patienten, bei denen die Diagnose durch regelmäßige Auskultation oder Peak-flow-Messungen dokumentiert ist. Die Ursache könnte in einem der vier Gründe zu suchen sein:

1. Der Test ist falsch negativ, da protektiv wirksame Medikamente nicht oder zu spät abgesetzt wurden. So können etwa Antihistaminika bis zu 5 Tagen die inhalative Histaminreaktion blocken.
2. Als Reizantwort wird die Einsekunden-Kapazität gemessen, welche eine maximale Einatmung voraussetzt, ein Atemmanöver, welches schon als solches reflektorisch eine Bronchodilatation auslösen kann (Orehek et al. 1981). So kann der Nettoeffekt von reflektorisch ausgelöster Bronchodilatation und per Acetylcholin ausgelöster Atemwegsobstruktion null sein.
3. Die Spezifität des Reizes, etwa von Acetylcholin, für den muskarinischen Rezeptor wird nicht berücksichtigt. So kann ein Asthmatiker mit einem belastungsinduzierten Asthmaanfall durchaus auf Stimulation der cholinergen Rezeptoren negativ reagieren.
4. Ein sehr stark bronchokonstriktorisch wirkender Stimulus könnte einen Bronchospasmus auslösen, auch wenn keine Hyperreagibilität der Atemwege vorliegt (Hargreave et al. 1984). Eine solche Konstellation wird diskutiert bei bestimmten Substanzen, welche ein berufliches Asthma auslösen, etwa Toluendiisocyanat (TDI). Derartige Befunde lassen sich am ehesten durch eine spezifische Sensibilisierung gegen die bronchokonstriktorische Substanz erklären, die bei massiver Exposition zu einer so intensiven Mediatorfreisetzung führt, daß auch ohne vorbestehende Hyperreagibilität eine Atemwegsobstruktion ausgelöst wird. Daß hohe Dosen eines Allergens auch ohne Hyperreagibilität der Atemwege bei sensibilisierten Individuen eine Atemwegsobstruktion verursachen können, läßt sich in Provokationsproben gelegentlich nachweisen; dies zeigt, daß eine Hyperreagibilität unter bestimmten experimentellen Bedingun-

gen nicht Voraussetzung für eine Atemwegsobstruktion ist. Unter natürlichen Bedingungen dürfte jedoch dieser Fall äußerst selten auftreten.

Obwohl die Hyperreagibilität der Atemwege bei praktisch 100% aller Patienten mit Asthma im Labortest nachweisbar ist, erzeugt die Inhalation von Histamin oder Cholinergika selbst kein Asthma. Virusinfektionen können bei Lungengesunden eine vorübergehende Hyperreagibilität der Atemwege hervorrufen, aber der Betreffende wird nicht asthmakrank. Es fehlt der zweite Faktor, die vermehrte Freisetzung von Mediatoren (Abbildung 6.1-3). Es läßt sich also zusammenfassend festhalten:

Die Hyperreagibilität der Atemwege ist die Grundlage für das Asthma; ein zusätzlicher Stimulus (endogen oder exogen) muß jedoch hinzutreten, um die Krankheit *Asthma* auszulösen.

Die Hyperreagibilität der Atemwege ihrerseits kann durch die asthmatische Reaktion gesteigert werden. Es wird dafür die durch das Asthma induzierte Entzündung der Atemwege verantwortlich gemacht (Cockcroft 1983). Eine mediatorvermittelte Atemwegsinflammation führt zu einer vermehrten unspezifischen Hyperreagibilität der Atemwege, welche dann im Sinne eines *circulus vitiosus* die Reaktion auf erneute allergene und nicht-allergene Reize verstärken kann (Abbildung 6.1-5). Dies scheint besonders zuzutreffen für Patienten mit dualer asthmatischer Reaktion nach Allergenexposition. Bei diesen kann man gleichzeitig nach 8 Stunden eine deutliche Zunahme der spezifischen Hyperreagibilität finden, etwa gemessen an einer bis zu zehnfachen Reduktion der Histaminprovokationsschwelle (Cockcroft 1983). Erst nach 10 Tagen ist die Reizschwelle wieder normalisiert (Abbildung 6.1-4). Ähnliche Befunde wurden nach Virusinfektionen und nach Exposition gegenüber Ozon erhoben.

Die Entwicklung eines solchen *circulus vitiosus* (Abbildung 6.1-5) (Auslösung einer unspezifischen Hyperreagibilität der Atemwege durch allergeninduzierte oder mediatorinduzierte verzögerte Reaktionen) hat für die Prophylaxe, Prognose und Therapie erhebliche Konsequenzen:

allein Vermeidung oder Ausheilung der Entzündung kann die Hyperreagibilität der Atemwege reduzieren und damit Symptomfreiheit bringen.

Umgekehrt könnte dieser Pathomechanismus die Entstehung eines perennialen Asthmas, etwa auf Milben, plausibel erklären. Umstritten ist allerdings, ob in jedem Fall eine Reaktion vom verzögerten Typ, also eine duale asthmatische Reaktion erforderlich ist, um entzündliche Veränderungen der Atemwege auszulösen, oder ob diese auch im Rahmen einer Sofortreaktion allein auftreten können.

6.1.5 Angeborene oder induzierte Hyperreagibilität der Atemwege?

Zwillings- oder Familienuntersuchungen haben Hinweise auf familiäre bzw. genetische Faktoren als Ursache der Hyperreagibilität der Atemwege erbracht (Schwartz 1952; Edfors-Lubs 1971). Genetische Faktoren kommen jedoch allenfalls für 20% der Konkordanz bei Zwillingen in Betracht (Pauwels 1987 a). Möglicherweise sind es primäre Störungen des vegetativen Nervensystems im Sinne einer Imbalance von α- und β-adrenergen Rezeptoren auf der einen Seite und

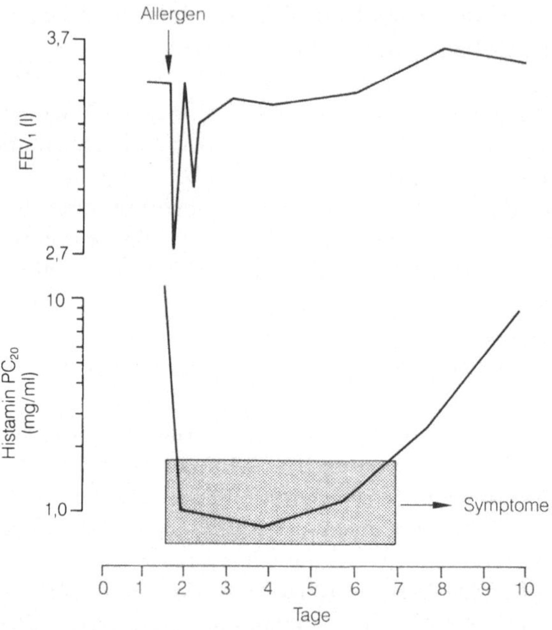

Abbildung 6.1-4. Nach Allergeninhalation kommt es innerhalb weniger Minuten zu einer Sofortreaktion, gefolgt von einer verzögerten Reaktion einige Stunden danach. Die Einsekundenkapazität (FEV$_1$) ist innerhalb von 24 Stunden normalisiert. Gleichzeitig kommt es zu einer Überempfindlichkeit der Atemwege gegenüber Histamin mit einer Senkung der Reizschwelle um eine Zehnerpotenz (PC$_{20}$). Diese erreicht erst 10 Tage später wieder den Ausgangswert. Bis dahin treten bei Triggermechanismen (Kälte, Belastung) asthmatische Symptome auf (nach Cockcroft 1983).

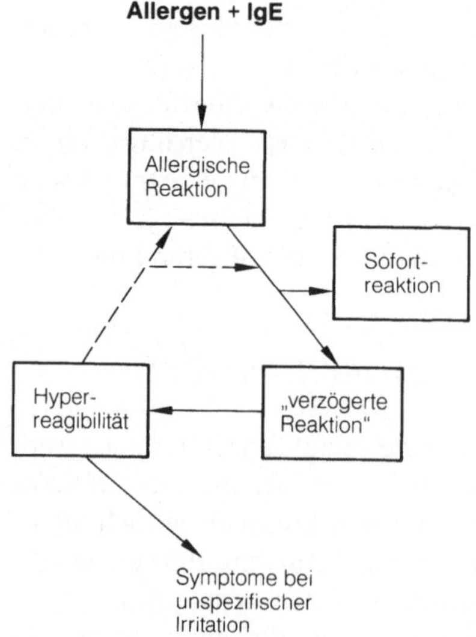

Abbildung 6.1-5. Schema der Hypothese, welche im Rahmen einer verzögerten Reaktion die Entstehung einer unspezifischen Hyperreagibilität der Atemwege erklärt, welche im Sinne eines circulus vitiosus wiederum die Antwort auf die allergische Reaktion verstärkt (nach Cockcroft 1983).

cholinergen auf der anderen Seite (Zach 1985). Jedoch ist bei derartigen Studien häufig nicht sorgfältig genug auf mögliche konkurrierende Ursachen, wie Rauchen, Umwelteinflüsse oder eine atopische Konstitution geachtet worden.

Eineiige Zwillinge von Asthmatikern können eine normale Empfindlichkeit der Atemwege zeigen, die Inzidenz von Asthma ist jedoch signifikant erhöht. Dies könnte dafür sprechen, daß nicht die Hyperreagibilität der Atemwege als solche vererbt wird, sondern Faktoren, welche eine leichtere Induzierbarkeit derselben bewirken (Lebowitz et al. 1984).

Als Auslöser für eine Hyperreagibilität bei zuvor normoreaktiven Personen kommen virale oder bakterielle Infekte, allergische Entzündungen mit Sofortreaktion und/oder verzögerte Reaktion und entzündliche Veränderungen der Schleimhaut durch Umweltnoxen, z. B. Rauchen oder O_3, infrage. Nachgewiesen ist das Auftreten einer reversiblen Hyperreagibilität bei zuvor normoreaktiven Personen durch Virusinfekte (Empey et al. 1976); diese Zunahme der Überempfindlichkeit gegen Histamin ist jedoch nicht gleichbedeutend mit dem Auftreten eines Asthmas.

Zusammengefaßt zeigen die verfügbaren Daten, daß zwar eine genetische Disposition zur Hyperreagibilität der Atemwege wahrscheinlich vorhanden sein muß, daß jedoch exogene Faktoren, insbesondere Allergene, für die Manifestation eines Asthmas von ausschlaggebender Bedeutung sind.

6.1.6 Schlußfolgerungen

Die Hyperreagibilität der Atemwege ist definiert als eine zur Stärke des Reizes überproportionale Obstruktion der Atemwege. Sie steht im Mittelpunkt der Pathogenese des Asthmas. Genetische Faktoren scheinen Voraussetzung für das Auftreten einer Hyperreagibilität zu sein, evtl. auf einer Imbalance im autonomen Nervensystem mit Prädominanz der cholinergen Bahnen beruhend. Exogene Faktoren sind jedoch für die Ausprägung entscheidend. Die so erworbene Hyperreagibilität der Atemwege wird heute als Ausdruck eines chronisch entzündlichen Prozesses der Schleimhaut verstanden. Strittig ist, ob bei allergischem Asthma die für die Entwicklung einer Hyperreagibilität der Atemwege entscheidende Entzündung der Schleimhäute nur im Gefolge der sogenannten dualen asthmatischen Reaktion auftritt, oder auch schon bei der allergischen Sofortreaktion allein zum Tragen kommt. Aufgabe der Therapie ist es, den verhängnisvollen *circulus vitiosus* von Entzündung und unspezifischer Hyperreagibilität zu durchbrechen.

6.2 Die Überempfindlichkeit der Atemwege gegen pharmakologische, allergene, physikalische und osmotische Reize

H. Magnussen

6.2.1 Einleitung und Definition

Die Hyperreagibilität der Atemwege wird als die Bereitschaft eines erkrankten Individuums verstanden, auf nicht-allergische (unspezifische) und allergene (spezifische) Stimuli mit einer Verengung der Atemwege zu antworten, einer Reaktion, die bei gesunden Menschen nicht in dem Ausmaß oder gar nicht beobachtet wird. Unspezifische Stimuli sind z. B. chemische Mediatoren wie Histamin oder cholinerge Agonisten (Acetylcholin, Carbachol, Methacholin), bestimmte Prostaglandine, Leukotriene und natürlich vorkommende physikalische Reize, wie körperliche Belastung, Hyperventilation, Inhalation von kalter Luft und Wasser (Tabelle 6.1-1). Der Begriff *unspezifisch* soll lediglich besagen, daß diese Reize bei jedem Patienten mit Asthma Luftnot hervorrufen können. *Spezifische* Stimuli sind dagegen Allergene der allgemeinen Umwelt oder bestimmte chemische Allergene, z. B. Isocyanate. Diese spezifischen Stimuli rufen nur bei einem Teil der Patienten mit Asthma eine obstruktive Ventilationsstörung hervor.

Die Begriffe unspezifisch-spezifisch sagen daher nichts über die Mechanismen der Wirkung und sollten auch nicht so verstanden werden, daß bei einem Patienten mit Asthma alle unspezifischen Reize die gleiche klinische Bedeutung haben.

Viele Menschen, Gesunde und Asthmatiker, beantworten die Einatmung von Histamin oder Methacholin mit einer Erschwerung der Luftströmung in den Atemwegen. Die Menge des inhalierten Pharmakons, die notwendig ist, um eine bestimmte Atemwegsreaktion hervorzurufen, entscheidet über die Frage, ob eine normale oder gesteigerte Empfindlichkeit der Atemwege vorliegt. Körperliche Belastung, Hyperventilation, die Einatmung osmotisch wirksamer Substanzen werden jedoch von einem gesunden Individuum nicht oder mit einer kaum meßbaren Atemwegsreaktion beantwortet. Das gleiche gilt für Allergene und arbeitsmedizinisch bedeutsame chemische Produkte.

Für klinische und wissenschaftliche Fragestellung ist es daher gleichermaßen bedeutsam, exakte Meßmethoden zur Erkennung der unspezifischen und spezifischen Hyperreagibilität zu haben. Siehe Abschnitte 8.3–5.

6.2.2 Pharmakologische Reize

6.2.2.1 Histamin und m-Cholinozeptor-Agonisten (Cholinergika)

Die Einatmung ansteigender Histamin- oder Carbachol-Konzentrationen führt zu einer zunehmenden Verengung der Atemwege (Abbildung 6.2-1). Bei der Messung der Empfindlichkeit der Atemwege werden daher möglichst geringe Reize angeboten, um keine belästigenden oder gar gefährlichen Beschwerden hervorzurufen.

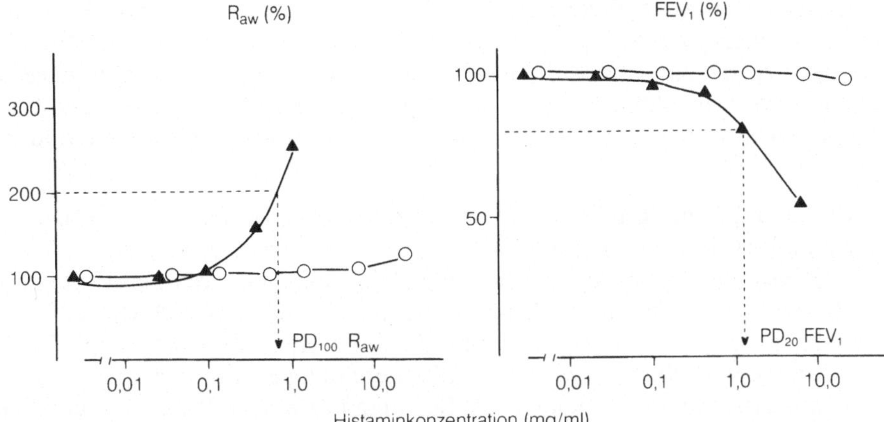

Abbildung 6.2-1.   Schematische Darstellung der inhalativen Histaminprovokation bei einem gesunden Probanden (O) und einem Patienten mit Asthma (▲). Auf den jeweiligen x-Achsen ist die Histaminkonzentration in mg/ml dargestellt, auf der y-Achse der linken Teilabbildung ist die prozentuale Änderung des Atemwegswiderstandes wiedergegeben. Auf der rechten Teilabbildung die prozentuale Änderung der Einsekundenkapazität. Die Abbildung macht deutlich, daß bei einem Patienten mit Asthma die Verdoppelung des Atemwegswiderstandes im Vergleich zum Ausgangswert bzw. die 20%ige Erniedrigung der FEV_1 im Vergleich zum Ausgangswert nach Einatmung einer geringeren Histaminkonzentration erreicht wird, als bei einem Probanden mit einer normalen Empfindlichkeit der Atemwege.

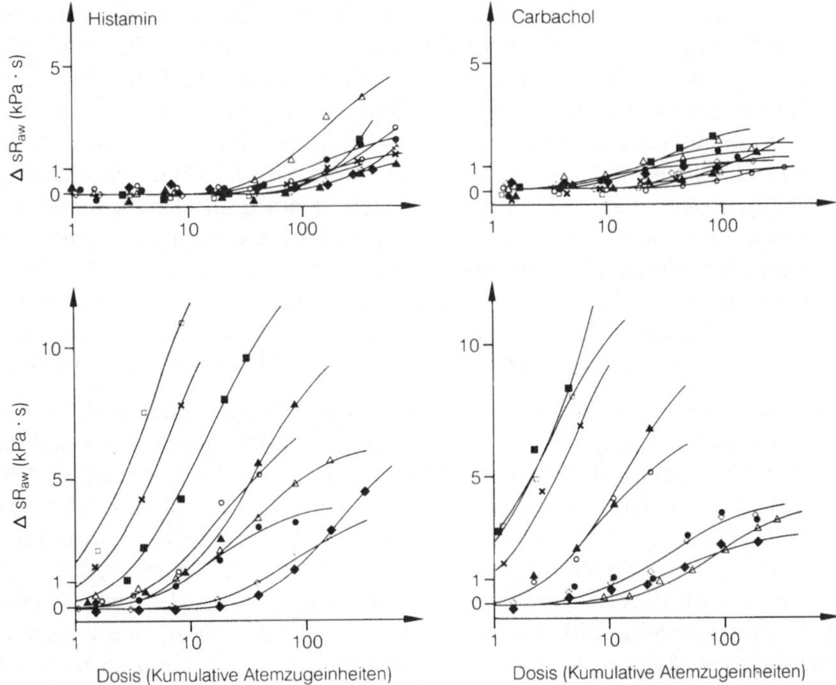

Abbildung 6.2-2.   Dosis-Wirkungs-Beziehung für inhaliertes Histamin (links) und Carbachol (rechts) bei normo- (n = 9) (oben) und hyperreagiblen (n = 9) (unten) Probanden.

Bei gesunden Probanden und asthmatischen Patienten mit geringer Symptomatologie können jedoch zur Beantwortung wissenschaftlicher Fragen Dosis-Wirkungskurven bis zur Auslösung einer weitgehend maximalen Atemwegsreaktion erstellt werden. In Abbildung 6.2-2 sind Beispiele derartiger Histamin- und Carbacholprovokationen wiedergegeben. Diese Kurven zeigen folgende Besonderheiten:

1. Asthmatiker benötigen im Vergleich zu Lungengesunden sehr viel weniger Histamin oder Carbachol, um eine Atemwegsobstruktion zu entwickeln.
2. Eine *maximale* Atemwegsreaktion wird angenommen, wenn trotz steigender Histamin- oder Carbachol-Konzentrationen, der (im Beispiel von Abbildung 6.2-2) spezifische Atemwegswiderstand keine weitere Zunahme zeigt. Bei lungengesunden Probanden wird diese Plateaubildung eher erreicht, als bei Patienten mit hyperreagiblen Atemwegen. Bei diesen kann eine Plateaubildung häufig gar nicht beobachtet werden, da die Atembeschwerden eine weitere Einatmung der bronchokonstriktorischen Substanzen verbieten.

Die interindividuelle Variabilität ist bei den Asthmatikern ausgeprägter als bei den Lungengesunden.

Diese Beobachtungen (Hargreave et al. 1981; Woolcock et al. 1983 b) lassen folgende wichtige Überlegungen zu:

1. Auch wenn Patienten mit Asthma vor derartigen Untersuchungen einen normalen Tonus ihrer Atemwege und damit eine normale Lungenfunktion aufweisen, offenbart die Messung der Empfindlichkeit der Atemwege eine erhebliche Variabilität der Stärke der pharmakologisch induzierten Atemwegsobstruktion. Ein derartiger Befund führt zu der Frage, ob das Ausmaß der Hyperreagibilität der Atemwege einen Bezug zum klinischen Bild des Patienten hat. Tatsächlich konnte gezeigt werden, daß die Stärke der Hyperreagibilität eine Beziehung zum zirkadianen Rhythmus der Atemwegsobstruktion, der Symptomatologie und zur Intensität der notwendigen Therapie aufweist (Hargreave et al. 1981).
2. Die geringere maximale Atemwegsreaktion des gesunden Probanden im Vergleich zum Asthmatiker wirft die Frage auf, ob die normale Atemwegsreaktion durch bestimmte Mechanismen begrenzt sei. Umfangreiche Untersuchungen konnten jedoch keinen limitierenden Prozeß bei gesunden Probanden wahrscheinlich machen, so daß Mechanismen gesucht werden müssen, die die verstärkte Atemwegsreaktion bei Asthma erklären (Hargreave et al. 1986 a).

Auf welchem Wege führt die Einatmung von Histamin oder den Agonisten der muskarinischen Rezeptoren zu einer Kontraktion der Atemwegsmuskulatur? Histamin kann auf direktem Wege die H_1- und H_2-Rezeptoren der glatten Atemwegsmuskulatur erregen. Die Reizung der H_1-Rezeptoren führt zur Atemwegsobstruktion, während die Reizung der H_2-Rezeptoren – zumindest beim Menschen – zur Erschlaffung der Atemwegsmuskulatur führen soll. Neben dieser direkten Reizung der histaminergen Rezeptoren des Muskels, kann Histamin auch auf indirektem Weg, evtl. über vagale Reflexe (Nadel 1980), eine Kontraktion der Atemwegsmuskulatur bewirken. Die Gabe eines m-Cholinozeptor-Antagonisten (Anticholinergika: z.B. Atropin, Ipratropiumbromid) kann die histaminvermittelte Atemwegsobstruktion unterdrücken (Cockcroft et al. 1977 b); dies könnte allerdings als Ausdruck einer Änderung der Reagibilität infolge Änderung des Bronchomotorentonus sein und muß nicht auf einer pharmakologischen Hemmung der Histaminwirkung beruhen.

m-Cholinozeptor-Agonisten, wie Acetylcholin, Methacholin und Carbachol, wirken durch direkte Stimulation des muskarinischen Cholinozeptors konstriktorisch.

6.2.2.2 β-Adrenozeptor-Antagonisten (Betablocker)

Die klinische Erfahrung hat gelehrt, daß Patienten mit Asthma nach der Einnahme von β-Adrenozeptor-Antagonisten eine Verschlechterung ihres Krankheitsbildes erfahren können. Das Ausmaß der Verschlechterung ist jedoch bei Patienten mit Asthma kaum vorhersehbar, so daß individuelle Faktoren angenommen werden müssen, die bei einem Asthmatiker die pulmonale Reaktion auf eine systemische Gabe mit β-Adrenozeptor-Antagonisten bestimmen. Der Wirkungsmechanismus ist noch unklar (vgl. Abschnitte 7.4, 9.2). β-Adrenozeptor-Antagonisten eignen sich zur Prüfung der Hyperreagibilität, werden jedoch selten eingesetzt.

6.2.2.3 Allergene

Spezifisch sensibilisierte Patienten mit Asthma beantworten die Einatmung eines Allergens mit einer Atemwegsobstuktion, deren zeitlicher Ablauf variabel sein kann. Die Sofortreaktion entwickelt sich innerhalb von ca. 15 Minuten und löst sich spontan während der folgenden 1–2 Stunden. Bei der dualen Reaktion bildet sich 4–12 Stunden nach der Sofortreaktion eine erneute Erschwerung der Luftströmung in den Atemwegen (verzögerte Reaktion, auch bronchiale „Spätreaktion" genannt). Bei wenigen Patienten mit allergischem Asthma und einigen Patienten mit berufsbedingtem, chemisch-irritativem Asthma tritt eine isolierte verzögerte Reaktion auf.

Die Kenntnis des zeitlichen Ablaufes einer Allergen-induzierten Atemwegsobstruktion ist von prognostischer Bedeutung. Patienten, die eine duale Atemwegsreaktion oder eine isolierte verzögerte Reaktion aufweisen, entwickeln als Folge des inhalativen Allergenkontaktes eine Zunahme der Reagibilität ihrer Atemwege. Diese (nach Provokationstests vorübergehende) Steigerung der unspezifischen Hyperreagibilität der Atemwege kann zu verstärkten Atembeschwerden führen, die nicht mehr unmittelbar auf den Allergenkontakt zu beziehen sind. Die verzögerte Reaktion im Rahmen der dualen Reaktion ist auch verantwortlich für die Zunahme der Empfindlichkeit auf z. B. Histamin oder Methacholin (Cockcroft et al. 1977 c).

6.2.2.4 Körperliche Belastung

Zahlreiche Patienten mit Asthma entwickeln während oder unmittelbar nach körperlicher Belastung Luftnot. Dieses Phänomen wird als anstrengungsinduzierbares Asthma oder kurz *Anstrengungsasthma* bezeichnet. Das Anstrengungsasthma ist dadurch gekennzeichnet, daß sich innerhalb der ersten Minuten nach Beendigung

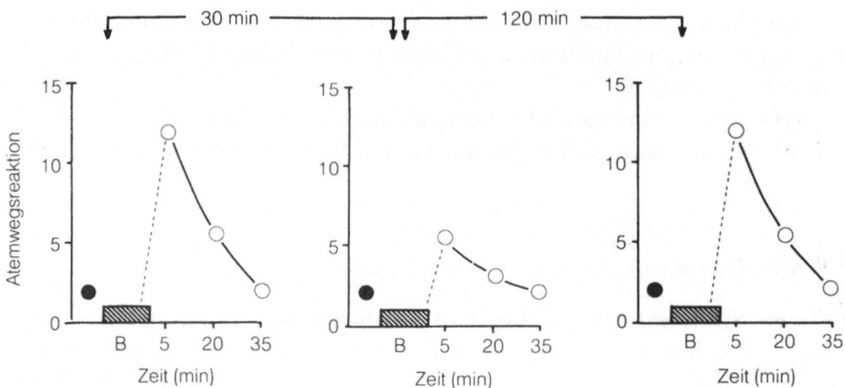

Abbildung 6.2-3. Schematisierter Verlauf der Atemwegsreaktionen, die nach körperlicher Belastung bei Patienten mit Asthma beobachtet werden können.

der körperlichen Tätigkeit eine Erschwerung der Luftströmung in den Atemwegen entwickelt, die durch Lungenfunktionstests objektiviert werden kann (Magnussen 1986).

In Abbildung 6.2-3 ist der typische Verlauf einer Atemwegsreaktion dargestellt, der sich bei einem Patienten mit Anstrengungsasthma beobachten läßt. Das Ausmaß der obstruktiven Ventilationsstörung erreicht innerhalb der ersten 10 Minuten nach Belastung seinen Höhepunkt, um sich dann während der folgenden 30 Minuten zu normalisieren. Die Wiederholung der Belastung innerhalb von 30 Minuten führt zu einer Abschwächung der Atemwegsobstruktion. Diese verminderte obstruktive Antwort der Atemwege auf wiederholte Belastung wird als Refraktärität bezeichnet. Die Refraktärperiode ist jedoch nur für etwa 2 Stunden nachweisbar, da dieses Intervall ausreicht, um eine quantitativ gleichwertige Atemwegsreaktion auszulösen.

Das Anstrengungsasthma soll nach Literaturangaben bei 14–93% der untersuchten Probanden vorkommen (Lee u. Anderson 1985; Lockhart et al. 1985; Magnussen 1986). Diese weite Spanne ist wahrscheinlich auf die unterschiedliche Methodik der Belastungstests zurückzuführen. Wir beobachteten, daß etwa 50% aller Patienten mit Asthma eine körperliche Belastung unter standardisierten experimentellen Bedingungen mit einer Atemwegsobstruktion beantworten. Von besonderer klinischer Bedeutung ist dabei die Tatsache, daß die Atemwegsreaktion großen interindividuellen Schwankungen unterworfen ist und durch die Anamnese nicht sicher vorhergesagt werden kann.

Das Anstrengungsasthma darf nicht mit der Belastungsdyspnoe verwechselt werden, die bei zahlreichen Patienten mit chronischen Lungen- und Atemwegskrankheiten sowie bei Herzerkrankungen auftritt. Die Belastungsdyspnoe tritt *während*, nicht *nach* Belastung auf und geht nicht mit einer obstruktiven Ventilationsstörung einher.

6.2.2.4.1 Konzept des respiratorischen Wärme*austausches*

Patienten, die unter einem Anstrengungsasthma leiden, beschreiben häufig, daß eine Laufübung bei winterlichem Wetter sehr viel stärkere Luftnot auslöse als Schwimmen im Hallenbad. Diese zunächst schwer deutbaren anamnestischen Angaben lassen sich im Lichte der heutigen Kenntnisse durch Unterschiede der klimatischen Bedingungen (Lufttemperatur, Wassergehalt der Luft und Lungenbelüftung) erklären. Die obstruktive Reaktion der Atemwege, die Patienten mit Asthma nach körperlicher Belastung entwickeln, hängt von der Größe der Lungenbelüftung und dem Unterschied der Temperatur und des Wassergehaltes zwischen der ein- und ausgeatmeten Luft ab. Diese Größen bestimmen den respiratorischen Wärmeaustausch, der zwischen der eingeatmeten Luft und der Schleimhaut der luftleitenden Atemwege stattfindet (Anderson et al. 1985).

Das Konzept des respiratorischen Wärmeaustausches drückt lediglich eine energetische Bilanz aus, die aus der Konditionierung der eingeatmeten Luft auf Körperbedingungen resultiert. Die Anwärmung der Inspirationsluft auf 37°C und die Sättigung mit Wasserdampf stellen energieverbrauchende Prozesse dar, deren Folgen eine Abkühlung der Schleimhäute des Atemtraktes ist. Direkte Temperaturmessungen in den intrathorakalen Atemwegen belegten, daß mit steigender Ventilation die Kapazität der oberen Atemwege nicht ausreicht, um die Luft anzuwärmen, so daß die intrathorakalen Atemwege an dem respiratorischen Wärmeaustausch teilnehmen müssen. Der daraus resultierende Wärmeverlust geht mit einer Temperaturerniedrigung in der Atemwegsschleimhaut einher.

Diese physiologischen Vorgänge führen bei Patienten mit Asthma zu einer obstruktiven Reaktion der Atemwege, die dem respiratorischen Wärmeaustausch direkt proportional ist. Die gleichen Mechanismen bewirkten bei gesunden Probanden keine oder nur eine sehr geringe obstruktive Atemwegsreaktion. Die Faktoren, die den respiratorischen Wärmeaustausch bestimmen, sind daher die initialen Stimuli, die eine Atemwegsobstruktion nach körperlicher Belastung bei Patienten mit Asthma auslösen können.

Das Konzept des respiratorischen Wärmeaustausches erklärt auch, warum Hyperventilation ohne körperliche Belastung einen bronchokonstriktorischen Reiz darstellt. Die Entwicklung eines Anstrengungsasthmas setzt daher nicht körperliche Belastung voraus, sondern lediglich eine Steigerung der Lungenbelüftung, um ein größeres, nicht konditioniertes Volumen an Luft in die intrathorakalen Atemwege zu transportieren. Aufgrund dieser Zusammenhänge ist es auch nicht verwunderlich, daß bei konstanter Temperatur und Wassergehalt der eingeatmeten Luft nur die Größe der Ventilation den Grad der anschließenden Atemwegsobstruktion bestimmt, gleichgültig ob die Ventilation durch körperliche Arbeit oder Hyperventilation gesteigert wurde.

6.2.2.4.2 Konzept des respiratorischen Wasser*austausches*

In jüngster Zeit konnte von mehreren Arbeitsgruppen gezeigt werden, daß die Atemwegsobstruktion, die sich nach körperlicher Belastung entwickelt, wesentlich vom respiratorischen Wasserverlust beeinflußt wird (Anderson et al. 1983; Eschenbacher et al 1984; Hahn et al. 1984).

So führt die Einatmung von hypo- und hyperosmolaren Kochsalzlösungen zu einer Atemwegsobstruktion bei asthmatischen Patienten (Eschenbacher et al. 1984). Der osmolare Stimulus zeigt dabei eine direkte Proportionalität zur Atemwegsobstruktion. Die Ähnlichkeit der Atemwegsobstruktion, die durch osmolare Reize und körperliche Belastung ausgelöst wird, hat daher zu folgender Vorstellung über die Pathogenese der physikalischen-osmotischen Reize geführt:

Hyperventilation führt zu einem Wasserverlust innerhalb der Atemwege, so daß das Volumen der wäßrigen Schicht verringert wird, welches die Atemwege bedeckt (= Solphase). Die Verminderung des Wassers führt zu einer Zunahme der Osmolarität. Der hyperosmolare Stimulus bewirkt ein Freisetzen von Mediatoren, die zur Atemwegsobstruktion führen. Obwohl zahlreiche Befunde für diese Kette von Ereignissen sprechen, liegt ein Beweis für die Bedeutung des hyperosmolaren Stimulus bei der Pathogenese des Anstrengungsasthmas noch nicht vor.

Die Durchblutung und die Blutfülle der Atemwegsschleimhaut spielen ebenfalls eine bedeutende Rolle bei der Stärke der Atemwegsobstruktion, die körperlicher Belastung folgt. Aus Abbildung 6.2-3 geht hervor, daß sich das Maximum der Atemwegsobstruktion bei Belastungsasthma *nach* Beendigung der körperlichen Arbeit (oder Hyperventilation) einstellt. Wird nun in getrennten Versuchen während der Belastung kalte Luft eingeatmet und nach Beendigung der Belastung einmal kalte und einmal warme Luft inhaliert, so entwickelt sich während der Einatmung der warmen Luft eine stärkere Atemwegsobstruktion, als während der Einatmung von kalter Luft. Dieser zunächst überraschende Befund ist darauf zurückzuführen, daß warme Luft die reaktive Hyperthermie innerhalb der Atemwege begünstigt (McFadden et al. 1986).

Die Atemwegsobstruktion wird nicht nur durch eine Kontraktion der glatten Muskulatur der Atemwege bedingt, sondern auch durch die vermehrte Blutfülle. Dieser Befund erklärt, warum bei Asthma die Inhalation von vasokonstriktorisch *und* bronchodilatatorisch wirksamen Pharmaka, wie Adrenalin, günstiger sein kann, als die Anwendung von Substanzen, die über eine Stimulation von β-Rezeptoren ausschließlich eine Bronchodilatation bewirken.

6.2.2.4.3 Variabilität der anstrengungsinduzierbaren Atemwegsobstruktion

Die Stärke der Atemwegsobstruktion, die einem standardisierten Belastungstest folgt, ist ausgeprägten interindividuellen Schwankungen unterworfen. Die Stärke des Anstrengungsasthmas bestimmt die klinische Bedeutung, die daher unterschiedlich sein kann. Während einige Patienten erst nach längerer, schwerer körperlicher Belastung ein Engegefühl über dem Brustkorb verspüren, reicht bei anderen Patienten schon eine geringe Anstrengung aus, um eine therapiebedürftige Atemwegsobstruktion zu entwickeln.

In Abbildung 6.2-3 wurde bereits dargestellt, daß wiederholte körperliche Belastung mit einer Refraktärperiode einhergeht. Wir konnten kürzlich zeigen, daß auch die Stärke der Refraktärität ein individuelles Phänomen ist. Die Wiederholung von Belastungstests führt dazu, daß im Abstand von 30 Minuten bei einem Patienten der zweite Test mit einer deutlich verminderten obstruktiven Reaktion der Atemwege beantwortet wird, während bei einem anderen Patienten keine Unterschiede in der Atemwegsreaktion beobachtet werden können.

Das Auftreten einer Refraktärperiode könnte auf die Bedeutung mediatorvermittelter Prozesse hinweisen, während ihr Fehlen evtl. andeuten könnte, daß bei diesen Patienten keine Mediatoren als Antwort auf körperliche Belastung freigesetzt werden. Die Verschiedenartigkeit der Refraktärperiode könnte eine Erklärung dafür sein, daß nur einige Patienten mit Anstrengungsasthma von der inhalativen Therapie mit Cromoglicinsäure, Dinatriumsalz (DNCG) profitieren, einer Substanz, der eine protektive Wirkung gegenüber der bronchokonstriktorischen Wirkung von Mediatoren nachgesagt wird.

Für eine Beteiligung von Mediatoren sprechen auch andere Befunde: die Wirkung von DNCG (wegen ihrer Mediatorfreisetzung-hemmenden Eigenschaften), die Mastzell- bzw. Basophilendegranulation nach osmolaren Stimuli (Eggleston et al. 1984) und die Beobachtungen der Gruppe um Kay (Lee et al. 1982b, 1983b; Papageorgiou et al. 1983), daß bei Anstrengungsasthma chemotaktische Faktoren für neutrophile Granulozyten im Venenblut nachweisbar sind, daß Komplement (CR1)-Rezeptoren an neutrophilen Granulozyten exprimiert werden und daß bei manchen Patienten auch die Plasmahistaminkonzentrationen ansteigen. Dies schließt nicht aus, daß gleichzeitig andere Vorgänge eine Rolle spielen.

6.2.2.5 Beziehung zwischen Anstrengungsasthma und Hyperreagibilität der Atemwege

Das Anstrengungsasthma kann als eine besondere Form der Hyperreagibilität der Atemwege aufgefaßt werden. Dennoch besteht keine einfache Korrelation zwischen der Histamin-induzierten Atemwegsobstruktion und der Stärke des Anstrengungsasthmas. In Abbildung 6.2-4 ist die $PD_{100}sR_{aw}$ (ausgedrückt in kumulativen Atemzugeinheiten, CBU) auf der Y-Achse aufgetragen, während auf

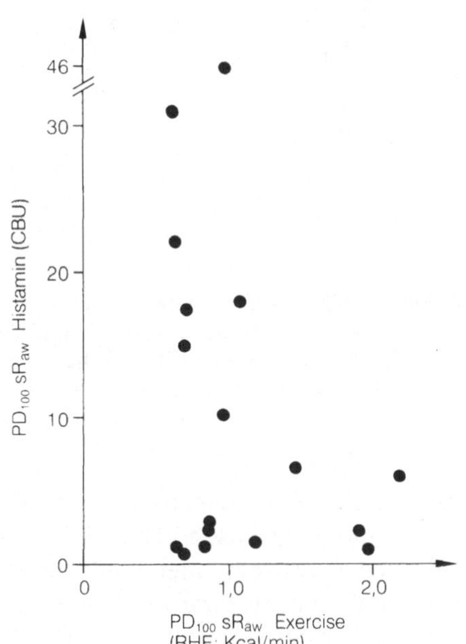

Abbildung 6.2-4. Vergleich der Atemwegsreaktion bei einer inhalativen Histaminprovokation mit der Atemwegsreaktion bei körperlicher Belastung während Einatmung kalter Luft. DieEmpfindlichkeit gegen Histamin ist als $PD_{100}sR_{aw}$ (in kumulativen Einheiten) wiedergegeben, während die Empfindlichkeit gegen körperliche Belastung während Einatmung kalter Luft als derjenige respiratorische Wärmeaustausch ausgedrückt wurde, der erforderlich war, um den spezifischen Atemwegswiderstand um 100% gegenüber dem Ausgangswert zu erhöhen.

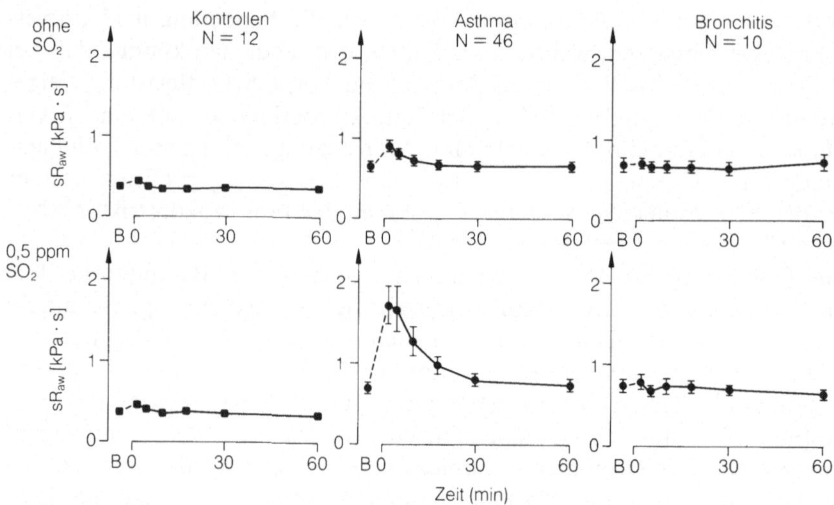

Abbildung 6.2-5. Wirkung von 0,5 ppm SO_2 bei Atemwegsgesunden und Patienten mit Asthma bzw. Bronchitis.

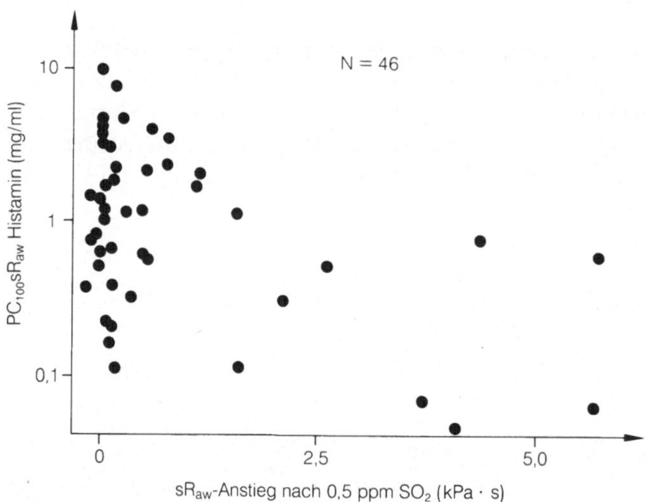

Abbildung 6.2-6. Vergleich der Atemwegsreaktion bei einer inhalativen Histaminprovokation mit der Atemwegsreaktion bei SO_2-Inhalation. Die Empfindlichkeit gegen Histamin ist als $PC_{100}sR_{aw}$ in mg/ml wiedergegeben, während die Empfindlichkeit gegen die Einatmung von SO_2 als sR_{aw}-Anstieg bei 0,5 ppm SO_2 dargestellt ist.

der X-Achse das Ausmaß der körperlichen Belastung (ausgedrückt als respiratorischer Wärmeaustausch, RHE) wiedergegeben ist, die erforderlich ist, um den spezifischen Atemwegswiderstand um 100% zu erhöhen. Diese Abbildung verdeutlicht, daß ein respiratorischer Wärmeaustausch von 1,0 kcal/min. mit einer ebensolchen Streuung der $PD_{100}sR_{aw}$ Histamin einhergehen kann, wie umgekehrt eine starke Überempfindlichkeit auf Histamin mit einem erheblichen Spektrum des Anstrengungsasthmas korreliert sein kann. Diese Beobachtungen decken sich mit der klinischen Erfahrung, daß eine unspezifische Hyperreagibilität der Atemwege auch dann vorliegen kann, wenn kein Anstrengungsasthma angegeben wird.

6.2.2.6 Beziehung zwischen Überempfindlichkeit gegen SO_2 und Histamin

SO_2 führt bei Atemwegsgesunden nicht zur Obstruktion, kann aber bei Asthma bzw. Hyperreagibilität eine Obstruktion verursachen (0,5 ppm) (Abbildung 6.2-5). Kürzlich konnten wir zeigen, daß auch die inhalative Schadstoffbelastung (SO_2) keine eindeutige Beziehung zur Stärke der inhalativen Histaminprovokation aufweist (Abbildung 6.2-6).

6.2.2.7 Schlußfolgerungen

Die Daten belegen, daß bei allen Patienten mit Asthma eine Hyperreagibilität der Atemwege vorliegt. Art und Stärke der verschiedenen Formen der Hyperreagibilität stellen jedoch ein individuelles Problem des Patienten mit Asthma dar.

6.3 Zirkadiane Rhythmen bei Asthma

G. Kunkel

6.3.1 Nächtliche Dyspnoe

Das Auftreten nächtlicher Atemnot bei Patienten mit obstruktiven Atemwegserkrankungen (Asthma, Hyperreagibilität der Atemwege) ist ein charakteristisches Symptom. Unabhängig von der Genese des Krankheitsbildes, kommt es bei ca. 60% aller Patienten zum Auftreten von Atemnot in den frühen Morgenstunden zwischen 2 und 6 Uhr. Die Erstbeschreibung dieses Symptoms erfolgte bereits im 17. Jahrhundert (Floyer 1698), die pathophysiologischen Grundlagen werden jedoch bis heute noch nicht ganz verstanden. Erst 1980 konnten Barnes et al. zeigen, daß zirkadiane Schwankungen von Hormonen, Transmittern und Mediatoren pathophysiologisch für dieses Symptom von Bedeutung sind. Diese Ergebnisse wiesen eindeutig darauf hin, daß bestimmte Konstellationen biochemisch aktiver Faktoren notwendig sind, um zu bestimmten Tages- und Nachtzeiten die Atemwege bevorzugt zur Dilatation oder Kontraktion kommen zu lassen.

6.3.2 Bronchomotorischer Tonus

Bei immunologisch und nicht-immunologisch ausgelöster Atemwegsobstruktion wird die Regulation des bronchomotorischen Tonus von einer Vielzahl von Einzelfaktoren bestimmt, die unterschiedlich gewichtet den Durchmesser der Atemwege positiv oder negativ beeinflussen.

Folgende biochemischen, zellulär oder humoral aktive Faktoren müssen dabei betrachtet werden:

1. Hormone
2. Mediatoren
3. neurale Transmitter
4. zelluläre Faktoren
5. humorale Faktoren

Daraus ergibt sich die Frage, ob diese Einzelfaktoren bestimmten biologischen Rhythmen unterworfen sind und wie diese bei der Entstehung des Symptoms des nächtlichen Asthmas beteiligt sind.

6.3.3 Biologische Rhythmen

6.3.3.1 Hormone

Seit langen Jahren ist das rhythmische Verhalten der Cortisol-Sekretion bekannt, wobei das Minimum um Mitternacht liegt und im Laufe der Morgenstunden ein Anstieg erfolgt, um das Maximum um 8.00 Uhr zu erreichen. Barnes et al. konnten 1980 bei gleichzeitiger Messung von Cortisol, Adrenalin und Histamin zeigen, daß während der kritischen Zeit zwischen 2 und 6 Uhr morgens neben dem Anstieg der Cortisol-Produktion eine hohe Histaminfreisetzung und eine niedrige Adrenalin-Konzentration im Serum vorherrscht, eine Konstellation, die das Auftreten der Atemwegsobstruktion begünstigt.

6.3.3.2 Mediatoren

Hierbei müssen biologisch aktive Substanzen, die aus der Mastzelle in Form präformierter oder neugenerierter Mediatoren freigesetzt werden, betrachtet werden.

6.3.3.2.1 Präformierte Mediatoren

Für Histamin konnte eine erhöhte Freisetzung in den Nachtstunden nachgewiesen werden (Barnes et al. 1980). Für NCF und LTB_4 liegen bisher keine Untersuchungen vor, die ein zirkadianes Verhalten belegen.

6.3.3.2.2 Neugenerierte Mediatoren

Weder für Bradykinin noch für PAF liegen rhythmusorientierte Untersuchungen vor. Für die Metaboliten des Arachidonsäurestoffwechsels (Prostaglandine, Prostazyklin, Thromboxan und Leukotriene) haben Untersuchungen ergeben, daß zwischen der Thromboxan- und PGE_2-Bildung während der Nacht eine erhebliche Dissoziation bei Patienten mit obstruktiven Atemwegserkrankungen zugunsten des Thromboxans besteht und somit ein weiteres bronchokonstriktorisch wirkendes Element Bedeutung erlangt (Kunkel et al. 1985). Untersuchungen über ein zirkadianes Verhalten von Leukotrienen gibt es bisher nicht.

6.3.3.3 Neurale Faktoren

Bei der Berücksichtigung zirkadianer Rhythmen müssen folgende neurale Faktoren betrachtet werden:

1. Transmitter
2. Rezeptor-bedingte Faktoren

Wie bereits erwähnt, konnte von Barnes et al. (1980) in den frühen Morgenstunden ein Absinken der Adrenalin-Konzentration im Serum von Patienten mit Atemwegsobstruktion nachgewiesen werden. Entsprechende Ergebnisse wurden von Lemmer u. Lang (1984) bei Tag-Nacht-synchronisierten Ratten gewonnen. Für den parasympathischen Transmitter Acetylcholin sowie für VIP, Substanz P und Neurotensin als neurale Transmitter des nicht-adrenergen und nicht-cholinergen Systems liegen entsprechende Untersuchungen bisher nicht vor. Untersuchungen an rezeptorbedingten Faktoren weisen darauf hin, daß in den Morgenstunden eine verringerte Ansprechbarkeit der β-Rezeptoren besteht. Dies beruht auf einer Abnahme der β-Rezeptoren-Dichte in Abhängigkeit vom Tag/Nacht-Rhythmus (Lemmer u. Lang 1984). Folglich konnte auch eine Abnahme von cAMP, Adenylatcyclase und Phosphodiesterase nachgewiesen werden. Diese Befunde fördern die Neigung zur Atemwegsobstruktion während der Nacht.

6.3.3.4 Zelluläre Faktoren

Für dieses System konnte nachgewiesen werden, daß sowohl die T-Helfer-Lymphozyten sowie die gesamte Zellzahl im peripheren Blut und für die T-/B-Lymphozyten und phagozytierenden Zellen eine Abnahme in den frühen Morgenstunden vorliegt (Abo et al. 1979; Knapp u. Pownall 1984). Dieses Verhalten könnte indirekte Auswirkungen auf die Immunglobulinsynthese haben und somit auch zumindest bei der immunologisch vermittelten Atemwegsobstruktion Bedeutung gewinnen.

6.3.3.5 Humorale Faktoren

Sowohl für Gesamtprotein, die Immunglobuline G, A und M sowie Gesamt-IgE konnte eine zirkadiane Rhythmik bei Patienten mit Asthma nachgewiesen werden (Reinberg et al. 1978).

Auch hier findet sich eine signifikante Verminderung in den frühen Morgenstunden. Diese Veränderungen sind vermutlich vom Cortisol-Rhythmus abhängig. Für spezifisches IgE oder blockierende Antikörper liegen bisher keine Untersuchungen vor, die Rückschlüsse auf eine zirkadiane Rhythmik zulassen.

6.3.3.6 Schlußfolgerungen

Zusammengefaßt kann festgestellt werden, daß sowohl für hormonelle Faktoren, für Mediatoren als auch für neurale, zelluläre und humorale Faktoren zirkadiane Rhythmen nachweisbar sind, die aufgrund ihrer zeitlichen Konstellation das Symptom des nächtlichen Asthmas erklären und die für den Asthmatiker typische Verhaltensweise des bronchomotorischen Tonus (rhythmisch) bewirken (Abbildung 6.3-1). Die Bedeutung der genannten Einzelfaktoren wird von der Genese des Krankheitsbildes (allergisch, nicht-allergisch) abhängig sein, da diese für die einzelnen Krankheitsbilder unterschiedlich stark ins Spiel kommen.

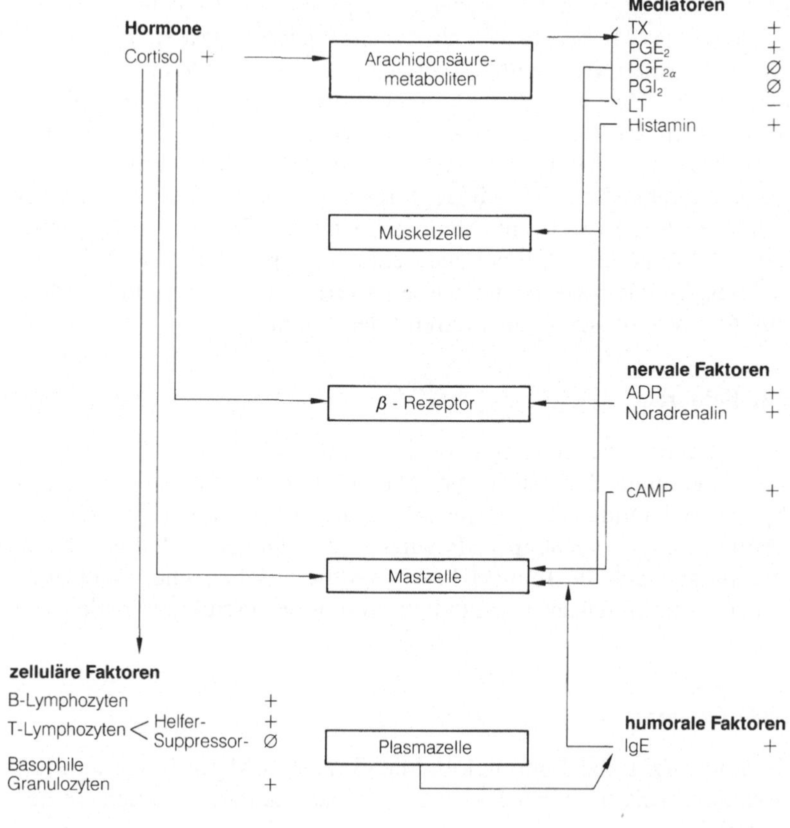

Abbildung 6.3-1. Zusammenhang hormoneller, neuraler, biochemischer, zellulärer und humoraler Faktoren bei der Atemwegsobstruktion und deren Rhythmen.

7 Ätiologie und Pathogenese

7.1 Allergene als Asthmaursache

E. Fuchs und G. Schultze-Werninghaus

Der Begriff *Allergen* bezeichnet eine Substanz, zumeist mit Glykoproteinstruktur, die in der Lage ist, eine Antikörperbildung (bei allergischem Asthma: IgE, evtl. IgG) zu induzieren. Die chemische Struktur der Allergendeterminanten ist bisher nicht bekannt. Bei natürlich vorkommenden Allergenen lassen sich zahlreiche *Major-*, *Intermediär-* und *Minor*-Allergenfraktionen nachweisen. Die IgE-Antikör perbildung richtet sich gegen diese Allergenfraktionen, nicht gegen das *Gesamtallergen*; sie ist individuell unterschiedlich, so daß jeder Sensibilisierte sein eigenes Sensibilisierungsmuster, seinen *Allergoprint* besitzt (Wahn et al. 1982). Die Relevanz dieser individuellen Unterschiede ist bislang nicht bekannt.

Inhalative Allergene sind die wichtigsten kausalen Faktoren des Asthmas. Ihre Anzahl ist sehr groß; über Herkunft, Vorkommen und Verwendung sowie über berufliche Expositionsmöglichkeiten gibt der Katalog der Inhalationsallergene (Tabelle 7.1-1) Auskunft, der in gleicher Weise auch für Konjunktivitis und Rhini tis allergica zutrifft. Ausdrücklich sei hervorgehoben, daß auch Nahrungsmittelallergene, Parasitenbefall und perkutan resorbierte Allergene ein allergisches Asthma hämatogen auslösen können, wenn auch bei weitem seltener.

Trotz der Fülle potentieller Allergene ist es nur eine kleine Zahl von Inhalationsallergenen, die als häufige Ursachen der Krankheit nachgewiesen werden können. Zu nennen sind

A. *Ubiquitäre Allergene*
- Hausstaubmilben (Dermatophagoides pteronyssinus und Dermatophagoides farinae), weitere Milben (Tyroglyphus putrescens, Glycyphagus destructor, Acarus ciro),
- Pollen von Gräsern einschließlich Roggen und einigen Bäumen und Sträuchern (Birke, Erle, Hasel und Buche),
- Pilzsporen, insbesondere von Alternaria tenuis,
- Insektenallergene (Biene, Wespe);

B. *individuelle Allergene*
- Haustiere (Katze, Hund, Pferd, Nagetiere),
- Berufsallergene.

Tabelle 7.1-1. Katalog der häufigsten Inhalationsallergene mit Hinweisen zur „natürlichen" und beruflichen Exposition (nach Gronemeyer u. Fuchs (1967) [Stand von Januar 1988])

Herkunft – Art	Exposition, Vorkommen und Verwendung	Beruf
A. Tierische Allergene (Haare, Schuppen, Exkremente)		
a) Mensch	Frisörbetrieb, Perücke, Ehepartner	Frisör, Perückenmacher
b) Tier Pferd, Rind, Schaf, Hund, Katze, Ziege, Kaninchen, Meerschweinchen, Ratten, Mäuse, Hamster, Jagdwild, diverse Tiere im Zoo und Zirkus (Elefant, Löwe u.v.a.)	Landwirtschaft, Fortwirtschaft, Tierzucht, biologische Laboratorien, Gerberei, Abdeckerei, Schlachthof, Zirkus, Textilindustrie (Bekleidung), Zoo; Hobby: Tierhaltung	Bauer, Zoologe, Gerber, Polsterer, Teppichweber, wissenschaftl. Experimentatoren (Pharmakologe, Pathologe, Physiologe usw.) sowie deren med.-techn. Personal) Schlachter, Viehhändler, Tierärzte, Tierwärter, Förster, Zirkusartisten; Hobby: Reiter, Jäger
Hermelin, Nerz, Marder, Biber u.a. Pelztiere (unverarbeitet, ungefärbt)	Pelztierfarmen, Bekleidungsindustrie	Kürschner, Pelznäherin, Pelztierjäger und -händler
Vögel und Federvieh Hühner, Gänse, Tauben, Ziervögel (Wellensittich, Kanarienvogel, Papagei usw.)	Geflügelfarm, zoologische Handlung, Polstermaterial (Bettfedern) Hobby: Ziervögel im Haushalt	Bettfedernreinigung, Bettenfabrik, Geflügelzucht, Tierhandlung Hobby: Brieftaubensport
Schlangen(-gift) Ascaris(-duft)	Zoologische Handlung, Schlangenzucht (Serumgewinnung), biolog. Institute	Zoologe, Tierwärter, biolog.-techn. Assistenten
Insekten (Staub- und Duftantigen): Bienen, Motten, Mehl- und Buckelkäfer, Stubenfliege, Obstfliegen usw., Seidenspinner, Küchenschaben, Heuschrecken, Wanzen, Hausgrillen, Zuckmücken, Silberfische	Ubiquitär (saisonal), Imkereibetriebe, Forschungslaboratorien, Mehl- und Kornverarbeitung, Silobetriebe, Rohseidenweberei, Frisörbetriebe, Bäckerei, Haushalt, Fischfutterherstellung	Imker, Mehlberufe, Kammerjäger, Zoologe, Präparator, Bäcker, Müller, Siloarbeiter, Seidenweber, Frisör, Zierfischzüchter (Aquarienhaltung)
Läuse (u.a. Karminrot)	Kosmetika- und Lebensmittelfarbe (Campari)	Getränkeindustrie
Hausstaubmilbe, Vorratsmilbe, Mehlmilbe	ubiquitär, Mehlbetriebe, Landwirtschaft, Futtermittelindustrie	„Haushalt", Bäcker, Müller, Landwirt, Siloarbeiter
Wasserflöhe (Daphnien)	Fischfutterherstellung, zoologische Handlung	Fischfutterverkäufer, Aquarienhalter (Kinder!)
Perlmutterstaub	Schmuck- und Knopfindustrie	Schleifer, Stanzer, Polierer

Tabelle 7.1-1. (Fortsetzung)

Herkunft – Art	Exposition, Vorkommen und Verwendung	Beruf
B. Pflanzliche Allergene (Stäube)		
Baumwolle	Landwirtschaft, Textilindustrie	Weber
Getreidestaub	Landwirtschaft, Mühlenbetriebe, Silobetriebe, Mälzerei, Transportbetriebe (Schiff, Eisenbahn)	Bauer, Müller, Lohndrescher, Verladearbeiter, Schauerleute, Siloarbeiter, Mälzer
Luzerne	Futtermittelherstellung Landwirtschaft	Bauer, Viehzüchter, Futtermüller
Mehl und Kleie (Roggen, Weizen, Mais, Buchweizen, Reis, Tapioka, Soja usw.)	Mühlenbetriebe, Brotfabrik, Bäckerei, Futtermittelindustrie, Landwirtschaft, Brauerei	Müller, Bäcker, Bauer, Kolonialwarenhändler, Mälzer
Kaffee- und Kakaobohnen (roh)	Kaffee- und Kakaoplantagen, Kaffeesortierung, Kaffee-Rösterei, Transportbetriebe (Schiffe, Eisenbahn), Börse	Kaffeeverlader, Kaffeeverleser, Kaffeeriecher, Kaffeeröster, Verlade-, Transport- und Hafenarbeiter
Flachs, Hanf, Jute, Kapok	Seilerei, Weberei, Zwirnerei, Polsterei; Verpackungsindustrie, ubiquitär als Polstermaterial, Haushalt (Matratzeninhaltstoffe)	Seiler, Weber, Polsterer, Zwirner, Hausfrau, Raumpflegerin
Rizinusbohnen	Landwirtschaft (Dünger), Ölmühlen, Verladebetrieb, Staub und Abgase in Rizinusmühlen, Düngemittelindustrie	Ölmüller, Bauer, Verlade- und Transportarbeiter sowie endemisch in der Anwohnerschaft von Rizinusmühlen, Hobbygärtner
Holzstäube (einheimische: Eiche, Tanne, Fichte, Buche, Nußbaum usw., exotische: Limba, Abachi, Macoré, Teak, Mansonia, Gabun, Afromosia, Palisander, Ramin u. a.)	Holzgewinnung und -verarbeitung, Schleiferei, Sägerei, Furnierbetriebe, Möbelindustrie, Schmuckherstellung	Tischler, Parkettleger, Furnierschneider, Waldarbeiter, Goldschmied
Narzissen, Tulpen (Saft der Zwiebeln, flüchtige Duftstoffe, Pollen) u. a.	Gärtnerei	Gärtner, Tulpenzüchter
Pollen	Ubiquitär (saisonal) Gärten, Landwirtschaft, botanische Institute, Gewächshäuser, Plantagen Hobby: Haushalt	Botaniker, Biologe, Gärtner, Bauer
Lykopodium	Gummiindustrie, Theater, Apotheke	Gummiwerker, Apotheker, Schauspieler, Theaterfrisör

Tabelle 7.1-1. (Fortsetzung)

Herkunft – Art	Exposition, Vorkommen und Verwendung	Beruf
Pilzsporen (Schimmel, Hefe u. a.)	Haus- oder raumgebunden, ubiquitär (evtl. saisonal): feuchte Wohnung, Getriede und Futtermittel, pharmazeutische Industrie (Antibiotika), Gärungsbetriebe, chemische Industrie, Bäckerei, Lederindustrie, Zuckerindustrie, Gewächshäuser, Weinbau, Molkereibetriebe, Obst- und Gemüsehandlung	Müller, Drescher, Laborant, Bauer, Transport- und Siloarbeiter, Bäcker, Gärtner, Käsewäscher, Zuckerrohrarbeiter, Schuster, Antiquar, Winzer
Gummi arabicum	Druckerei, Apotheke	Buchdrucker, Apotheker
Ätherische Öle (Kosmetika, Duftstoffe, Gewürze)	Drogerie, Parfümerie, kosmetische Industrie, Gewürzmühle, Getränkeindustrie	Drogist, Friseur, Kosmetikerin, Gewürzmüller, Gewürzhandel
Latex	Gummiindustrie, ubiquitäre Anwendung	Gummiwerker, Verbraucher von Latexartikeln
Enzyme: a) Bakterielle Enzyme (Proteasen)	Waschmittelindustrie, Waschanstalten, chemische Industrie	Fabrikarbeiter, Wäscherinnen, Chemiearbeiter, -laboranten
b) Pflanzliche Enzyme Bromelain (aus Ananas comosus) Papain (aus Carica papaya)	Fleischweichmacher, Küchenbetriebe, pharmazeutische Industrie	Küchenpersonal, Personal der pharmazeutischen Industrie
c) Tierische Enzyme (Labferment)	Großbäckerei, Käseherstellung	Abwägerin in Großbäckerei, Käsereiarbeiter
d) Pilzenzyme (Amylasen)	Chemische Industrie, Bäckereien, u. a.	Chemiearbeiter, Bäcker
C. Chemische Allergene Epoxid-Harze, Phthalsäureanhydrid (Naphthochinon), Formalin, Ursol, Öle (Turbinen), Isozyanate	Chemische Industrie, Pelzindustrie, Maschinenindustrie, Mehlbetriebe, Friseur, Desinfektion, Farbenindustrie	Chemiearbeiter, Maler, Anstreicher, Spritzlackierer, Pelznäherin, Kürschner, Gerber, Friseur, Desinfektor, Zahnärzte
Platin, Chrom, Vanadium, Beryllium, Nickel, Kobalt	Chemische Industrie, metallverarbeitende Industrie, Zementfabrikation, Baugewerbe sowie in vielen Spezialbetrieben	Metallarbeiter, Gerber, Maurer, Desinfektor, Galvaniseur und viele Spezialberufe
Arzneimittelstäube u. -aerosole (diverse Drogen, Antibiotoka, Chemotherapeutika, Korrigentia, Insektizide u.a.)	Pharmazeutische Industrie, Apotheke, Drogerie, Praxis, Krankenhäuser, chem. u. pharmaz. Industrie, Schädlingsbekämpfung, Hühnerfutter	Ärzte und Zahnärzte, Pflegepersonal, Apotheker, Drogisten, Personal der pharmaz. Industrie und Großhandlungen, Kammerjäger, Geflügelzüchter

Art und Intensität der Sensibilisierung werden mitbestimmt durch die Expositionsbedingungen. Oft bestimmen menschliche Verhaltensweisen die expositionellen Gegebenheiten und damit die Häufigkeit inhalativer Sensibilisierungen. So hat das Bestreben und Verlangen, mit Tieren umzugehen und mit ihnen zusammenzuleben, in den letzten Jahrzehnten stark zugenommen, insbesondere die Kleintierhaltung in städtischen Haushalten und der Reitsport. Die Tiere sind häufig in Spiel- und Schlafzimmern der Kinder untergebracht bzw. werden in Kindergärten gehalten. So sind Haustiere (durch Proteine aus Speichel, Urin, Serum und Hautdrüsen) eine häufige Ursache von Sensibilisierungen, gegenwärtig vor allem gegen Katze, Pferd, Nagetiere, wie Kaninchen, Meerschweinchen, Goldhamster (Rudolph et al. 1975, 1978; Schultze-Werninghaus et al. 1976 b, c). Derartige Allergien spielen auch als Berufskrankheiten eine wichtige Rolle; Sensibilisierungen gegen Ratte, Maus und andere Kleintiere sind im Tierlabor häufig. Der *Sensibilisierungsindex* (= Zahl der Sensibilisierten : Zahl der Exponierten × 100 – in%) für Meerschweinchen beträgt > 59%, der für Goldhamster 20% (Bruchhausen u. Bruchhausen 1975). Obwohl die Allergenkarenz als besonders wirksame Therapie nahezuliegen scheint, ist sie doch oft nur schwer durchsetzbar.

Problematisch sind vor allem *derivative Allergien*, infolge einer durch Zweitpersonen oder Zwischenträger vermittelten Allergenexposition (Fuchs 1954), so etwa bei Schulkindern, die so hochgradig pferdeallergisch sind, daß schon Spuren von Pferdehaaren an der Kleidung reitender Mitschüler genügen, um Symptome auszulösen.

Seit einigen Jahren gilt ein besonderes Interesse den allergischen Reaktionen nach oraler Allergenaufnahme, den nutritiven Allergien bzw. *Nahrungsmittelallergien*. Auch hier kommt eine Fülle potentieller Allergene in Betracht. Ähnliche Symptome können auch auf nicht-allergischem Wege, d. h. ohne die Beteiligung spezifischer Antikörper, ausgelöst werden, bei den anaphylaktoiden Reaktionen (= *pseudo-allergische oder Intoleranz-Reaktionen* – PAR) auf Medikamente und Nahrungsmittelzusätze.

Kennzeichnend für nahrungsmittelallergische asthmatische Reaktionen ist häufig die Kombination mit gleichzeitigen Symptomen des Oropharynx und/oder des Magen-Darm-Traktes. Wichtige Nahrungsmittelallergene sind Ei-, Milch- und Fischallergene, Hülsenfrüchte (Erbse, Bohne, Linse, Erdnuß u. v. a), alle Nußarten, Stein- und Kernobst, Karotten, Sellerie und diverse Gewürze. Nach Erhitzen verlieren diese Nahrungsmittel oft ihre Allergeneigenschaften.

Es gibt charakteristische Assoziationen von Inhalations-und Nahrungsmittelallergien durch Allergengemeinschaften, auch bei botanisch sehr verschiedenen Spezies, so die Kombination von Birken-(Hasel-, Erlen-, Buchen-, Eichen-)Pollen-Inhalationsallergie und oropharyngealen oder gastrointestinalen Reaktionen auf Stein- und Kernobst, wie Apfel, Pflaume und Pfirsich sowie Hasel- und Walnüsse. Ein weiteres Beispiel ist die Kombination von Beifußpollen-Inhalationsallergie mit nutritiver Allergie gegen zahlreiche Nahrungsmittel, vor allem Gewürze bzw. Gewürzmischungen, wie Sellerie, Anis, Curry, Kümmel und Paprika (Thiel u. Fuchs 1981; Wüthrich u. Hofer 1984; Thiel et al. 1986) oder auch Kamille.

Wichtig ist dabei, daß Nahrungmittel keineswegs nur Magen-Darm-Symptome verursachen können, sondern bei Aufnahme ausreichender Mengen auch Atemwegssymptome. Dementsprechend läßt sich in derartigen Fällen durch orale Provokationsprobe mit dem Verdachtsallergen eine oft verzögert einsetzende Atemwegsobstruktion auslösen (Abschnitt 7.3).

In den nachfolgenden Abschnitten werden neuere Aspekte allergischer Ursachen des Asthmas im Detail abgehandelt.

7.2 Allergene: Struktur und individuelle Sensibilisierungsmuster

X. Baur

7.2.1 Reindarstellung und Charakterisierung von Allergenen

Die zunehmende Anwendung aufwendiger Separationstechniken, z.T. in Verbindung mit Immunoblotting, hat in den letzten Jahren zu einer revolutionären Entwicklung in der Allergieforschung geführt. Mit jeder Ausgabe renommierter allergologisch-immunologischer Zeitschriften erhalten wir Informationen über neuentdeckte und charakterisierte klinisch relevante Allergene.

Entsprechend einem Vorschlag des *Allergen Nomenclature Subcommittee* der IUIS (International Union of Immunological Societies) (Marsh 1986) wird eine Unterteilung vorgenommen in:

a) hochgereinigte, gut charakterisierte Allergene
b) nicht oder partiell gereinigte Allergenextrakte.

Allergene der Gruppe a) müssen mindestens vier der in Tabelle 7.2-1 aufgelisteten fünf Reinheitskriterien aufweisen. Soweit möglich, sollen die in Tabelle 7.2-2 dargestellten physikalischen und chemischen Charakteristika der Allergene ermittelt werden. Um einheitliche Nomenklaturkriterien für die Vielzahl der Allergene zu gewährleisten, wird eine neue systematische Bezeichnungsweise vorgeschlagen (Tabelle 7.2-3--5).

7.2.2 Beispiele bereits charakterisierter Allergene

In Tabelle 7.2-5 sind einige wichtige, bereits charakterisierte Allergene zusammengefaßt. Es handelt sich um Proteine und Glykoproteine, welche meist ein Molekulargewicht zwischen 10 und 40 kD besitzen. Wahrscheinlich scheiden sehr kleine Moleküle als Allergene aus, da sie nicht genügend Antigen-Determinanten zum

Tabelle 7.2-1. Physikochemische und immunchemische Reinheitskriterien für hochgereinigte, gut charakterisierte Allergene (Allergen Nomenclature Subcommittee IUIS)

Einheitlichkeit bezüglich:	*Methoden:*
Molekulargewicht	SDS-PAGE, Gelfiltration
elektrischer Ladung	isoelektrische Fokussierung, Elektrophorese (PAGE, Agarosegel, Stärkegel u. a.), Ionenaustauscherchromatographie (v. a. HPLC)
immunchemischer Charakterisierung	CIE/CRIE, Immunelektrophorese mit >3 tierischen Antiseren
Hydrophobizität	Reversed phase HPLC
chemischer Charakterisierung	N- und C-terminale Aminosäuren-Analysen, Aminosäuren-Zusammensetzung

Tabelle 7.2-2. Physikalische und chemische Charakteristika von Allergenen (in Anlehnung an Marsh 1986)

- Molekulargewicht, isoelektrischer Punkt
- Stickstoffgehalt
- Aminosäuren-Zusammensetzung und -Sequenz (Primärstruktur)
- Kohlenhydrat-Anteil, - Zusammensetzung, - Lokalisation und - Bindung
- Extinktionskoeffizient
- prosthetische Gruppen
- enzymatische und andere biologische Aktivitäten
- Daten der Röntgenstrukturanalyse und NMR (Tertiärstruktur u. a.)

Tabelle 7.2-3. Neue Allergen-Nomenklatur (Marsh 1986)

Beispiel: Der pI (P_1 nach alter Nomenklatur) von Dermatophagoides pteronyssinus

- die ersten drei Buchstaben stammen vom Gattungsnamen (Genus)
- es folgt der erste Buchstabe der Speziesbezeichnung
- die anschließende römische Zahl unterscheidet die einzelnen Antigene einer Spezies;
- die Antigene werden in der Regel entsprechend der Reihenfolge ihrer Entdeckung fortlaufend numeriert.

Tabelle 7.2-4. Bezeichnung nicht gereinigter oder partiell gereinigter Allergenextrakte (nach Marsh 1986; vgl. Abschnitt 8.2)

1. *CIE/CRIE und entsprechende Techniken:*

Die Antigene werden, von der Anode ausgehend (pH 8,6), mit arabischen Zahlen fortlaufend beschriftet, z.B. *Cla h* Ag 1, Ag 2, etc.

2. *Immunelektrophorese mit Immunblotting und verwandten Techniken mit definiertem pH:*

Jede Bande wird entsprechend ihrem pH-Wert benannt, z.B. *Dac g* Bd 5,9

3. *SDS-PAGE und verwandte Techniken mit Bestimmung des Molekulargewichts:*

Jede Bande wird entsprechend ihrem Molekulargewicht bezeichnet, z.B. *Der f* Bd 17 K (K = 1000)

4. *Weitere Gesichtspunkte:*

Sind mehrere Bestimmungen durchgeführt worden, werden die entsprechenden Daten angegeben, z.B. *Der f* Bd 3,73/30 K.

Es wird empfohlen, daß alle definierten, jedoch nicht vollständig gereinigten Antigene bezüglich ihrer Allergen-Aktivität mit mindestens 20 bis 30 Seren sensibilisierter Probanden mittels CRIE oder ähnlicher Techniken untersucht werden.

cross-linking der IgE-Antikörper auf Mastzellen oder basophilen Granulozyten besitzen; sehr große Moleküle (> 80 kD) dürften kaum in der Lage sein, die Schleimhautbarrieren des Atemtrakts zu durchdringen und zu den Mastzellen vorzustoßen.

Die Primärstruktur ist von etwa einem Dutzend Allergenen bekannt, u. a. von Gad c I (Allergen M des Kabeljau) und mehreren Ragweed-Allergenen. Daten über die Tertiärstruktur klinisch relevanter Allergene gibt es bisher nur vereinzelt (Vidusek et al. 1985).

Tabelle 7.2-5. Beispiele hochgereinigter und charakterisierter Allergene

Herkunft	neue Be-zeichnung	alte Be-zeichnung	MW (KD)	AS-Zahl	Struktur-Eigenschaften
Graspollen Lolium perenne	*Lol p I*	Rye I	27–34		
(engl. Raygras)	*Lol p X*	Cytochrom c	12	112	
Phleum pratense (Lieschgras)	*Phl p V*	AG 25	10–15		
Kräuterpollen Ambrosia artemisiifolia	*Amb a I*	AGE	38	343	saures Protein
(Ragweed)	*Amb a II*	AGK	38	372	saures Protein
	Amb a VI	RA 6	11,5	103	basisches Protein
Hausstaubmilbe D. pteronyssinus	*Der p I*	P_1	24		Glykoprotein
Nichtstechende Insekten Chironomus thummi	*Chi t I*	CTT I-X	16	132–151	Hämoglobin
Insektengifte Apis mellifera (Honigbiene)	*Api m I*	Phospholi-pase A_2	15,8	128	basisches Protein
	Api m II	Hyaluroni-dase	50		basisches Protein
	Api m III	Melittin	2,84	26	basischer Polypeptid
Nahrungsmittel Gadus callarius (Kabeljau)	*Gad c I*	M	12	114	Parvalbumin
Würmer Ascaris suum	*Asc s I*	Asc-1			

Eine Ausnahme sind die Hämoglobine der *Chironomiden (Zuckmücken)*, welche die derzeit am besten charakterisierten Allergene überhaupt darstellen dürften. Es handelt sich hier um weit verbreitete, aggressive Inhalationsallergene (Baur et al. 1982); ihre klinische Relevanz konnte mit verschiedenen Methoden u.a. auch in Japan belegt werden: man schätzt, daß dort bis zu 30% der Asthmatiker, v.a. in Reis-Anbaugebieten infolge des massiven Vorkommens der Chironomiden sensibilisiert sind. Die Chironomidenhämoglobine sind Polypeptide mit einem Molekulargewicht von 16 kD (monomere Formen) bzw. 32 kD (dimere Formen), welche aus 136 bis 151 Aminosäuren aufgebaut sind und jeweils eine Häm-Gruppe besitzen. Steigemann u. Weber (1979) entdeckten mittels der Röntgenstrukturanalyse bei 1,8 Å Auflösung, daß trotz der extremen phylogenetischen Distanz (Sequenzhomologie ca.10%) diese Träger des roten Blutfarbstoffs eine nahezu identische Tertiärstruktur aufweisen wie unsere Vertebratenhämoglobine. Jede Hämoglobinkette ist in acht helikale Abschnitte gefaltet; auch hier liegt die Häm-Gruppe, koordinativ an den Histidin-Rest in Position F7 gebunden, in einer hydrophoben Tasche des Moleküls (Abbildung 7.2-1).

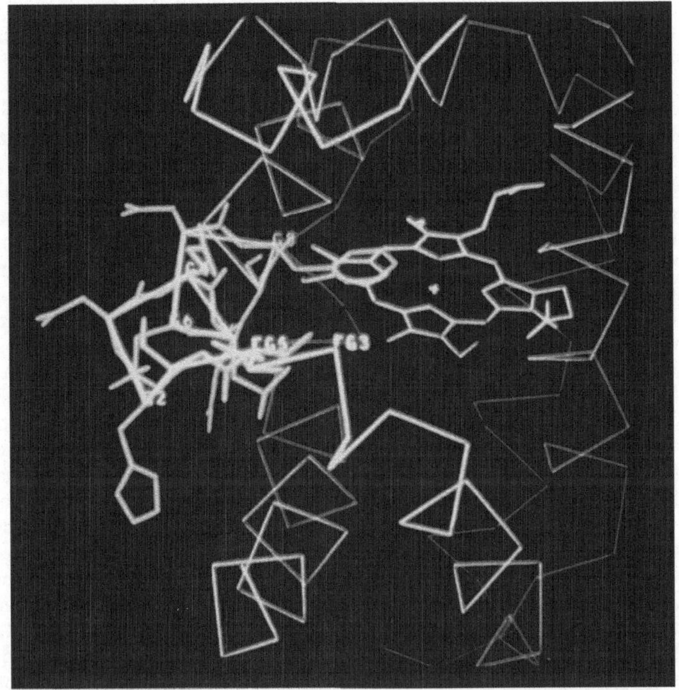

Abbildung 7.2-1. Ausschnitt aus der 3-dimensionalen Kristallstruktur des Chironomidenhämoglobins CTT III bei 1,4 Å Auflösung (Steigemann u. Weber 1979) im Bereich der antigenen Region CTT IV 91–101. Die α-Helices (nur C_α-Atome) und die Häm-Gruppe sind rot dargestellt, die antigene Region gelb. Man erkennt, daß dieser Molekülabschnitt an der Oberfläche gelegen ist und seine Aminosäureseitenketten nach außen exponiert sind. In der Kristallstruktur sind aufgrund der Hydrophilizität in dieser Region Kontakte zu Wassermolekülen und Seitenketten von benachbarten Proteinen möglich. Die Darstellung der Struktur erfolgte am Max-Planck-Institut für Biochemie, Martinsried, mit Hilfe des 3-D Vektor-displays PS 330 (Evans & Sutherland) und des Programms FRODO (T. A. Jones, J. Appl. Cryst II, 268, 1978 und J. W. Pflugrath, M. A. Saper u. F. A. Quiocho, International Summer School on Crystallographic Computing, Kyoto, Japan 1983). (Mit freundlicher Genehmigung von W. Steigemann, Max-Planck-Institut für Biochemie, Martinsried).

7.2.3 Antigen-Substruktur und Angriffspunkte der Antikörper

Um herauszufinden, wo die antikörperbindenden Regionen (Amit et al. 1986), die sog. Antigen-Determinanten, der Chironomidenhämoglobine lokalisiert sind, wurden zahlreiche enzymatische und chemische Spaltungen dieser Moleküle vorgenommen, die einzelnen Fragmente isoliert und getrennt von einander bezüglich ihrer Fähigkeit untersucht, menschliche IgE-Antikörper zu binden. Auf diese Weise ließ sich zeigen, daß alle drei bisher untersuchten Hämoglobine mindestens 2–4 Antigen-Determinanten besitzen (Baur et al. 1986). Dies steht in Einklang mit der Forderung, daß ein klinisch relevantes Allergen in der Lage sein muß, mehrere auf Mastzellen oder basophilen Granulozyten gebundene IgE-Antikörper zu verbinden und auf diese Weise den Degranulationsvorgang zu initiieren.

Zu beachten ist, daß dieses Vorgehen, nämlich die Aufspaltung in möglichst kleine Bruchstücke, nicht alle segmentalen und wahrscheinlich keine topographischen Antigen-Determinanten erkennen läßt (Berzofsky 1985; Jemmerson u. Paterson 1986). Ergänzend müssen Affinitätsstudien mit großen Bruchstücken oder intakten Allergenen erfolgen. Eine Möglichkeit, sowohl segmentale als auch topographische Determinanten aufzudecken, stellen monoklonale Antikörper dar. Auf diese Weise konnten in Zusammenarbeit mit W.-H. Becker vom Forschungsinstitut Borstel, vier verschiedene Antigen-Determinanten innerhalb des Hämoglobins CTT III erfaßt werden (Mazur et al. 1987). Darüber hinaus gelang der Nachweis, daß zwei der fünf erhaltenen Gruppen monoklonaler Antikörper überraschenderweise eine bereits mittels Fragmentierung identifizierte Antigenregion erkennen; es handelt sich um die Region 91–101, die in identischer Weise in den Hämoglobinen CTT III und CTT IV vorliegt. Für die letzteren Untersuchungen wurde nicht der durch Fragmentierung erhaltene Antigenabschnitt, sondern ein von der Arbeitsgruppe Wolff und Modrov, Max von Pettenkofer-Institut, Universität München, hergestelltes synthetisches Peptid mit identischer Primärstruktur eingesetzt (Publikation in Vorbereitung). Tabelle 7.2-6 zeigt die Bindung der monoklonalen Antikörper der Gruppe 6 und 15, aber auch der IgE-Antikörper sensibilisierter Patienten und der IgG-Antikörper immunisierter Kaninchen an dieses synthetische Peptid. Diese antikörperbindende Struktur ist – wie weitergehende Untersuchungen ergaben – in den Hämoglobinen fast aller bisher untersuchten z. T. phylogenetisch weit voneinander entfernten Chironomidenarten anzutreffen; innerhalb der einzelnen Spezies finden sich meist mehrere Hämoglobinkomponenten, die diese Determinante enthalten (Abbildung 7.2-2).

Es handelt sich also um eine von den Antikörpern von drei verschiedenen Spezies erfaßte, offensichtlich dominierende, im Laufe der Artenentwicklung konservierte antigene Region. Welche strukturellen Besonderheiten weist diese bedeutende, antikörperbindende Stelle auf?

Die Betrachtung der Primärstruktur ergibt, daß wir es überwiegend mit polaren und Hydroxyaminosäuren zu tun haben (7 von 11). Sie nimmt, wie die Röntgenstrukturanalyse zeigt, einen besonders exponierten, an der Oberfläche des Moleküls gelegenen, und damit für Antikörper gut zugänglichen Abschnitt ein (Abbildung 7.2-1), kann mittels Wasserstoffbrücken und Clusterbildung mit anderen Molekülen eine Verbindung eingehen und besitzt in seinen Seitenketten hohe thermische Mobilitätsfaktoren, d.h. eine ausgeprägte Beweglichkeit und damit strukturelle Anpassungsfähigkeit. Diese Merkmale unterscheiden die antigene Region CTT III/IV$_{91-101}$ von nicht-antigenwirksamen Hämoglobinabschnitten (Baur et al. 1986).

Diese ersten Resultate über die Antigenität der einzelnen Molekülregionen stehen in Einklang mit den Ergebnissen sehr umfangreicher Untersuchungen, v.a. von Atassi (1980) am Pottwal-Myoglobin und an anderen globulären Proteinen. Antigen-Determinanten zeichnen sich auch nach den Befunden von Westhof et al. (1984) sowie Tainer et al. (1984) durch hohe thermische Mobilitätsfaktoren aus und zeigen – wie Hopp u. Woods (1981) belegen konnten – hohe Hydrophilizitätswerte (bedingt insbesondere durch zahlreiche polare Gruppen).

Nach weiterführenden experimentellen Untersuchungen und Gegenüberstellung der Reaktionsmuster verschiedener Tierspezies kristallisiert sich in jüngster Zeit heraus, daß offensichtlich zumindest in diesen Versuchsansätzen nahezu die gesamte zugängliche Oberfläche von Proteinen potentiell immunogen und antigen

Tabelle 7.2-6. Bindung verschiedener Antikörper an das synthetische Peptid CTT III/IV$_{91-101}$: GLY-VAL-THR-HIS-ASP-GLN-LEU-ASN-ASN-PHE-ARG

Antikörper		CPM	CPM vs. neg. Kontrollen
polyklonales humanes IgE	(N = 5)	4805	11
polyklonales Kaninchen-IgG	(N = 3)	7980	5
monoklonaler Antikörper 3	(IgG$_1$)	1136	< 2
monoklonaler Antikörper 6	(IgG$_1$)	7813	11
monoklonaler Antikörper 9	(IgG$_1$)	1131	< 2
monoklonaler Antikörper 15	(IgG$_1$)	3195	5
monoklonaler Antikörper 18	(IgG$_1$)	1173	< 2

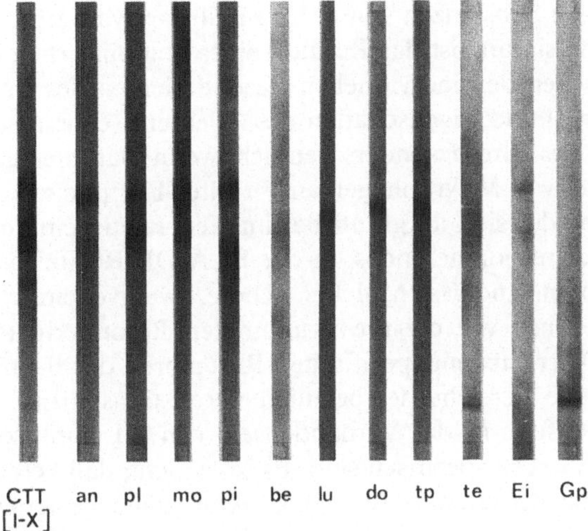

Abbildung 7.2-2. Immunoblot unter Verwendung des monoklonalen Antikörpers (mAb) 6 und mittels PAGE aufgetrennter Hämoglobinfraktionen verschiedener Chironomidenspezies. Man erkennt, daß die von mAb 6 erfaßte Antigen-Determinante meistens in mehreren Hämoglobinen der phylogenetisch z.T. weit voneinander entfernten Chironomidenarten nachweisbar ist: Chironomus thummi (Hämoglobin-Komponenten I-X); C.plumosus; C.moratensis; C. piger; C.bernensis; C.luridus; C.dorsalis; C.tepperi; C.tentans; Einfeldia species 4; G.pallens.

ist; man kann multiple, sich überlappende immunogene und antigene Abschnitte nachweisen (Benjamin et al. 1984; Berzofsky 1985; Rodda et al. 1986). Auch ist in diesen Versuchen erkennbar, daß es „hot points" gibt, die die o.g. Charakteristika besitzen (Hopp u. Woods 1981; Tainer et al. 1984; Padlan 1985; Vidusek u. Roberts 1985). Außerdem bestehen aus verschiedenen Gründen berechtigte Zweifel daran, ob dieses „Multideterminant Regulatory" Modell in gleicher Weise auch für das menschliche IgE-System gilt; Unterschiede könnten v.a. aufgrund der im Tierversuch abweichenden Antigenapplikation und im Vergleich zur natürlichen Exposition exzessiven Antigen-Dosis bestehen.

Wir haben uns bisher mit den strukturellen Charakteristika von Allergenen – vom Patienten her gesehen extrinsischen Faktoren – beschäftigt. Ihre Bedeutung für die Entstehung einer Immunantwort ergibt sich u.a. aus den von Substanz zu Substanz erheblich variierenden Sensibilisierungsraten, erkenntlich insbesondere mittels Immunoprint-Techniken. Wir sprechen von Major- und Minor-Allergenen, welche bei mehr bzw. bei weniger als 50% der gegen den Gesamtextrakt Sensibilisierten relevant sind. Gegen viele Komponenten, z.B. von Pollen, sind niemals IgE-Antikörper festgestellt worden.

7.2.4 Welche Substanzen sind im Einzelfall Antigen-wirksam?

Der elementare, uns täglich ins Auge fallende Einfluß wirtspezifischer Faktoren ist allein schon aus der Tatsache ablesbar, daß nur etwa 10–15% der Menschen Atopiker sind und daß trotz gleicher Allergenexposition die krankheitsauslösenden Substanzen von Fall zu Fall stark variieren. Sensibilisierung oder Nicht-Sensibilisierung ist das Resultat eines komplizierten, vielschichtigen Wechselspiels zwischen den individuellen Besonderheiten des Immunsystems (intrinsischen Faktoren) und Eigenschaften des Allergens (extrinsischen Faktoren) (Abbildung 7.2-3). Dies wird besonders deutlich, wenn man die Präsentation eines Allergenfragmentes von Makrophagen an T-Helfer-Lymphozyten betrachtet: das Allergenfragment bindet sich aufgrund bestimmter, relativ einfacher Oberflächenmerkmale an ein korrespondierendes, in der HLA-DR-Region codiertes, immunassoziiertes, membranständiges Molekül. Diese, wahrscheinlich gering affine Kopplung setzt ebenso wie die die strukturellen Besonderheiten involvierende Verbindung des Allergens mit spezifischen Rezeptoren der B- und T-Lymphozyten interaktionsfähige Bereiche der beteiligten Reaktionspartner voraus. Für die B-Lymphozyten-Reifung ist das Vorhandensein von T-Lymphozyten erforderlich, die für dasselbe Allergen spezifisch sind. Es ist evident, daß keine Immunantwort eintritt, wenn für die betreffende Allergenstruktur keine geeigneten Rezeptoren auf den immunkompetenten Zellen zur Verfügung stehen. Wahrscheinlich sind Virusinfekte, ionisierende Strahlen und Zytostatika in der Lage, die Entstehung einer allergischen Reaktion zu triggern. Für die Manifestation einer Soforttyp-Sensibilisierung sind außerdem organspezifische Merkmale von Bedeutung. Die Summe dieser wirtspezifischen Komponenten und die Interaktionsfähigkeit des Immunsystems mit dem betreffenden Allergen entscheiden, ob es zur Ausbildung einer Krankheit kommt.

Unsere Betrachtungsweise muß hier vom üblichen allergologischen Schema abweichen; unter einem *Allergen* verstehen wir nicht Pollen oder Sporen einer

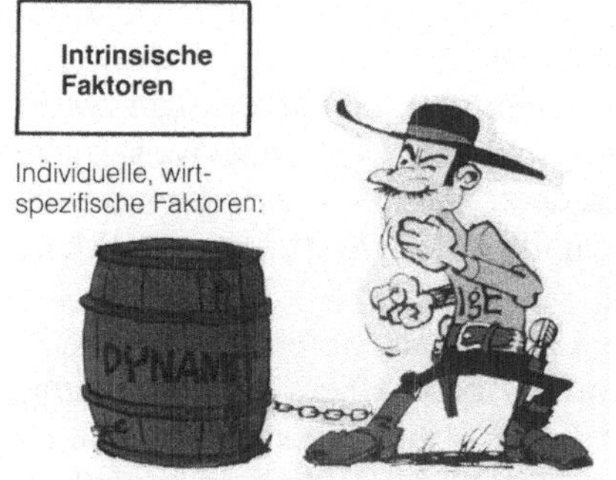

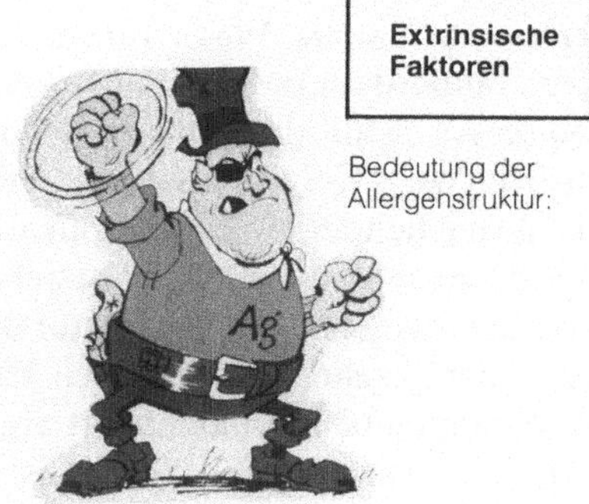

a Immunsystem

Selbst-Toleranz
Immune-response-Gene (MHC)
Helfer-/Suppressor-T-Zellspezifität
(Antigen-Processing)
Idiotyp-Netzwerk (Idiotyp-Antiidiotyp)
Repertoir der Antikörper-Gene
stochast. Effekte, klonale Selektion
Ig class shifting

b organspez. Faktoren (Hyperreagibilität)

genetische Determinante
erworbene Komponente (z. B. Einflüsse
von Umwelt, Noxen, Infektionen)

(Glyko-) Proteinstruktur
bestimmte Molekülgröße (meist
10-40 KD)
Tertiärstruktur
Antigen-Determinanten
• Accessibility (Oberflächenlage)
• Hydrophilizität (Wasserlöslich-
  keit der Aminosäuren-Seitenketten)
• Mobilität (Beweglichkeit der
  Atomgruppen)

Abbildung 7.2-3. Faktoren für die Entstehung einer allergischen Reaktion.

bestimmten Pflanzen- bzw. Schimmelpilzspezies, sondern eine einzige, definierte Komponente eines Extrakts, z. B. das Allergen *Der p I* (P_1) der Hausstaubmilbe Dermatophagoides pteronyssinus.

7.2.5 Darstellung der individuellen Sensibilisierungsmuster

7.2.5.1 Untersuchungsverfahren

Allergene können mittels verschiedener Verfahren, insbesondere säulenchromatographischer Methoden, aus einem Extrakt isoliert und dann einzeln bezüglich ihrer antigenen Wirkung im Radioimmunoassay (z. B. RAST), ELISA oder Dot-Blot untersucht werden. Diese Vorgehensweise ist aufwendig und führt häufig nicht zur Reindarstellung des Allergens.

Demgegenüber erlauben sogenannte Immunoprint-Techniken bereits in wenigen Arbeitsgängen eine qualitativ ausreichende Auftrennung, eine Identifizierung und Charakterisierung der im Einzelfall relevanten Allergene.

Methodik: Zunächst erfolgt eine Auftrennung eines Allergengemisches mittels Elektrophorese, wobei die einzelnen Komponenten in Abhängigkeit von ihrem Molekulargewicht (SDS-Polyacrylamid-Elektrophorese), isoelektrischen Punkt (isoelektrische Fokussierung) oder anderen Eigenschaften separiert werden. Auch eine Kombination mehrerer Techniken (z. B. isoelektrische Fokussierung + SDS-Page = 2-dimensionale Elektrophorese) ist möglich. Anschließend werden die einzelnen Komponenten auf eine Nitrozellulose-Membran transferiert (= blotting) und mit Patientenserum inkubiert, so daß die darin befindlichen Antikörper mit den korrespondierenden Antigenen/Allergenen reagieren können. Im nächsten Schritt sind die Antikörper zu detektieren; dies erfolgt durch Zugabe von Antiseren gegen menschliche Immunglobuline, z. B. von Anti-IgE für den Nachweis menschlicher IgE-Antikörper, die an die einzelnen Allergene gebunden sind. Die bildliche Darstellung des Reaktionsmusters ist möglich durch Autoradiographie (bei radioaktiv markierten Antiseren) oder Farbreagenzien (enzymmarkierte Antikörper; ELISA-Techniken). Die Spezifität der Antikörperbindung läßt sich in Inhibitionsversuchen, d. h. durch Inkubation des Antiserums mit Antigenlösung, überprüfen.

7.2.5.2 Ergebnisse

Anhand zahlreicher neuerer Untersuchungsergebnisse läßt sich zeigen, daß jeder Patient ein für ihn charakteristisches, bei keinem anderen Individuum anzutreffendes Antikörperspektrum aufweist. Es basiert auf einer unterschiedlichen Anzahl und einer variierenden Zusammensetzung der erfaßten Allergene/Antigene, ferner auf Abweichungen in der Konzentration und Klassenzugehörigkeit der Antikörper. Die ganze verwirrende Vielfalt der Reaktionsmuster können wir aber erst erkennen, wenn wir in den submolekularen Bereich vorstoßen, d. h. einzelne Antigen-Determinanten betrachten. Wenn wir berücksichtigen, daß die folgenden Beispiele die polyklonale Reaktion auf nur eine einzige Pollenart oder Schimmelpilzspezies darstellen, erhalten wir eine Vorahnung von der Leistungsfähigkeit unseres

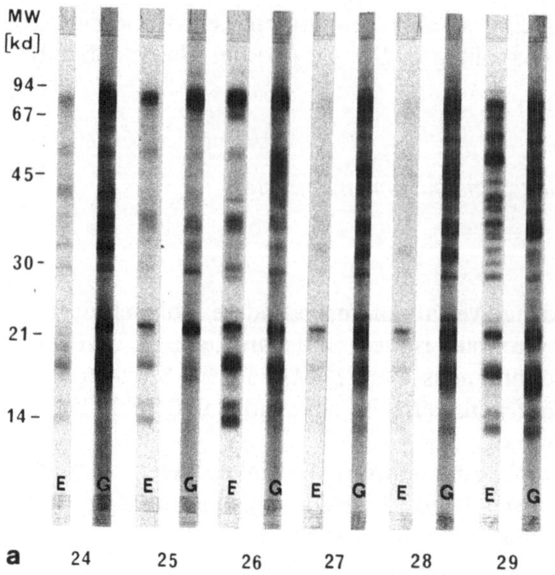

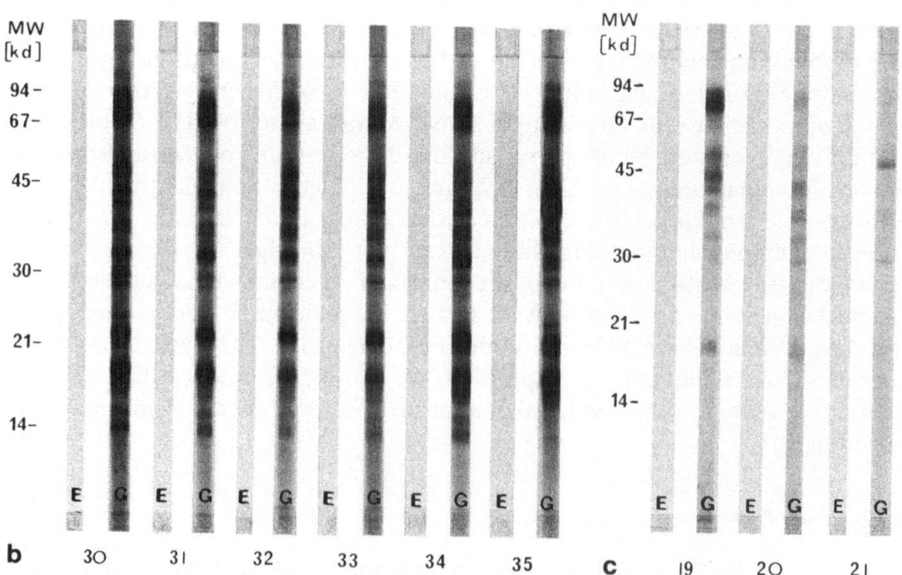

Abbildung 7.2-4a-c. Immunoblot-Untersuchungen mit Aspergillus fumigatus-Extrakt bei Patienten mit allergischer bronchopulmonaler Aspergillose (ABPA) (a), Aspergillom (b) und gesunden Kontrollpersonen (c). Aspergillus fumigatus-Extrakt wurde zunächst mittels Natriumdodecylsulfat-Polyacrylamid-Gelelektrophorese (SDS-PAGE) unter Verwendung eines diskontinuierlichen Puffersystems aufgetrennt. Anschließend erfolgte der Proteintransfer aus dem Gel auf eine Nitrozellulose-Membran. Unbesetzte Bindungsstellen auf der Nitrozellulose-Membran wurden dann mit 10 mM Tris-HCl, pH 7,5 - 0,9% NaCl - 2% Rinderserumalbumin - 1% Tween 20 abgesättigt. Anschließend wurde die Nitrozellulose-Membran in 5 mm breite Streifen geschnitten, die jeweils mit Patientenserum über Nacht inkubiert wurden. Für den Nachweis der IgG-Antikörper wurden jeweils 50 µl Serum (verdünnt 1:50 in 0,9% NaCl-3% BSA), für den Nachweis von IgE-Antikör- ▷

Immunsystems mit seinem gigantischen Repertoir an mehreren Millionen Antikörpern unterschiedlicher Spezifität.

Beispiele

1. Vergleich der IgE- und IgG-Antikörpermuster von Patienten mit allergischer bronchopulmonaler Aspergillose (ABPA), Patienten mit Aspergillom und von gesunden Kontrollpersonen (Abbildung 7.2-4a–c):
Man erkennt innerhalb der ABPA-Gruppe vereinzelt Ähnlichkeiten im Antikörperspektrum, jedoch niemals identische Befunde. Entsprechendes gilt für Patienten mit Aspergillom. Beachtenswert sind die im Vergleich zu Probanden mit gleicher Diagnose wesentlich stärker abweichenden Befunde, wenn die verschiedenen Kollektive einander gegenübergestellt werden. Das Vorkommen von antigenspezifischen IgG-Antikörpern bei Gesunden – hier werden übrigens ebenfalls variierende Reaktionsmuster beobachtet – ist keine Besonderheit, sondern stellt ein normales Verhalten unseres Immunsystems auf den Kontakt mit solchen ubiquitären Allergenen/Antigenen dar.
2. Prinzipiell gleichartige Ergebnisse erzielten verschiedene Arbeitsgruppen (Tovey u. Baldo 1984; Dewair et al. 1985; Bengtsson et al. 1986) mit einer Reihe weiterer Allergenextrakte, z. B. von Graspollen, Hausstaubmilbe, Weizenmehl, Wildseide und Schweinefleisch.

7.2.6 Schlußfolgerungen

Die wenigen, bisher genau definierten Allergene sind Proteine und Glykoproteine, welche meist ein Molekulargewicht zwischen 10 und 40 kD besitzen. Merkmale der von den Antikörpern erfaßten Antigen-Determinanten sind:

- Vorherrschen von polaren und Hydroxy-aminosäuren;
- die Fähigkeit, mit benachbarten Molekülen über Wasserstoff-Brückenbindungen und Cluster Kontakte herzustellen;
- hohe thermische Mobilitätsfaktoren;
- Oberflächenlage im nativen Molekül.

Mittels Immunoprint-Techniken darstellbare, von Patient zu Patient erheblich variierende Antikörperspektren sind Ausdruck zum Teil genetisch determinierter, komplexer Interaktionen zwischen einzelnen Komponenten des Immunsystems, das mit nahezu unbeschränkten Möglichkeiten ausgestattet zu sein scheint, ferner der Interaktion dieses intrinsischen Systems mit extrinsischen, dem einzelnen Allergen/Antigen innewohnenden Struktureigenschaften.

▷ pern 200 µl Patientenserum (verdünnt 1:10 in 0,9% NaCl-3% BSA) pro Nitrozellulosestreifen verwendet. Es folgte mehrmaliges Waschen, dann eine Inkubation mit [125]J-markiertem Protein A oder [125]J-markiertem Anti-IgE; die Aktivität der Isotopen betrug $1,5 \times 10^5$ cpm (Protein A) bzw. 7×10^4 cpm (Anti-IgE), die Inkubationszeit 5 Stunden. Nach abschließendem Waschen und Trocknen der Nitrozellulose-Membran führten wir eine Autoradiographie unter Verwendung eines Kodak X-Omat AR-Films bei −20°C über 2 bzw. 7 Tage durch. Man erkennt eine von Patient zu Patient und vor allem von Gruppe zu Gruppe erheblich abweichende Anzahl und Zusammensetzung der von menschlichem IgE-(E) bzw. IgG-(G)-Antikörpern erfaßten Allergene/Antigene von Aspergillus fumigatus.

7.3 Asthma durch Nahrungsmittel und Zusatzstoffe

Cl. Thiel

7.3.1 Immunologische und nicht-immunologische Reaktionen

Daß Nahrungs- und Genußmittel, deren natürliche Bestandteile, Metabolite und Zusatzstoffe anfallsartige asthmatische Zustände, deren Äquivalente (Rhinitis, Sinusitis) (Thiel 1986) sowie auch dauerhaft Asthma auslösen bzw. unterhalten können, darf als gesichert gelten (Hansen 1943; Urbach u. Gottlieb 1949; Kämmerer u. Michel 1956; Hansen u. Werner 1967; Werner 1967; May u. Bock 1978; Soothill 1979; Wüthrich 1981; Speer 1983; Thiel 1985; Fuchs u. Thiel 1985). Zu berücksichtigen sind auch nutritiv-bedingte, früher nur als *idiopatisch* bezeichnete Anaphylaxien, die im Vorfeld mit Atemnot einhergehen können (Stricker et al. 1986). Auch eine Hyperreagibilität der Atemwege kann gelegentlich durch Nahrungsmittel induziert werden (Lee u. Anderson 1985; Bar-Sela u. Wollner 1986).

Die *Pathogenese* ist uneinheitlich und beruht sowohl auf immunologischen Mechanismen (*Sofortreaktionstypus* nach Coombs u. Gell 1963, Typ I, Typ III), als auch auf nicht immunologisch bedingten Mechanismen (Kallós u. Kallós 1980; Schlumberger 1980a, 1982a, b; Dukor et al. 1980, 1985; McGovern et al. 1983; Moneret-Vautrin 1983; Ring 1983; Thiel u. Fuchs 1983a). Von einigen Untersuchern wurde beschrieben, daß neben IgE-vermittelten allergischen Reaktionen auch IgG-vermittelte bzw. Immunkomplex-vermittelte Reaktionen auftreten (Parish 1971; Brostoff et al. 1979; Carini 1987).

Unter dem Begriff *pseudo-allergische Reaktionen* (PAR) (Schlumberger 1982a) werden verschiedene, nicht-immunologisch bedingte Reaktionen zusammengefaßt, welche mit gleichartiger Symptomatologie wie allergische Reaktionen ablaufen (= Intoleranzreaktionen). Im anglo-amerikanischen Sprachgebrauch werden alle Nahrungsmittel-bedingten Reaktionen unter den Begriffen *food intolerance* und *adverse reactions to foods* zusammengefaßt (Anderson 1986).

Die Symptomauslösung erfolgt überwiegend auf *hämatogenem* Wege durch die Nahrungsmittel selbst. Zu berücksichtigen ist, daß zahlreiche Nahrungsmittel bzw. deren Bestandteile und Additiva auch anderen Zwecken dienen, wobei speziell Medikamente, Lokaltherapeutika, Kosmetika und Duftstoffe zu nennen sind. Die vielfältigen Verwendungsmöglichkeiten potentieller Allergene und Pseudo-Allergene machen es erforderlich, im Einzelfall auch an eine perkutane, permuköse, inhalative oder systemische Exposition und Auslösung zu denken (Urbach u. Gottlieb 1949; Kämmerer u. Michel 1956; Werner 1967; Wortmann 1979; Thiel u. Fuchs 1982b, 1983a; Ippen 1985; Thiel 1987).

Intoleranzreaktionen werden bestimmt vom Grad der Hyperreagibilität der Atemwege und additiven Effekten, die sich *hier* aber nicht regelmäßig durch eine chemische Identität auslösender Noxen bedingen, sondern durch die unspezifische Aktivierung gleicher Mediatorsysteme im Sinne einer unspezifischen Entzündungsreaktion (Schlumberger 1982a).

7.3.2 Nahrungsmittelallergie, klinische Formen

Es gibt kaum ein Nahrungsmittel, kaum einen Zusatzstoff oder ein Medikament, welches nicht prinzipiell im Individualfall, unabhängig von der Art der Darreichung bzw. galenischen Zubereitung, Asthma-auslösend sein könnte. Die Ausweitung des potentiellen *Allergenrepertoirs* durch die Internationalisierung unserer Nahrungsgewohnheiten hat auch zur Verbreiterung der aktuellen Allergenpalette beigetragen.

Ähnliche Bedingungen gelten auch für die zunehmende Zahl von Additiva, die sowohl für Nahrungs- und Genußmittel als auch für Medikamente verwendet werden, deren Bedeutung für die Pathogenese des Asthmas aber erst in jüngster Zeit zunehmend erkannt wird. Dabei kommt der Trias *polypöse Rhinosinusitis, kortikosteroid-pflichtiges Asthma und Analgetika-Intoleranz* (*intrinsic Asthma*), insofern eine Bedeutung zu, als gerade diese Patienten eine Zielgruppe (Risikogruppe) für Intoleranzreaktionen durch Acetylsalicylsäure-Derivate (auch Pyrazol-Derivate) in Medikamenten, natürliche Salicylate in Nahrungsmitteln, aber auch andere Additiva unterschiedlicher chemischer Struktur darstellen. Die erste Beschreibung der Aspirin-Intoleranz erfolgte bereits 1902 (Hirschberg 1902). Auch Hilfsstoffe bzw. Additiva und Salicylate können Rhinitis und Asthma, Urtikaria und Quincke-Ödeme auslösen.

7.3.3 Häufigkeit

Was die Inzidenz von Nahrungsmittel-Allergien- und Intoleranzreaktionen in unserer Population betrifft, so sind Unterschiede zwischen Kindern und Erwachsenen erwähnenswert. Während Nahrungsmittel-*Allergien* mit Manifestation an den Atemwegen eine Domäne von Kindern, Jugendlichen und jungen Erwachsenen sind, treten *Intoleranzphänomene* jenseits des 35. Lebensjahres gehäuft auf, wenn auch in jüngster Zeit über die Asthmagenese durch Sulfite auch bei Kindern berichtet wird (Towns u. Mellis 1984).

7.3.4 Nahrungsmittel als Antigene

Während Allergien gegen Kuhmilchproteine und Hühnerei mit Manifestation an den Atemwegen bei Kindern häufiger sind als beim Erwachsenen, sind bei letzteren Nahrungsmittel-Allergien durch vegetabile Allergene von Früchten, Nüssen, Gemüse, Kräutern, Gewürzen, Getreide und Samen, deren Bestandteile und Auszüge häufiger.

Bei Erwachsenen fanden Hofer und Wüthrich (1985) unter Berücksichtigung verschiedener Nahrungsmittel-Allergene bei 173 Patienten in 23% eine Manifestation an den Atemwegen gegenüber 21% begleitenden Magen-Darm-Manifestationen, 12,5% Kreislaufreaktionen und 11% ausschließlicher intestinaler Manifestationen. Die Streuungen einzelner Statistiken resultieren aus den unterschiedlichen Altersgruppen und der unterschiedlich überprüften Allergen-Palette. Burr et al. (1983) untersuchten 72 erwachsene Asthmatiker im Alter von 16–60 Jahren und schätzten eine nutritive Auslösung asthmatischer Reaktionen auf etwa 10%; in einer früheren Statistik fanden Burr et al. 1975 bei 105 Asthmatikern im Alter von 20–44 Jahren ähnliche Verhältnisse, konnten hier bei 12% eine Äuslösung durch Alkoholika nachweisen. Pelikan u. Pelikan-Filipek (1987) kommen zu wesentlich höheren Zahlen unter Berücksichtigung verzögerter Reaktionen.

Es gibt nur wenige größere Statistiken, die Aussagen zulassen über den *Sensibilisierungsindex* in unserer Population für bestimmte Allergene unabhängig von der Art der Organmanifestation. Nach Hansen (1943) wurden Hühnerei und Kuhmilchallergien in 2% respektive 3% bei über 11000 Patienten mit unterschiedlichen Organmanifestationen gefunden. Nach Werner (1967) ist eine Kombination von Kuhmilch- und Hühnerei-Allergie nicht selten.

In jüngster Zeit mehren sich Publikationen über das gleichzeitige Vorkommen von Inhalations- *und* Nahrungsmittel-Allergien auf dem Boden biologischer oder botanischer Verwandschaften.

Besonders häufig scheint dies für Pollen-Allergiker zuzutreffen, die nicht selten sogenannte *Pollen-assoziierte Nahrungsmittel-Allergien* entwickeln, wobei eine Manifestation an den oberen und unteren Atemwegen möglich ist (Hannuksela u. Lahti 1977; Eriksson 1978; Thiel u. Fuchs 1981; Eriksson et al. 1982; Pauli et al. 1982; Thiel et al. 1983b; Halmépuro et al. 1984; Wüthrich u. Hofer 1984; Bar-Sela et al. 1986a; Enberg et al. 1986; Thiel et al. 1986).

Nach eigenen Untersuchungen wurde an über 400 Patienten gezeigt, daß eine Nahrungsmittel-Allergie gegen vegetabile Allergene (mit multiplen Organmanifestationen) in über 80% mit einer Sensibilisierung (Hauttest, RAST) gegen verschiedene Pollenallergene verbunden ist.

Zahlreiche Kasuistiken, die im einzelnen hier nicht erwähnt werden können, weisen darauf hin, daß ein Asthma auf *inhalativem* Wege durch Nahrungsmittel in verschiedenen Industriezweigen (Fuchs 1979; Gottmann-Lückerath 1984; Schwarting 1984) und auch im privaten Bereich berücksichtigt werden muß. Auch die zunehmend propagierte orale Zufuhr von Blütenpollen als Roborans sei erwähnt (Cohen et al. 1979; Kalveram et al. 1984) wie auch die Auslösung von Asthma durch Kamillenblüten (Benner und Lee 1973; Thiel et al. 1986) oder die Auslösung von Asthma durch Kartoffeldampfwasser (Kästner et al. 1984) bzw. Asthma durch Mehl (Sutton et al. 1982). Kosmetika und insbesondere Duftwässer enthalten in jüngster Zeit zunehmend *Gewürznoten* (H + R Duft-Atlas 1985), was zu Schnupfen und auch Atemnot führen kann. Das breite Spektrum im Pflanzenbereich unter Berücksichtigung aller Expositionsmöglichkeiten in Abhängigkeit zum Sensibilisierungsgrad macht eine sichere Aussage in Bezug auf die statistische Inzidenz kaum möglich.

Als häufigere Auslöser von Asthma seien Nüsse, Äpfel, Karotten, Erbsen, Sellerie sowie einige Gewürze und Kräuter (Anis, Curry, Kamille u. a.) genannt.

Querverbindungen ließen sich auch in jüngster Zeit nachweisen zwischen einer Sensiblisierung gegen verschiedene Vogel-Antigene (Federn, Exkremente, Serum-Antigene) und Hühnerei (Thiel et al. 1984). Schon Werner (1967) weist auf die Inzidenz von Rinderepithel- und Kuhmilch- und Rindfleisch- sowie Serumalbumin-Allergien hin.

Auch einige Lebensmittel-Additiva und Hilfsstoffe sind natürlichen Ursprunges und können Antigencharakter haben. Sie rekrutieren sich überwiegend aus Pflanzen (Johannisbrotkernmehl, Guarkernmehl, Tragant, Gummi Arabicum, Karotin, Curcumin, Carmin, Soja, Hülsenfrüchte u.a.; Grimm 1984; Bertling 1985; Yman et al. 1986) sowie aus tierischen Proteinen von Hühnerei, Kuhmilch, Serum-Albuminen (Wurstherstellung) als Füll-, Binde- oder Schönungsmittel. Auch Proteasen von Pflanzen wurden als potentielle Antigene identifiziert (Baur u. Fruhmann 1979); sie können bei der Herstellung in entsprechenden Industriezweigen auf inhalativem Wege aber auch auf oralem Wege als *Zartmacher* von Fleisch oder in Medikamenten zugeführt, asthmatische Zustände verursachen.

7.3.5 Nicht-allergene Hilfsstoffe in Lebensmitteln und Medikamenten (Additiva)

Einige Hundert Hilfstoffe der Nahrungsmittel- und Medikamenten-Industrie sind zugelassen, von denen aber nur wenige Substanzen in der Diskussion für die Entstehung asthmatischer Zustände oder deren Äquivalente (Rhinitis, Sinusitis) stehen. Sie dienen überwiegend der Vorbeugung des Verderbs (Konservierung) von Nahrungsmitteln und sind z.T. notwendig, als zahlreiche Haltbarmachungsverfahren ohne Zusatzstoffe sich nicht für alle Nahrungsmittel eignen. Zu erwähnen sind Derivate der Parahydroxybenzoesäure-Ester (PHB-Ester), die Sorbinsäure (Haeberle 1987 b), Sulfite (Ippen 1985), aber auch Farbstoffe wie Tartrazin (Chafee und Settipane 1967; Buswell 1976; Bernstein et al. 1978). Wie auch Salicylate finden sich Derivate der Benzoesäure auch natürlicherweise in Nahrungsmitteln (Haeberle 1987 a).

Wie für Nahrungsmittel-Allergene gilt auch für chemische Additiva, daß eine scharfe Trennung zwischen Hilfsstoff und natürlicher Substanz kaum möglich und für diagnostische Belange auch nicht immer sinnvoll ist. Für Additiva gilt, daß auch sie auf inhalativem (z.B. in Dosieraerosolen zur Behandlung des Asthmas) wie auf injektivem Wege (in Theophyllin-Präparaten, Kortikosteroiden, hoch kalorischen Infusionslösungen, Antiemetika u. a.), in Einzelfällen auch perkutan (pyrazolhaltige Haarfärbemittel; Thiel und Fuchs 1982b) sowie permukös über die Mundschleimhaut dem Organismus zugeführt werden und Asthma auslösen können (Thiel 1986). Gelegentlich haben solche Zusätze auch ausschließlich eine Vehikel-Funktion für die Galenik bzw. Bioverfügbarkeit von Medikamenten, worauf Elias und Levinson (1981) für Asthma durch Ethylendiamin in Theophyllin-Präparaten hingewiesen haben.

In jüngster Zeit gewinnen Sulfit-Verbindungen zunehmend an Bedeutung für die Asthma-Genese (Stevenson u. Simon 1981; Kleinhans 1982; Jamieson et al. 1985). Über Glutamat als potentieller Auslöser asthmatischer Beschwerden wurde berichtet (Allen et al. 1983), es wird unter anderem auch für das sogenannte *China-Restaurant-Syndrom*, das auch mit Atemnot einhergehen kann, verantwortlich gemacht.

7.3.6 Genußmittel – Alkoholika – als Asthma-Auslöser

Eine Zwischenstellung zwischen allergischen und nicht-allergischen Phänomenen nehmen alkoholische Getränke unterschiedlicher Provenienz ein, als diese sowohl durch ihren Histamingehalt selbst, durch die Schwefelung des Weines, durch Farbstoffe mit oder ohne Antigencharakter, Klärungsmittel (Gelatine, Casein, Ovalbumin, Blutmehl u. a.), Geschmackskorrigenzien (Pflanzenauszüge, ätherische Öle, u. a.), Schimmelpilze und Hefen sowohl Rhinitis als auch Asthma auslösen können. Über anaphylaktoide Reaktionen durch Ethanol in Alkoholika (Przybilla et al. 1986) mit Atemnot wurde kürzlich berichtet. Dahl et al. (1986) untersuchten die Asthma-Auslösung durch Rotwein und vermuteten hier als Ursache Sulfite, wie dies auch von Kleinhans (1982) beschrieben wurde.

7.3.7 Diagnostik

7.3.7.1 Nahrungsmittel-Allergien

Der Nachweis einer IgE-vermittelten Sensibilisierung gegen Nahrungsmittel-Allergene erfolgt durch in-vivo-und in-vitro-Tests mit unterschiedlicher Aussagefähigkeit für vegetabile Allergene und tierische Proteine. Dem Hauttest (Fuchs 1985; Werner u. Ruppert 1985) kommt weiterhin die größte Bedeutung für den Sensibilisierungsnachweis zu.

Die Zuverlässigkeit der spezifischen IgE-Bestimmung mittels RAST (Wide et al. 1967) ist von Allergen zu Allergen unterschiedlich und auch abhängig von der Qualität der Allergenresourcen. Die Zuverlässigkeit für tierische Proteine ist sehr begrenzt. Dementsprechend wird die Bedeutung des RAST für die Diagnostik auch unterschiedlich eingeschätzt (Debelić 1976; Aas 1978; Wraith et al. 1979; Thiel u. Fuchs 1982a; Wüthrich 1983).

Als weiterer in-vitro-Test steht die Freisetzung von Histamin aus sensibilisierten Leukozyten für ausgewählte Fälle zur Verfügung, die dem Basophilendegranulationstest überlegen ist (Wahn 1980; Deymann u. Wahn 1985).

7.3.7.2 Nahrungsmittel-Intoleranzen

Mit Ausnahme der Provokationsproben gibt es weder in-vivo- noch in-vitro-Tests zum Nachweis der aktuellen Pathogenität.

7.3.7.3 Provokationstests

Nicht nur für Nahrungsmittel-Allergien sondern auch für Intoleranz-Reaktionen werden Doppelblind-Provokationen gefordert (May u. Bock 1978; Bernstein et al. 1982; May 1982).

Daß z.B. eine Kuhmilchallergie keinesfalls regelhaft mit einer Sensibilisierung gegen alle Kuhmilchproteine einhergeht, kann zur Folge haben, daß mehrere Provokationsproben, sei es im offenen, im Einfachblind- oder Doppelblind-Versuch notwendig werden (Abbildung 7.3-1). Wie auch bei Inhalationsallergien kann es zu verzögerten Reaktionen kommen, was gelegentlich Doppelprovokationen erforderlich macht, um eine Abgrenzung zur spontanen Asthmarhythmik zu ermöglichen (Abbildung 7.3-2).

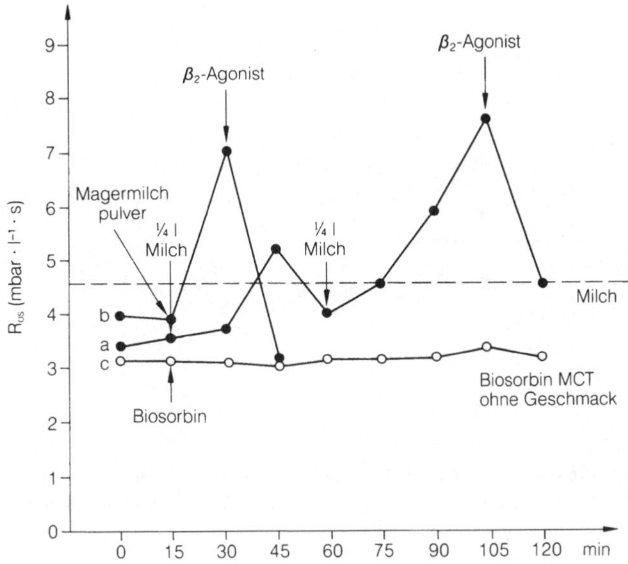

Abbildung 7.3-1. Orale Provokationsprobe bei Asthma mit Frischmilch im offenen, wiederholten Versuch, mit Magermilchpulver (Einfachblindversuch, verkapselt), einem Casein-Hydrolysat ohne Geschmackskorrigenz (Biosorbin®).

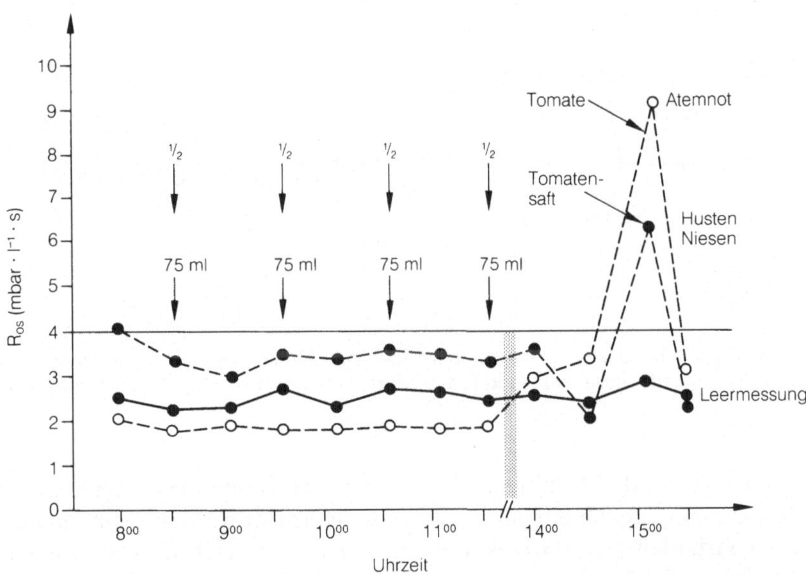

Abbildung 7.3-2. Oraler Provokationstest mit Tomaten und Tomatensaft im offenen Versuch. Tagesprofile (Leermessung) ermöglichen die Unterscheidung zwischen spontaner Obstruktion und der hier wiederholt auftretenden verzögerten Reaktion.

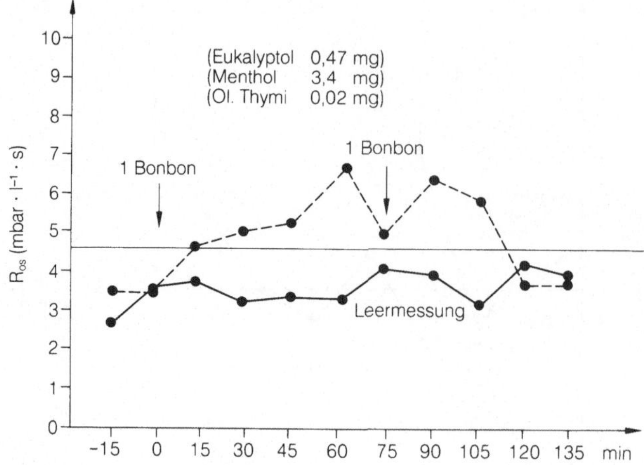

Abbildung 7.3-3. Oraler Provokationstest mit Eukalyptus-Bonbons im offenen Versuch. Auch im Wiederholungstest sofortiger Anstieg des Atemwiderstandes mit spontaner Remission. Vergleichswerte durch Tagesrhythmik.

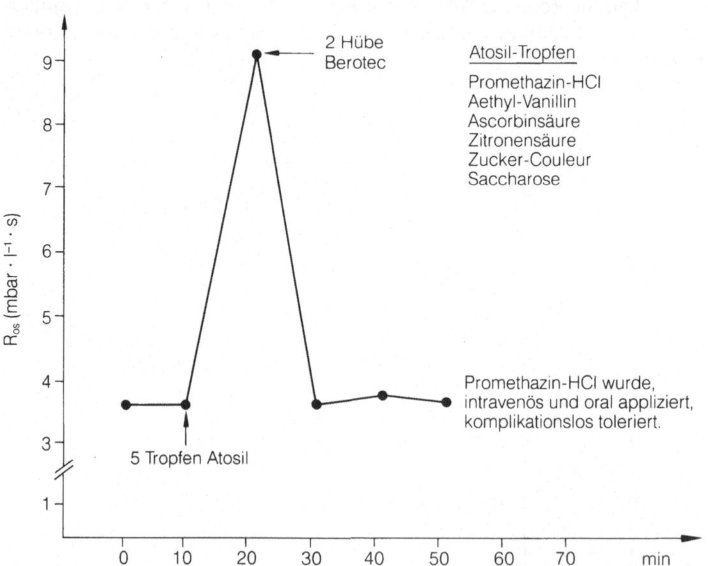

Abbildung 7.3-4. Oraler Provokationsversuch mit Atosil®-Tropfen im offenen Versuch. Promethazin-HCl wurde, intravenös und oral appliziert, ohne Auslösung von Asthma toleriert.

Am Beispiel der Asthmaauslösung durch Hustenbonbons sei demonstriert, daß oft nur exemplarisch ein ganzes Produkt überprüft werden kann, da aus ökonomischen Gründen eine Provokation mit allen Einzelsubstanzen selten möglich ist (Abbildung 7.3-3).

Ähnliches gilt für pseudo-allergische Reaktionen z.B. durch Zusatzstoffe in Medikamenten (Abbildung 7.3-4), wie am Beispiel von Atosil-Tropfen erläutert,

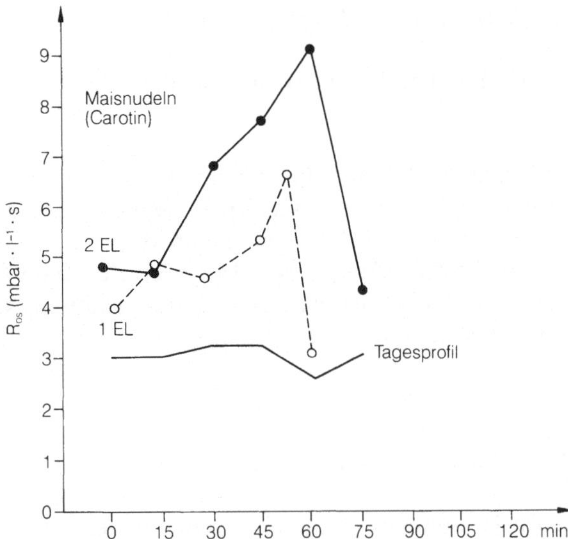

Abbildung 7.3-5. Offener oraler Provokationstest bei Asthma mit carotinhaltigen Maisnudeln. Auch im Wiederholungsfalle kommt es bei Verdoppelung der Dosis zu einem signifikantem Anstieg des Atemwiderstandes. Eine Maisallergie wurde ausgeschlossen.

wo nicht die Wirksubstanz das auslösende Agens war, bei Verträglichkeit aller anderen Darreichungsformen, sondern offenbar die verschiedenen Zusatzstoffe. Auch geringe Spuren von Farbstoffen (Karotin) können Asthma auslösen, wobei hier die versteckte Darreichung einen Doppelblind-Versuch meist nicht mehr erforderlich macht (Abbildung 7.3-5).

7.3.8 Schlußfolgerungen

Nahrungsmittel, Medikamente, Konservierungs- und Zusatzstoffe können Asthma und Begleitsymptome auslösen (Urtikaria, Rhinitis, Konjunktivitis, Glottis- und Uvulaschwellungen, Magen-Darm-Symptome). Es kommen neben immunologischen IgE-vermittelten *allergischen* Reaktionen häufig *pseudo-allergische Intoleranzreaktionen* vor. Die Vielfalt der potentiellen Ursachen und die Schwierigkeit der Diagnostik macht bislang eine zuverlässige Aussage über die Häufigkeit unmöglich.

Die Diagnostik beruht vor allem auf der Anamnese. Zur Bestätigung stehen bei *Allergien* neben Hauttestung und RAST vor allem Provokationstests zur Verfügung. Bei *Pseudo-Allergien* sind *Provokationsverfahren* am zuverlässigsten, um die Anamnese zu bestätigen.

7.4 Asthma durch Medikamente

G. Schultze-Werninghaus und E. Fuchs

Medikamente können durch immunologische und nicht-immunologische Mechanismen zahlreiche unerwünschte Nebenwirkungen auslösen. Eine asthmatische Symptomatik wird dabei vor allem durch Analgetika und Rheumatherapeutika (nicht-steroidale Antiphlogistika) oder Zusatzstoffe (Farb- und Konservierungsstoffe) in Medikamenten (und Nahrungsmitteln) sowie durch β-Adrenozeptoren-Antagonisten verursacht.

7.4.1 Nicht-steroidale Antiphlogistika

Lebensbedrohliche Intoleranzerscheinungen nach Acetylsalicylsäure sind seit der Jahrhundertwende bekannt (Hirschberg 1902). Die Symptome umfassen alle Schweregrade der anaphylaktischen Reaktion, mit Urtikaria, Quincke-Ödem und Asthma, bis hin zum Schock. Betroffen sind unter den Patienten mit Asthma insbesondere solche, die als nicht-allergisch einzustufen sind. Das Vollbild des Analgetika-Asthma-Syndroms (Samter u. Beers 1967; Virchow 1976; Gronemeyer 1979a; Schlumberger 1980) umfaßt den Beginn der Krankheit jenseits des 40. Lebensjahres, Fehlen einer IgE-vermittelten Allergie, Nasenpolypen, ausgeprägte Bluteosinophilie und Intoleranz von nicht-steroidalen Antiphlogistika und bestimmten Farb- oder Konservierungsstoffen. Nicht immer sind alle Symptome nachweisbar; auch Kinder oder Patienten mit IgE-vermitteltem Asthma können eines oder mehrere dieser Symptome aufweisen. Die Prävalenz des *Analgetika-Asthma* im Krankengut der Asthmatiker wird mit 8% angegeben. Frauen sind häufiger betroffen als Männer (3:2), im Gegensatz zu der Geschlechtsverteilung allergischer Krankheiten.

Da Antikörper gegen Acetylsalicylsäure nicht nachgewiesen wurden (Schlumberger et al. 1974), spricht man von pseudo-allergischen oder auch von anaphylaktoiden Reaktionen bzw. Intoleranz-Reaktionen. Als Wirkungsmechanismus wird ein genetischer *inborn error of metabolism* (Kallós 1956) vermutet, zumal das familiäre Vorkommen dieser Reaktionen beschrieben ist (von Maur et al. 1974). Da Acetylsalicylsäure als Hemmstoff des Enzyms Cyclooxygenase den Arachidonsäureabbau zu Prostaglandinen hemmt, ist angenommen worden, daß die Intoleranzreaktionen durch eine Zunahme anderer Abbauprodukte der Arachidonsäure, HETEs und Leukotrienen, bei entsprechender Disposition ausgelöst werden (Szceklik et al. 1975). Ob diese Annahme zutrifft, ist unklar. Die Diagnostik beruht auf der eindeutigen Anamnese oder auch auf oraler (bzw. inhalativer) Provokation (Übersichten bei Virchow 1976; Dukor et al. 1980).

Auch andere nicht-steroidale Antiphlogistika verursachen derartige Intoleranzreaktionen, so Pyrazolon, Paracetamol und Indometacin. Es wird daher empfohlen, auf Analgetika anderer Substanzklassen auszuweichen, wie Tramadol, Pentazocin oder Tilidin.

7.4.2 Farb- und Konservierungsstoffe

Farbzusätze zu Medikamenten und Lebensmitteln, insbesondere der gelbe Farb-stoff Tartrazin, sowie Konservierungsstoffe, wie Sulfite, Glutamat und Benzoe-säure, können gleichfalls anaphylaktoide Reaktionen auslösen; betroffen sind besonders Individuen mit Analgetika-Intoleranz.

Sulfite sind nicht nur in Wein, sondern in zahlreichen Lebensmitteln und Medi-kamenten als Antioxidantien enthalten. Eine US-amerikanische Übersicht zählt allein ca. 25 Asthmamedikamente mit Sulfit-Zusatz auf, darunter β-Adrenergika und Kortikoid-Injektionsformen (Jamieson et al. 1985). Auch in der Bundesrepu-blik enthalten zahlreiche Fertigarzneimittel Sulfite, ca. 900 (Arzneitelegramm 1985), darunter auch Antiasthmatika, wie manche Theophyllin-Injektions- bzw. Infusionslösungen und injizierbare Antibiotika. Bei anaphylaktoiden Reaktionen auf Medikamente sollte somit unterschieden werden zwischen Substanz- und Zusatzstoffwirkungen. Es muß daher auf die Deklarierung derartiger Stoffe gedrungen werden, sowie auf einen Verzicht bzw. Ersatz, soweit möglich.

7.4.3 β-Adrenozeptor-Antagonisten

β-Adrenozeptor-Antagonisten (Betablocker) können bei Asthma zur Atemwegsob-struktion, aber darüber hinaus auch zu anaphylaktoiden Zuständen führen (Jacobs et al. 1981). Der Wirkmechanismus ist unklar; diskutiert wird eine β-Rezeptor-Blockade der Mastzellen und damit eine erhöhte Mediatorfreisetzung unter β-Adrenozeptor-Antagonisten (Ind et al. 1985). Da kein β-Adrenozeptor-Antagonist, auch sog. *selektive* β_1-Rezeptorblocker, mit ausreichender Sicherheit frei von derartigen Nebenwirkungen ist, müssen bei der Kombination von Asthma und Hypertonie bzw. kardialen Krankheiten Alternativen eingesetzt werden, vor allem Calciumantagonisten.

In der Augenheilkunde muß aus denselben Gründen auf den Einsatz von Timo-lol-Augentropfen bei Glaukom verzichtet werden; schwere Nebenwirkungen sind beschrieben, so von Oebbecke u. Wettengel 1983.

7.4.4 Weitere Medikamente

Iatrogene anaphylaktoide Reaktionen einschließlich Atemnot werden auch durch Blutersatzmittel, Röntgenkontrastmittel und Lokalanästhetika verursacht (Über-sicht bei Ring 1985). Andere Substanzen, wie Muskelrelaxantien (Suxametho-nium) (Vervloet et al. 1983), Ethylenoxid, ein Desinfizienz in der Dialyse (Bommer et al. 1985; Rumpf et al. 1985), oder Chymopapain, in der Chemonukleolyse bei Diskushernienprolaps eingesetzt (Bernstein et al. 1985), wirken wahrscheinlich als Allergene mit IgE-vermitteltem Wirkmechanismus. Auch die Nebenwirkungen der Hyposensibilisierung sind hier zu nennen. Schließlich vermögen auch Choliner-gika und Cholinesterasehemmstoffe, z.B. in Augentropfen, Blasen- und Darmthe-rapeutika, Asthmaanfälle auszulösen (s. Abschnitt 9.2.4.11).

7.5 Asthma und Infektion

G. Schultze-Werninghaus und E. Fuchs

Bei einem Asthma ohne den Nachweis IgE-vermittelter Sensibilisierungen wird häufig der Begriff *Infektasthma* verwendet, unterstellend, daß die Krankheit entweder durch eine direkte Schleimhautschädigung einer bakteriellen oder/und viralen Atemwegsinfektion oder infolge einer *infekt-allergischen* Reaktion gegen Bestandteile von Bakterien im Atemtrakt ausgelöst oder verschlimmert worden sei. Ein derartiger Kausalzusammenhang ist bislang nicht belegt worden, so daß empfohlen wird, auf den Begiff zu verzichten.

Es gibt jedoch eine Reihe von Vorstellungen über pathogenetische Einflüsse viraler oder bakterieller Infekte bei Asthma, von denen hier einige genannt werden sollen:

- Induktion einer (vorübergehenden) Hyperreagibilität durch Virusinfekte (Empey et al. 1976),
- Freisetzung proinflammatorischer Substanzen aus Bakterien bzw. den in den Entzündungsprozeß einbezogenen Zellen, z. B. neutrophilen Granulozyten, etwa von Leukotrienen oder Proteasen mit direkter Gewebsschädigung (Ulmer et al. 1982),
- direkte Histaminliberierung aus Mastzellen des Atemtraktes durch Lektinwirkung der Bakterien (Jensen et al. 1984a),
- Steigerung der Histaminkonzentration im Mukus der Atemwege durch bakterielle Prozesse mit Schleimhautschädigung (Ulmer u. Zimmermann 1983),
- Steigerung der IgE-Synthese durch Virusinfektionen (Frick et al. 1979) bzw. IgE gegen RS-Viren (Welliver et al. 1981),
- Adjuvanswirkung bakterieller Substanzen, wie für Bordetella pertussis; ein bei tierexperimentellem Asthma häufig genutzter Mechanismus (Mota et al. 1974).
- Durch neuere Befunde über eine Synthese von bakterienspezifischem IgE gegen Hämophilus influenzae und Streptococcus pneumoniae (Pauwels et al. 1980; Bloom et al. 1986) bei Patienten mit Asthma erscheint jedoch durchaus auch die Möglichkeit gegeben, daß IgE-vermittelte allergische Reaktionen gegen Bakterienbestandteile als Ursache eines Asthmas in Frage kommen, im Sinne eines echten infekt-allergischen Asthmas. Damit stützen diese Befunde ältere Arbeiten, in denen mit Bakterienextrakten positive kutane (Walker 1916) und inhalative (Scheuermann et al. 1963) Reaktionen, passive Sensibilisierbarkeit im Prausnitz-Küstner-Test sowie Hyposensibilisierungserfolge in experimentellen Studien (Scheuermann et al. 1963) angegeben wurden.

Von diesen Modellen ist jedoch bislang nur belegt im Sinne der möglichen Asthmaentstehung eine vorübergehende Hyperreagibilität nach Virusinfekten bei Gesunden (Empey et al. 1976).

Unbestritten ist, daß Virusinfekte oder bronchopulmonale bakterielle Infektionen ein vorbestehendes Asthma verschlimmern können, wie es die klinische Beobachtung häufig zeigt. Ein Zusammenhang mit Schleimhautschädigung und Steigerung der Mukussekretion ist anzunehmen. Auch kann sich eine bisher latente

Sensibilisierung gegen inhalative Allergene nach einem Infekt klinisch manifestieren, wahrscheinlich infolge der gesteigerten Hyperreagibilität.

Für die *Therapie* des Asthmas bleibt festzuhalten, daß der Stellenwert bakterieller Infektionen im Verlauf der Krankheit verhältnismäßig gering ist, so daß die Indikation zu einer antibakteriellen Medikation nur selten gegeben ist (Abschnitt 9.2, 9.3).

7.6 Luftschadstoffe als Auslöser oder Ursache von Hyperreagibilität und Asthma?

R. Meister

7.6.1 Relevante Luftschadstoffe

Zu den Luftschadstoffen, die nach heutigem Wissen für die Auslösung oder Verursachung von Hyperreagibilität der Atemwege und Asthma eine Rolle spielen können, gehören in erster Linie *Schwefeldioxid* (SO_2) und dessen Oxidationsprodukte (SO_3, H_2SO_4, Sulfate), *Stickstoffdioxid* (NO_2) und *Ozon* (O_3). Unter den genannten Reizgasen hat Ozon die stärkste irritative Potenz.

7.6.1.1 Schwefeldioxid (SO_2)

SO_2 – die wichtigste Komponente des *chemischen Smogs* – ist ein farbloses, stechend riechendes Reizgas. Es entsteht hauptsächlich bei der Verbrennung von Kohle, Heiz- und Dieselöl, entstammt zum Teil aber natürlichen Quellen. Die fossilen Brenn- und Treibstoffe enthalten Schwefel in organisch gebundener Form. Bei der Verbrennung wird er zu Schwefeldioxid oxidiert und entweicht in die Atmosphäre.

SO_2 ist gut wasserlöslich. Es wird deshalb bereits in den oberen Atemwegen gelöst (Frank et al. 1969). Bei Adsorption an Feinstaub (Teilchengröße 0,5–10 µm) kann es jedoch bis in die tiefen Atemwege vordringen.

Die Frage, ob Rauch- sowie Kohlepartikel die schädliche Wirkung von SO_2 auf die Atmungsorgane potenzieren, wird kontrovers diskutiert. Vieles spricht dafür, daß ein synergistischer Effekt besteht.

Neben SO_2 liegt im Falle der anthropogenen Luftverschmutzung immer auch höherwertiges SO_3 vor. Daraus bildet sich zusammen mit Wasser Schwefelsäure (H_2SO_4). In Gegenwart von Metallen entstehen toxische Sulfat-Aerosole.

7.6.1.2 Stickstoffdioxid (NO_2)

NO_2 ist im Gegensatz zu SO_2 keine Primäremission, sondern Oxidationsprodukt von Stickoxid (NO). Letzteres kommt natürlicherweise in der Atmosphäre vor (z. B. als Produkt der Bakterien).

Der größte Anteil von NO entstammt anthropogenen Quellen. Bei allen Verbrennungsprozessen zur Wärme- und Energieerzeugung werden Stickoxide freigesetzt. In Städten ist der Straßenverkehr mit einem Anteil von ca. 50% die wichtigste Emissionsquelle.

Aus der Primäremission NO entwickelt sich in der Luft unter Oxidation mit Sauerstoff Stickstoffdioxid (NO_2) nach der Reaktion $2\,NO + O_2 \leftrightarrows 2\,NO_2$. Die Reaktion wird katalysiert durch Sonnenlicht bei gleichzeitiger Anwesenheit von reaktiven Kohlenwasserstoffen (Olefinen, Aromaten). Zwischen NO und NO_2 stellt sich ein Gleichgewicht ein. Das NO/NO_2-Verhältnis (NO_x) weist jahreszeitliche Schwankungen auf in Abhängigkeit von der Sonneneinstrahlung. Im Sommer überwiegt NO_2, im Winter NO.

Schädliche Wirkungen auf die Atmungsorgane gehen von NO_2 aus, während sich die Primäremission NO als weitgehend inertes Gas verhält. NO_2 ist eine der wichtigsten Komponenten der Innenluftverschmutzung (*indoor pollution*). In Wohnungen können wesentlich höhere Konzentrationen erreicht werden als in der freien Atmosphäre. Vor allem bei der Verbrennung von Erdgas zum Heizen, Kochen und zur Warmwasserzubereitung erhöht sich der NO_2-Gehalt der Innenluft. Eine weitere wichtige Quelle ist der Zigarettenrauch.

7.6.1.3 Ozon (O_3)

Ozon ist die wichtigste Komponente des *photochemischen Smogs*: Mehr als 90% der Photooxidantien werden allein vom Ozon gestellt.

O_3 ist – wie auch NO_2 – keine Primäremission. Natürlicherweise kommt es in der Stratosphäre vor. In der Atmosphäre entsteht es hauptsächlich durch Photolyse aus NO_2. Unter der Einwirkung des Sonnenlichts wird NO_2 zu NO reduziert unter Freisetzung von hoch reaktivem Sauerstoff ($O\cdot$). Dieser reagiert mit dem Luftsauerstoff (O_2) gemäß $O_2 + O = O_3$. Der atomare Sauerstoff kann sich aber auch mit Stickoxid (NO) rekombinieren, so daß wieder NO_2 entsteht. Außerdem kann er sich mit reaktiven Kohlenwasserstoffen verbinden. Das Ergebnis sind aggressive Verbindungen mit Endprodukten wie Formaldehyd oder Peroxyacetylnitrat (PAN).

Da die Bildung von O_3 auf Photolyse beruht, also von der Sonneneinstrahlung abhängt, gibt es erhebliche tageszeitliche und jahreszeitliche Schwankungen der Konzentrationen in der Atmosphäre. Die schädlichen Auswirkungen auf die Gesundheit sind in sonnenreichen und zugleich immissionsbelasteten Großstädten erkennbar und durchaus epidemiologisch relevant (z. B. „Los Angeles Smog“).

In der Bundesrepublik Deutschland ist diesem Reizgas hinsichtlich gesundheitlicher Auswirkungen bisher wenig Beachtung geschenkt worden. Allerdings haben neuere Messungen ergeben, daß in Städten wie Mannheim, Köln und Bonn an sonnenreichen Tagen Konzentrationen in beachtlicher Höhe über 300 ppb (0,3 ppm) vorkommen (Bundesminister des Inneren 1978).

Im Vergleich zu SO_2 ist O_3 wesentlich aggressiver. Wegen seiner geringen Wasserlöslichkeit kann es tief in die Atemwege bis zum Alveolarraum eindringen. Als Peroxid wirkt es zytotoxisch, zerstört Phospholipide der Zellmembran und bringt damit den Arachidonsäuremetabolismus mit Freisetzung von Entzündungsmediatoren in Gang (Goldstein et al. 1969). Außerdem beeinträchtigt es die bronchopulmonalen Abwehrmechanismen durch Störung der Zilien- und Makrophagenfunktion (Hurst u. Coffin 1971, Foster et al. 1986).

Bei wiederholten Expositionen gegenüber Konzentrationen unter 0,2 ppm entwickelt sich eine Toleranz (Hackney et al. 1977, Farrell et al. 1979, Folinsbee et al. 1980, Horvath et al. 1981).

7.6.2 Epidemiologische Untersuchungen

Epidemiologische Untersuchungsergebnisse liefern Indizien dafür, daß die anthropogene Verschmutzung der Atmosphäre (*air pollution*) einen Einfluß auf Inzidenz, Prävalenz, Krankheitsverlauf und Letalität des Asthmas hat (Huber et al. 1954; Phelps et al. 1961; Schoettlin u. Landau 1961; Zeidberg et al. 1961; Lewis et al. 1962; Phelps u. Koike 1962; Oshima et al. 1964; Yoshida 1966; Girsh et al. 1967; Landau 1971; Goldsmith u. Friberg 1977; Whittemore u. Korn 1980; Frezieres et al. 1982; Goldstein u. Cuzick 1983; Ussetti et al. 1983, 1984; Kitagawa 1984; Antó u. Sunyer 1986; Imai et al. 1986).

Um mutmaßliche Wirkungen der Luftverschmutzung zu erfassen, werden hauptsächlich zwei Wege beschritten:

- Vergleich zweier Regionen mit starker und geringer Luftverschmutzung (Belastungs- und Kontrollgebiet) hinsichtlich verschiedener epidemiologisch verwertbarer Parameter (Inzidenz, Prävalenz, Intensität und Häufigkeit der Asthmaanfälle, Bedarf an Medikamenten, Häufigkeit ambulanter Behandlungen, Anzahl von Krankenhauseinweisungen, Asthmaletalität u. a.).
- Zeitliche und räumliche Zusammenhänge zwischen lufthygienischen Daten (Konzentrationen von SO_2, Sulfaten, NO_2 [NO_x], O_3 u. a.) und medizinisch-epidemiologischen Parametern.

Die Ergebnisse fallen um so eindeutiger aus, je höher der Grad der Luftverschmutzung ist. Besonders deutlich werden die Zusammenhänge bei Episoden mit katastrophenähnlicher Umweltsituation: Belgien, Vallée de la Meuse (Firket 1931), Donora (Public Health Bulletin 1949), Nashville (Zeidberg et al. 1961), Philadelphia (Girsh et al. 1967), New Orleans (Lewis et al. 1962), Los Angeles (Schoettlin u. Landau 1961), Barcelona (Ussetti et al. 1983, 1984; Antó u. Sunyer 1986) u.a. In Donora (USA) erkrankten während der krisenhaften Luftverschmutzung (1948) 87,6% der Asthmatiker mit akuter Symptomatik (Public Health Bulletin 1949).

Eine Sonderform des Asthmas oder der „asthmatischen Bronchitis", in deren Ätiologie Luftverschmutzung eine dominierende Rolle spielt, ist das „Tokyo-Yokohama-Asthma". Über die auffallend hohe Inzidenz und Prävalenz dieser Atemwegserkrankung in den japanischen Industriestädten wurde erstmals in den 50iger Jahren berichtet. Es folgten weitere Publikationen in den 60iger Jahren (Huber et al. 1954; Phelps et al. 1961; Phelps u. Koike 1962; Oshima et al. 1964).

Gesundheitlich betroffen waren vor allem aktive und zivile Angehörige des in Japan stationierten amerikanischen Militärs. Die meisten der Erkrankten boten vor ihrer Versetzung nach Japan keine bronchopulmonalen Vorerkrankungen, insbesondere kein Asthma. Erstes Symptom nach mehrmonatigem Aufenthalt in der

Tokyo-Yokohama-Region war der frühmorgendliche Husten. Ihm folgten im weiteren Verlauf Giemen und Atemnot. Die klinische Symptomatik war schließlich nicht vom üblichen Asthma zu unterscheiden. Auffallend war lediglich die geringe Reversiblität der Atemwegsobstruktion nach Inhalation eines β_2-Adrenozeptor-Agonisten vom Typ des Isoprenalin (Isoproterenol) (Phelps u. Koike 1962). Dagegen wirkte sich das Verlassen der Region („Schadstoffkarenz") sofort symptomlindernd aus. Schon in einem Abstand von 15–20 Meilen trat eine spürbare Besserung ein, insbesondere aber während des Heimaturlaubs in den USA. Nach Rückkehr in das Belastungsgebiet führte die erneute Exposition sofort zur Asthmaexazerbation. Die Symptomatik war in den Wintermonaten stets stärker als im Sommer, was mit dem jahreszeitlich unterschiedlichen Grad der Luftverschmutzung korrelierte. Personen mit vorgeschädigten Atemwegen, vor allem die Raucher, waren wesentlich häufiger betroffen als Nichtraucher. Allergische Ursachen für das Asthma konnten mehrheitlich ausgeschlossen werden.

Nachfolgende Untersuchungen in Yokkaichi („City of Petroleum") bestätigten, daß auch bei den einheimischen, dort aufgewachsenen Japanern die Prävalenz von Asthma in Abhängigkeit von dem Grad der Luftverunreinigung erhöht war („Yokkaichi Asthma"; Abbildung 7.6-1; Yoshida et al. 1966; Kitagawa 1984). In einer Longitudinalstudie über 21 Jahre (1963–1983) konnte darüber hinaus gezeigt werden, daß die Asthmaletalität in enger Korrelation mit der SO_2-Konzentration bis 1970 anstieg, um im weiteren Verlauf mit Besserung der Luftqualität abzufallen (Imai et al. 1986).

Die Frage, welche Bestandteile der Luftverschmutzung in Belastungsgebieten Asthma auslösen oder verursachen können, ist in verschiedenen Studien untersucht worden. Zeitliche Zusammenhänge zwischen medizinischen Daten und Luftschadstoffen konnten für SO_2, Sulfate, NO_2 (NO_x) und O_3 gefunden werden (Abbildung 7.6-2; Schoettlin u. Landau 1961; Zeidberg et al. 1961; Yoshida et al. 1966; Landau 1971; Frezieres et al. 1982; Utell et al. 1982; Kitagawa 1984; Ussetti et al. 1984; Imai et al. 1986).

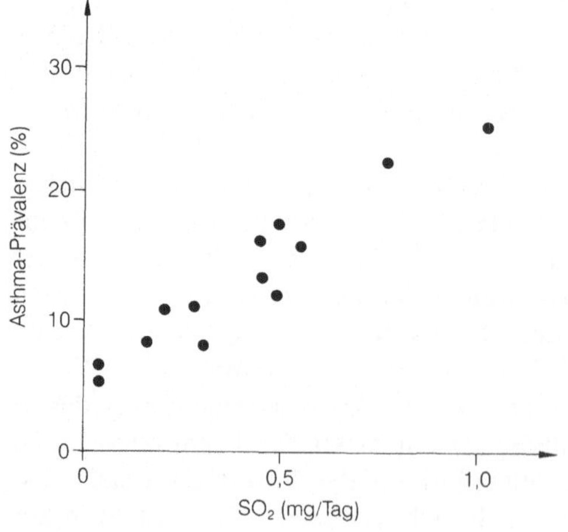

Abbildung 7.6-1. Asthma-Prävalenz in Abhängigkeit von der mittleren SO_2-Konzentration in Yokkaichi/Japan (nach Yoshida et al. 1966).

Wichtig ist die Erkenntnis, daß Asthmatiker nur zu einem Teil auf bestimmte Luftschadstoffe reagieren. In einer Longitudinalstudie über 8 Monate zeigten nur 9% der Asthmatiker eine Zunahme von Prävalenz und Intensität ihrer Symptome sowie des Medikamentenbedarfs beim Überschreiten des Sulfatgehaltes in der Luft von 0,1 mg/m^3 (Frezieres et al. 1982).

Mit zunehmender Verbesserung der Luftqualität im Laufe der letzten 20 Jahre wird der epidemiologische Nachweis von gesundheitlichen Auswirkungen der Luftschadstoffe immer unsicherer. Dies gilt insbesondere auch für die Verursachung oder Auslösung von Asthma (Goldstein u. Weinstein 1986).

Die grundsätzliche Problematik epidemiologischer Untersuchungen zum Nachweis schadstoffeigener Wirkungen liegt auf der Hand: Es können nur globale Zusammenhänge aufgezeigt werden. Die stets vorhandenen Interaktionen vieler, teils konkurrierender Einflußgrößen (Schadstoffmischungen in der Luft, jahreszeitliche, meteorologische Faktoren, Schadstoffexpositionen bei der Berufs- oder Hobbyausübung, Rauchgewohnheiten, Indoor Pollution u.a.) erschweren in hohem Maße die Bemühungen, die Wirkungen bestimmter Luftschadstoffe auf die Gesundheit zu isolieren.

Die hier speziell interessierende Frage, ob Luftschadstoffe in den vorkommenden Konzentrationen in der Lage sind, Hyperreagibilität der Atemwege oder Asthma zu verursachen, kann allein anhand der bisher vorliegend epidemiologischen Erkenntnisse nicht befriedigend beantwortet werden. Besser zu belegen ist die Beobachtung, daß Personen mit Hyperreagibilität der Atemwege bzw. manifestem Asthma bei bestimmten Graden der Luftverschmutzung und in Abhängigkeit von den vorherrschenden Schadstoffen häufiger und schwerer erkranken als solche in immissionsarmen Kontrollgebieten.

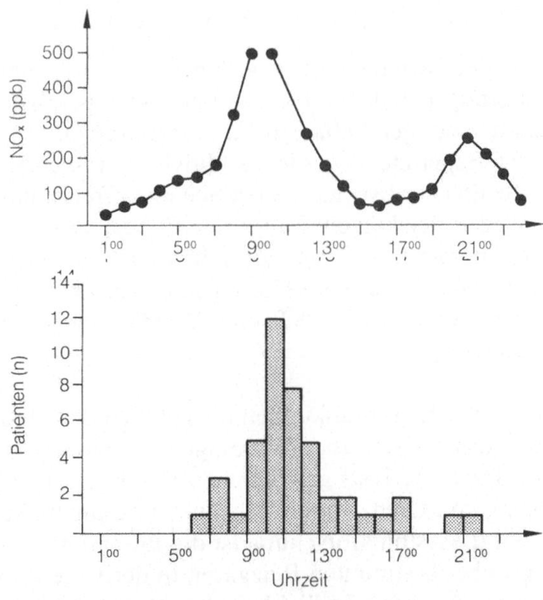

Abbildung 7.6-2. Beziehung zwischen NO$_x$-Konzentration und stündlichen Notaufnahmen wegen Asthmas in Barcelona bei Smog-Wetterlage (nach Ussetti et al. 1984).

7.6.3 Expositionstests unter kontrollierten Bedingungen

Da epidemiologische Untersuchungen keine präzise Antwort auf die Frage geben können, welche gesundheitsschädlichen Wirkungen von den einzelnen Komponenten der Luftverschmutzung ausgehen, werden Expositionstests unter definierten Bedingungen bei Tieren und Menschen (Normalpersonen, Atopiker, Asthmatiker) vorgenommen. Die meisten Studien bedienen sich folgender Versuchsanordnungen:

1. Schritt: Messung der basalen Lungenfunktion mit Bestimmung der wichtigsten atemmechanischen Parameter.

2. Schritt: Zeitlich begrenzte Exposition (15–30 min) gegenüber relativ hohen Konzentrationen eines Reizgases, bevorzugt SO_2, NO_2 und O_3 in einer Expositionskammer, über eine spezielle Inhalations-Einheit ohne Kammer oder bei intubierten Tieren über die Reizgaszumischung zur Beatmung.

3. Schritt: Nach der Exposition erneute Messung der Lungenfunktion und/oder Untersuchung der Hyperreagibilität im unspezifischen Provokationstest mit Histamin oder cholinergen Agonisten (Acetylcholin, Methacholin, Carbachol).

In neuerer Zeit werden auch vermehrt Expositionstests unter körperlicher Belastung oder bei willkürlicher Steigerung der Ventilation vorgenommen, um die Bedingungen der im Freien arbeitenden Menschen zu simulieren.

Die Expositionstests bieten den Vorteil, daß reizgasspezifische Wirkungen qualitativ ermittelt und darüber hinaus Dosis-Wirkungs-Beziehungen erstellt werden können. Kritisch ist jedoch anzumerken, daß die Übertragbarkeit der Ergebnisse auf die realen Verhältnisse beim Menschen aus mehreren Gründen fragwürdig ist:

– In der Realität gibt es selten kurze, auf wenige Stunden begrenzte überhohe Belastungen (Ausnahme: Unfall). Viel häufiger sind Langzeitexpositionen von relativ niedrigen Schadstoffkonzentrationen.
– Im Experiment werden additive oder synergistische Effekte durch die in der Realität stets vorhandenen Schadstoffmischungen vernachlässigt.
– Wegen der kurzen Dauer der Expositionszeiten im Test kommen Adapationsphänomene, wie sie vor allem für O_3 bekannt sind (Hackney et al. 1977; Mustafa u. Tierney 1978; Farrell et al. 1979; Folinsbee et al. 1980; Horvath et al. 1981; Linn et al. 1982) und für SO_2 angenommen werden (Ulmer 1974), nicht zum Tragen.

Trotz aller Einschränkungen hinsichtlich der Methodik haben die Expositionstests doch das Wissen über Wirkungen verschiedener Schadstoffe wesentlich vertieft. Die durch die Tests gewonnenen Erkenntnisse bilden auch die Basis für die Festlegung von Grenzwerten (Hackney u. Linn 1983a, b).

Für die Asthmaforschung ist die Erkenntnis von Bedeutung, daß die Exposition gegenüber bestimmten Reizgasen in der Lage ist, bei Mensch und Tier eine transitorische Überempfindlichkeit der Atemwege gegenüber bronchokonstriktorischen Substanzen zu induzieren. Dieser Effekt ist zu belegen für:

- *SO₂ und Sulfate* (Frank et al. 1962; Nadel et al. 1965a, b; Frank et al. 1969; Snell u. Luchsinger 1969; Sheppard et al. 1980, 1981; Andersen et al. 1981; Kirkpatrick et al. 1982; Kulle et al. 1982; Utell et al. 1982; Tan et al. 1982; Lewis u. Kirchner 1984);
- *NO₂ und Nitrate* (Orehek et al. 1976; Utell et al. 1979; Koenig et al. 1985; Bauer et al. 1986);
- *O₃* (Young et al. 1964; Bates et al. 1972; Hazucha et al. 1973; Stephens et al. 1974; Lee et al. 1977; Golden et al. 1978; Holtzman et al. 1979; Kulle et al. 1982; Koenig et al. 1985; Kulle et al. 1985; Abbildung 7.6-3).

Hohe SO_2-Konzentrationen können eine relativ schnell eintretende Atemwegsobstruktion auslösen, die sich nach der Exposition rasch zurückbildet. Dagegen entwickelt sich unter O_3-Exposition die Obstruktion langsamer unter Einbeziehung der peripheren Atemwege. Die induzierte Hyperreagibilität hält länger an und ist mitunter noch nach Wochen nachweisbar.

Für SO_2 hat sich zudem gezeigt, daß die Wirkung auf die Atemwege nur relativ schwach ist, solange bei körperlicher Ruhe durch die Nase geatmet wird (Speizer u. Frank 1966; Frank et al. 1969; Sheppard et al. 1981; Kirkpatrick et al. 1982). Bei Mundatmung unter körperlicher Anstrengung ist dagegen schon bei einer fünffach tieferen SO_2-Konzentration in der Luft eine Reaktion der Atemwege nachweisbar. Dafür gibt es zwei Gründe:

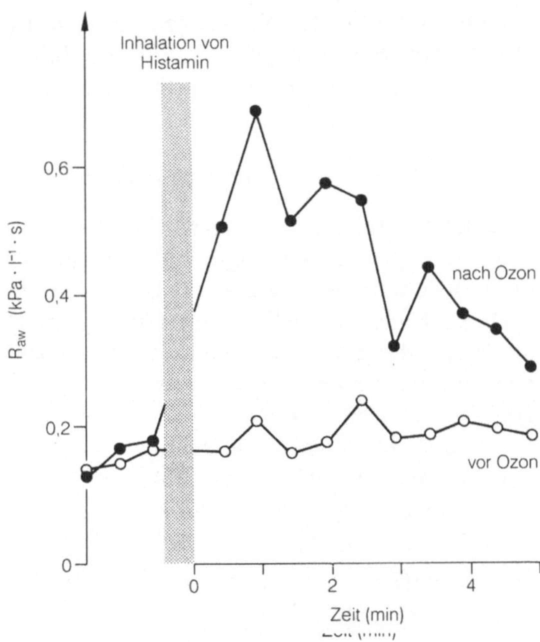

Abbildung 7.6-3. Zunahme der Überempfindlichkeit gegen Histamin vor und nach Ozon-Exposition bei einem Probanden (nach Golden et al. 1978).

1. Bei Belastung wird das Atemminutenvolumen gesteigert, so daß größere Mengen von SO_2 in die Atemwege vordringen.
2. Wegen der hohen Wasserlöslichkeit von SO_2 wird die größte Menge des Reizgases bei Atmung über die Nase (Ruheatmung) in den oberen Luftwegen absorbiert. Nur wenig SO_2 gelangt noch in die Bronchien. Im Gegensatz dazu dringen andere Reizgase wie NO_2 und O_3, da relativ wasserunlöslich, auch bei ruhiger Nasenatmung bis in die tiefen Atemwege vor. Aber auch hier trägt die Steigerung des Atemminutenvolumens unter Belastung zu einer höheren Schadstoffbelastung der Luftwege bei (Bates et al. 1972; Hackney et al. 1983 a; Bauer et al. 1986).

7.6.4 Grundlagenforschung zur Pathogenese der Hyperreagibilität

Wenn auch epidemiologische Untersuchungen Indizien und Expositionstests an Tier und Mensch Beweise liefern, daß Luftschadstoffe eine Hyperreagibilität der Atemwege hervorrufen können, bleibt doch vieles über die Pathogenese im Unklaren. Verschiedene Mechanismen werden diskutiert. Sicher ist nur, daß nicht eine Ursache allein, sondern die Kombination mehrerer Faktoren zur Hyperreagibilität und gegebenenfalls zum Asthma führt. Daneben weisen die großen interindividuellen Unterschiede in der Bereitschaft zur Entwicklung der Hyperreagibilität auf die wichtige Rolle endogener Faktoren hin.

Die Grundlagenforschung bedient sich hauptsächlich tierexperimenteller Studien an Hunden, Schafen, Meerschweinchen und Ratten. Die meisten Studien befassen sich mit den Wirkungen von Ozon (O_3), das sich wegen der einfachen labortechnischen Verfügbarkeit und Meßbarkeit und seiner Potenz zur Induktion von Entzündung besonders gut für experimentelle Zwecke eignet.

7.6.4.1 Entzündung der Atemwegsmukosa

Von hoher Aktualität ist derzeit die Frage, ob Luftschadstoffe auf dem Weg der Entzündung zur Hyperreagibilität der Atemwege führen können. Speziell bei der O_3-induzierten Hyperreagibilität spielen inflammatorische Vorgänge offenbar eine wichtige Rolle. Als tief in die Atemwege eindringendes Peroxid schädigt O_3 vor allem die Membranen der Epithelzellen. Aber auch andere Zellen wie Makrophagen und Mastzellen werden gereizt und aktiviert. Die Folge ist eine Freisetzung von Entzündungsmediatoren einschließlich chemotaktischer Faktoren, die zur Infiltration der Atemwegsschleimhaut mit neutrophilen Granulozyten führen. Die angelockten neutrophilen Granulozyten wiederum werden aktiviert und liefern eine weitere Quelle für Mediatoren im Sinne eines Enhancement-Effekts (Abbildung 7.6-4; Boushey et al. 1980; Holtzman et al. 1983; Boushey u. Holtzman 1985; Chung 1986; Hargreave et al. 1986b; Kay 1986a).

Nach den Ergebnissen der tierexperimentellen Studien am Hund kann die Pathogenese der O_3-induzierten Hyperreagibilität in folgenden Schritten vor sich gehen (O'Byrne et al. 1984; Boushey u. Holtzman 1985a, b):

1. Aktivierung der Epithelzellen in den Atemwegen durch das Reizgas.
2. Freisetzung von Entzündungsmediatoren (Metabolite der Arachidonsäure) aus den gereizten und geschädigten Epithelzellen.
3. Chemotaxis von neutrophilen Granulozyten mit nachfolgender Infiltration der Mukosa und des Atemwegsepithels.
4. Freisetzung von Mediatoren aus den aktivierten neutrophilen Granulozyten.
5. Wirkungen der Mediatoren auf die glatten Muskelzellen der Atemwege oder deren nervale Kontrolle.

Insgesamt wird somit die O_3-induzierte Hyperreagibilität als das Ergebnis einer Interaktion von Entzündungszellen und Mediatoren mit den Muskeln und Nerven der Atemwege verstanden (Chung 1986). Weitere Beobachtungen unterstützen diese Hypothese:

- Es besteht eine enge Korrelation zwischen dem Grad der Epithelinfiltration mit neutrophilen Granulozyten und dem Grad der Überempfindlichkeit gegenüber Histamin oder cholinergen Agonisten. Je stärker die Infiltration, um so ausgeprägter die Empfindlichkeit gegenüber bronchokonstriktorischen Substanzen. Bei ausbleibender Infiltration keine Änderung der Empfindlichkeit (Boushey et al. 1980; Holtzman et al. 1983).
- Starke quantitative Reduktion der neutrophilen Granulozyten (Zytopenie) durch Vorbehandlung mit Hydroxyharnstoff verhindert die O_3-induzierte Hyperreagibilität, da der Neutrophileneinstrom in die Atemwegsschleimhaut ausbleibt. Nach Rückbildung der Zytopenie und Normalisierung des Blutbildes führt die erneute O_3-Exposition zu den bekannten Folgen der leukozytären Infiltration der Atemwegsschleimhaut mit Ausbildung der transitorischen Überempfindlichkeit gegenüber Cholinergika (O'Byrne et al. 1984a).

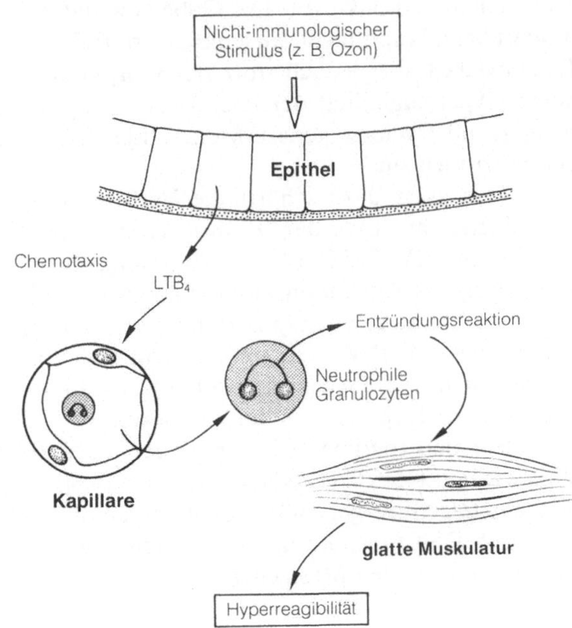

Abbildung 7.6-4. Mögliche Pathogenese der Ozon-induzierten Hyperreagibilität durch Freisetzung von LTB$_4$ aus der Atemwegsschleimhaut, Chemotaxis für neutrophile Granulozyten und nachfolgende Entzündungsreaktion (nach Holtzman et al. 1983).

Um nachzuweisen, daß nicht nur die zentralen Atemwege nach O_3-Exposition von der Schleimhautinfiltration betroffen sind, sondern auch die peripheren Atemwege, wurden beim Hund bronchoalveoläre Lavagen (BAL) vorgenommen (Fabbri et al. 1984). Die Untersuchung der Spülflüssigkeit bestätigte die vermehrte Präsenz von Epithelzellen und neutrophilen Granulozyten. Darüber hinaus konnten vermehrt Entzündungsmediatoren nachgewiesen werden. Diese tierexperimentellen Resultate stehen im Einklang mit den Untersuchungsergebnissen bei Asthmatikern nach O_3-Exposition (Seltzer et al. 1986).

Die im Experiment am Hund gefundene zeitliche Beziehung zwischen Infiltration der Atemwegswand mit neutrophilen Granulozyten und Steigerung der Überempfindlichkeit gegenüber Histamin oder Cholinergika ist jedoch noch kein Beweis für einen ursächlichen Zusammenhang.

Untersuchungen am Meerschweinchen erbrachten anders lautende, zum Teil konträre Ergebnisse, sowohl im Hinblick auf die Sequenz der zellulären Veränderungen nach O_3-Reiz als auch im Hinblick auf die Mediatoren, die mit der induzierten Hyperreagibilität in Verbindung zu bringen waren (Murlas u. Roum 1985). Gleichzeitig mit der Hyperreagibilität kam es zur Abnahme der Becherzellen und Zunahme der Mukosamastzellen. Die Infiltration von neutrophilen Granulozyten folgte später und dauerte noch an, nachdem sich die Hyperreagibilität bereits zurückgebildet hatte.

Diese diskrepanten Ergebnisse weisen entweder auf unterschiediche Reaktionsmuster zwischen den Tierspezies hin, oder sie müssen dahingehend interpretiert werden, daß die Infiltration der Atemwegsschleimhaut mit neutrophilen Granulozyten nicht Ursache, sondern Folge oder Begleiterscheinung der O_3-induzierten Schädigung ist.

Zur Prüfung der Frage, welche Mediatoren für die gesteigerte bronchokonstriktorische Antwort die Hauptrolle spielen, liegen experimentelle Studien mit verschiedenen Pharmaka vor. Die Gabe von Indometacin vor der O_3-Exposition verhindert beim Hund nicht die leukozytäre Infiltration in der Atemwegsschleimhaut. Es entwickelt sich jedoch trotz der morphologischen Zeichen der Inflammation keine Hyperreagibilität der Atemwege (O'Byrne et al. 1984a). Daraus folgt, daß beim Hund Cyclooxygenase-Metaboliten für die O_3-induzierte Hyperreagibilität verantwortlich sind.

Im Gegensatz dazu schützt die Vorbehandlung mit Indometacin beim Meerschweinchen nicht vor der O_3-induzierten Hyperreagibilität, wohl aber die Prämedikation mit BW 755C, einer Verbindung, die den Cyclooxygenase- und Lipoxygenaseweg des Arachidonsäuremetabolismus blockiert (Lee u. Murlas 1985). Bei selektiver Blockade des Lipoxygenasewegs mit FPL 55712 wird der gleiche Effekt erreicht wie mit BW 755C. Aus diesem Experiment ergibt sich, daß beim Meerschweinchen – im Gegensatz zum Hund – Lipoxygenasemetaboliten bei der Entwicklung der Hyperreagibilität mitwirken.

Andere tierexperimentelle Untersuchungen befassen sich mit der protektiven Wirkung von DNCG (Lewis u. Kirchner 1984). Die durch O_3-induzierte Empfindlichkeitssteigerung gegenüber cholinerger Stimulation ist durch die Vorbehandlung mit DNCG weitestgehend aufzuheben, was auf die Herkunft wichtiger Mediatoren aus den Mastzellen hinweist.

Grundsätzlich ist jedoch zu den tierexperimentellen Untersuchungsergebnissen anzumerken, daß Rückschlüsse auf die Verhältnisse beim Mensch nicht ohne Einschränkungen erlaubt sind. Zwei wesentliche Einwände müssen gemacht werden:

1. Unter den Versuchsbedingungen erfolgten O_3-Expositionen mit unrealistisch hohen Konzentrationen, die zum Teil um den Faktor 10–30 höher liegen als selbst unter ungünstigen Bedingungen in verkehrs- und sonnenreichen Großstädten vorkommen.
2. Die Ergebnisse sind uneinheitlich, teils sogar widersprüchlich, was darauf schließen läßt, daß die Pathomechanismen bei den verschiedenen Tierspezies unterschiedlich ablaufen und somit auch nicht für den Menschen verbindlich sein können.

7.6.4.2 Hyperpermeabilität der Schleimhautbarriere

Die Frage, welche Bedeutung Schädigungen des Atemwegsepithels und seiner Barrierefunktion für die Entwicklung der Hyperreagibilität haben, ist in neuerer Zeit auf verstärktes Interesse gestoßen (Empey et al. 1976; Davis et al. 1980; Hogg 1981; Yanta et al. 1981; Case et al. 1982; Gordon et al. 1983; O'Byrne et al. 1984c; Laitinen et al. 1985b; Kehrl et al. 1986, 1987). Viren, Zigarettenrauch und Luftschadstoffe wie NO_2 und O_3 können zur Lockerung des Epithelverbandes, d.h. zur Öffnung der *tight junctions* führen. Die Folge ist eine Freilegung der afferenten vagalen Nervenendigungen mit Empfindlichkeitssteigerung der interzellulär gelegenen Rezeptoren *(irritant-Rezeptoren)*.

In verschiedenen tierexperimentellen Studien konnte die schadstoffinduzierte Permeabilitätssteigerung belegt werden (Case et al. 1982; Gordon et al. 1983). Dabei zeigte sich auch, daß die NO_2-Exposition beim Hamster in den verschiedenen Bronchialetagen graduell unterschiedliche Schäden setzt. Am empfindlichsten erwiesen sich die tight junctions in den Bronchiolen. Die transepitheliale Penetration von Meerrettichperoxidase war hier fünfmal größer als in den zentralen Bronchien. Die induzierte Öffnung der tight junctions bildete sich innerhalb von 48 Stunden nur teilweise zurück (Gordon et al. 1983).

Bisher steht jedoch der Beweis noch aus, daß Hyperpermeabilität die Ursache für Hyperreagibilität ist. Einige tierexperimentelle Ergebnisse sprechen sogar gegen einen solchen Kausalzusammenhang (Roum u. Murlas 1984). Auch die beim Menschen durchgeführten Untersuchungen ergaben unterschiedliche Ergebnisse. Einerseits konnten in der Atemwegsschleimhaut von Asthmatikern defekte tight junctions morphologisch nachgewiesen werden (Laitinen et al. 1985b), andererseits gelang es nicht, bei Asthmatikern mittels ^{99m}Tc-DTPA eine Steigerung der Epithelpermeabilität gegenüber Normalpersonen zu belegen (O'Byrne et al. 1984c). Andere Arbeitsgruppen wiederum konnten bei Verwendung gleicher Untersuchungsmethoden bei O_3-exponierten Probanden Hyperreagibilität und Hyperpermeabilität belegen (Kehrl et al. 1986, 1987). Weitere Untersuchungen sind erforderlich, um die Zusammenhänge zu klären.

7.6.4.3 Reflexbronchokonstriktion

Die Rolle des N.vagus als Vermittler der SO_2-, NO_2-, oder O_3-induzierten Atemwegsobstruktion ist an Tieren (Hund, Katze u. a.) und Menschen in Expositionstests untersucht worden (Nadel 1963; Nadel et al. 1965a, b; Lee et al. 1977; Sheppard et al. 1980).

Bei Menschen (Normalpersonen, Atopiker und Asthmatiker) führt die Inhalation von SO_2 dosisabhängig zur Atemwegsobstruktion. Vorbehandlungen mit Atropin (Sheppard et al. 1980) oder Ipratropiumbromid (Tan et al.1982) unterdrücken die Reaktion. Den gleichen protektiven Effekt hat die Kühlung der zervikalen N.vagus-Stränge bei der Katze (Nadel et al. 1965b). Bei Atopikern und Asthmatikern vermag aber auch die vor der SO_2-Exposition vorgenommene Inhalation von Cromoglicinsäure, Dinatriumsalz oder Clemastin die Atemwegsobstruktion zu verhüten, was auf eine Interaktion zwischen Mastzellen-Mediatoren und N.vagus schließen läßt (Tan et al. 1982).

Was für SO_2 gilt, trifft offenbar auch für O_3 zu. Die beim Hund durch O_3 ausgelöste transitorische Überempfindlichkeit gegenüber Histamin ist durch Vorbehandlung mit Atropin oder nach doppelseitiger zervikaler Blockade des N.vagus durch Kälte unterdrückbar (Lee et al. 1977). Übereinstimmend dazu läßt sich beim Menschen belegen, daß die O_3-induzierte Überempfindlichkeit der Atemwege gegenüber Histamin oder Methacholin durch Atropin unterdrückbar ist (Holtzman et al.1979).

Die Ergebnisse dieser und anderer Studien sprechen für die Beteiligung cholinerger Mechanismen bzw. des N.vagus an der durch Reizgase hervorgerufenen Atemwegsobstruktion. Wie es zu der Verstärkung der Reflexbronchokonstriktion kommt - ob durch Veränderungen im efferenten oder afferenten Schenkel des N.vagus - ist bisher nur teilweise untersucht und noch Gegenstand der Forschung (Boushey et al. 1980). Folgende Mechanismen werden diskutiert:

- Freilegung der interepithelialen Rezeptoren des N.vagus durch Öffnung der *tight junctions*. Dadurch Sensibilisierung der vagalen sensorischen Rezeptoren und verstärkte Stimulation der Afferenz,
- Empfindlichkeitssteigerung der glatten Muskelzellen gegenüber der Stimulation mit cholinergen Agonisten durch Steigerung der Anzahl oder der Affinität der Acetylcholinrezeptoren nach vorausgegangener O_3-Exposition (Holtzman et al. 1979). Möglicherweise auch Unterstützung dieses Effektes durch Hemmung der Acetylcholin-Esterasen (Boushey et al. 1980).

Die bisherigen Erkenntnisse sprechen dafür, daß hauptsächlich auf der afferenten, weniger auf der efferenten Seite Änderungen eintreten, die für die verstärkte Aktivität des N.vagus verantwortlich sind (Boushey et al. 1980).

7.6.4.4 Interaktionen zwischen Wirkungen der Luftschadstoffe und Viren (Bakterien)

Bei der Suche nach möglichen pathogenetischen Wegen, auf denen Luftschadstoffe zur Hyperreagibilität der Atemwege führen können, müssen auch mittelbare Zusammenhänge diskutiert werden.

Es ist inzwischen gut belegt, daß Viren und Bakterien Hyperreagibilität verursachen oder auslösen können (Empey et al. 1976; Laitinen et al. 1976; Levy et al. 1977; Little et al. 1978; Utell et al. 1980).

Andererseits bestätigen zahlreiche tierexperimentelle und in-vitro-Untersuchungen, daß Luftschadstoffe – auch schon in relativ geringer Konzentration – die bronchopulmonalen Abwehrmechanismen beeinträchtigen und das Angehen von Infekten begünstigen können (Henry et al. 1969; Fairchild et al. 1972; Foster et al. 1986). Zu den Wirkungen gehören Beeinträchtigungen der Zilienfunktion mit Reduktion der Clearance und Störungen der Makrophagenfunktion (Hurst u. Coffin 1971; Acton u. Myrvik 1972; Voisin et al. 1977; Wolff et al. 1981; Foster et al. 1986; Smeglin et al. 1986).

Verbindet man die Erkenntnisse über die Beeinträchtigung der Abwehrmechanismen durch Luftschadstoffe mit dem Wissen um die Rolle von Infekten bei der Auslösung der Hyperreagibilität, so ist der folgende pathogenetische Weg denkbar:

- Reizgasexposition (SO_2, NO_2, O_3),
- Schwächung der bronchopulmonalen Abwehrmechanismen,
- Steigerung der Infektanfälligkeit der Atemwege,
- Angehen viraler und/oder bakterieller Infektion,
- Entzündung,
- Hyperreagibilität der Atemwege.

Möglicherweise haben Luftschadstoffe in der Rolle als Triggerfaktoren für Atemwegsinfekte eine größere Bedeutung als in ihrer primären Rolle als inhalative Noxen.

7.6.5 Schlußfolgerungen

1. Luftschadstoffe wie SO_2, NO_2 und O_3 können dosisabhängig bei Atemwegsgesunden, Atopikern und Asthmatikern eine Atemwegsobstruktion auslösen. Am empfindlichsten reagieren Asthmatiker, weniger Atopiker und nur gering Normalpersonen.
2. Die Exposition gegenüber Luftschadstoffen ist bei körperlicher Belastung bzw. erhöhtem Atemminutenvolumen schon in geringerer Konzentration atemwegswirksam als bei Ruheatmung.
3. Luftschadstoffe führen – wenn sie Wirkungen zeigen – zu einer transitorischen Hyperreagibilität der Atemwege, die zumeist innerhalb von Stunden oder wenigen Tagen abklingt.
4. Atemwegsobstruktion und transitorische Hyperreagibilität bedeuten noch nicht Asthma. Die bisher vorliegenden klinischen und tierexperimentellen Studien können keinen Beweis dafür liefern, daß Luftschadstoffe in den real vorkommenden Konzentrationen einen Atemwegsgesunden zum Asthmatiker machen können.
5. Unzweifelhaft ist jedoch, daß bei bereits bestehendem Asthma Schadstoffakkumulationen, wie sie zum Beispiel unter austauscharmen Wetterlagen vorkommen, in der Lage sind, Obstruktionen bis hin zum behandlungsbedürftigen Asthmaanfall auszulösen.

6. Die Pathogenese der Schadstoff-induzierten Hyperreagibilität ist noch Gegenstand der Grundlagenforschung. Wichtige Erkenntnisse über die Bedeutung inflammatorischer Vorgänge in der Atemwegswand, Schleimhauthyperpermeabilität und Rolle des N. vagus liegen bereits vor.

7.7 Auslösung und Unterhaltung des Asthmas durch psychologische Faktoren

R. Richter

7.7.1 Definition

„Psychosomatisch heißt nicht psychogen; es besagt nur, daß für die Entwicklung einer Krankheit ein aus dem Erleben stammender Faktor eine wesentliche, aber nicht allein ausschlaggebende Rolle spielen muß" (Mirsky 1961).

Die früher häufig gestellte Frage, ob Asthma psychogen sei, ist aus psychosomatischer Sicht daher falsch gestellt, da den Psychosomatiker nicht nur die seelischen, sondern auch die körperlichen Ursachen und die Folgen einer Erkrankung interessieren. In Ergänzung zu der vorwiegend somatischen Sichtweise interessiert den Psychosomatiker dabei jedoch besonders die relative Bedeutung seelischer Faktoren bei der Entstehung, Aufrechterhaltung und Behandlung von Krankheiten.

7.7.2 Auslösung des Asthmas

7.7.2.1 Persönlichkeit des Kranken

Die Suche nach Zusammenhängen zwischen psychosomatischer Erkrankung und Persönlichkeitstypus, also die Suche nach typischen Persönlichkeitsprofilen etwa des Kolitikers, des Rheumatikers und eben auch des Asthmatikers, ist ein altes Anliegen der Psychosomatischen Medizin.

Es gibt eine große Zahl von Publikationen, die – zumeist mit Fragebogen gemessene – Persönlichkeitsauffälligkeiten des Asthmatikers beschreiben. Häufig wurde dabei aus zwar statistisch signifikanten, aber geringfügigen Mittelwertunterschieden im Vergleich mit einer gesunden „Norm"-Population unbesehen die spezifische Persönlichkeit des Asthmatikers abgeleitet. Nur sporadisch wurde dem naheliegenden (und gerade von Pneumologen zu Recht geäußerten) Gedanken Rechnung getragen, daß eventuell nachweisbare Persönlichkeitsauffälligkeiten auch die Folge der oft lang andauernden existentiellen Bedrohung durch diese Krankheit sein könnten, somit das Ergebnis einer mehr oder weniger gelungenen seelischen Bewältigung der Angst vor dem Erstickungstod. Dabei berichteten Weitemeyer und Meier schon 1967 über positive Korrelationen von Krankheitsdauer und Introversion beziehungsweise Neurotizismus, was die These der Krankheits-dependenz von Persönlichkeitsauffälligkeiten des Asthmatikers stützt.

Die Ergebnisse neuerer Untersuchungen (Schüffel et al. 1986) zeigen, daß dann, wenn klinische Kontrollgruppen einbezogen und die Replizierbarkeit der Untersu-chungsergebnisse überprüft wurden, keine einheitlichen stabilen Persönlichkeits-auffälligkeiten identifiziert werden konnten, die für den asthmatischen Patienten spezifisch wären. Selbst die oft beschriebene „nach innen gerichtete Aggressivität" oder die seelische Hyperreagibilität des Asthmatikers lassen sich auch bei Patien-ten mit anderen Erkrankungen in Abgrenzung zu gesunden Kontrollpersonen fin-den.

Aufgrund dieser eher enttäuschenden Ergebnisse wandte man sich in der Folge vermehrt den spezifischen Symptomen, Beschwerden und Krankheitsfolgen des Asthmatikers zu, d.h., man interessierte sich wieder vermehrt für das Leitsym-ptom, die Atemnot.

7.7.2.2 Konditionierung und Suggestion

Dekker et al. (1957) zeigten, daß nach wiederholter inhalativer Provokation mit spezifischen Allergenen bereits das Einatmen von Sauerstoff und sogar die Ein-führung des sterilisierten Glasmundstückes des Inhalators zu asthmatischen Anfällen im Sinne von bedingten Reflexen führen können. Bereits 1965 bezwei-felte Purcell jedoch die Gültigkeit dieser Untersuchungen; die klassische Kondi-tionierbarkeit von Asthmaanfällen würde dadurch nicht belegt (Schüffel et al. 1986). Viel wahrscheinlicher sei es, daß die experimentell induzierten Asthmaanfälle durch Suggestion, also einen ebenfalls psychologischen Mechanis-mus, nicht aber durch klassische Konditionierung bewirkt wurden. Diese Sicht-weise wird unterstützt durch Untersuchungen (Luparello et al. 1968; Strupp et al. 1974), in denen der Nachweis, z.T. unter Doppelblind-Bedingungen, gelang, daß asthmatische Symptome suggeriert werden können.

7.7.2.3 Psychophysiologie

Ziel der Psychophysiologie ist es herauszufinden, in welchem Ausmaß sich defi-nierte psychologische Reize auf physiologische Funktionen auswirken. Bei der Untersuchung des Asthmas führt diese Forschungsstrategie zu der Fragestellung, ob sich bestimmte psychische Belastungen auf respiratorische Funktionen stärker auswirken als auf andere Funktionssysteme, etwa das Herz-Kreislauf-System, das ZNS oder die Skelettmotorik.

Zwei experimentellen Untersuchungen gelang der Nachweis, daß sich der Atemwegswiderstand, gemessen mit der Oszillationstechnik, sowohl bei gesunden als auch bei asthmatischen Patienten auf psychologische Reize im Sinne einer Erhöhung verändert (ausführliche Darstellung bei Schüffel et al. 1986). Kuhn (1981) konnte zeigen, daß asthmatische Patienten vor allem dann mit einer Atem-wegsobstruktion reagieren, wenn sie auf einen vor der Untersuchung explorierten, unbewußten Konflikt angesprochen werden. Als lebensgeschichtlich relevante Situationen explorierten die Autoren Situationen, in denen sich der Asthmatiker zunächst mit vermeintlichen Aggressionen durch eine nahestehende Person konfrontiert sah, gegen die er meinte, sich nicht zur Wehr setzen zu können. Nicht hingegen reagierten die Patienten auf unspezifische psychische Belastungen wie Lärm. Die Ergebnisse dieser Untersuchung bestätigen die Befunde von Levenson (1979), der nachweisen konnte, daß der Atemwegswiderstand bei Asthmatikern während der Darbietung von drei emotional belastenden Filmen anstieg, während er bei der Kontrollgruppe nahezu unverändert blieb. Im ersten Film wurde ein asthmatisches Kind im Krankenhaus gezeigt, im zweiten ein Industrieunfall und im dritten eine Mutter, die ihr kleines Kind zur Adoption freigibt. Keine Veränderungen ergaben sich in der Herzfrequenz, die bei Gesunden ein häufig verwendeter Indikator der psychophysischen Aktivierung ist.

7.7.2.4 Auslösung durch psychische Faktoren

Die Ergebnisse einer eigenen einjährigen Erhebung (vgl. Oppermann 1987) in den Notaufnahmestationen der Hamburger Krankenhäuser stimmen mit den Ergebnissen zahlreicher früherer Erhebungen überein: bei 50–70% derjenigen asthmatischen Anfälle, die eine anschließende stationäre Behandlung erforderlich machen, also der schwereren asthmatischen Anfälle, muß von einer *Mit*beteiligung seelischer Faktoren bei der Auslösung ausgegangen werden (Tabelle 7.7-1).

Diese Ergebnisse basieren auf der Beurteilung eines psychosomatischen Interviewers, der die notfallmäßig eingelieferten Patienten, sobald es möglich war, explorierte. Dabei wurden Auslösesituationen identifiziert, die unterschiedliche Lebensbereiche betreffen: einige Patienten schildern Situationen, die durch die Unfähigkeit charakterisiert waren, sich zu wehren oder sich abzugrenzen. Bei anderen Patienten waren die antezedenten Situationen durch Trennungsängste, das Gefühl verlassen zu werden oder durch den Verlust von Zuwendung gekennzeichnet. Wieder bei anderen Patienten begann der Anfall in einer Situation, in der heftige aggressive Emotionen aus unterschiedlichen Gründen nicht ausgedrückt werden konnten. Selbstverständlich wurden daneben mit der zu erwartenden Prävalenz exogene Auslöser wie Allergene, kalte Luft und vor allem Infektionen festgestellt (Tabelle 7.7-1). Außerdem wurden alle Patienten noch von dem behandelnden Internisten beurteilt. Vergleicht man diejenigen Patienten, bei denen der Psychosomatiker in Übereinstimmung mit dem Internisten psychische

Tabelle 7.7-1. Zur relativen Bedeutung verschiedener Auslöser für einen schweren asthmatischen Anfall (n = 30)

Allergene	47%
Infekt	80%
physikalische Reize (Rauch, Kälte/Feuchtigkeit, körperliche Belastung)	47%
psychische Auslöser	67%
Analgetika	7%
endogene/hormonelle Auslöser	10%

Auslöser annehmen konnte, mit denjenigen Patienten, bei denen diese nicht exploriert wurden, so stellen sich Patienten mit psychischer Auslösung hilfloser und hoffnungsloser dar, achten ängstlicher und genauer auf ihre Symptome und neigen stärker zu einer resignativen Krankheitsverarbeitung.

Auch wenn die relative Gewichtung von seelischen vs. somatischen Faktoren in derartigen retrospektiven Untersuchungen methodisch keineswegs unproblematisch ist, so belegen diese Zahlen doch zumindest qualitativ die Bedeutung seelischer Faktoren bei der Auslösung asthmatischer Beschwerden.

7.7.3 Aufrechterhaltung der Symptomatik

7.7.3.1 Die Asthma-Symptom-Liste

Der akute asthmatische Atemnotanfall ist bekanntlich eine Verengung der Atemwege, die durch die Trias Hypersekretion, Schleimhautödem und Bronchospasmus bedingt ist. Der Asthmatiker *leidet* jedoch an Atemnot, Kurzluftigkeit und Beklemmung. Entsprechend wird die Dyspnoe als das subjektive Gefühl definiert (Comroe 1966), das dem Schmerz vergleichbar sowohl die Wahrnehmung des physiologischen Geschehens, der Atemwegsobstruktion, als auch die Reaktion des Patienten auf diese unangenehme Empfindung umfaßt.

Die quantitative Untersuchung der subjektiven Komponenten der Dyspnoe ergab fünf voneinander weitgehend unabhängige Dimensionen, die jeweils durch typische Symptome, Beschwerden und Befindensstörungen gekennzeichnet sind und mit der Asthma-Symptom-Liste (ASL) quantitativ erfaßt werden können (Richter 1985; Abbildung 7.7-1).

1. *Nervöse Ängstlichkeit*: Patienten mit hohen Skalenwerten fühlen sich während asthmatischer Anfälle ängstlich, beunruhigt, bedrückt, hilflos und haben Angst, allein gelassen zu werden.

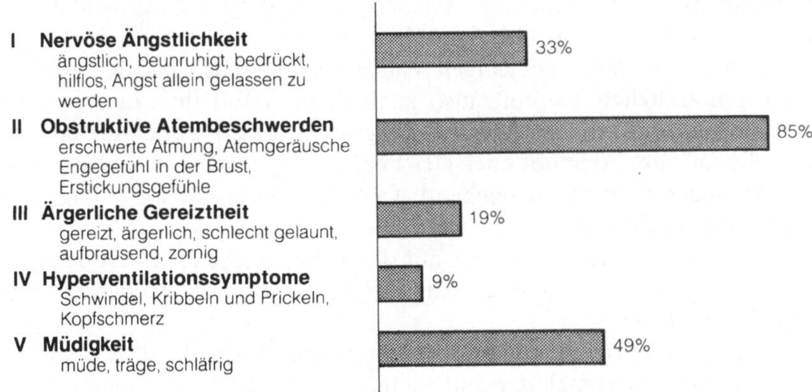

Abbildung 7.7-1. Die Dimensionen der asthmatischen Atemnot; Häufigkeit der subjektiven Symptomatik bei 338 asthmatischen Patienten.

2. *Obstruktive Atembeschwerden:* Diese Skala beschreibt körperliche Beschwerden der obstruktiven Atemnot, wie erschwerte Atmung, Atemgeräusche, Engegefühl in der Brust, Erstickungsgefühle.
3. *Ärgerliche Gereiztheit:* Patienten mit hohen Werten fühlen sich während der asthmatischen Anfälle gereizt, ärgerlich, schlecht gelaunt, aufbrausend, zornig.
4. *Hyperventilationssymptome:* Diese Skala beschreibt die typischen körperlichen Beschwerden der respiratorischen Alkalose, wie sie im Verlauf einer alveolären Hyperventilation auftreten, nämlich Schwindel, Kribbeln und Prickeln, Kopfschmerz, Gefühl von tausend Stecknadeln.
5. *Müdigkeit:* Die Skala besteht aus Allgemeinbeschwerden wie Müdigkeit, Trägheit, Schläfrigkeit.

Die asthmatische Atemnot ist also ein mehrdimensionales Beschwerdebild, das sich aus drei Befindlichkeitsdimensionen und zwei Dimensionen vorwiegend körperlicher Beschwerden zusammensetzt. Die relative Bedeutung jeder dieser fünf Dimensionen geht aus Abbildung 7.7-1 hervor, aus der abzulesen ist, wieviele Patienten unter den jeweiligen Symptomen/Beschwerden während ihrer asthmatischen Anfälle oft bzw. immer leiden. Ein Vergleich mit Patienten, die an chronisch-obstruktiver Bronchitis leiden, belegt zudem, daß sich dieses so beschriebene Beschwerdebild bei Asthma von der Dyspnoe bei chronisch-obstruktiver Bronchitis unterscheiden läßt.

7.7.3.2 Psychologische Aufrechterhaltung

Asthmatische Anfälle können nicht nur durch psychische Einflüsse ausgelöst werden, sondern eine chronische Erkrankung wie das Asthma kann durch psychische Einflüsse auch aufrechterhalten oder verschlimmert werden. Die auf die asthmatische Atemnot bezogene Angst, wie sie mit der Skala 1 *nervöse Ängstlichkeit* der oben beschriebenen ASL gemessen werden kann, ist bedeutsam für die Häufigkeit, mit der asthmatische Patienten ihre Medikamente und hier insbesondere ihre Dosieraerosole benutzen, wie amerikanische Studien nahelegen:

Abbildung 7.7-2 zeigt, daß nur diejenigen Patienten, die auf ihre asthmatische Atemnot mit einem mittleren Ausmaß von besorgter Ängstlichkeit achten, ihre Dosieraerosole adäquat, d. h. in Abhängigkeit von ihrer tatsächlichen Atemwegsobstruktion, nehmen. Diejenigen Patienten, die sehr ängstlich sind, verwenden diese grundsätzlich sehr oft, also auch dann, wenn ihre Lungenfunktionswerte eher normal sind. Eine größere Risikogruppe stellen jedoch diejenigen Patienten dar, die auf ihre Atemnot eher gleichgültig reagieren. Sie verwenden selbst dann die Medikation nicht ausreichend, wenn sie aufgrund der Lungenfunktionsbefunde notwendig wäre.

Die besondere Bedeutung der auf die asthmatische Atemnot bezogenen Ängstlichkeit wurde von amerikanischen Forschergruppen wiederholt belegt (siehe Schüffel et al. 1986).

Aber auch die Bedeutung einer anderen Angstform, die eher ein überdauerndes Persönlichkeitsmerkmal darstellt, wurde in diesen Untersuchungen belegt. Die Ergebnisse einer prospektiven Untersuchung der Rehospitalisierungs-Wahrscheinlichkeiten nach einer stationären Behandlung zeigen eindrucksvoll die prädiktive

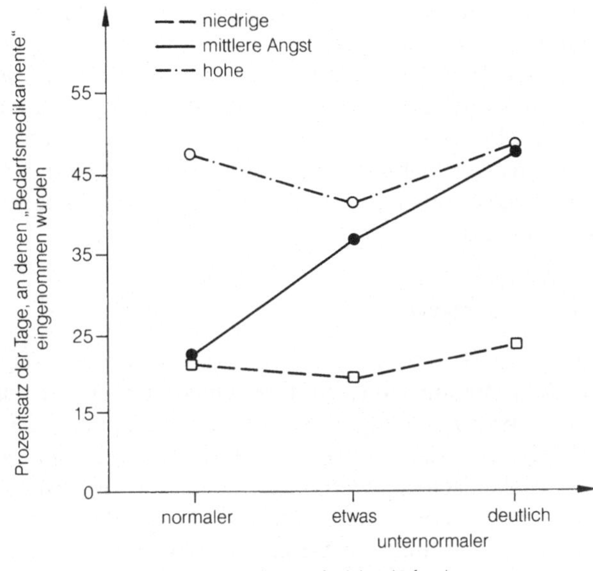

Abbildung 7.7-2. Lungenfunktionsbefund und Angst (nach Dahlem et al. 1977).

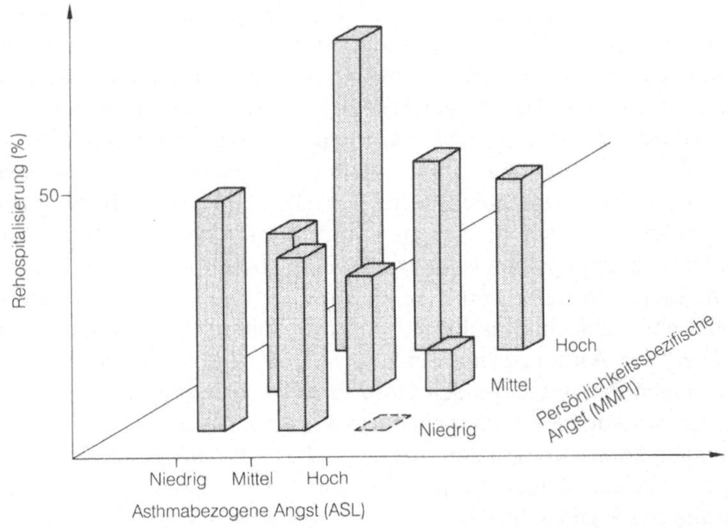

Abbildung 7.7-3. Asthmabezogene Angst und Rehospitalisierung (nach Dirks et al. 1978).

Validität des Konstrukts der psychologischen Aufrechterhaltung des Asthmas (Abbildung 7.7-3).

Insbesondere die Risikopatienten lassen sich genau beschreiben: Patienten, die entweder hohe oder niedrige Werte der überdauernden, persönlichkeitstypischen Angst aufweisen, haben unabhängig von ihrer asthmaspezifischen Angst eine schlechtere Prognose. Die beste Prognose haben diejenigen Patienten, die verbunden mit mittleren Werten der überdauernden, persönlichkeitstypischen Angst, hohe Werte in der asthmaspezifischen Angst aufweisen, also diejenigen Patienten, die auf ihre asthmatischen Symptome ängstlich-nervös achten und bereits geringfügige Obstruktionen als Hinweis auf eine asthmatische Krise bewerten. Hinsichtlich sonstiger beängstigender Ereignisse in ihrem Leben nehmen sie jedoch eine eher ausgeglichene und ruhige Haltung ein und bewerten diese weder zu ängstlich noch allzu ruhig.

7.7.3.3 Interozeption

Die Dyspnoe umfaßt gemäß der o.a. Definition nicht nur das subjektive Gefühl der Atemnot mit seinen fünf verschiedenen Dimensionen, sondern auch die sensorische Wahrnehmung der obstruktiven Atemwegsveränderung. Diese wird als *interozeptive Wahrnehmung* des Atemwegswiderstandes bezeichnet und ist mit psychophysikalischen Methoden ebenfalls quantifizierbar. Wie groß muß die Obstruktion sein, so lautet etwa die Frage, damit ein Patient über Atemnot berichtet? Wie groß muß ein Strömungswiderstand in den Atemwegen sein, damit ein asthmatischer Patient ihn gerade schon als solchen wahrnimmt.

Zu diesem Problemkreis der sensorischen Wahrnehmung von Widerständen im Atemstrom gibt es zahlreiche experimentelle Untersuchungen (Übersicht bei Richter 1985). Danach kann man nicht generell davon ausgehen, daß Asthmatiker die Veränderung ihrer Strömungswiderstände grundsätzlich besser oder schlechter wahrnehmen als Lungengesunde. Hingegen sprechen einige Untersuchungen dafür, daß es sowohl hypersensitive Patienten als auch hyposensitive Patienten gibt, welche also bereits geringfügige Erhöhungen ihres Atemwegswiderstandes sofort oder eben gar nicht wahrnehmen. Man muß davon ausgehen, daß die Variabilität in der Fähigkeit, Veränderungen des Strömungswiderstandes der Atemwege wahrzunehmen, erheblich ist. Dabei ist es bislang nur unzureichend untersucht, ob sich die hyposensitiven Patienten von hypersensitiven auch in anderen atemphysiologischen und/oder psychologischen Variablen unterscheiden. Erste Hinweise sprechen dafür, daß Patienten, die ihren Atemwegswiderstand eher schlecht einschätzen können, höhere Werte in der Skale *nervöse Ängstlichkeit* der Asthma-Symptom-Liste haben und häufiger den Notarzt rufen als diejenigen Patienten, die den Grad ihrer Obstruktion in Übereinstimmung mit den Lungenfunktionsbefunden einstufen können. Aufgrund der vorliegenden Untersuchungen kann vorerst keine Aussage über eine mögliche Kausalität gemacht werden: vielleicht können manche Patienten das Ausmaß ihrer Atemwegsobstruktion gerade deswegen schlechter einstufen, weil sie schon bei leichten Symptomen mit ausgeprägter Angst reagieren. Vielleicht achten aber auch bestimmte Patienten gerade deswegen mit vigilanter Ängstlichkeit auf ihre Atmung, weil sie das tatsächliche Ausmaß der Bedrohung der Atemwegsobstruktion nicht recht einschätzen können.

7.7.4 Neue therapeutische Ansätze

Auf die bekannten und in zahlreichen Fällen erfolgreichen psychotherapeutischen Verfahren (Einzeltherapie, Gruppentherapie, Familientherapie) soll hier nicht näher eingegangen werden (Schüffel et al. 1986). Vielmehr soll hier auf neuere, vielversprechende therapeutische Ansätze verwiesen werden, die z. T. bereits evaluiert wurden.

7.7.4.1 Biofeedback des oszillatorischen Atemwiderstandes

Leplow et al. (1986) konnten zeigen, daß manche Patienten eine Verringerung ihres oszillatorisch gemessenen Atemwiderstandes erlernen, d. h. willentlich herbeiführen können. Diese Verringerung einer akuten Atemwegsobstruktion konnte dabei nicht durch eine Erhöhung des intrathorakalen Gasvolumens erklärt werden, da diese durch eine aufwendige computerunterstützte Methodik verhindert wurde. Noch ist nicht bekannt, ob eine derartige willentliche Kontrolle des Atemwiderstandes mit Hilfe des sog. Biofeedbacks zu klinisch bedeutsamen Symptombesserungen, etwa einer Reduktion der Medikation und einer Verringerung der asthmatischen Anfälle führt. Auch wenn diese Methode der Symptomkontrolle keineswegs für alle asthmatischen Patienten einsetzbar sein dürfte, eröffnet sie doch vielversprechende therapeutische Möglichkeiten.

7.7.4.2 Psychosomatisches Behandlungskonzept

Ein psychosomatisches Behandlungskonzept bei Asthma überwindet den scheinbaren Gegensatz von psychotherapeutischer und medikamentöser Behandlung. Es setzt sich vielmehr aus folgenden drei Therapieelementen zusammen, die in dieser Kombination bereits an verschiedenen Orten erprobt wurden:

1. aus einer dem neuesten Erkenntnisstand entsprechenden pharmakologischen Therapie des Asthmas, ergänzt durch besonders in der Anfangsphase häufigere Informationsabende, an denen ein Pneumologe den Patienten ohne Zeitdruck zu allen Detailfragen der Pathophysiologie, Pharmakotherapie etc. des Asthmas Rede und Antwort steht;
2. aus einer physiotherapeutischen Atemtherapie, die nicht nur die Vermittlung bestimmter vorteilhafter Atemmanöver und -techniken zum Ziel hat, sondern auch auf das subjektive und emotionale Erleben im Zusammenhang mit der Atmung fokussiert;
3. einmal pro Woche Teilnahme aller Patienten an einer psychotherapeutischen Gesprächsgruppe; diese Gruppentherapie soll es den Patienten ermöglichen, ihre persönlichen Erfahrungen insbesondere mit ihrer Krankheit auszutauschen, in der Gruppe Gefühle des Vertrauens zu entwickeln und Gefühle des Ärgers und der Wut, der Einsamkeit und Verzweiflung, aber auch der Zuneigung und des Wohlbefindens auszusprechen und gemeinsam mit den anderen Patienten bewußter zu erleben – die Patienten können so erfahren, daß die Welt nicht zusammenbricht, wenn sie etwa über ein Gruppenmitglied wütend sind, ihrem Ärger Luft machen oder beängstigende Phantasien aussprechen können;

Tabelle 7.7-2. Krankheitsorientierte Gruppentherapie bei Asthma

Wirkung der Therapie

im Vergleich zur Kontrollgruppe (n = 16 je Gruppe)

- FEV_1 verbessert
- schwere Asthmaanfälle seltener
- spezifische Conductance durch autogenes Training erhöht
- Steroidmedikation verringert (Tendenz)
- weniger Arbeitsunfähigkeitstage

Katamnese

(1.6 Jahre nach Therapieende; bei 18 vs. 11 Patienten)

- Abnahme der Arbeitsunfähigkeit von 57 Tagen/Jahr (vor Therapie) auf 17 Tage/Jahr (nach Therapie)
- Abnahme der stationären Behandlung von 24 Tagen/Jahr (vor Therapie) auf 3 Tage/Jahr (nach Therapie)
- subjektive Verbesserung der familiären Situation und der Bewältigungsmöglichkeiten

nach Deter (1986)

in dieser Gruppe werden aber auch praktische Probleme wie das Beantragen einer Kur oder einer Schwerbehinderung oder auch die veränderten medizinischen Versorgungsangebote im Ausland während des Urlaubs besprochen, ohne dabei die emotionalen Seiten dieser oft nur vordergründigen Versorgungsprobleme zu übersehen.

Deter (1986) konnte in einer kontrollierten Studie zeigen, daß die asthmatischen Patienten, die an einer solchen psychosomatischen Behandlung während eines Jahres teilgenommen hatten, im Vergleich zu einer herkömmlich, d. h. ausschließlich internistisch-pneumologisch behandelten Kontrollgruppe deutliche, klinisch relevante Besserung zeigten (Tabelle 7.7-2).

Ebenso konnte gezeigt werden, daß ein derartiges psychosomatisches Behandlungskonzept kostensenkend sein kann, wenn der erhöhte Aufwand infolge Psychotherapie und Atemtherapie durch den Rückgang der Arbeitsunfähigkeit und Krankenhaustage mehr als ausgeglichen wird.

7.8 Zusammenfassung und Übersicht: Ätiologie des Asthmas

E. Fuchs

Die Auslösung des Asthmaanfalls kann durch unterschiedliche Stimuli erfolgen. Inhalative Allergene sind die wichtigsten kausalen Faktoren. Ihre Anzahl ist unübersehbar. Über Herkunft, Vorkommen und Verwendung sowie über berufliche Expositionsmöglichkeiten gibt der Katalog der Inhalationsallergene (Tabelle 7.1-1) Auskunft. Bei den Inhalationsallergenen handelt es sich um Derivate organischer Herkunft (tierische und pflanzliche Allergene) und solche nicht-organischer Herkunft (chemische Allergene). Zumeist sind es nicht-aggressive, primär *a*pathogene Stoffe unseres „natürlichen" Lebensraumes. In den natürlich vorkommenden Allergenen lassen sich zahlreiche *Major-, Intermediär-* und *Minor-*Allergenfraktionen nachweisen. Die spezifische IgE-Antikörperbildung richtet sich gegen diese Fraktionen, nicht gegen das „Gesamt-Allergen"; jeder Sensibilisierte hat sein eigenes Sensibilisierungsmuster *(Allergoprint)* (z. B. bei Sensibilisierungen gegen Allergene vom Hund, Katze). Genetische und expositionelle Faktoren können bisher nicht exakt voneinander abgegrenzt werden, sind aber sicherlich miteinander verknüpft. Grundsätzlich ist jeder Mensch sensibilisierbar, wobei die *kontinuierliche Exposition* und die *Intensität* der Einwirkung des Allergens und zum anderen die aggressive Potenz des inhalativen Allergens *(aufgezwungene Sensibilisierung)* von erheblicher Bedeutung sind (Sensibilisierung gegen Berufsallergene, z. B. Insektenstaub). Ein Maßstab für die Allergenpotenz ist die Ausprägung des *Sensibilisierungsgrades,* der kutan durch *Hauttitration* ermittelt wird (Applikation des Allergens in steigender Konzentration, 10er Potenzen). In gleicher Weise läßt sich der Sensibilisierungsgrad durch quantitative Bestimmung des Immunglobulin E im RAST oder Enzymimmunoassay bestimmen. Als *klinischer* Ausdruck eines hohen Sensibilisierungsgrades gelten die meist in Spuren mittelbar übertragenen geringen Allergenmengen für die Auslösung der sogenannten *derivativen Allergie* (Fuchs 1954), in der Diagnostik der positive Ausfall des Reibtests mit dem nativen Allergen. Ferner ist die Ermittlung des *Sensibilisierungsindex,* das ist der prozentuale Anteil der Sensibilisierten an der Gesamtzahl der Exponierten, hierfür von Bedeutung (Abschnitt 7.1; Tabelle 7.8-1).

Von zunehmender Bedeutung sind *Kreuzreaktivitäten* zwischen Inhalations- und Nahrungsmittelallergenen, so die Kombination von einer inhalativen Birkenpollenallergie mit oropharyngealen oder gastrointestinalen allergischen Reaktionen auf Kern- und Steinobst wie Äpfel, Kirschen, Pfirsiche u. a. oder Haselnüsse oder die Kombination einer inhalativen Allergie gegen Beifußpollen mit der Sensibilisierung gegen zahlreiche Nahrungsmittel, hier besonders Gewürze (Sellerie,

Tabelle 7.8-1. Berufliche Inhalationsallergene und Sensibilisierungsindex (nach Fuchs 1982)

Mehl (Bäcker, Müller)	26–44%	Pestalozzi u. Schnyder 1955
Insektenallergene (Biologe, Zoologe usw.)	ca. 50%	Frankland 1953; Fuchs u. Gronemeyer 1959
Gummi arabicum (Drucker)	30–60%	Gronemeyer et al. 1960
Rizinus (Schrot, Preßkuchen-Düngemittel)	41%	Gheorgiu 1970
Kraftfutter (Soja, Tapioka, Luzerne)	15–18%	Gheorgiu 1970; Ordman 1955
Naturseide, Serizin (Textilind., Seidenraupenzucht)	23%	Fuchs 1955; Kobayashi 1974
Streptomycin (Pflegepersonal)	30%	Gheorghiu 1970
Lykopodium (Gummistäube, Apotheker)	20%	Rebohle 1963
Getreidestäube (Siloarbeiter, Müller, usw.)	11%	Gheorghiu 1970
Proteasen (Waschmittelherstellung, Pharmaindustrie)	50%	Wüthrich u. Schwarz-Speck 1970; Baur u. Fruhmann 1979
Platinsalze (Chemotechnik, u. a.)	60%	Schultze-Werninghaus et al. 1978

Anis, Curry u. a.). Wir kennen inzwischen Krankheitsverläufe, bei denen sich anscheinend primär eine Sensibilisierung gegen Kern- und Steinobst einstellt mit entsprechenden kontaktallergischen Reaktionen und erst mehrere Jahre später sich eine inhalative Pollenallergie klinisch manifestiert.

Bei den Asthmaformen ohne den Nachweis einer IgE-vermittelten Sensibilisierung werden zahlreiche Vorstellungen über pathogenetische Einflüsse *viraler* oder *bakterieller Infekte* diskutiert. So z. B. die Induktion einer vorübergehenden Hyperreagibilität durch Virusinfekt, die Freisetzung proinflammatorischer Substanzen aus durch die Infektion verursachten Zellakkumulationen (Granulozyten) mit direkter Gewebsschädigung und viele andere mehr. Neuere Befunde, die für eine Synthese von Bakterien-spezifischem IgE gegen Haemophilus influenzae und Streptococcus pneumoniae sprechen, lassen an die Möglichkeit denken, daß IgE-vermittelte allergische Reaktionen gegen Bestandteile von Bakterien ebenfalls ursächlich in Frage kommen. Grundsätzlich steht aber fest, daß Virusinfekte oder bronchopulmonale bakterielle Infektionen zu einer Verschlimmerung eines Asthmas beitragen können.

Auch *chemische Reizstoffe* können je nach Dosis und Toxizität funktionell-reversible bis morphologisch-destruktive Veränderungen an der Schleimhaut mit einem nachfolgenden primär chemisch-irritativen Asthma hervorrufen. Es ist oft sehr problematisch, eine asthmatische Symptomatik den verschiedenen Formen eines chemisch-irritativen Asthmas zuzuordnen. Besonders schwierig erweist sich die Abgrenzung einer primär unspezifischen, von einer durch chemische Einwirkung ausgelösten Hyperreagibilität bzw. der Nachweis einer Addition verschiedener Noxen. Hinzu kommt eine eventuell allergische Basis der asthmatischen Reaktionen auf Chemikalien (Isocyanate).

Daß die Schwere der Symptomatik und vor allem die Auslösung asthmatischer Symptome der *psychischen Beeinflussung* unterliegt, ist eine auf vielfältigen klinischen Erfahrungen und Beobachtungen beruhende, unbestreitbare Tatsache. Hansen hat schon 1927 die Abhängigkeit der Reaktionsstärke von der Stimmungslage des Patienten betont und experimentell gezeigt, daß der Asthmaanfall durch psychische Einflüsse sowohl hervorgerufen als auch unterbrochen werden kann. Die aus psychosomatischer Betrachtungsweise gegebenen Anschauungen über das Wesen des Asthmas sind in vielerlei Beziehung trotz umfangreicher Untersuchungen in grundsätzlichen Fragen uneinheitlich. Die eine spezifische Persönlichkeitsstruktur ausmachenden Charakteristika wie Neurotizismen, inneres Gestrafftsein, unfrohe Lebensgrundstimmung, habituelle Daseinsangst, Unfähigkeit zu eigenen Verhaltenskorrekturen, aggressives Antriebserleben, egozentrische Charakterzüge, mangelnde Hingabefähigkeit sind in ihrer *primären* pathogenetischen Bedeutung nicht gesichert. Ihr Vorkommen wird im Einzelfall nicht bestritten. Jedoch ist bisher nicht der Beweis dafür erbracht, daß es sich hierbei nicht um sekundäre krankheitsbedingte Persönlichkeitsverformungen handelt, die sich mit zunehmender Schwere der asthmatischen Krankheit entwickeln und kontinuierlich parallel zur Krankheitsdauer auftreten. Als unbewiesen muß weiterhin gelten, „ob" die Entstehung eines Asthmas bzw. die Auslösung „originär einer psychischen Ursache zur Last gelegt werden kann", hingegen als unbestritten, daß „spätere Anfälle durch seelische Erregungen im allgemeinen Sinne ausgelöst, gefördert oder unterschwellig werden" können. Diskutiert wird, daß der Wirkungsmechanismus einer psychogenen Anfallsauslösung möglicherweise (partiell) in der infolge psychischer Erregung verursachten (Kaltluft-) Hyperventilation zu suchen ist.

Hervorzuheben ist, daß auch *Nahrungsmittelallergene,* Parasitenbefall und perkutan resorbierte Allergene ein allergisches Asthma hämatogen auslösen können. Die gleichen Symptome können auch auf nicht-allergischem Wege, d.h. ohne Beteiligung spezifischer Antikörper, ausgelöst werden. Wir sprechen von anaphylaktoiden bzw. *pseudo-allergischen* oder Intoleranzreaktionen, besonders durch Medikamente und Nahrungsmittelzusätze. Analgetika und Rheumatherapeutika (nicht-steroidale Antiphlogistika) oder auch Zusatzstoffe (Farb- und Konservierungsstoffe) in Medikamenten (und Nahrungsmitteln) sowie β-Adrenozeptor-Antagonisten können auf diesem Wege Asthmaanfälle auslösen. Bei anaphylaktoiden Reaktionen auf Pharmaka sollte unterschieden werden zwischen Substanz- und Zusatzstoffwirkungen.

Ob man das Asthma durch körperliche Anstrengung *(Anstrengungs-Asthma)* als eigenständige Asthmaform abgrenzen soll, scheint uns nicht gerechtfertigt. Viele Beobachtungen sprechen dafür, daß ein Anstrengungsreiz nur dann obstruktionsfördernd wirkt, wenn eine Hyperreagibilität vorhanden ist oder der Anstrengungsreiz sich mit anderen spezifischen (Allergenen) oder unspezifischen Stimuli summiert.

Im Einzelfall wird es immer schwierig sein, exogene und endogene Faktoren bei der Auslösung des Asthmas in ihrer primären Bedeutung gegeneinander abzugrenzen. Oft sind die Übergänge fließend. Das klinische Krankheitsbild als solches ist *un*spezifisch; das Symptom Anfallsdyspnoe verrät weder die auslösenden Stimuli (Allergene, Irritantien), noch besitzt es die „Signatur" (Hansen) seiner Entstehung.

8 Diagnostik

8.1 Allergiediagnostik: in-vivo- und in-vitro-Verfahren

M. Debelić

8.1.1 Indikationen zur Allergiediagnostik bei Asthma

Asthma ist eine multikausal bedingte Krankheit, wobei mehrere spezifische und unspezifische Faktoren als Ursache einer anhaltenden Atemwegsobstruktion oder eines akuten Asthmaanfalls in Frage kommen. Die klinische Symptomatik bei exogen-allergischem Asthma und bei nicht-allergischem Asthma ist sehr ähnlich (z. B. Hausstaubmilben- oder Schimmelpilzsporenasthma und nicht-allergisches perenniales Asthma durch intrinsische oder unspezifisch-irritative Faktoren). Eine allergische Pathogenese als Haupt- oder Teilursache ist jedoch in zahlreichen Fällen nachweisbar, so z. B. beim saisonalen Pollenasthma, Tierhaarasthma und einigen Formen des Berufsasthmas (z. B. Bäckerasthma). Für das nachfolgende prophylaktische und therapeutische Vorgehen ist es daher außerordentlich wichtig, die Ätiologie und die auslösenden Faktoren des Asthmas zu ermitteln, um entsprechende kausale und semikausale Maßnahmen gezielt einzusetzen. Die symptomatische Therapie wird sich bei Asthma exogen-allergischer und nicht-allergischer Genese in manchen Einzelheiten unterscheiden.

In der täglichen Praxis erweist sich jedoch, daß ein rezidivierendes oder chronisches Asthma häufig multikausaler und komplexer Genese ist. Neben den exogen-allergischen Faktoren, die meistens auf dem IgE-vermittelten Sofortreaktionstyp beruhen, spielen unspezifisch-irritative Einflüsse bei einer bestehenden Hyperreagibilität der Atemwege, endogen-immunologische Entzündungsvorgänge, vegetativ-psychische und reflektorische Mechanismen eine Rolle. Diese Faktoren können einzeln oder in verschiedenen Kombinationen die asthmatische Symptomatik auslösen, über eine längere Zeit unterhalten und/oder potenzieren. Eine Differenzierung und das Erkennen der Bedeutung dieser einzelnen Faktoren bei einem komplexen Asthmamechanismus ist daher sowohl für den behandelnden Arzt als auch für den Patienten wichtig.

Unter den kausalen allergologisch-immunologischen Mechanismen bei Asthma kommt der IgE-vermittelten Sofortreaktion (Typ I nach Coombs u. Gell, 1963) die weitaus größte Bedeutung zu. Die anderen immunologischen Reaktionstypen (Typ II–VI nach Coombs u. Gell) sowie die STS-IgG-Antikörper (*short-term sensitizing* IgG-antibodies) spielen selten eine primär-kausale oder eine zusätzliche Rolle in Kombination mit einer IgE-vermittelten Allergie (Morr 1985; Fuchs u. Schultze-Werninghaus 1986).

Bei einer approximativen Asthma-Prävalenz von 5–10% der Gesamtbevölkerung (Fuchs 1979; Debelić 1982; Clark u. Godfrey 1983; Fuchs u. Schultze-Werninghaus 1986; Abschnitt 2) werden in der Literatur unterschiedliche Angaben über den Anteil *allergisch* bedingter Asthmaformen von 20–80% gemacht. Es gilt als gesichert, daß die Häufigkeit von Sensibilisierungen gegen exogene Allergene bei Asthmatikern im Kindes- und Jugendlichenalter höher als bei Erwachsenen ist, bzw. daß ein kontinuierlicher Rückgang der Sensibilisierungshäufigkeit (erfaßt durch den Hauttest oder durch Messung von spezifischem und Gesamt-IgE) von der Kindheit in das Senium besteht (Fuchs 1979; Fuchs u. Schultze-Werninghaus 1986). Dementsprechend ist auch eine abfallende Relation von Asthma-Patienten mit allergischer Haupt- oder Teilursache vorhanden. Eine Ausnahme ist bei bestimmten Formen des Berufsasthmas gegeben, bei dem Sensibilisierungsraten von bis zu 50% bekannt sind und eine Häufung des Asthmas nach längerer beruflicher Allergenexposition, d. h. mit zunehmendem Alter der Patienten, vorkommt.

Eine gesicherte Hyperreagibilität der Atemwege gegenüber unspezifischen Umweltreizen wie Rauch, Kaltluft, körperliche Anstrengung, Gasen, Dämpfen etc., schließt eine allergische Pathogenese des Asthmas nicht aus. Auch in diesen Fällen muß eine allergische Ursache in Erwägung gezogen und in der Diagnostik entsprechend berücksichtigt werden.

8.1.2 Diagnostisches Vorgehen

Die ersten Hinweise oder auch Anhaltspunkte für eine mögliche allergische Auslösung des Asthmas gewinnen wir aufgrund einer sorgfältig erhobenen *Anamnese.* Anschließend wird ein orientierender *Standard-Hauttest* erfolgen, der aber anhand anamnestischer Hinweise durch gezielte Tests erweitert werden soll. Je nach den Resultaten des Hauttests und deren Relation zur Anamnese wird die weitere Diagnostik mit *in-vitro-Untersuchungen* bzw. auf bestimmte Allergene ausgerichteten *Provokationstests* angeschlossen (Schultze-Werninghaus 1985a; Debelić 1986a; Fuchs u. Schultze-Werninghaus 1986). Karenz- und Expositionstests können individuell je nach den Gegebenheiten auf jeder Stufe eingeschaltet werden.

In Klinik und Praxis hat sich für die allergologische in-vivo- und in-vitro-Diagnostik ein stufenweises Vorgehen bewährt (Tabelle 8.1-1). Dabei sind die diagnostischen Stufen I und II jedem Arzt in der Praxis und im Krankenhaus zugänglich, die Untersuchungen der Stufen III–V sollen möglichst von einem Allergologen bzw. allergologisch ausgebildeten Arzt vorgenommen bzw. in-vitro-Tests in Auftrag gegeben werden.

Das aufgeführte Stufenschema (Tabelle 8.1-1) der allergologischen Diagnostik muß nicht immer in der angegebenen Reihenfolge eingehalten werden. Die Basisdiagnostik ist und bleibt – trotz aller technischen Erneuerungen und immunologischen Nachweismethoden – die *Anamnese.* Durch wiederholte Gespräche mit dem Patienten *(Nachanamnese)* und eine gezielte Befragung werden die folgenden Stufen der allergologischen Diagnostik bestimmt. Es gibt durchaus Fälle, in denen bei einer guten Übereinstimmung von Anamnese und Hauttestergebnissen eine

Tabelle 8.1-1. Stufen der allergologischen Diagnostik

Stufe	Diagnostisches Kriterium	Aussage
1	Familienanamnese Eigenanamnese Gezielte allergologische Anamnese Nachanamnese	Hinweise auf allergische Auslösung
2	Karenz-, Expositions- und Reexpositions-proben	Anhalt für allergische Auslösung
3	Hauttests Prick- und Scratchtest, Intrakutantest, Reibtest	Nachweis spezifischer sensibilisierender Antikörper in der Haut
4	Immunologische in-vitro-Tests: RIST, PRIST, RAST bzw. enzymatische Tests, FAST, MAST	Nachweis von Gesamt-IgE und spezifischem IgE (gegen ein bestimmtes Allergen) im Blut
5	Provokationstests intranasal, inhalativ, konjunktival, oral	Nachweis der klinischen Aktualität (Pathogenität) am Manifestationsorgan

weitere Diagnostik überflüssig ist (z. B. Pollenasthma und Heuschnupfen, Tierhaar-allergie o. ä.). Bei unklaren Ergebnissen auf den Stufen 1–3 werden weitere Tests der Stufen 4 und 5 angeschlossen.

8.1.2.1 Allergieanamnese

Neben der Familienanamnese und der allgemeinen Vorgeschichte sowie Angaben über Beginn, Dauer und Verlauf der Erkrankung kommt der speziellen *allergologischen Anamnese* eine besondere Bedeutung zu (Fuchs 1979; Schultze-Werninghaus 1985c; Debelić 1986a; Fuchs u. Schultze-Werninghaus 1986). Sie stellt für das weitere Vorgehen bei der Erfassung und Klärung der Ursachen des Asthmas das wichtigste Hilfsmittel dar. Auf die typischen Beschwerden und bestimmten Merkmale einer exogen-allergischen Entstehung der Erkrankung ist besonders zu achten (Symptom-Diagnose). Dabei sind die üblichen allergischen Symptome und expositionsgebundenen Faktoren sowohl in der Familien- als auch in der Eigen-anamnese zu berücksichtigen. Es gilt daher sämtliche Krankheitssymptome sowie die möglichen Mehrfachmanifestationen, selbstbeobachtete Bezüge zwischen Expositionsbedingungen und Symptomatik sowie Saison-, Orts- und Raumgebun-denheit der Beschwerden zu erfragen. Die wichtigsten Manifestationen und Fak-toren, die bei der Anamneseerhebung berücksichtigt werden sollen, sind in Tabelle 8.1-2 zusammengefaßt.

Als hilfreich und zeitsparend hat sich zur Unterstützung der Allergieanamnese ein gezielter *Allergiefragebogen* bewährt. Er kann allerdings keinesfalls eine ärzt-lich sorgfältig erhobene und durch wiederholte Befragungen kritisch gewertete Anamnese ersetzen (Schultze-Werninghaus 1977, 1985b; Werner u. Ruppert 1985; Debelić 1986a).

Tabelle 8.1-2. Die wichtigsten Manifestationen und expositionsabhängigen Faktoren, die bei der Anamnese und Untersuchung von Patienten mit Verdacht auf allergische Krankheiten zu berücksichtigen sind

- Asthma, Ekzeme, Milchschorf, Heuschnupfen, Fließschnupfen
- Rezidivierende Bronchitiden mit oder ohne Atemnot
- Urtikaria, Primelkrankheit, Juckreiz
- Arzneimittelunverträglichkeiten, Ausschläge
- Nahrungsmittelunverträglichkeiten mit Brechreiz, Erbrechen, Koliken, Durchfällen, Hauterscheinungen, Juckreiz u. a.
- Charakter der Beschwerden: anfallsartig, periodisch oder dauernd
- Bestimmte Abhängigkeiten: saisonal oder ganzjährig, tageszeitlich, orts-, haus- oder raumgebunden
- Umgebungsfaktoren: Haus (feucht-trocken, alt-neu usw.), Tiere (Hund, Katze, Hamster, Meerschweinchen, Pferd, Kaninchen o. a.), Schlafstätte, Teppiche, Spielzeuge, Landwirtschaft, Betrieb, Beruf, Hobby etc.
- Unspezifische Auslösungsfaktoren wie körperliche Belastung, Wetter- und Temperaturwechsel, Klima, Nebel, Gase, Dämpfe, Rauchen, Luftverschmutzung, psychische Belastung, emotioneller Bezug u. a.
- Vorboten der Erkrankung: Schnupfen, Niesen, Kopfschmerzen, Juckreiz, Husten, Auswurf u. a.
- Hautsymptome, Schwere und Dauer der Erkrankung
- Bisherige Diagnostik, Karenzmaßnahmen, spezifische Hyposensibilisierung und medikamentöse Therapie sowie ihr Erfolg

8.1.2.2 Karenz, Expositions- und Reexpositionstests

Von diesen einfachen und jedem Arzt zugänglichen Methoden, eine eventuelle kausale Wirkung des verdächtigen Allergens zu überprüfen, wird leider zu wenig Gebrauch gemacht. Ein spontaner Rückgang der Beschwerden bei weitgehender Allergenkarenz bzw. ein Wiederauftreten der Symptomatik bei erneuter Exposition (z. B. Tierkontakt, Arbeitsplatz, Wohnungswechsel, Besuch in fremder Umgebung) ist eine einfache diagnostische Möglichkeit, die man durch keine andere Untersuchung ersetzen kann. Neben den subjektiven Angaben des Patienten im Zusammenhang mit den Umgebungseinflüssen soll auch eine objektive Erfassung der Beschwerden durch Führung eines *Symptomkalenders* und durch tägliche Messung *einfacher Lungenfunktionsparameter* (expiratorischer Spitzenfluß PEF mittels eines Peak Flow-Meters) hinzugezogen werden (Debelić 1982; Magnussen u. Litt 1984; Clark u. Rees 1986).

8.1.2.3 Hauttestung

Die Hauttestung ist das einfachste, schnellste und preiswerteste in-vivo-Verfahren, um eine Sensibilisierung bei IgE-vermittelten Allergien zu erkennen. Allerdings muß berücksichtigt werden, daß wir mit den Hauttests eine *kutan-vaskuläre Sensibilisierung* (d. h. spezifische, an die Mastzellen fixierte IgE-Antikörper in der Haut) ermitteln. Eine positive Hautreaktion sagt noch nichts darüber aus, ob das ermittelte Allergen auch die *tatsächliche Ursache* des vorliegenden Leidens darstellt. Die Techniken der Hauttests sind einfach und schnell zu erlernen, die richtige Beurteilung und kritische Wertung der Ergebnisse ist jedoch schwierig und kann nur in Verbindung mit der Anamnese und nötigenfalls mit anderen in-vivo- und

Tabelle 8.1-3. Hauttestmethoden zur Erfassung allergischer Reaktionen vom Typ I, III und IV sowie ihre Anwendung bei verschiedenen Allergieformen

Methode	Reaktionstyp	Anwendung
Prick-, Scratch- Reibtest, Intrakutantest	Sofortreaktion (Typ I) (10–20 min)	Inhalationsallergene wie Pollen, Hausaller- gene, Tierhaare, Schimmelpilzsporen, Mehle u.a., Berufsstoffe, Nahrungsmittel, Insekten- gift, Medikamente
	verzögerte R. (Typ III?) (6–8 h)	Pilzsporen, seltener andere Allergene
Epikutantest Tuberkulintest	Spätreaktion (Typ IV) (24–72 h)	Kontaktekzeme; zelluläre Immunität

in-vitro-Untersuchungsbefunden erfolgen (Debelić 1982; Werner u. Ruppert 1985; Fuchs u. Schultze-Werninghaus 1986; Deutsche Liga zur Bekämpfung der Atemwegserkrankungen 1987).

Die uns heute in der Routinediagnostik zur Verfügung stehenden Hauttestmethoden sind in Tabelle 8.1-3 zusammengefaßt (Lessof 1981; Werner u. Ruppert 1985; Debelić 1986a; Arndt u. von Wichert 1986; Fuchs u. Schultze-Werninghaus 1986; Deutsche Liga zur Bekämpfung der Atemwegserkrankungen 1987). Der *Pricktest* ist das für die Praxis empfehlenswerte Verfahren, da er eine zufriedenstellende Sensitivität und Spezifität aufweist. Der *Intrakutantest* erfordert einen höheren technischen und personellen Aufwand, ist risikoreicher und hochsensitiv, aber weniger spezifisch. Der *Scratchtest* eignet sich für bestimmte Fragestellungen wie z.B. Testung mit nutritiven und Arzneimittel-Allergenen sowie nativen Substanzen. Der *Reibtest* bietet sich lediglich für eine orientierende Diagnostik bei Patienten mit Verdacht auf einen hohen Sensibilisierungsgrad an. Bei allen Testmethoden, insbesondere aber bei den Intrakutantests, müssen neben der Sofortreaktion auch die möglichen verzögerten Reaktionen berücksichtigt bzw. abgelesen werden (Tabelle 8.1-3). Die approximative Relation zwischen den Prick- und Intrakutantests in Beziehung auf ihre klinische Relevanz, gemessen an dem Ausfall der inhalativen Provokationstests ist Abbildung 8.1-1 zu entnehmen.

Die Ergebnisse der Hauttests sind von *mehreren Faktoren* abhängig, die bei der Beurteilung berücksichtigt werden müssen: Reinheit und Qualität (Standardisierung) der Allergenextrakte, Hautreagibilität und eventuelle Prämedikation (vor allem Antihistaminika unterdrücken die Hautreaktion) (Tabelle 8.1-6), technische Durchführung des Tests und individuelle Variationsbreite der Reaktionen. Das Entscheidende ist die *Auswertung* der Testreaktionen (Lessof 1981; Werner u. Ruppert 1985; Fuchs u. Schultze-Werninghaus 1986; Deutsche Liga zur Bekämpfung der Atemwegserkrankungen 1987). Neben einer orientierenden Methode des Vergleiches der Quaddelreaktion und der umgebenden Rötung mit der Histaminreaktion ist eine quantitative Messung der Durchmesser von Quaddel (und eventuell auch Rötung) in mm anzustreben.

Eine technisch einfache Standardisierung der Auswertung (zur Elimination von inter- und intraindividuellen Unterschiede der Hautreagibilität, z.B. durch Medikationseffekte) läßt sich durch Bezug der Allergenreaktion auf die Histaminkon-

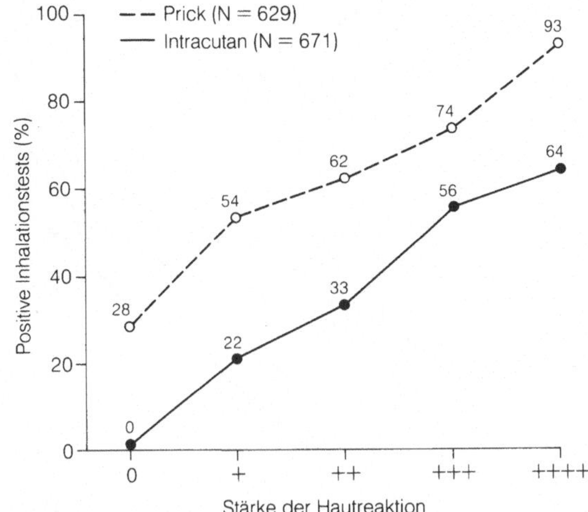

Abbildung 8.1-1. Beziehungen zwischen Hauttest und inhalativen Provokationstests mit Allergenen bei Inhalationsallergien unter Anwendung von Prick- und Intrakutantests. Mit der Stärke der Hautreaktion nimmt der Prozentsatz der positiven inhalativen Provokationstests zu (Haut-Schleimhaut-Relation). Weiterhin ist der Abbildung die Empfindlichkeit (Sensitivität) und die Spezifität der beiden Hauttestmethoden in Beziehung zu dem inhalativen Provokationstest zu entnehmen (siehe Text).

trolle erreichen (Allergenquaddel: Histaminquaddel); dabei wird die Histaminkontrolle = 1 und die Allergenreaktion als Dezimalzahl darauf bezogen (Schultze-Werninghaus u. Gonsior 1976). Eine genaue Erfassung der Quaddeloberfläche in mm^2 ist bei den wissenschaftlichen Untersuchungen unerläßlich, aber für die tägliche Praxis zu aufwendig.

Die Testreaktionen sind im allgemeinen Ausdruck der Reaktionsstärke auf ein spezifisches Allergen und korrelieren mit dem *Sensibilisierungsgrad* (Höhe des spezifischen IgE) (Schultze-Werninghaus 1985 b, c). Eine lineare Korrelation zwischen dem Quaddeldurchmesser und dem Logarithmus der Extraktkonzentration läßt sich eindeutig belegen (Abbildung 8.1-2).

Eine Titrationsreihe gibt daher gute Auskunft über den Sensibilisierungsgrad auf ein bestimmtes Allergen und soll vor allem bei wissenschaftlichen Fragestellungen und Testungen mit neuen bzw. noch nicht genug bekannten Allergenen angewandt werden.

Die Kriterien für eine negative bzw. in steigenden Stärken positive Reaktion sollen möglichst festgelegt werden und auf meßbaren Größen beruhen (Fuchs u. Schultze-Werninghaus 1986; Deutsche Liga zur Bekämpfung der Atemwegserkrankungen 1987). Eine Relation zu den negativen und positiven (Histamin) Kontrolltests ist unerläßlich (Abbildung 8.1-2). Ganz besondere Vorsicht ist bei der Beurteilung von schwach positiven Pricktest-Reaktionen mit einem Quaddeldurchmesser von unter 3 mm angebracht. Sie sind oft nicht Ausdruck einer spezifischen Sensibilisierung und benötigen weitere Abklärung durch Wiederholung des Tests mit der gleichen oder einer anderen Methodik bzw. einem anderen Extrakt und/oder entsprechenden in-vitro-Untersuchungen bzw. Provokationstests.

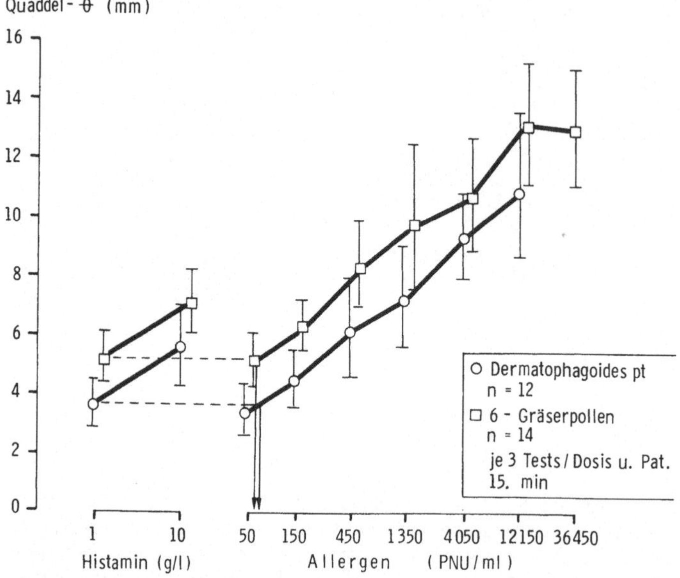

Abbildung 8.1-2. Dosis-Wirkungs-Beziehung im Prick-Hauttest. Geometrisches Mittel ± s der Quaddeldurchmesser (D + d/2) (mm) aus Doppelblindstudien mit Dermatophagoides pteronyssinus, n = 12, und Gräserpollenextrakt, n = 14 sowie Histaminkontrollen, 1 und 10 g/l. Je Allergen, Konzentration und Patient dreifache Testung in randomisierter Reihenfolge an beiden Unterarmen. Ablesung (Folienabreißverfahren) 15 min nach Testung. Sofortiges Abtupfen der Extrakte. Pfeile markieren diejenigen Allergenkonzentrationen, die 1 HEP (Histaminäquivalent) entsprechen. Nicht dargestellt: Negativkontrollen mit NaCl, 0,9% (Mittelwerte: Dermatophagoides pt. 0,33 ± 0,43 mm; Gräserpollen 0,16 ± 0,38 mm). – HEP: Histamine equivalent in prick testing = Allergenkonzentration, die Hautreaktionen von der Größe der Histaminkontrolle mit 1 g/l auslöst (Schultze-Werninghaus 1985 c).

Der *häufigste Fehler* bei der Interpretation verschiedener Hauttestergebnisse besteht in der Gefahr, die positive Hautreaktion auf ein Allergen als Nachweis der Krankheitsursache aufzufassen. Positive Hauttests weisen lediglich auf eine Sensibilisierung gegen das betreffende Allergen in der Haut bzw. das Vorhandensein spezifischer IgE-Antikörper hin und müssen *immer* in Relation zu der Anamnese bzw. zu den Ergebnissen anderer in-vivo- und in-vitro-Untersuchungen gesehen werden (Werner u. Ruppert 1985; Debelić 1986a; Arndt u. von Wichert 1986; Fuchs u. Schultze-Werninghaus 1986). Weiterhin darf nicht vergessen werden, daß man Sensibilisierungen durch positive Hauttests und/oder positive in-vitro-Tests auch bei etwa 20–40% der Bevölkerung ohne klinische Symptome einer allergischen Erkrankung finden kann (latente oder subklinische Sensibilisierungen) (Barbee et al. 1976; Zetterström u. Johansson 1981).

8.1.2.4 In-vitro-Diagnostik

8.1.2.4.1 Eosinophile Granulozyten

Unter den üblichen klinischen Laboruntersuchungen wurde die Zahl eosinophiler Leukozyten oft als diagnostisches Kriterium für eine Allergie angesehen. Es ist jedoch eine Trennung allergischer und nicht-allergischer Asthmaformen aufgrund einer Eosinophilie des peripheren Blutbildes *nicht* möglich. Es ist inzwischen bekannt, daß bestimmte Mediatorsubstanzen, wie z.B. der eosinophile chemotaktische Faktor (ECF), bei vielen entzündlichen Prozessen freigesetzt werden und somit die eosinophile Granulozytenzahl auch bei nicht-allergischen Asthmaformen besonders hoch sein kann (Debelić u. Schwenker 1986; Fuchs u. Schultze-Werninghaus 1986; Kay 1986b).

Die Untersuchung auf eosinophile Zellen kann jedoch bei der Beurteilung des Krankheitsverlaufes hilfreich sein. Bei entzündlichen oder auch exogen-allergisch bedingten Exazerbationen eines Asthmas findet man oft eine ausgeprägte Blut- und/oder Sputumeosinophilie, die als prognostisches Zeichen einer Verschlechterung aufzufassen ist. Nach einer erfolgreichen Therapie – oft erst mit Kortikosteroiden – bildet sich diese Eosinophilie langsam zurück. Die Sputumeosinophilie, zwar ein technisch einfacher aber leider zu wenig benutzter Parameter, ist stets als Ausdruck einer lokalen Gewebseosinophilie der Atemwegsschleimhaut ein zuverlässigerer Parameter als die Bluteosinophilie.

8.1.2.4.2 Bestimmung des Gesamt-IgE und ähnliche Screeningverfahren

Allergische Atemwegskrankheiten sind oft mit einer Erhöhung des Gesamt-Immunglobulins E (IgE) verbunden. Dem Gesamt-IgE-Wert kommt jedoch nur eine *orientierende* Bedeutung zu, da er lediglich die Summe aller zirkulierenden IgE-Antikörper angibt. Die Interpretationsschwierigkeiten ergeben sich durch eine breite Überlappung der Werte von Normalpersonen und Atopikern (Zetterström u. Johansson 1981; Werner u. Ruppert 1985; Wahn 1986). Für die klinische Beurteilung können Werte unter 20 U/ml (oder kU/l) als normal und Werte über 100 U/ml als erhöht angesehen werden. Dazwischen liegt eine Grauzone, deren Werte besonders vorsichtig zu interpretieren sind (Zetterström u. Johansson 1981). Allerdings gibt es durchaus monovalente oder schwache Allergiker mit deutlichen Sensibilisierungen auf spezifische Allergene (z.B. Graspollen) mit einem niedrigen Gesamt-IgE-Wert (unter 20 U/ml) oder andererseits Kranke mit einem erhöhten Gesamt-IgE-Wert, bei denen keine exogen-allergische Ursache des Asthmas eruiert werden kann. Differentialdiagnostisch müssen in diesen Fällen neben Sensibilisierungen auf seltenere Allergene andere Krankheiten wie Parasitosen, Malignome oder Immundefekte berücksichtigt werden (Johansson u. Bennich 1982; Werner u. Ruppert 1985; Arndt u. von Wichert 1986). Raucher, Patienten mit Mononukleose, Virusinfekten und Wiskott-Aldrich-Syndrom haben ebenfalls erhöhte Gesamt-IgE-Werte.

Der Gesamt-IgE-Wert hat Bedeutung bei Neugeborenen, Säuglingen und Kleinkindern im Hinblick auf die Voraussage einer möglichen Atopie. Ein über 1,0 U/ml erhöhter IgE-Wert im Nabelschnurblut spricht prognostisch für die erhöhte Wahrscheinlichkeit einer späteren Entwicklung atopischer Erkrankungen (Wahn 1983; Debelić 1986a).

Als orientierende Screening-Untersuchung für eine mögliche exogene Allergie bei Asthma hat sich in der letzten Zeit ein Testverfahren bewährt, bei dem die Summe der spezifischen IgE-Antikörper gegen eine Kombination der häufigsten Inhalationsallergene (Phadiatop®) bestimmt wird (Deutsche Liga zur Bekämpfung der Atemwegserkrankungen 1987; Liappis u. Berdel 1987).

Als Suchtest auf eine konstitutionelle Atopie mit in-vitro-Methoden kommt in der Praxis auch die Kombination von Gesamt-IgE-Bestimmung, Phadiatop® oder Inhalationsantigen-Multi-RAST® und Nahrungsmittel-Multi-RAST® in Frage.

8.1.2.4.3 Allergenspezifisches Immunglobulin E

Für die tägliche Praxis ist die Bestimmung von spezifischen IgE-Antikörpern besonders wichtig. Im Gegensatz zum Hauttest muß dabei bedacht werden, daß wir hier die in der Blutbahn *freizirkulierenden spezifischen IgE-Antikörper* messen. Die uns derzeit zur Verfügung stehenden Methoden beruhen auf verschiedenen Prinzipien (Tabelle 8.1-4). Die bisher angewandten Verfahren mit radio- oder enzymimmunologischen Tests (RAST und EAST) wurden durch neuere Methoden mittels Fluorometrie (FAST) oder Densitometrie (MAST) bereichert. Die Zuverlässigkeit und die Reproduzierbarkeit dieser neueren Methoden müssen allerdings noch weiter geprüft und im Vergleich mit den bewährten Verfahren gesichert werden (Lessof 1981; Debelić 1982a; Arndt u. von Wichert 1986; Debelić u. Schwenker 1986).

Zwischen den Ergebnissen der in-vitro-Untersuchungen auf spezifische IgE-Antikörper und Hauttests bestehen aufgrund zahlreicher Prüfungen gute Korrelationen, die allerdings vom Sensibilisierungsgrad abhängig sind und auch bei einzelnen Allergenen variieren (Fuchs 1979; Lessof 1981; Wüthrich 1986). Bei Pollen, Hausstaubmilben und Insektengiften stimmen die Ergebnisse der Tests auf spezifische IgE-Antikörper gut mit Haut-Provokationstests überein. Schwieriger wird es bei Schimmelpilzen und Nahrungsmitteln, wo die Resultate der in-vitro- und in-vivo-Tests öfters divergieren und vorsichtig zu interpretieren sind (Debelić u. Schwenker 1986; Wüthrich 1986). Eine besonders kritische Beurteilung ist bei schwachen Hautreaktionen und niedrigen spezifischen IgE-Titern (RAST-Klasse 1) angezeigt. Bei allen Ergebnissen der in-vitro-Untersuchungen gilt das gleiche wie bei den Hauttests: der Nachweis von spezifischen zirkulierenden IgE-

Tabelle 8.1-4. Verfahren mit ‚fester Phase' zum Nachweis von allergenspezifischem IgE (ähnliche oder teilweise identische Methoden werden für die Bestimmung von Gesamt-IgE angewandt)

Test	Feste Phase	Typ	Indikator	Meßmethode
RAST Radio-Allergo-Sorbent-Test	Papierscheiben	RIA	^{125}J-Anti-IgE	Gammazähler
EAST Enzym-Allergo-Sorbent-Test	Papier- oder Zellulosescheiben	EIA	alk.-Phosphatase-anti-IgE	Spektrophotometer
FAST Fluoreszens-Allergo-Sorbent-Test	Plastikröhrchen	EIA	alk.-Phosphatase-anti-IgE	Fluorometer
MAST/CLA Multiple Allergen Simultaneous Test/ Chemiluminescent Assay	Zellulosefaden	EIA	Peroxydase-anti-IgE	Film-Densitometer

Antikörpern bedeutet nicht gleichzeitig die Ursache der Erkrankung, sondern muß in Verbindung mit der Anamnese und anderen Untersuchungsergebnissen beurteilt werden.

Die Untersuchung auf spezifisches IgE ist sicherlich nicht bei jeder Allergiediagnostik erforderlich. Sie wird empfohlen vor allem bei einer Diskrepanz zwischen Hauttests und Anamnese, bei schwachen oder fraglichen Hauttestergebnissen, wenn Hauttests wegen Hautkrankheiten nicht durchführbar sind (atopische Dermatitis und andere Ekzeme, Urticaria factitia, Antihistaminika-Behandlung etc.), bei Säuglingen und Kleinkindern, bei hohem Sensibilisierungsgrad (Schockgefahr bei Hauttests) und bei polyvalenten Hautreaktionen, wo ein weiteres Kriterium der Sensibilisierung benötigt wird (Werner u. Ruppert 1985; Fuchs u. Schultze-Werninghaus 1986).

Zwischen der Höhe der spezifischen IgE-Titer (RAST-Klasse) und der klinisch-aktuellen Sensibilisierung im Bereich der unteren Atemwege, gemessen durch Ausfall der inhalativen Provokationstests, besteht eine feste Beziehung (Abbildung 8.1-3). Dieser Korrelation ist zu entnehmen, daß uns die Untersuchung auf spezifisches IgE öfters eine Provokationstestung erspart. Bei höheren und hohen RAST-Klassen (2–4) fällt der inhalative Provokationstest (IPT) in einem Prozentsatz von 86–96% positiv aus und ist bei gleichzeitig mittelstark bis stark positivem Hauttest weitgehend entbehrlich. Die Relation ist allerdings bei verschiedenen Allergenen unterschiedlich.

Eine orientierende Tabelle über die Möglichkeit der Einsparung von Provokationstests anhand der in-vivo- und in-vitro-Untersuchungen ist Tabelle 8.1-5 zu entnehmen (Wahn 1986).

Neuerdings wird auch für die Routineuntersuchung die Bestimmung von spezifischen IgG-Antikörpern (Lessof 1981) gegen einige Allergene angeboten. Diese Untersuchung hilft uns bei der Aufdeckung von spezifischen IgG-Antikörpern, die für das klinische Krankheitsbild in wenigen Fällen von kausaler Bedeutung sein können. Weiterhin wird mit dieser Untersuchung beabsichtigt, den Erfolg einer Immunotherapie – wie bei Insektengiftallergien – zu quantifizieren (Forster

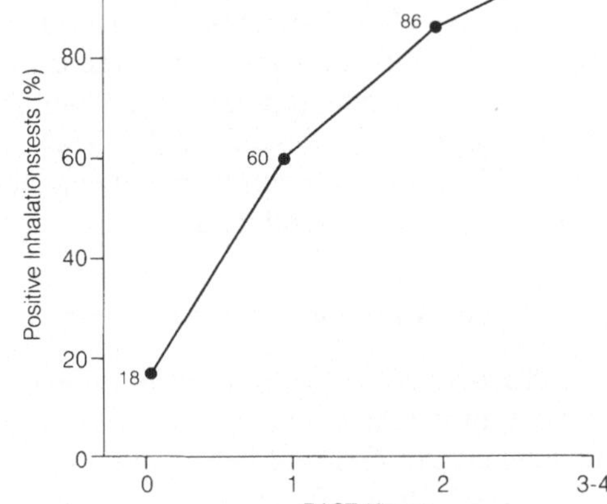

Abbildung 8.1-3. Beziehung zwischen dem RAST und dem inhalativen Provokationstest bei 160 Patienten mit positiver Hautreaktion auf Hausstaubmilbe Dermatophagoides pt. Mit der Höhe der RAST-Klasse nimmt der Prozentsatz der positiven Inhalationstests deutlich zu.

Tabelle 8.1-5. Diagnostik-Punktsystem zur Abklärung der klinischen Relevanz von Sensibilisierungen im Rahmen des atopischen Syndroms

	Pollen	Tierhaare u. -epithelien	Milben	Schimmel-pilze	Nahrungs-mittel	Insekten-gift
Anamnese	3	3	2	1	1	2
Hauttest	3	2	2	2	1	2
Spezifische IgE	3	2	2	2	1	2
Histaminfreisetzung	3	2	2	2	2	2
Provokationstest erforderlich bei ca.	5%	10%	30%	70%	80%	10%

0 = keine Symptome oder negative Tests; 3 = starke Symptome mit anamnestischem Bezug oder stark positive Tests; 6 Punkte sichern in den meisten Fällen die Diagnose (modifiziert nach Wahn 1986).

et al. 1986). Diesbezüglich bestehen bei Inhalationsallergien nur wenige und klinisch kaum aussagekräftige Studien, so daß hier zunächst die weitere Entwicklung über die Wertigkeit der spezifischen IgG-Messung bei Inhalationsallergien abzuwarten ist (Gronemeyer u. Fuchs 1983).

8.1.2.4.4 Andere immunologische Verfahren

Als weitere in-vitro-Tests kommen in der Asthma-Diagnostik die Methoden der *Histaminfreisetzung aus sensibilisierten Leukozyten* bzw. der *Basophilendegranulationstest* in Frage (Arndt u. von Wichert 1986; Debelić u. Schwenker 1986; Wahn 1986). Die Ergebnisse dieser Untersuchungsmethoden korrelieren bei den Inhalationsallergien gut mit Hauttests und spezifischem IgE-Nachweis, so daß sie zwar für Forschungszwecke, aber nur bei gezielten klinischen Fragestellungen (z. B. Nahrungsmittel- oder Medikamentenallergien) Anwendung finden.

Eine Reihe von weiteren immunologischen Verfahren wie CIE und CRIE (gekreuzte (Radio-) Immunoelektrophorese), Immunoblotting, RAST-Inhibitionstest, Isoelektrofokussierung, Hochdruck-Flüssigkeits-Chromatographie (HPLC), Hochleistungs-Dünnschicht-Chromatographie (HPTLC) u. a. ermöglichen heute Analyse, Identifizierung und Charakterisierung von Allergenen, ihrer einzelnen *major*- und *minor*-Komponenten (Proteinfraktionen) sowie von Allergenextrakten (Standardisierung) (Lessof 1981; Baur 1986; Fuchs u. Schultze-Werninghaus 1986). Diese immunologischen Untersuchungsmethoden sind für die Forschung und für die Extraktstandardisierung unentbehrlich (siehe Abschnitte 7.2, 8.2).

8.1.2.5 Provokationstests mit Allergenen

Die Provokationstests am Manifestationsorgan haben die Reproduktion der klinischen Symptomatik unter weitgehender Nachahmung natürlicher Expositionsbedingungen zum Ziel und helfen, die Frage zu beantworten, inwieweit ein Allergen auch kausal für die Beschwerden verantwortlich ist bzw. eine aktuelle Bedeutung für das klinische Syndrom besitzt (Fuchs 1979; Werner u. Ruppert 1985; Debelić 1986a). Sie werden verständlicherweise nur dann erforderlich sein, wenn durch die anamnestischen Angaben und die vorausgegangene Beobachtung bezüglich der natürlichen Exposition und Karenz die Frage der Auslösung von allergischen Beschwerden nicht geklärt werden konnte (Boulet et al. 1984; Fuchs u. Schultze-Werninghaus 1986).

Alle Provokationstests erfordern – wie auch die Haut- und in-vitro-Tests – eine Negativ-Kontrolle (Leertest mit Lösungsmittel) zum Ausschluß unspezifischer Reaktionen. Weiterhin ist es vorteilhaft, vor einem Provokationstest mit Allergenen eine Prüfung der unspezifischen Schleimhautreagibilität durchzuführen, da die unspezifische Hyperreagibilität der Atemwege mit der spezifisch-allergischen Antwort korreliert (Schultze-Werninghaus 1985b, Fuchs u. Schultze-Werninghaus 1986).

8.1.2.5.1 Intranasaler Provokationstest, Konjunktivaltest

Der *intranasale Provokationstest* (NT) (Werner u. Ruppert 1985) ist wie auch der *Konjunktivaltest* (KT) nur ein diagnostisches Hilfsmittel bei Klärung der allergischen *Asthmagenese*. Der NT kann gelegentlich den inhalativen Provokationstest der Atemwege ersetzen, vor allem, wenn anamnestisch und klinisch Beschwerden von seiten der oberen und unteren Atemwege vorliegen. Bei einem positiven Ausfall des NT ist die klinische Aktualität des Allergens auch auf den unteren Atemwegen anzunehmen. Ein negativer NT schließt jedoch eine klinisch aktuelle Allergie der unteren Atemwege keineswegs aus.

Beim NT erfolgt die Allergenapplikation mit einem Spray durch Aerosolzerstäubung oder gezieltes Auftragen der Allergenlösung auf die untere Nasenmuschel (Kanüle oder Stieltupfer) (Werner u. Ruppert 1985). Die Reaktionsbeurteilung erfolgt klinisch (Niesen, Fließschnupfen, behinderte Nasenatmung etc.) oder durch ergänzende rhinomanometrische Messung des nasalen Atemwiderstandes (anteriore oder posteriore Rhinomanometrie). Der KT erfolgt durch Applikation der Testlösung in den unteren Konjunktivalsack. Die Beurteilung erfolgt klinisch im Vergleich zum „Kontrollauge". Die für den NT angegebenen Einschränkungen der Aussagekraft bei Asthma gelten auch für den KT.

8.1.2.5.2 Inhalative Provokationstests der unteren Atemwege

Bei Verdacht auf ein allergisches Asthma bzw. seine Vorstufen wie allergische Bronchitis mit Hustenreiz, gelegentlichem Oppressionsgefühl o.ä., kann ein inhalativer Provokationstest (IPT) mit Allergenen angezeigt sein (Werner u. Ruppert 1985; Deutsche Liga zur Bekämpfung der Atemwegserkrankungen 1987). Selbstverständlich kann von diesem abgesehen werden, wenn die Anamnese mit den Ergebnissen des Sensibilisierungsnachweises (Hauttest, spezifische IgE-Antikörper) eindeutig übereinstimmt. Die häufigste Indikation für die Durchführung eines IPT ist die fehlende Übereinstimmung oder gar ein Widerspruch zwischen Anamnese und dem Nachweis von spezifischen Antikörpern. Diese Konstellation wird vor allem bei ubiquitär und mehr oder weniger perennial einwirkenden Allergenen wie Hausstaubmilben und Schimmelpilzsporen vorkommen (Identifizierung und Klärung der klinischen Aktualität, die nicht ohne weiteres zu erkennen ist). Weiterhin wird der IPT zur Sicherung oder zum Ausschluß eines allergischen Berufsasthmas (gutachterliche Stellungnahme), zur Überprüfung resorptionsferner Organmanifestationen und nicht zuletzt zur Indikationsstellung und Erfolgsbeurteilung einer Immuntherapie erfolgen (Fuchs 1979; Gonsior 1984; Fuchs u. Schultze-Werninghaus 1986). Die relativen Kontraindikationen bestehen in relevanten Einschränkungen der Lungenfunktion, Erkrankungen mit Beeinträchtigung des Allgemeinbefindens und bei Patienten mit Risikofaktoren. Besondere Vorsicht ist bei Durchführung des IPT an Patienten mit hohem Sensibilisierungsgrad und bei Anwendung und nicht näher bekannten „neuen" Allergenen gegeben.

Methodologisch wirft der IPT eine Reihe von Problemen auf (siehe Abschnitt 8.5), so daß sie nur von Erfahrenen vorgenommen werden sollen (Fuchs 1979; Gonsior 1984; Fuchs u. Schultze-Werninghaus 1986). Die Aerosolapplikation, die Messung der Obstruktion und die obligate Negativkontrolle sollen nach den empfohlenen Standards durchgeführt werden. Die vorausgehende Medikation muß berücksichtigt und vor dem Test entsprechend abgesetzt werden (Tabelle 8.1-6). Bei differenzierter Fragestellung und einer wissenschaftlichen Untersuchung sind Dosiswirkungskurven (Abbildung 8.1-4) aufzustellen.

Als Reaktionstyp ist eine Sofortreaktion am häufigsten, eine eventuelle verzögerte Reaktion muß ebenfalls berücksichtigt werden und der Patient 24 Stunden unter Kontrolle (Nachbeobachtungszeit) bleiben (Abbildung 8.1-5). Grundsätzlich darf nur ein Allergen pro Tag verabreicht werden, bei einer positiven Reaktion der Atemwege ist zunächst eine Pause von möglicherweiser einer Woche bis zum nächsten inhalativen Allergenprovokationstest einzulegen.

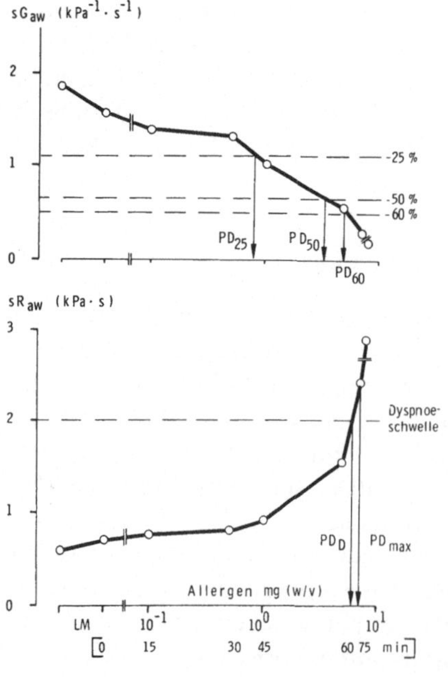

Abbildung 8.1-4. Dosis-Wirkungs-Beziehung im inhalativen Allergen-Provokationstest. (Allergen: Katzenepithelien, w/v. 1+99). Oberer Teil: Spezifische Atemwegsleitfähigkeit sG_{aw}, unterer Teil: spezifischer Atemwegswiderstand sR_{aw}. Eingetragen sind %-Abfälle der sG_{aw} und die zugehörigen Provokationsdosen PD_{25}, PD_{50} und PD_{60}, sowie die „Dyspnoeschwelle" nach Gonsior et al. (1976) (2 kPa·s, sR_{aw}) und die zugehörige Provokationsdosis PD_D bzw. die kumulative Allergengesamtdosis PD_{max} bei Versuchsabbruch. Bezugsgröße für %-Änderungen der Parameter ist regelmäßig der Wert nach Inhalation der Kontrollösung (Lösungsmittel, LM). Ferner ist der zeitliche Ablauf des Provokationstests durch Angabe der Meßzeiten dargestellt (Schultze-Werninghaus 1985a).

Tabelle 8.1-6. Medikamente, die eine Reaktion bei Hauttestung und inhalativen Provokationstests mit Allergenen und Histamin beeinflussen (z.T. nach Merget u. Schultze-Werninghaus 1981) und die empfohlene Karenz vor dem Test, d.h. die gewünschten Zeitabstände, in denen das Medikament vor der Testung abgesetzt werden soll

Medikation	Hauttests		Inhalative Provokationstests		Absetzen vor dem Test	
	Sofort-Reaktion	verzögerte Reaktion	Sofort-Reaktion	verzögerte Reaktion	Hautprobe	Provokation
Antihistaminika (ohne Astemizol)	+ + +	+	+	−	7 Tage	24 Stunden
Astemizol	+ + +	+	+	−	4 Wochen	4 Wochen
Psychopharmaka (trizyklische Antidepressiva)	+ +	+	+	−	7 Tage	24 Stunden
β-Adrenergika, p.o.	+	−	+ +	−	nicht nötig	12 Stunden
β-Adrenergika, inhalativ	−	−	+ + +	−	nicht nötig	12 Stunden
Theophyllin	−	−	+ +	+ +	nicht nötig	48 Stunden
Kortikoide, p.o., i.m., i.v.	−	+ +	+	+ +	nicht nötig	für Sofortreaktion: nicht nötig, für verzögerte Reaktion: 4 Wochen
Kortikoide, inhalativ	−	−	+	+ +	nicht nötig	wie p.o.
DNCG	−	−	+ +	+ +	nicht nötig	24 Stunden
Ketotifen	+ +	+	+ +	+	7 Tage	48 Stunden

+ + + = deutliche Hemmung
+ +   = Abschwächung
+   = minimale (fragliche) Abschwächung
−   = kein Einfluß

Die verzögerte Reaktion der Atemwege nach 4–12 Stunden hat in den letzten Jahren besondere Aufmerksamkeit gefunden, da sie mit der entzündlichen Antwort der Schleimhaut zu korrelieren scheint (Kay et al. 1984; Kay 1986a). Das Vorkommen einer verzögerten Reaktion hängt von dem Sensibilisierungsgrad und der Stärke der unspezifischen Hyperreagibilität des Patienten ab, weiterhin von der applizierten Allergenkonzentration und der Menge sowie von dem Allergen selbst; sie ist häufiger bei Schimmelpilzsporen und Hausstaubmilben als bei Pollen (Boulet et al. 1984; Fuchs u. Schultze-Werninghaus 1986).

Die Sensitivität des IPT ist hoch und von der angewandten Methodik abhängig.

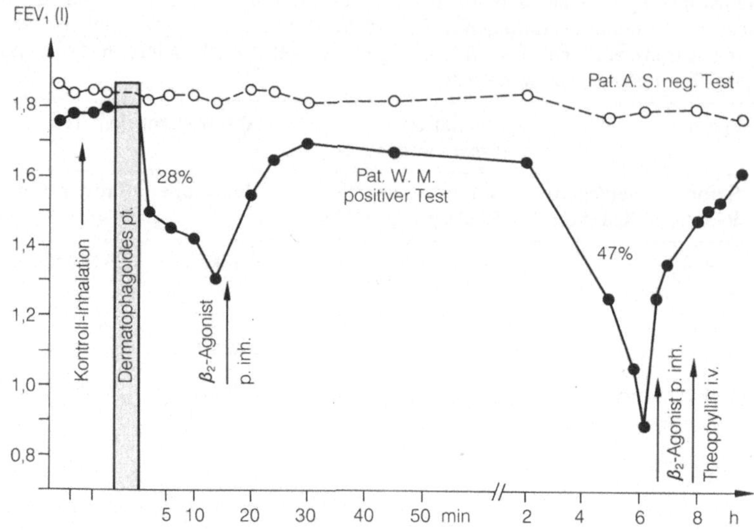

Abbildung 8.1-5. Inhalative Provokationstests mit Hausstaubmilbenextrakt Dermatophagoides pt. Der Patient W. M. weist eine deutliche Sofort- und eine starke verzögerte Reaktion (duale Reaktion) nach 6 Stunden auf (FEV_1-Abfälle von 28% bzw. 47% gegenüber den Ausgangswerten). Der inhalative Provokationstest bei dem Patienten A. S. fällt negativ aus: keine wesentliche Änderung des FEV_1 nach der Allergeninhalation.

Die Spezifität („falsch positiv") wurde bisher ungenügend geprüft. Es ist allenfalls bekannt, daß auch der IPT keine absolute Zuverlässigkeit aufweist. Die Ergebnisse müssen kritisch und in Verbindung mit anderen Befunden beurteilt werden. Die Reproduzierbarkeit des inhalativen Provokationstests ist im Hinblick auf die Sofortreaktion sehr gut, die verzögerten Reaktionen sind jedoch nach eigenen Untersuchungen schlecht reproduzierbar.

8.1.3 Schlußfolgerungen

Die allergologische in-vivo- und in-vitro-Diagnostik dient zur Klärung der möglichen exogen-allergischen Ätiologie und Pathogenese des Asthmas und muß mit anderen diagnostischen Verfahren (Abschnitte 8.3, 8.4, 8.5) kombiniert werden (Nolte 1984a, 1985a; Debelić 1986a; Fuchs u. Schultze-Werninghaus 1986). Mit der Kombination von Anamnese, Hauttest, RAST und Provokationstest (Tabelle 8.1-5, 7) gelingt es in vielen Fällen, eine allergische Pathogenese oder zumindest eine allergische Teilursache des Asthmas nachzuweisen bzw. auszuschließen. Es muß jedoch immer berücksichtigt werden, daß die Sicherung einer Sensibilisierung einschließlich dem Nachweis ihrer klinischen Aktualität durch Provokationstest nicht mit der Klärung aller am Krankheitsgeschehen ursächlich beteiligten Faktoren gleichzusetzen ist. Welche Rolle die anderen nicht-allergischen Komponenten wie z. B. unspezifisch-irritativen, reflektorischen und psychosomatischen

Tabelle 8.1-7. Kriterien der allergologischen Diagnostik zum Nachweis oder Ausschluß einer aktuellen Sensibilisierung der Atemwege bei obstruktiven Atemwegserkrankungen. Der inhalative Provokationstest (IPT) mit Allergen steht am Ende der diagnostischen Maßnahmen. Er soll bei unklaren Fällen eine *ja-nein*-Entscheidung über die klinische Relevanz eines Allergens bzw. einer Sensibilisierung erbringen

Kriterium	Klinische Allergie bei Asthma			
	keine	zweifelhaft	wahrscheinlich	beweisend
Anamnese	negativ	fraglich	hinweisend	eindeutig
Hauttest	0	+	+ +	+ + + / + + + +
Gesamt-IgE	niedrig	leicht erhöht	erhöht	stark erhöht
RAST-Klassen	0	1	2	3–4
IPT mit Allergen	negativ	–	–	positiv

Faktoren spielen, soll bei jedem Patienten *individuell* abgeschätzt und durch regelmäßige Kontrollen und langfristiges Verfolgen des Krankheitsbildes beurteilt werden. Bei der Langzeitbetreuung des Asthmatikers bleibt nach wie vor der intensive Kontakt mit dem Patienten (regelmäßige Gespräche und Untersuchungen) das wichtigste Kriterium der Krankheitsentwicklung, unterstützt durch Überprüfung der objektiven Parameter einschließlich allergologischer in-vivo- und in-vitro-Testergebnisse.

8.2 In-vitro-Diagnostik: Methoden der Allergenanalyse

H.J. Maasch

8.2.1 Ziele der Allergenanalyse

Analysemethoden für Allergenextrakte haben sich in den letzten beiden Jahrzehnten stürmisch entwickelt. Wurden bis vor wenigen Jahren nur unspezifische Methoden, wie z.B. die Bestimmung des Proteingehaltes und die des Gewichtes des allergenhaltigen Ausgangsmaterials, zur Charakterisierung herangezogen, findet jetzt eine Vielzahl biochemischer und immunologischer Methoden Verwendung. Besonders die immunologischen Methoden erlebten nach der Entdeckung des für die Allergie spezifischen Antikörpers, des Immunglobulin E, einen starken Aufschwung. Heute ist es neben der Bestimmung der allergenen Gesamtaktivität möglich, einzelne Allergene in Allergengemischen zu identifizieren und zu quantifizieren. Mit Hilfe chromatographischer und elektrophoretischer Methoden ist es gelungen, Einzelallergene mit relativ hoher Reinheit zu isolieren. Diese Isolierung von allergenen Molekülen dürfte durch die Gewinnung monoklonaler Antikörper und deren Einsatz in der Affinitätschromatographie weitere Fortschritte machen (siehe Abschnitt 7.2).

Neben den Labormethoden hat die in-vivo-Aktivitätsmessung am Patienten aber ihren Platz behauptet, z. B. bei der biologischen Standardisierung und der Therapieverlaufskontrolle durch einen quantitativen Hauttest. Erst die sinnvolle Kombination von in-vivo- und in-vitro-Methoden hat zu einem praktikablen Standardisierungskonzept für Allergenextrakte geführt. Viele der angewandten Methoden sind sehr komplex und häufig nur dem Laborfachmann verständlich. Auf den folgenden Seiten haben wir uns bemüht, die wichtigsten Methoden der Allergenextrakt-Analyse in sehr vereinfachter Form, in den meisten Fällen mit Hilfe eines Funktionsschemas, darzustellen.

8.2.2 Traditionelle Meßeinheiten für Allergenextrakte

8.2.2.1 NOON-Unit

Die NOON-Unit ist definiert als die Menge wasserlöslichen Antigens, die aus 1,0 µg Pollen extrahierbar ist. 1 g Pollen enthält demnach 1 000 000 NOON-Units (Noon 1911, Freeman u. Noon 1911).

8.2.2.2 Gewicht-pro-Volumen-Einheit (W/V = weight/volume)

Die W/V-Angaben beziehen sich auf das Gewicht des allergenen Ausgangsmaterials im Verhältnis zum Volumen der Extraktionsflüssigkeit. Angaben z. B.: $1 + 99 = 1$ Teil allergenes Ausgangsmaterial auf 99 Teile Extraktionsvolumen $= 1\%$ W/V (Stanley u. Linskens 1974).

8.2.2.3 Protein-Stickstoff-Einheit (PNU: protein nitrogen unit; Cooke-Unit)

Bei der PNU-Standardisierung nahm man an, daß die allergene Aktivität eines Extraktes mit dessen Proteingehalt korreliert sei. 1 PNU entspricht 0,01 µg durch Wolframatophosphorsäure präzipitierbaren Stickstoffs; das entspricht etwa 0,06 µg Protein (Cooke u. Stull 1933; Stull et al. 1933).

8.2.2.4 Klassische und modifizierte Proteinbestimmung nach Lowry

Ziel: Bestimmung der Proteinkonzentration in Allergenextrakten.

Durchführung: Da Allergenextrakte Substanzen enthalten, die die klassische Lowry-Proteinbestimmungsmethode stören, werden zu Beginn der Proteinbestimmung die Proteine mit Trichloressigsäure (TCA) gefällt, um sie dadurch von den störenden Substanzen abzutrennen (modifizierter Lowry). Im folgenden wird wie bei der klassischen Lowry-Proteinbestimmung verfahren.

Die TCA-Präzipitate der Verdünnungsstufen eines Allergenextraktes werden mit Farbreagenzien umgesetzt. Entsprechend den in den Allergenextraktverdünnungen vorliegenden Proteingehalten bilden sich unterschiedlich stark ausgeprägte blaue Farbkomplexe aus, die in einem Fotometer gemessen werden. Über eine Humanserumalbumin-Standardkurve werden die Proteinmengen in den Proben bestimmt.

Anwendung: Bestimmung der Proteinkonzentration in modifizierten und nicht-modifizierten Allergenextrakten. Bestimmung der bei der Allergenscheibenherstellung gebundenen Proteinmenge (Lowry et al. 1951; Schachterle u. Pollack 1972; Bensadoun u. Weinstein 1976; Wahl et al. 1985 a).

8.2.2.5 Kohlenhydratbestimmung
(hier: Hexosenbestimmung = Anthronbestimmung)

Ziel: Bestimmung des Kohlenhydratgehaltes in Allergenextrakten.

Durchführung: Einzelne Verdünnungsstufen eines Allergenextraktes werden mit einem Anthron-Reagenz umgesetzt. Entsprechend den in den Allergenextraktverdünnungen vorliegenden Hexosegehalten bilden sich unterschiedlich stark ausgeprägte gelbgrüne Farbkomplexe aus, die in einem Fotometer gemessen werden. Über eine Glukose-Standardkurve wird der Hexosegehalt in den Proben bestimmt.

Anwendung: Bestimmung des Kohlenhydratgehaltes in Allergenextrakten. Kontrolle von Dialyseschritten (Scott u. Melvin 1953; Dische 1962a; Dische 1962b).

8.2.3 Biologische und immunbiochemische Methoden der Allergenanalyse

8.2.3.1 Molekulargewichtsbestimmung über die Ausschlußchromatographie, z. B. Hochleistungs-Flüssigkeits-Chromatographie (HPLC) (Abbildung 8.2-1)

Ziel: Aufnahme des Molekulargewichtsspektrums von Allergenextrakten. Isolierung von einzelnen Allergenen bzw. Anreicherung von Fraktionen eines Allergenextraktes.

Durchführung: Nach dem Auftragen des Allergenextraktes auf die Trennsäule durch Injektion werden die Moleküle mit einem Elutionsmittel durch die Trennsäule transportiert. Moleküle, deren effektiver Durchmesser größer ist als der Porendurchmesser des aus Festkörpern bestehenden Trennmaterials, können nicht in das Innere der Festkörper hineindiffundieren und werden dadurch schneller durch die Säulen transportiert als die kleineren Moleküle, die in das Innere der Poren diffundieren, und dadurch zeitlich verzögert eluiert werden (a). Das Molekulargewicht einzelner Fraktionen wird durch Vergleich mit Eichproteinen ermittelt.

Mit Hilfe einer optischen Einheit und eines Schreibers wird das Molekulargewichtsspektrum aufgezeichnet (b).

Eichproteine:

T	=	Thyroglobulin	670,0 kD
G	=	Gammaglobulin	158,0 kD
O	=	Ovalbumin	44,0 kD
M	=	Myoglobin	17,0 kD
V	=	Vitamin B 12	$\leq 1,35$ kD

Anwendung: Untersuchungen zur Gleichförmigkeit verschiedener Chargen. Untersuchungen von modifizierten Allergenextrakten (Allergoide) im Vergleich zum nicht-modifizierten Präparat. Isolierung bzw. Anreicherung von einzelnen Allergenfraktionen. Bestimmung der Molekulargewichte isolierter Einzelmoleküle (Florvaag et al. 1982; Calam et al. 1984; Maasch et al. 1986a; Wahl et al. 1986a).

Allergenextrakt

T
G O M 14,80 V
6,57
17,36
7
6
5
4
3
2
1
0   5   10   15   20   25
min

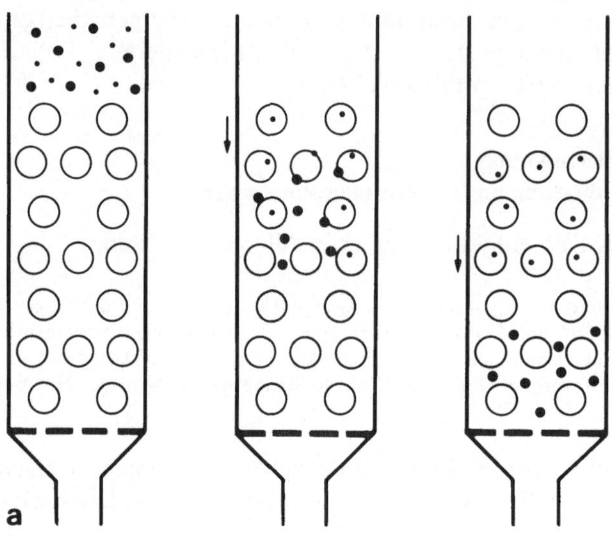

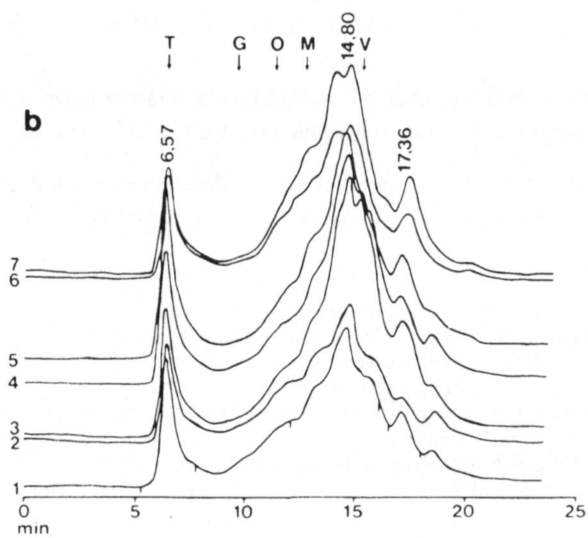

Abb. 8.2–1a, b

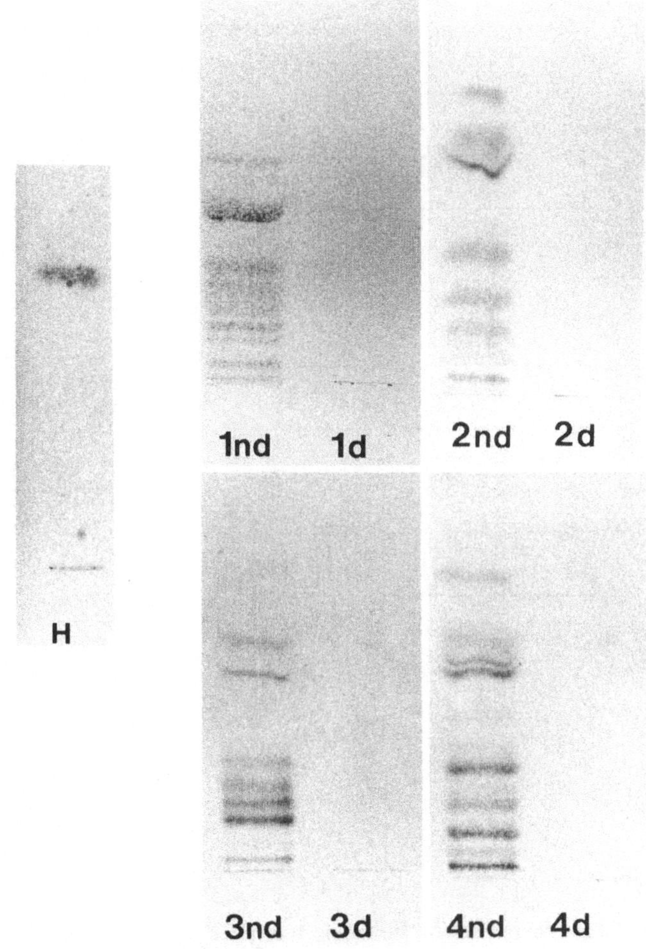

Abb. 8.2-2

8.2.3.2 Hochleistungs-Dünnschicht-Chromatographie (HPTLC) (Abbildung 8.2-2)

Ziel: Nachweis von niedermolekularen Substanzen in Allergenextrakten.

Durchführung: Auftragen der Allergenextrakte auf eine HPTLC-Kieselgel 60-Platte. Entwickeln der Platte in einem Chromatographietrog, der ein Fließmittelgemisch enthält.

Anwendung: Nachweis von niedermolekularen Substanzen in Allergenextrakten, z. B. von Substanzen mit freien NH_2-Gruppen wie Histamin (Detektionsreagenz: Ninhydrin).

Vergleichsuntersuchungen von dialysierten (d) und nicht-dialysierten (nd) Allergenextrakten. Abbildung 8.2-2. zeigt dies am Beispiel von vier (1–4) verschiedenen Präparaten. Die mit H gekennzeichnete Probe bestand aus einer Mischung gereinigter Proteine mit Histamin (Wahl et al. 1985b; Maasch et al. 1987a).

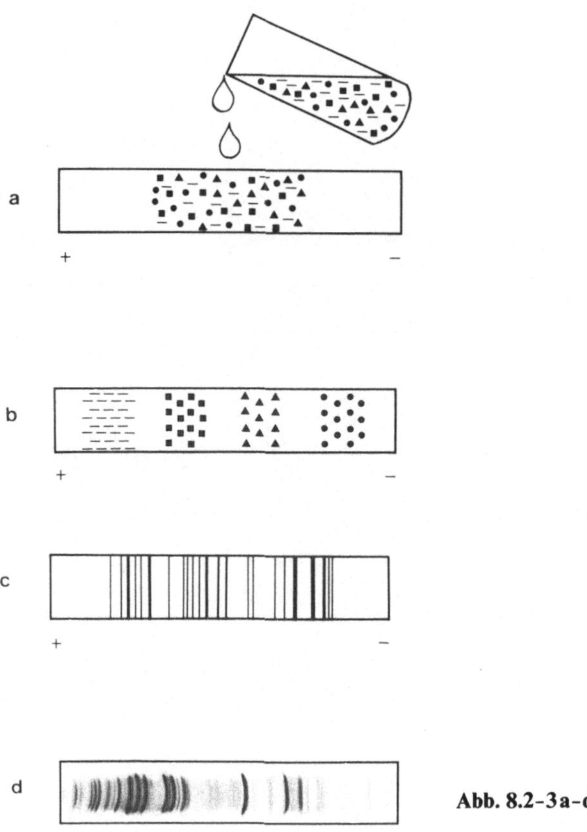

Abb. 8.2-3a-d

8.2.3.3 Isoelektrische Fokussierung (IEF) (Abbildung 8.2-3)

Ziel: Charakterisierung von Allergenextrakten anhand des Musters der in einem pH-Gradienten ausgefällten Proteine (Pherogramm). Man bestimmt den isoelektrischen Punkt der Proteine, d.h. den pH-Wert, bei dem ein Protein keine Nettoladung mehr besitzt und im elektrischen Feld nicht mehr wandert.

Durchführung: Auftragen des Extraktes auf ein Polyacrylamid-Gradienten-Gel (a). Trennen der Proteine mit Hilfe eines elektrischen Feldes (b). Fixieren und Färben der Proteinbanden (c); als Beispiel Pherogramm eines Birkenpollenextraktes (d).

Die isoelektrischen Punkte können durch Paralleltrennung eines Eichproteingemisches bestimmt werden.

Anwendung: Identifizierung von Allergenextrakten und allergenhaltigen Rohmaterialien. Vergleich verschiedener Extraktchargen. Kontrolle von Allergenextrakten während der Herstellung. Vorstufe zum Immunoprint. Stabilitätsprüfung. Vergleichsuntersuchungen von modifizierten und nicht-modifizierten Extrakten (Ohlenschläger et al. 1980; Puttonen u. Pilström 1980; Maasch et al. 1982, 1984b, 1986a, c, 1987a, b; Geissler et al. 1986a).

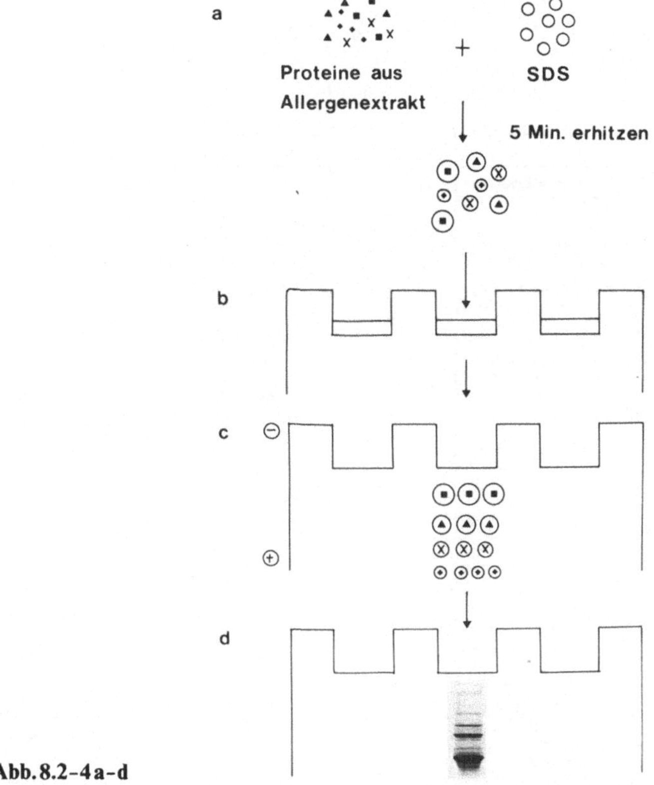

Abb. 8.2-4a-d

8.2.3.4 Natriumlaurylsulfat-Polyacrylamid-Gel-Elektrophorese (SDS-PAGE)
   (Abbildung 8.2-4)

Ziel: Molekulargewichtsbestimmung von Proteinen bzw. deren Untereinheiten in Allergenextrakten.

Durchführung: Der zu untersuchende Allergenextrakt wird mit *N*atriumlauryl*s*ulfat (NS, engl. *S*odium *d*odecyl *s*ulfate, SDS) behandelt (a). Diese Substanz bildet mit Proteinen stark negativ geladene Komplexe, die sich nur durch die Masse der Proteine unterscheiden. Die so behandelte Probe und ein Markerproteingemisch werden auf das untere Ende eines NS enthaltenden Polyacrylamidgels pipettiert (b). Eine Elektrophorese wird durchgeführt (c). Dabei wird die Wanderungsgeschwindigkeit primär durch die Masse der Komplexe bestimmmt. Nach Beendigung der Elektrophorese werden die Proteine durch Anfärben sichtbar gemacht (d). Durch Vergleich der Lage der Banden des Eichproteingemisches mit denen der Probe können die Molekulargewichte für die einzelnen Proteinbanden abgeschätzt werden.

Anwendung: Molekulargewichtsbestimmung von Proteinen bzw. deren Untereinheiten. Vorstufe zum Westernblot. Identifizierung von Allergenextrakten. Vergleich modifizierter und nicht-modifizierter Allergene. Reinheitsnachweis isolierter Einzelallergene (Geissler et al. 1986a; Maasch et al. 1984b, 1986a, c, 1987a).

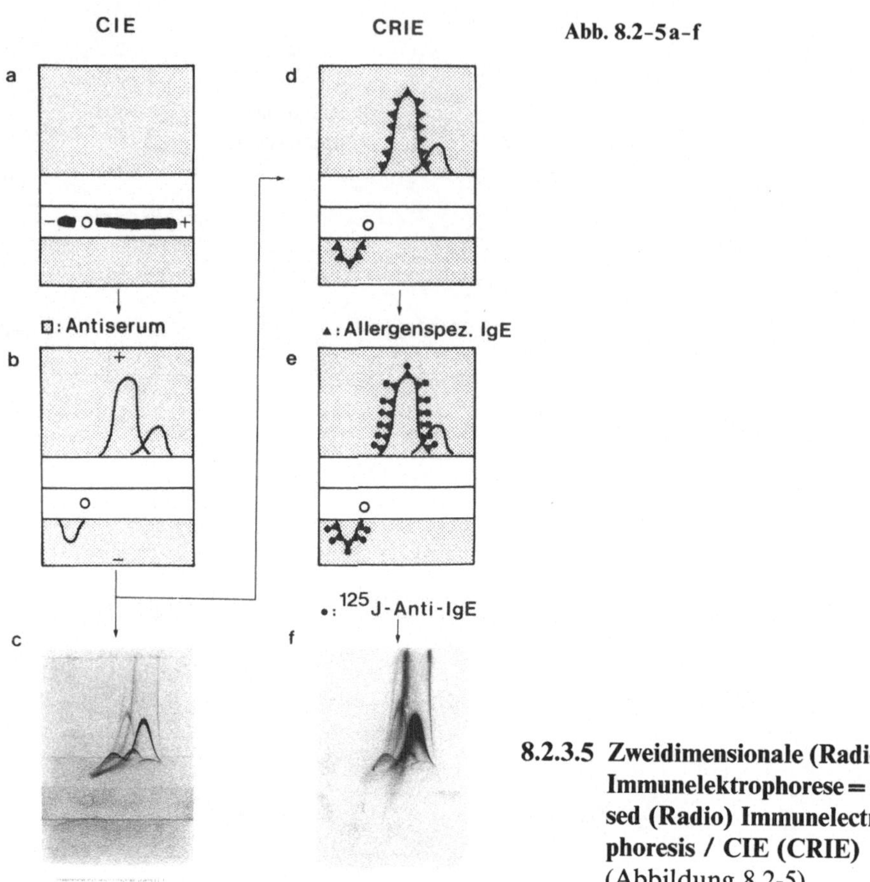

8.2.3.5 Zweidimensionale (Radio-) Immunelektrophorese = Crossed (Radio) Immunelectrophoresis / CIE (CRIE)
(Abbildung 8.2-5)

Ziel: Auftrennung und Identifizierung von Antigenen und Allergenen in komplexen Allergenextrakten. Messen von spezifischen IgE- und IgG-Antikörpern in Patientenseren.

Durchführung: Als erstes erfolgt eine Auftrennung der Allergene in einem Agarose-Gelstreifen nach ihren Ladungen (erste Dimension, a).

Dann wird senkrecht dazu in ein Antikörper (meistens Kaninchen-Anti-Allergen) enthaltendes Gel elektrophoretisch aufgetrennt (zweite Dimension). Es entstehen dabei Antigen-Antikörperkomplexe, die in typischer Ausbildung präzipitieren (b) und sich durch Anfärben sichtbar machen lassen (c).

Nach Inkubation der CIE-Platten mit einem Serum, das allergenspezifische Antikörper enthält (d), werden die Allergen-Antikörper-Komplexe mit Hilfe von markierten Anti-Antikörpern identifiziert (e).

Durch den radioaktiv-markierten Tracer (Anti-IgE bzw. ^{125}J-Anti-IgG) wird ein Röntgenfilm an den Stellen der Allergen-Präzipitate unterschiedlich stark geschwärzt (f).

Anwendung: Identifizierung von Allergenen in komplexen Extrakten. Untersuchen von Kreuzreaktivitäten zwischen Allergenextrakten. Charakterisierung von Patientenseren (Allergoprints). Bestimmung spezifischer IgE- und IgG-Titer während der Therapie (Weeke u. Løwenstein 1973; Løwenstein 1978a, b; Aukrust 1980; Maasch et al. 1982, 1983, 1984b, 1986a, b, c, 1987a, b; Helm et al. 1984; Gjesing et al. 1985; Ingeman et al. 1985; Geissler et al. 1986a, b).

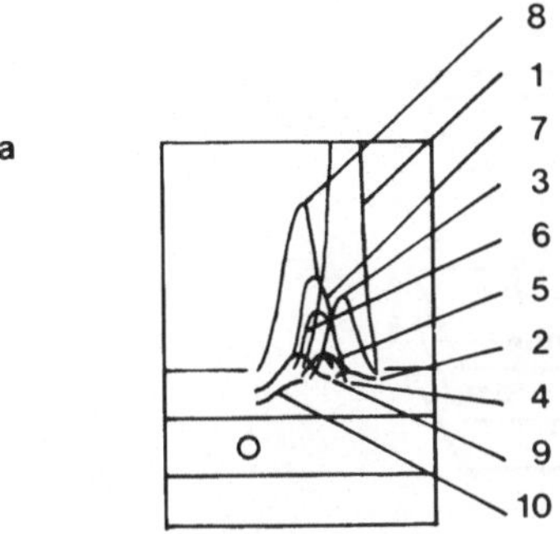

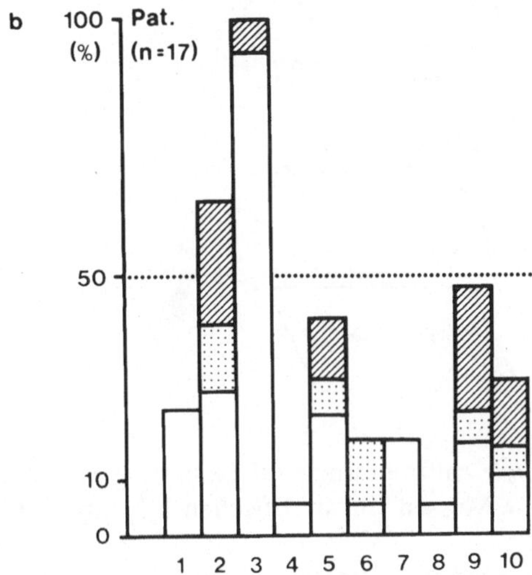

Abb. 8.2-6a, b

8.2.3.6 Aufstellung eines Allergogramms über die Allergoprints einzelner Patienten
(Abbildung 8.2-6)

Ziel: Bestimmung von Major-, Intermediär- und Minor-Allergenen.

Durchführung: Ermitteln von IgE-Mustern in individuellen Patientenseren mit Hilfe der CRIE (Allergoprints). Kennzeichnen und Summieren aller auftretenden Allergene (a). Ablesen der Autoradiographien und Ermitteln der Sensibilisierungen nach 3 □, 7 ⊞ und 14 ▨ Tagen (b).

Auswertung: Es wird die Autoradiographie nach 14tägiger Inkubation ausgewertet. Ein Major-Allergen kommt bei mehr als 50% aller Patienten vor. Ein Intermediär-Allergen kommt bei 10–50% aller Patienten vor. Ein Minor-Allergen kommt bei weniger als 10% aller Patienten vor.

Anwendung: Charakterisierung von Serumpools. Ermittlung von individuellen, spezifischen IgE-Mustern. Bestimmung von Major-, Intermediär- und Minor-Allergenen. (Løwenstein 1978a; Aukrust 1980; Maasch et al. 1987a).

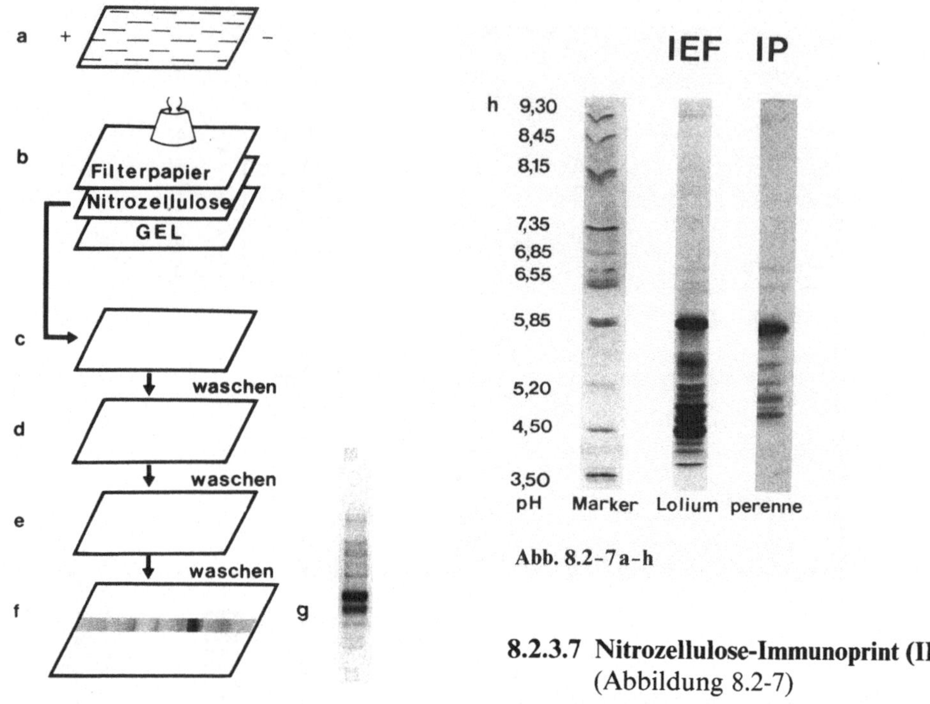

Abb. 8.2-7a-h

8.2.3.7 Nitrozellulose-Immunoprint (IP)
(Abbildung 8.2-7)

Ziel: Auftrennung und Isolierung von Allergenen in komplexen Allergenextrakten. Messen von spezifischen IgE- und IgG-Antikörper-Titern in Patientenseren.

Durchführung: Trennen der Proteine in einem Agarosegel (a). Übertragen und Immobilisieren auf Nitrozellulose durch Druck- und Kapillarwirkung (b). Blockieren der unbesetzten Nitrozellulose-Bindungsstellen mit 0,5% Tween/1% BSA (c). Inkubieren mit Patientenserum (d). Markieren mit Anti-IgE bzw. -IgG (e). Identifizieren mit Autoradiographie oder Zymographie (f).
  Diese Technik ist relativ schnell durchführbar, hochauflösend und im Gegensatz zu CIE/CRIE nicht von Kaninchen-Antikörpern abhängig.
  (Alternativ können die Proteine in der SDS-PAGE aufgetrennt werden. Die Proteine werden dann meistens durch Elektrotransfer auf die Nitrozellulose übertragen, z.B. beim Westernblot) (g) (Abschnitt 8.2.3.4; vgl. Abschnitt 7.2).

Beispiel: In Abbildung 8.2-7h sind autoradiographisch markierte Allergenfraktionen (Proteine) in einem Lolium perenne-Pollenextrakt (IP) im Vergleich zur isoelektrischen Fokussierung IEF (siehe 8.2.3.3) des gleichen Ausgangsmaterials und Markerproteinen (pH-Werte) dargestellt. Die Allergenfraktionen (querverlaufende „Bänder") in IEF und IP entsprechen sich; im IP sind jedoch nur diejenigen Proteine erkennbar, die durch Serum-IgE-Antikörper und Anti-IgE markiert sind, d.h. Proteine, die als *Allergene* wirken (beim jeweiligen Patienten).

Anwendung: Identifizierung von Allergenen in komplexen Extrakten. Untersuchen von Kreuzreaktivitäten in Allergenextrakten. Charakterisierung von Patientenseren (Allergoprints). Bestimmung spezifischer IgE- und IgG-Titer während der Therapie (Bengtsson et al. 1985, 1986; Dewair et al. 1985; Bousquet et al. 1986; Geissler et al. 1986a; Haas et al. 1986; Maasch et al. 1986c, 1987a; Peltre et al. 1986).

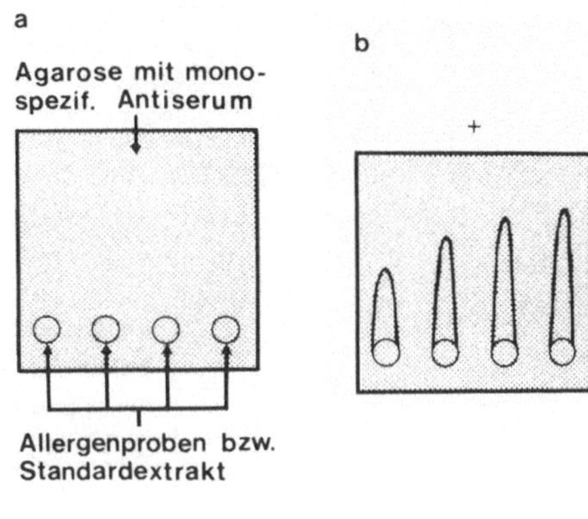

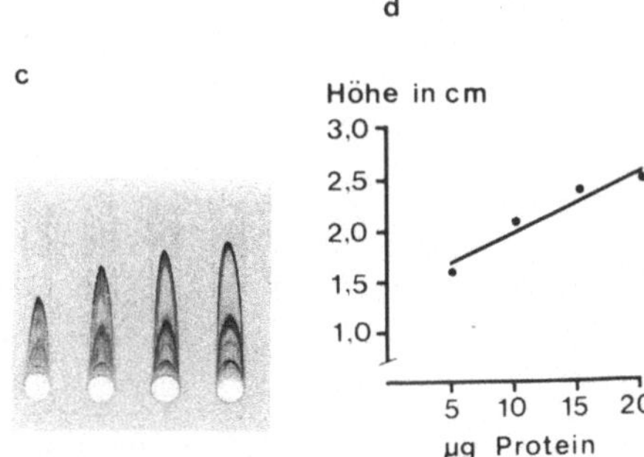

Abb. 8.2-8 a–d

8.2.3.8 Elektro-Immundiffusion, z. B. Rocket Immunelectrophoresis (RIE) (Abbildung 8.2-8)

Ziel: Quantifizierung von Einzelallergenen in Allergenextrakten.

Durchführung: Ein Gel, das mit einem monospezifischen Antiserum vermischt ist, wird auf eine Glasplatte gegossen. In das Gel werden am unteren Rand der Platte Löcher gestanzt, in die die zu messenden Proben sowie unterschiedliche Verdünnungen eines Standardextraktes pipettiert werden (a).

Nach dem Anlegen eines elektrischen Feldes wandern die Allergene in das antikörperhaltige Gel und präzipitieren (b).

Durch Anfärben der Platte mit einer Färbelösung werden entsprechend den unterschiedlichen Allergen-Konzentrationen in den Proben unterschiedlich hoch ausgeprägte Rockets sichtbar (c).

Die Höhen der Rockets des Standards werden gegen die entsprechende Allergenkonzentration (z. B. in µg Protein) aufgetragen. Über die Standardkurven kann die Allergenkonzentration der Probe bestimmt werden (d).

Anwendung: Quantifizierung von Einzelallergenen in Allergenextrakten. Untersuchung der Allergenkonzentration im Hausstaub (Weeke 1973; Løwenstein 1978 b; Ford et al. 1985; Gjesing et al. 1985; Dreborg et al. 1986; Maasch u. Wahl im Druck).

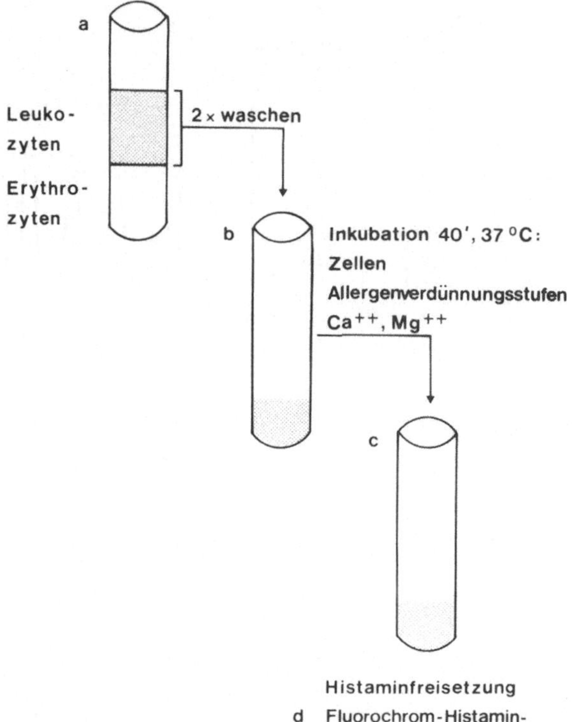

Abb. 8.2-9a-e

8.2.3.9 Histaminfreisetzung aus basophilen Leukozyten (fluorimetrische Messung)
(Abbildung 8.2-9)

Ziel: Analyse von Allergenextrakten. Ermittlung des Sensibilisierungsgrades von Patienten.

Durchführung: Isolieren von Leukozyten (a). Inkubieren mit Allergenextraktverdünnungen (b). Freisetzen von Histamin (c). Kondensieren des Histamins mit ortho-Phtaldialdehyd (d). Messen des gebildeten Fluorochroms im Autoanalyzer (e).

Parallel dazu wird nach Lyse der Zellen mit Perchlorsäure das Gesamt-Histamin bestimmt („Complete").

Die durch Allergen freigesetzte Histaminmenge wird als % Anteil vom Gesamt-Histamin angegeben. Als Bezugsgröße wird häufig die 30%- oder 50%-Grenze gewählt.

Anwendung: Bestimmung des Sensibilisierungsgrades und -spektrums von Patienten. Bestimmung der Gesamtaktivität eines Extraktes. Bestimmung der allergenen Zusammensetzung eines Extraktes (Weyer et al. 1978; Wahn et al. 1980; Maasch et al. 1982, 1984a; Siraganian 1986).

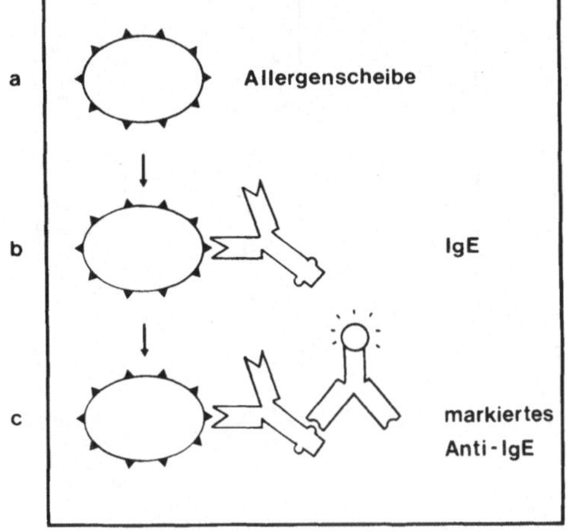

Abb. 8.2-10a-c

8.2.3.10 Radioallergosorbent-Test (RAST) (Abbildung 8.2-10)

Ziel: Messung der allergenspezifischen IgE-Titer in Allergikerseren.

Durchführung: Koppeln der Allergene (Gesamtextrakt oder Fraktionen) an BrCN-aktivierte Papierscheiben (a). Inkubieren der Allergenscheiben mit Patientenserum (b). Markieren mit radioaktiv-markiertem Anti-IgE (c). Messen der gebundenen Aktivität im γ-Counter.

Anwendung: Bestimmung von RAST-Klassen. Qualitätskontrolle von Allergikerseren. Bestimmung von Allergenaktivitäten im Gesamtextrakt und in Extraktfraktionen. Qualitätsbestimmung von Allergenscheiben (Wide et al. 1967; Yunginger u. Gleich 1973; Zeiss et al. 1973; Puttonen u. Pilström 1980; Maasch et al. 1984a; Geissler et al. 1986a; Wahl et al. 1986b; Maasch et al. 1987b; Maasch u. Wahl im Druck).

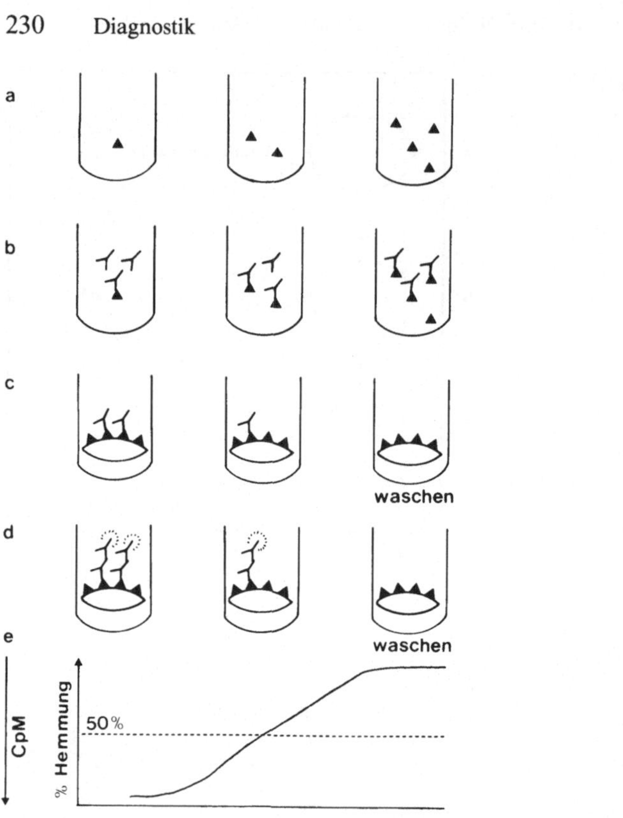

Abb. 8.2-11a-e

8.2.3.11 RAST-Hemmtest (Abbildung 8.2-11)

Ziel: Quantifizierung der allergenen Gesamtaktivität in Allergenextrakten.

Durchführung: Die Messung eines Allergens mit Hilfe des RAST-Hemmtests setzt voraus, daß das homologe Allergen an die Scheiben gebunden und daß korrespondierende Antikörper im Serum (IgE-Quelle) enthalten sind. Verdünnungsreihe des Allergenextraktes (a). Zugeben von spezifischen IgE-Antikörpern = Allergikerserum (b). Zugeben einer Allergenscheibe (c). Zuvor nicht-blockierte IgE-Antikörper binden an die Allergenscheibe. Inkubieren mit ^{125}J-Anti-IgE (d). Messen der gebundenen Aktivität in einem γ-Counter. Es wird die Korrelation zwischen der Hemmung (%) und der Extraktkonzentration berechnet (e).

Anwendung: Routinemäßige Qualitätskontrolle von allergenhaltigem Rohmaterial und Allergenextrakten. Standardisierung von Allergenextrakten mit Hilfe eines Referenzextraktes. Untersuchen auf Kreuzreaktivität (Yman et al. 1975; Arbesman et al. 1977; Aas et al. 1978; Brighton et al. 1979; Aukrust 1980; Ohlenschläger et al. 1980; Anderson u. Baer 1981; Maasch et al. 1982, 1983, 1986a, b, c, 1987a, b, c; Wahl et al. 1983, 1986a, b; Jonsson et al. 1985).

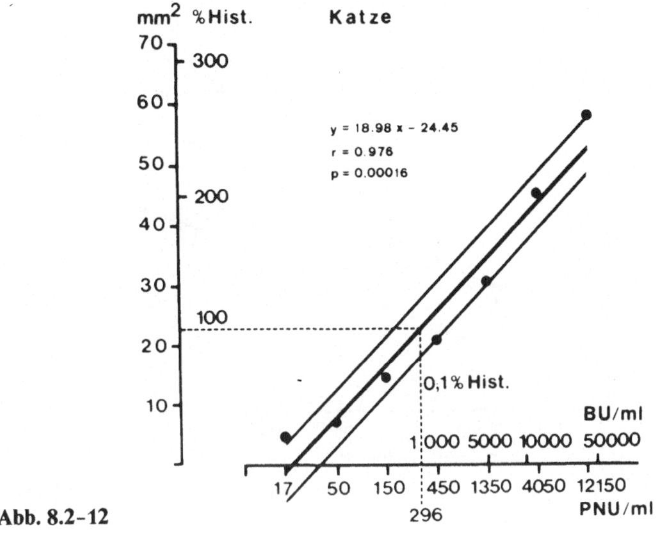

Abb. 8.2-12

8.2.3.12 Quantitativer Hauttest (Abbildung 8.2-12)

Ziel: Bestimmung der biologischen Aktivität eines Allergenextraktes.

Durchführung: Ansteigende Konzentrationen (z. B. 7 Schritte) eines Allergenextraktes, 0,1% Histamin, 1,0% Histamin und 0,9% NaCl werden jeweils mehrfach (z. B. dreifach) in randomisierter Anordnung an der Innenseite der Unterarme von Allergikern im Pricktest untersucht. Registrieren der Hautreaktionen nach 15 Minuten durch Umzeichnen der Hautreaktion (Quaddel, evtl. auch Rötung). Bestimmen des Areals der Hautreaktionen. Korrelieren von Hautreaktionsgröße mit Extraktkonzentrationen. Beziehen auf die von der 0,1%igen Histaminlösung ausgelöste Hautreaktionsgröße. Berechnen von 1 HEP (= *H*istamin *E*quivalent in *P*ricktesting = 1000 BU/ml) aus der Regressionsgeraden.

Anwendung: Biologische Standardisierung von Allergenextrakten (Voorhorst u. Van Krieken 1973; Aas et al. 1978; Turkeltaub et al. 1982; Maasch et al. 1983, 1986b, 1987a, b; Hordle et al. 1984; Dreborg et al. 1986).

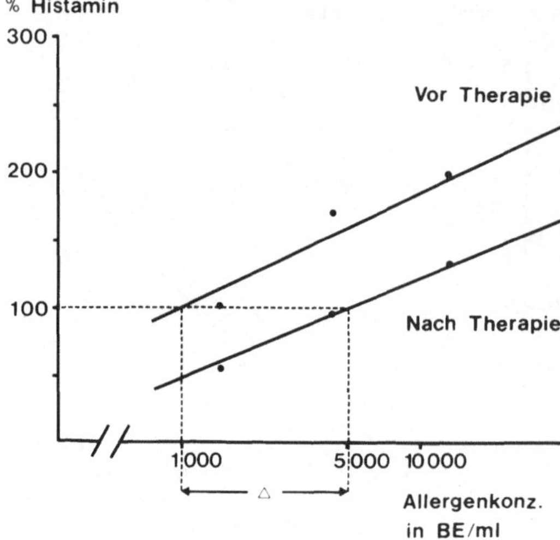

Abb. 8.2-13

8.2.3.13 Parallel Line Assay (Abbildung 8.2-13)

Ziel: Bestimmung der Hautsensitivität von Patienten vor und nach einer Immuntherapie.

Durchführung: Testen mit mehreren Extraktkonzentrationen und Positiv- und Negativ-Kontrollen vor und nach der Therapie. Für jeden Patienten wird die Dosis-Wirkungs-Beziehung zwischen der Allergenkonzentration (log-Werte) und der resultierenden Hautreaktion (Quaddel) mit Hilfe einer Regressionsgeraden vor und nach der Behandlung bestimmt. Die Entfernung (Δ) zwischen den beiden Geraden auf der Konzentrations-Achse wird als ein Parameter für die therapiebedingte Änderung der Hautsensitivität benutzt. In dem Beispiel der Abbildung 8.2-13 mußte die Testkonzentration des Allergenextraktes nach der Therapie um einen Faktor von ca. 5 erhöht werden, um eine Quaddel von der gleichen Größe wie vor Behandlung zu erreichen. Daraus folgt, daß die Hautsensitivität durch die Therapie um den Faktor 5 gesunken ist.

Anwendung: Vergleich der Hautsensitivität von Patienten vor und nach einer Immuntherapie. Die Reduzierung der Hautsensitivität wird als immunologische Wirkung der Immuntherapie interpretiert (Finney 1978; Dreborg et al. 1986).

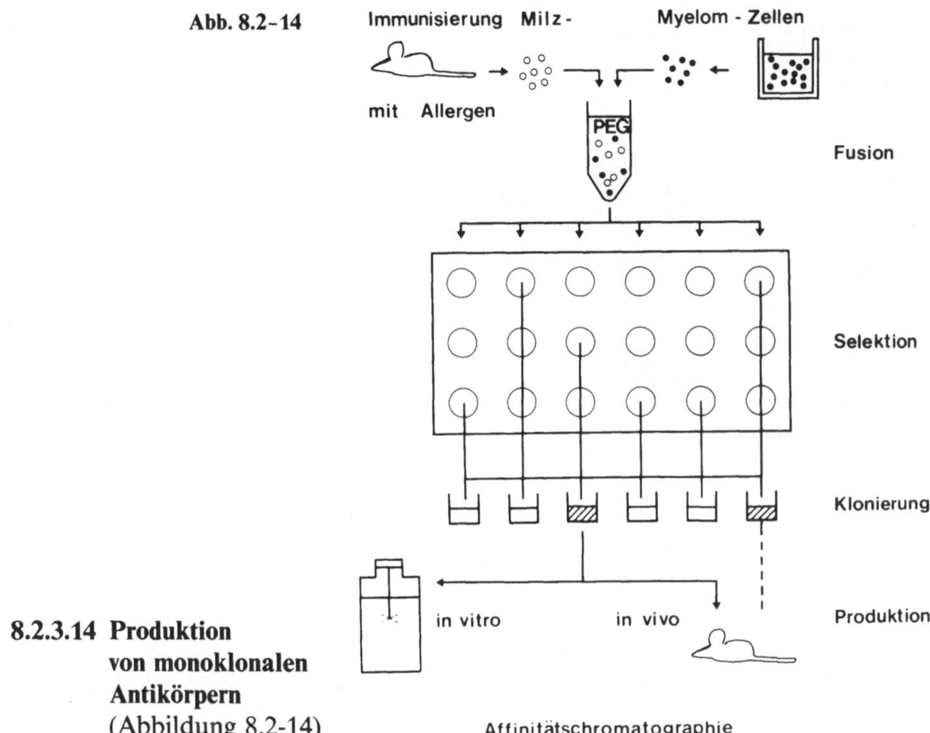

8.2.3.14 Produktion von monoklonalen Antikörpern
(Abbildung 8.2-14)

Ziel: Herstellung von monospezifischen Antikörpern gegen einzelne Allergene.

Durchführung: Versuchstiere (meist Mäuse oder Ratten) werden mit Antigen immunisiert. Wenn die Versuchstiere eine gute Antikörper-Produktion zeigen, wird die Milz entfernt und daraus eine Zellsuspension hergestellt. Diese Zellen werden mit einer Myelom-Zellinie unter Zugabe von *Poly*ethylen*g*lycol (PEG), das die Membranverschmelzung fördert, fusioniert. Nur ein kleiner Teil der Zellen fusioniert erfolgreich. Die Fusionsmischung wird dann mit einem Medium, das „HAT" enthält, in Kultur genommen. HAT ist eine Mischung von *H*ypoxanthin, *A*minopterin und *T*hymidin. Aminopterin ist ein starkes Toxin, das einen Stoffwechselweg blockiert. Dieser Stoffwechselweg kann umgangen werden, wenn die Zellen mit den intermediären Metaboliten Hypoxanthin und Thymidin versorgt werden. So können Milzzellen in HAT-Medium wachsen, während Myelom-Zellen aufgrund eines Stoffwechseldefektes den obengenannten Umweg nicht gehen können und somit sterben. Wenn die Kultur in HAT-Medium angesetzt wird, enthält sie Milz-, Myelom- und fusionierte Zellen. Die Milzzellen sterben in Kultur auf natürlichem Wege nach 1–2 Wochen, Myelom-Zellen sterben in HAT aufgrund ihres Stoffwechseldefektes. Fusionierte Zellen überleben, weil sie die Unsterblichkeit der Myelom-Zellen und den Stoffwechsel-Umweg der Milzzellen besitzen. Einige dieser fusionierten Zellen werden auch die Fähigkeit der Milzzellen zur Antikörper-Produktion haben. Jedes Gefäß, das wachsende Zellen enthält, wird auf die Produktion der gewünschten Antikörper hin getestet (oft mit Hilfe von RIA oder ELISA). Wenn die Resultate positiv verlaufen, werden die entsprechenden Kulturen geklont. Dazu werden die Zellen vereinzelt. Diese einzelne Vorläufer-Zelle, die zur Produktion der gewünschten Antikörper fähig ist, produziert nun einen Klon von Zellen, die unsterblich sind und (monoklonale) Antikörper produzieren.

Anwendung: Identifizierung von Allergenen in Gesamtextrakten. Identifizierung von Allergenen im Milieu der Allergiker. Reinigung von Allergenen (Köhler u. Milstein 1975; Milstein 1980; Aalberse 1983; Haas et al. 1986).

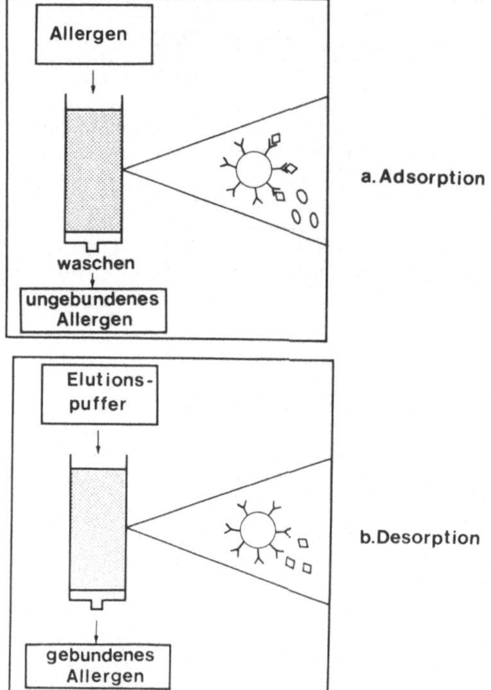

Abb. 8.2–15

8.2.3.15 Affinitätschromatographie (Abbildung 8.2-15)

Ziel: Isolierung oder Reinigung von Allergenen.

Durchführung: Herstellen eines aus einer festen Phase bestehenden Immunabsorbenz (z. B. kovalente Bindung eines monoklonalen Antikörpers an eine inerte Grundlage, wie z. B. vernetzte Dextran-Kugeln). Füllen des Immunabsorbens in eine Säule. Auftragen der Allergenmischung auf die Säule unter physiologischen Bedingungen. Allergene, die an den Antikörper binden, bleiben an die Säule gebunden, während ungebundene Allergene ausgewaschen werden (a). In einem zweiten Schritt werden dann die gebundenen Allergene mit Hilfe eines Puffers, der die Allergen-Antikörper-Bindung löst, eluiert (b).

Anwendung: Reinigung von Allergenextrakten. Isolierung einzelner Allergene. Diese Technik ist für die Isolierung von Allergenen noch nicht über das Experimentierstadium hinausgekommen und wird noch nicht generell angewendet.

Der Autor dankt Frau U. Peckmann-Kappler und Herrn Dr. R. Wahl herzlich für die vielfältigen Anregungen bei dieser Arbeit und für die kritische Durchsicht der Texte. Frau Peckmann-Kappler gebührt zusätzlicher Dank für die sorgfältige und klare Darstellung der Reaktionsvorgänge, Frau L. Bozzardi für die Anfertigung des Manuskriptes.

8.3 Funktionsdiagnostik bei Asthma

W. Petro

8.3.1 Grundlagen der Funktionsdiagnostik

Dem Asthma kommt eine immense sozialmedizinische Bedeutung zu. Die Erkrankungshäufigkeit einer mitteleuropäischen Population ist mit 5–10% anzusetzen (Abschnitt 2). Dabei ist eine Zunahme der Erkrankungshäufigkeit unverkennbar, deren Ursachen nicht endgültig geklärt sind. Unabhängig vom Ursachenkomplex und Entstehungsmechanismus des Asthmas ist die Kette pathophysiologischer Abläufe uniform und bildet das Substrat für die Lungenfunktionsdiagnostik.

Das Asthma ist gekennzeichnet durch
a) Hyperreagibilität und
b) Atemwegsobstruktion.

Die Veränderungen von Reaktionsbereitschaft und Weite des Atemwegslumens sind die Grundlagen der Formen der Meßverfahren (European Society for Clinical Respiratory Physiology 1978; Matthys et al. 1982; Quanjer 1983).

Die Hauptziele der Lungenfunktionsdiagnostik sind die objektive Erfassung
a) des Ausmaßes der Atemwegsobstruktion,
b) des Grades der Hyperreagibilität auf unspezifische Reize,
c) der Reversibilität auf therapeutische Bemühungen und
d) der Leistungsminderung durch die Atemwegserkrankung – im Hinblick auf die
   Aufgaben der Sozialmedizin.

8.3.2 Methoden, Geräte, Parameter, Interpretation

Meßmethoden und Verfahren der Funktionsdiagnostik bei Asthma müssen sich daran messen lassen, inwieweit es gelingt, die exspiratorisch wirksame Behinderung des Atemstromes zu messen. Die exspiratorische Strömungsbehinderung, die durch die intrathorakale Atemwegsverengung verursacht wird und eine Verstärkung durch die exspiratorisch wirksam werdende weitere Lumeneinengung der Atemwege erfährt, ist das entscheidende Meßsubstrat. Dabei ist grundsätzlich derjenigen Meßtechnik der Vorrang einzuräumen, die in der Lage ist, diese exspiratorisch wirksame Strömungsbehinderung (Obstruktion) möglichst objektiv, d.h. unabhängig von der Mitarbeit des Patienten, möglichst preiswert in Bezug auf die zu beschaffenden Geräte, möglichst schnell in Durchführung und Auswertung und mit möglichst hoher Sensitivität und Spezifität zu erfassen (Matthys et al. 1982).

8.3.2.1 Peak Flow-Meter

Mit Hilfe eines *Peak Flow-Meter* ist die einfache Bestimmung der exspiratorischen Atemstromstärke am Mund möglich. Diese meistens einfach konstruierten Geräte bestehen aus einem großlumigen Rohr, in welches der Patient nach maximaler Einatmung (IVC) kurz und stoßartig ausatmet und hiernach das Atemmanöver abbricht, also nicht bis zur maximalen Expiration (RV) ausatmet. Dabei wird eine mechanische Markierung, Membran, Fahne o. ä. abgelenkt, die am Punkt des exspiratorischen Spitzenflusses (PEF oder MEF) stehenbleibt. Dieser PEF kann auf einer Skala in Litern pro Minute oder Litern pro Sekunde abgelesen werden. Der so gewonnene PEF-Wert ist ein grobes Maß für die Obstruktion der vorwiegend großen Atemwege; die Bestimmung ist in erheblichem Maße mitarbeitsabhängig.

Die Vergleichbarkeit zwischen einzelnen Geräten ist nicht besonders gut, so daß sich diese einfachen Geräte vornehmlich für intraindividuelle Vergleiche, z. B. Verlaufskontrollen unter Therapie eignen. Die herausragende praktische Bedeutung dieser Apparate liegt in der einfachen Handhabung, die vom Patienten selbst vorgenommen werden kann. Aus diesem Grunde werden Peak Flow-Meter zur Therapiekontrolle eingesetzt. Sie erlauben nach entsprechender Dokumentation durch den Patienten eine gezielte Stufentherapie (Ferlinz et al. 1985) durch den behandelnden Arzt. Darüber hinaus eignen sie sich jedoch auch vorteilhaft für den Einsatz bei der Eigentherapie des „mündigen" Patienten. Eine Atemwegsobstruktion wird durch das Manöver nicht ausgelöst, da es nicht darum geht, ein forciertes Atemmanöver bis zur maximalen Exspiration zu vollbringen. Die Kosten für die Kunststoffgeräte sind gering und nehmen einen nennenswerten Betrag erst dann an, wenn ein sog. Wright'sches Peak Flow-Meter verwendet wird, das eine sehr große Genauigkeit besitzt. Die Haupteinsatzgebiete sind die Praxis des Allgemeinmediziners, des Internisten und des Pneumologen und natürlich der Patient selbst.

8.3.2.2 Spirometrie

Die klassische *Spirometrie* (d. h. die direkte Erfassung geatmeter Volumina) besitzt in der pulmonalen Funktionsdiagnostik heute lediglich noch eine Bedeutung in Bezug auf *Trockenspirometer* (Balgspirometer), deren Vorteil im geringen Gewicht, geringen Größenumfang und einfacher Reinigungsmöglichkeit liegt. Diese Geräte zählen zu den preiswertesten Meßapparaturen. Mit ihnen ist es möglich, das *forcierte exspiratorische Einsekundenvolumen* (Einsekundenkapazität; FEV_1) und die langsame (VC) oder forcierte exspiratorische Vitalkapazität (FVC) zu messen.

8.3.2.3 Pneumotachographie

Die *Pneumotachographie* hat ihren Siegeszug in der pulmonalen Funktionsdiagnostik in den letzten Jahren beendet. Sie ermöglicht unter der Verwendung einer Differenzdruckmessung eine Messung des Atemstroms (Fluß, Flow) am Mund, z. B. mit Hilfe des Fleisch'schen Staurohres. Der Fluß ($\dot{V} = V/t$) wird elektronisch zum Volumen ($V = \dot{V} \cdot t$) integriert. Somit besteht die Möglichkeit, Fluß und Volumen

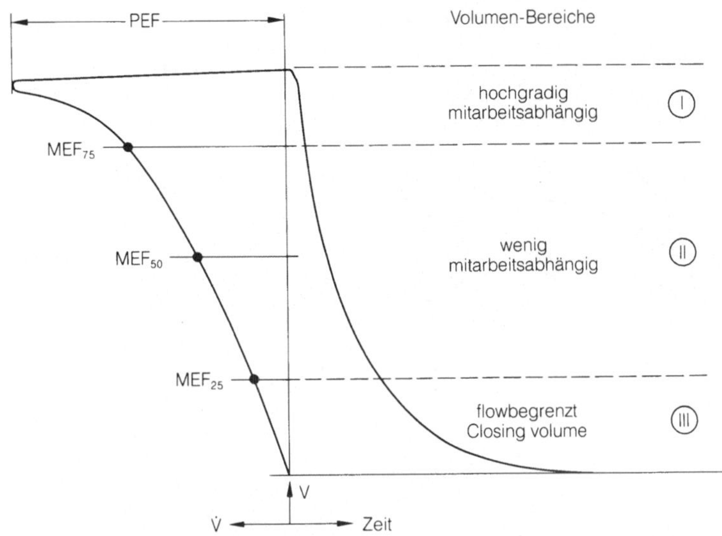

Abbildung 8.3-1. Darstellung der *Volumenbereiche der forcierten Ausatmung. Links: Fluß-Volumen-Diagramm* ($V/\dot{V}$), *rechts: Volumen-Zeit-Diagramm* (V/t). Es sind die Bereiche der hochgradigen Mitarbeitsabhängigkeit (I), der geringen Mitarbeitsabhängigkeit (II) und der ausschließlichen Flowbegrenzung (III) dargestellt. Ebenso die Parameter des Flußvolumen-Diagrammes mit Spitzenfluß (PEF) und den Maximalflüssen MEF bei 75%, 50% und 25% der Vitalkapazität (MEF_{75}, MEF_{50} und MEF_{25}).

zeitgleich zu registrieren. Das Kernstück der heutigen atemmechanischen Funktionsanalyse ist somit das Fluß-Volumen-Diagramm (Fluß-Volumen-Kurve, $\dot{V}/V$- bzw. MEFV-Kurve; Cherniack 1979; Abbildung 8.3-1,2). Diese wird bei den meisten Geräten auf einem Bildschirm verzögerungsfrei angezeigt oder mittels xy-Schreiber zu Papier gebracht. In aller Regel werden neben dem Fluß-Volumen-Diagramm auch das Fluß-Zeit- ($\dot{V}/t$-) sowie das Volumen-Zeit-(V/t-)Diagramm angegeben. Bei den meisten Geräten besteht die Möglichkeit zur Messung des inspiratorischen Flusses. Die Flußmessung ist der entscheidende Vorzug der Pneumotachographie gegenüber der klassischen Spirometrie.

Ebenso wichtig wie die Registrierung der Fluß-Volumen-Beziehung ist die Möglichkeit der Messung des inspiratorischen Flusses und somit der inspiratorischen Vitalkapazität (IVC). Sie hat gegenüber der exspiratorisch gemessenen forcierten Vitalkapazität (FVC) den Vorteil, daß sie nicht von einer aktuellen Obstruktion beeinflußt ist. Die FVC ist bei Patienten mit Obstruktion immer kleiner als die IVC.

Das Fluß-Volumen-Diagramm liefert eine Anzahl wichtiger Parameter wie den maximalen exspiratorischen (und inspiratorischen) Spitzenfluß (PEF, PIF bzw. MEF, MIF). Dieser Parameter ist hochgradig mitarbeitsabhängig. Mit zunehmend geringerem Fluß im Verlaufe der Exspiration werden die mitarbeitsabhängigen Anteile geringer und die mitarbeitsunabhängigen Anteile des Fluß-Volumen-Diagrammes größer.

Der Endteil des Fluß-Volumen-Diagrammes beschreibt einen mitarbeitsunabhängigen Obstruktionsanteil der vorwiegend peripheren Atemwege (Österreichische Gesellschaft für Lungenkrankheiten und Tuberkulose 1986a). Parameter, die

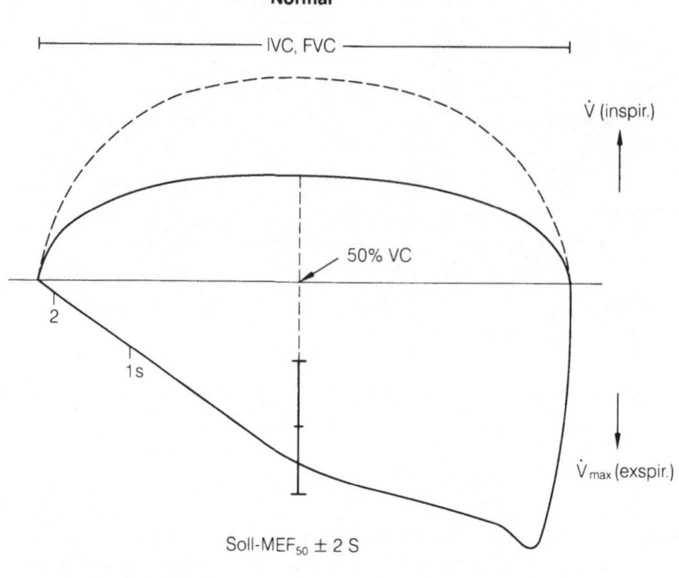

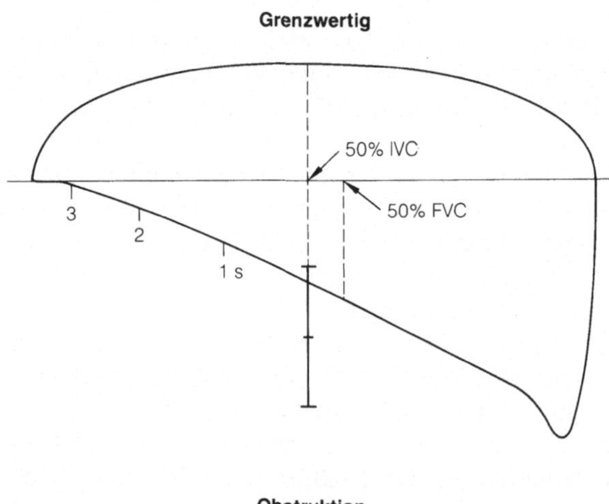

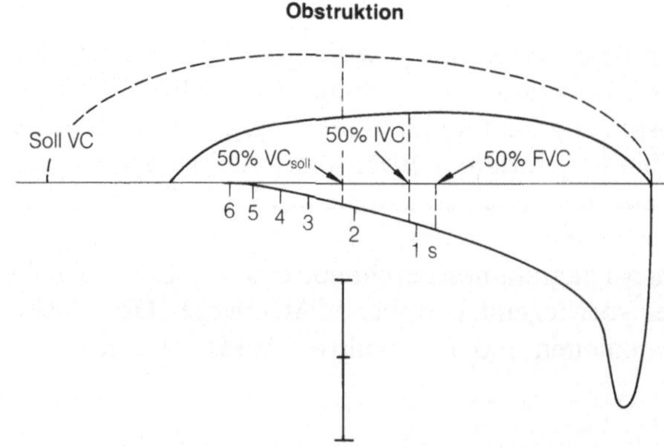

Abbildung 8.3-2. Darstellung des *Fluß-Volumen-Diagrammes* einer gesunden Normalperson (oben) im Vergleich zu einer beginnenden Obstruktion (Mitte) bzw. schwerer Obstruktion (unten). Der exspiratorische Anteil des Fluß-Volumen-Diagrammes (jeweils unterhalb der x-Achse) bekommt eine Ausbiegung zur Volumenachse (= x-Achse) hin. Geringe Zeichen dieser Ausbiegung sind als Hinweis auf eine leichte bzw. periphere Obstruktion zu bewerten (Mitte). Bei schwerer Obstruktion (unten) vorwiegende exspiratorische Flußbehinderung mit massiver Deformierung des Fluß-Volumen-Diagrammes. Auch der inspiratorische Anteil zeigt eine deutliche Verminderung.

diese periphere Flußlimitierung widerspiegeln, sind der maximale Fluß bei 50% (MEF_{50}) und bei 25% (MEF_{25}) der VC während forcierter Exspiration.

Mit den Größen der Spirometrie und Pneumotachographie ist somit eine gute Möglichkeit zur Differentialdiagnostik von obstruktiver und/oder restriktiver Funktionsstörung möglich (Abbildung 8.3-2). Eine *Restriktion* ist charakterisiert durch eine Verminderung der VC, besser der IVC, und eine gleichgerichtete Verminderung des absoluten FEV_1. Eine *Obstruktion* ist charakterisiert durch eine Verminderung des relativen FEV_1 in Bezug auf die Vitalkapazität ($FEV_1\%IVC=$ Tiffeneau-Index). Da das FEV_1 einen Meßwert repräsentiert, der lediglich eine Information über die erste Sekunde der Ausatmung gibt, ist er der Interpretationsmöglichkeit des Fluß-Volumen-Diagrammes unterlegen. $FEV_1\%IVC$ und PEF ($=MEF$) charakterisieren den Fluß in den großen Atemwegen, MEF_{50} und MEF_{25} charakterisieren den Fluß in den kleinen Atemwegen.

Das Manöver einer forcierten maximalen Exspiration, wie es bei dieser Meßtechnik gefordert wird, kann insbesondere bei Wiederholungen und starker Hyperreagibilität eine Atemwegsobstruktion auslösen oder verstärken.

Die Bedienung der Geräte ist einfach, die Durchführung der Untersuchung sehr schnell. Die meisten Geräte besitzen den Vorzug, bausteinkastenförmig zu höherwertigen Meßplätzen erweitert werden zu können.

Die Kosten der Untersuchung sind gering. Der Anwendungsbereich der Spirometrie liegt in der Ebene der Allgemeinarztpraxis. Die Pneumotachographie ist als Basismethode der Atemmechanik in allen Ausrüstungsstufen der Lungenfunktion zu finden (Tabelle 8.3-1).

Tabelle 8.3-1. Abgestufte Funktionsdiagnostik bei Asthma ($\uparrow\uparrow$ = sehr hoch, $\uparrow$ = hoch, $\downarrow$ = gering)

	Methode	Parameter	Sensitivität	Minimalinvestition (DM 1987)	Mitarbeitsabhängigkeit
Stufe 1 (Allg.-Arzt. Vorfeld- und Reihenunters.)	Peak Flow-Meter	PEF	$\downarrow$	60	$\uparrow$
	Spirometrie	VC	$\downarrow$		$\uparrow\uparrow$
		FVC	$\downarrow$	3 000 – 5 000	$\uparrow\uparrow$
Stufe 2a (Fachpraxis Innere Med.)	Pneumotachographie	FEV_1	$\uparrow\uparrow$		$\uparrow\uparrow$
		PEF	$\downarrow$	5 000	$\uparrow\uparrow$
		MIF	$\downarrow$	–10 000	$\uparrow\uparrow$
		MEF_{50}	$\uparrow$		$\downarrow$
Stufe 2b (allgem. Krankenhaus)		MEF_{25}	$\uparrow$		$\downarrow$
	Unterbrechermethode oder	R_{VD}	$\uparrow$	20 000	$\downarrow$
Stufe 2c (Fachpraxis Pneumologie)	Oszillresistometrie	R_{OS}	$\uparrow$	10 000	$\downarrow$
	FRC-Helium	FRC	$\downarrow$	10 000	$\downarrow$
	Bodyplethysmographie	TGV	$\downarrow$	60 000	$\downarrow$
Stufe 3 (Fachklinik)		R_{aw}	$\uparrow\uparrow$		$\downarrow$
		sR_{aw}	$\uparrow\uparrow$		$\downarrow$
	Blutgasanalyse	PaO_2	$\downarrow$	20 000	$\downarrow$
		$PaCO_2$	$\downarrow$		$\downarrow$

8.3.2.4 Atemwiderstandsmessung; Unterbrechertechnik

Eine vom Meßprinzip her gänzlich andersgeartete Methode zur Messung einer exspiratorischen Atemflußbehinderung ist die *Unterbrechertechnik.* Das Meßprinzip beruht auf einer Bruchteile von Sekunden dauernden Unterbrechung der Normalatmung des Patienten. Das Verhältnis des Alveolardruckes, bei kurzzeitigem Verschluß am Mund gemessen, zum Munddruck ist bei freier Atmung ein Maß für den Widerstand der Atemwege gegen den Atemstrom. Je nachdem, ob in- oder exspiratorisch unterbrochen wird, kann der Atemwiderstand in- oder exspiratorisch bestimmt werden. Der somit bestimmte Atemwiderstand (R_u, R_{oc} oder R_{vd}) wird von den verfügbaren Geräten für jeden Atemzug gemessen und in der Regel über fünf Atemzüge gemittelt und als Durchschnittswert angegeben. Die Sensitivität dieses Verfahrens ist höher als die Spirometrie und vergleichbar mit den Meßgrößen des Fluß-Volumen-Diagrammes. Entscheidender Vorteil dieser Technik ist die Mitarbeitsunabhängigkeit, da bei Normalatmung gemessen wird. Somit entfällt auch ein möglicher bronchokonstriktorischer Reiz. Die Bedienung dieser Geräte ist denkbar einfach, die Kosten halten sich im Rahmen (Tabelle 8.3-1). Die Unterbrechertechnik eignet sich besonders gut zur Überwachung und Beurteilung einer inhalativen Provokationstestung, da der Atemwiderstand jedes einzelnen Atemzuges angezeigt und damit kontrollierbar wird. Die Unterbrechertechnik findet sich in der Ausrüstungsstufe 2 und 3, wie in Tabelle 8.3-1 angegeben.

Eine vertiefte Information der Atemmechanik ergibt die Analytik des Verschlußdruck-Diagrammes. Beim Gesunden (Abbildung 8.3-3) hat es eine fast rechtwinklige Konfiguration als Zeichen vorwiegend zentraler Widerstände. Bei schwerer ventilatorischer Verteilungsstörung zeigt sich eine Deformierung des Verschlußdruck-Diagrammes als Zeichen eines unvollständigen Druckausgleichs (Abbildung 8.3-4).

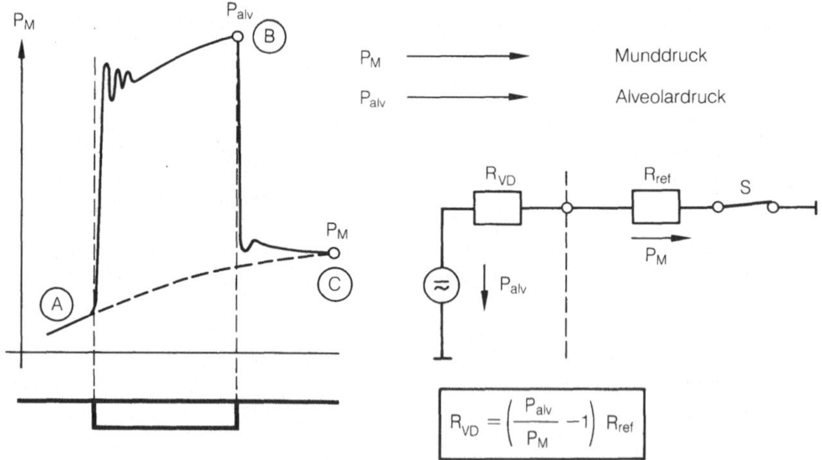

$$R_{VD} = \left(\frac{P_{alv}}{P_M} - 1 \right) R_{ref}$$

Abbildung 8.3-3. Schematisierte Darstellung der *Verschlußdruckmethode* über der Zeit bei Normalperson. Zum Zeitpunkt des Shutterverschlusses (A) kommt es zu einem steilen Druckanstieg, der im Punkte B ein Maximum erreicht. Der Alveolardruck (P_{alv}) erzeugt nach Öffnen des Verschlusses (B) einen bestimmten Spitzenfluß, der als Munddruck P_M am Punkte C meßbar ist. Der Atemwiderstand R_{VD} errechnet sich aus dem Verhältnis dieser Drücke.

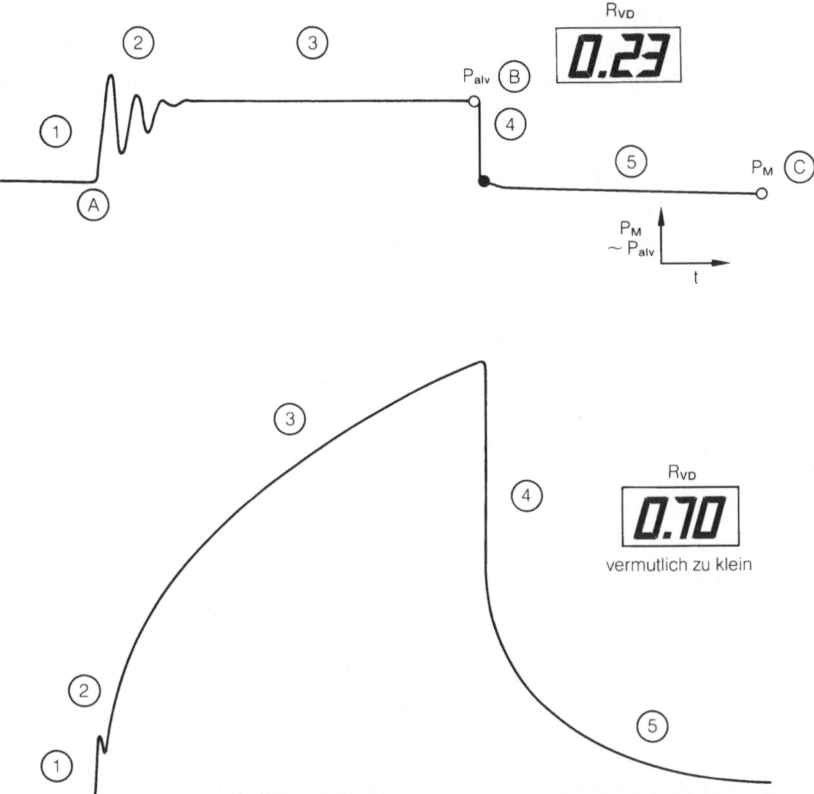

Abbildung 8.3-4. Schematisierte Darstellung des *Verschlußdruck-Diagrammes* über der Zeit bei *Normalbefund* (oben) und *schwerer ventilatorischer Verteilungsstörung* (unten). Bei schwerer Obstruktion kommt es von 2 über 3 zu einem starken Anstieg, der die Dominanz des peripheren Widerstandes charakterisiert. Bei 2 nur geringe Oszillation als Zeichen eines unvollständigen Druckausgleichs. Druckausgleich bei 3 und auch bei dem allmählichen Übergang von 4 auf 5 unvollständig. Widerstandsanzeige vermutlich zu klein. A,B,C: siehe Abbildung 8.3-3.

8.3.2.5 Atemwiderstandsmessung; Oszilloresistometrie

Bezüglich des Verbreitungsgrades ist die Unterbrechertechnik mit der *Oszilloresistometrie* etwa gleichrangig. Das Meßprinzip basiert auf der Aufprägung einer der Atemfrequenz überlagerten Oszillationsfrequenz, im Standardverfahren 10 Hertz. Diese verteilt sich in einen als Referenzwiderstand dienenden Plastikschlauch und das Respirationssystem des Patienten. Der Wechseldruck am Mund des Patienten ist ein Maß der Flußaufteilung der Oszillationen zwischen Referenzwiderstand und Respirationssystem. Somit ist er ein Maß für den Atemwiderstand von Atemwegen, Lunge und Thorax. Mit dieser Methode wird der Atemwiderstand (R_{os}) gemessen, der sich als Summe von reellen und kapazitiven Widerständen ergibt (Nolte u. Korn 1979). Sein Wert ist somit beeinflußt von Dehnbarkeitsverhältnissen des Respirationstraktes (Petro et al. 1979).

Zusätzlich ist die Bestimmung des Phasenwinkels φ möglich. Er ergibt sich als Phasenverschiebung zwischen Munddruck und Oszillationsstrom in den Atemwegen und ist ein Maß für die kapazitiven Widerstände. Der Phasenwinkel hat sich im Alltag der pulmonalen Funktionsdiagnostik nicht durchgesetzt.

Auch diese Meßtechnik ist unabhängig von der Mitarbeit des Patienten. Die Sensitivität ist eingeschränkt durch die beschriebene Tatsache der Miterfassung kapazitiver Widerstände. Die Gerätebedienung ist einfach, die Untersuchung setzt eine mehrminütige Ruheatmung mit gesicherter Atemmittellage voraus. Der Einsatzbereich dieser Technik ist Tabelle 8.3-1 zu entnehmen. Eine Gerätekombination mit FRC-Heliummethode und Pneumotachographen wird angeboten.

8.3.2.6 Bestimmung der funktionellen Residualkapazität (FRC), Heliummethode

Die funktionelle Residualkapazität (FRC) bzw. das intrathorakale Gasvolumen (TGV) bezeichnen das – unterschiedlich gemessene – Volumen, das bei normaler Ausatmung in der Lunge verbleibt. Es ist ein wichtiger Parameter zur Erfassung von Emphysem bzw. Lungenüberblähung bei Asthma.

Für die Praxis steht neben einem ganzkörperplethysmographischen Verfahren (s. u.) eine Fremdgasbestimmungsmethode mit Helium zur Verfügung. Diese wird z. B. in Kombination mit einem Gerät zur Oszilloresistometrie angeboten. Das Meßprinzip beruht auf einem Gasmischverfahren per Rückatmung mit Helium als Indikatorgas. Mit dem Oszillationsgerät wird die Heliumdichte gemessen. Die Änderung der Heliumdichte im geschlossenen System ist bei der Rückatmung ein Maß für die Größe des Lungenvolumens (Petro et al. 1980).

8.3.2.7 Ganzkörperplethysmographie (Bodyplethysmographie)

Die „Krone" atemmechanischer Analytik im Rahmen der Funktionsdiagnostik des Asthmas ist nach wie vor die *Bodyplethysmographie*. Sie beruht auf der Gesetzmäßigkeit, daß das *Produkt aus Druck und Volumen konstant ist*. So läßt sich u. a. aus Druckänderungen auf das intrathorakale Gasvolumen (TGV) schließen, das direkt nicht meßbar ist (Abbildung 8.3-5). Im gleichen Meßvorgang kann die Bestimmung des Atemwegswiderstandes (R_{aw}) angeschlossen werden.

Der immense Vorteil der Bodyplethysmographie gegenüber den beschriebenen Verfahren ist die Mitarbeitsunabhängigkeit und als wesentliche Erweiterung der Aussage die simultane Bestimmung von TGV und R_{aw} und die Möglichkeit der Widerstandsanalyse des gesamten Atemzyklus von Exspiration und Inspiration (Matthys 1971, 1972). Die Bodyplethysmographie ist die vergleichsweise genaueste Technik mit der größten Sensitivität, zumindest für die zentralen Atemwege. Vergleicht man die Widerstandsmessungen von Unterbrechertechnik, Oszilloresistometrie und Bodyplethysmographie, so zeigt sich die Überlegenheit der Bodyplethysmographie (Klein u. Matthys 1986). Unterbrechertechnik und Oszilloresistometrie liefern, global gesagt, im unteren Bereich höhere Atemwiderstandswerte und im hohen Meßbereich niedrigere Atemwiderstandswerte als die Bodyplethysmographie. Dies ist jedoch für praktische Belange nicht immer ein entscheidender Nachteil, weil ein Atemwiderstand größer 10 $cmH_2O \cdot l^{-1} \cdot s^{-1}$ einen therapiebedürftigen Befund darstellt, unabhängig davon, wie hoch der tatsächliche Wert gemessen wird.

Verschlußdruck-Diagramm

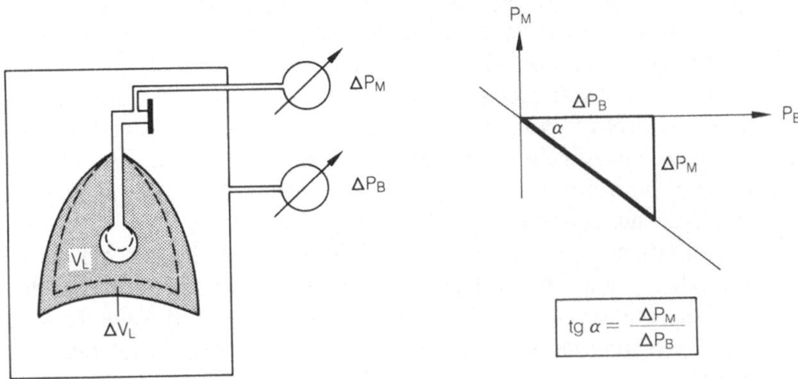

Fluß-Druck-Diagramm

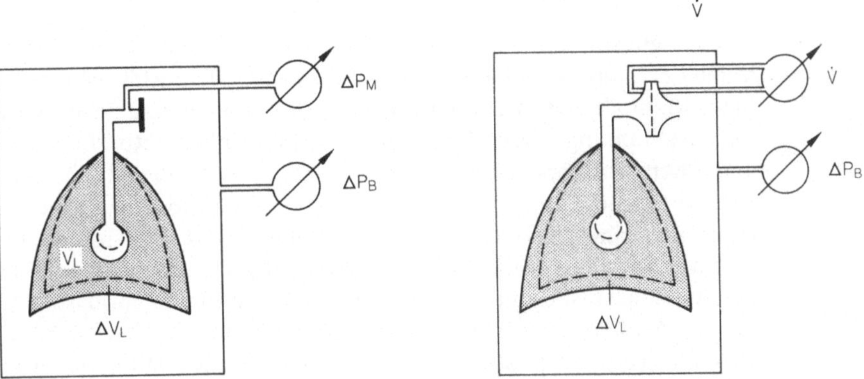

Abbildung 8.3-5. (Oben) *Ganzkörperplethysmographische Bestimmung* (volumenkonstant) des *thorakalen Gasvolumens.* Nach einer normalen Ausatmung wird der Mund mittels Shutter verschlossen und der Patient aufgefordert, gegen diesen Verschluß frustrane Atemexkursionen des Thorax durchzuführen. Kompression und Dekompression des thorakalen Gasvolumens führen zu einer Änderung des Lungenvolumens (ΔV_L), die sich als Druckänderung der Kammer (ΔP_B) mitteilt. Gleichzeitig kommt es zu Munddruckschwankungen (ΔP_M). Das Verhältnis von ΔP_B und ΔP_M ist ein Maß für das thorakale Gasvolumen ($\approx tg\alpha$).
(Unten) *Bodyplethysmographische Messung* des *Atemwegswiderstandes.* Eine Atemwegsstenose führt bei Normalatmung zu geringfügigen Kompressionen und Dekompressionen des intrathorakalen Volumens. Dies wird mitgeteilt als Kammerdruckänderung (ΔP_B). Parallel wird die Strömungsänderung am Mund gemessen und als $\Delta\dot{V}$ registriert. Das Verhältnis beider Größen ergibt ein Maß des Atemwegswiderstandes ($\approx tg\beta$).

Mit dem Meßwert R_{aw} ist eine objektive und genaue Charakterisierung des vorwiegend zentralen Atemwegswiderstandes möglich. Die Resistanceschleife erlaubt eine Beschreibung der Widerstandsverhältnisse der In- und Exspirationsphase. Die Kurvenanalytik der Resistanceschleife zeigt den Schweregrad der zentralen Obstruktion, seine therapeutische Reversibilität, den therapeutisch nicht reversiblen Anteil und anhand der exspiratorischen Keulenform in Kombination mit einer Phasenverschiebung Hinweise auf das Vorliegen einer Instabilität der Atemwege bei Emphysem. R_{aw} ist vom Lungenvolumen abhängig (umgekehrt proportional). Häufig kann man daher bei schweren Restriktionen einen erhöhten R_{aw} messen, ohne daß eine Obstruktion besteht.

Daher liefert nur die spezifische Resistance = spezifischer Atemwegswiderstand (sR_{aw}) als Produkt von R_{aw} und TGV oder deren Kehrwert, die spezifische Conductance = spezifische Atemwegsleitfähigkeit (sG_{aw}) eine zuverlässige Information über den Strömungswiderstand der Atemwege. Diese Parameter sind die sensitivsten Widerstandsmaße.

Die Bedienung des Bodyplethysmographen ist einfach, die Anschaffungskosten sind jedoch relativ hoch. Die Entwicklung der letzten Jahre hat diese Meßtechnik bis in die Praxen niedergelassener Pneumologen vordringen lassen (Tabelle 8.3-1). Jede vierte pneumologische Praxis besitzt heute ein solches Gerät (Konietzko 1986b).

8.3.2.8 Blutgasanalyse

Die Diagnostik des Asthmas wird oft entscheidend erweitert durch die Bestimmung der *Blutgase* mit arteriellem O_2- und CO_2-Partialdruck (PaO_2, $PaCO_2$). Auch diese Methode hat in den letzten Jahrzehnten eine rasante Entwicklung erfahren. Die Bestimmung dieser Meßgrößen ist aus Mikroblutproben des arterialisierten kapillären Ohrläppchenblutes auf einfache Weise möglich. PaO_2 und $PaCO_2$ sind zwar integrale Parameter der pulmonalen Funktionsdiagnostik, sind aber über lange Zeit eines Krankheitsprozesses kompensiert. Sie sind somit nicht geeignet für eine Frühdiagnostik. Ihre Domäne ist das fortgeschrittene Krankheitsstadium des Asthmas, insbesondere in Kombination mit dem Emphysem. Charakteristisch für das Asthma ist es jedoch, daß auch bei geringem Beschwerdegrad häufig eine alveoläre Hyperventilation, d.h. eine $PaCO_2$-Erniedrigung nachweisbar ist.

Schwerwiegende Blutgasveränderungen treten im schweren Asthmaanfall auf. Initial ist eine Hyperventilation zu beobachten, die zur Hypokapnie führt und bei gleichzeitig bestehender ventilatorisch-zirkulatorischer Verteilungsstörung mit einer (mäßigen) Hypoxämie verbunden sein kann. Bei längerem Bestehen des schweren Asthmaanfalls tritt eine Erschöpfung der Atmung ein. Durch die dann einsetzende alveoläre Hypoventilation mit Hyperkapnie wird eine zunehmende Hypoxämie verursacht. Eine Hypoxämie ohne Hyperkapnie wird als respiratorische *Partialinsuffizienz*, eine Hypoxämie mit Hyperkapnie als respiratorische *Globalinsuffizienz* bezeichnet (European Society for Clinical Respiratory Physiology 1978). Eine respiratorische Insuffizienz ist *manifest*, wenn sie in *Ruhe* besteht, und *latent*, wenn sie erst unter *Belastung* auftritt.

Die Funktionsdiagnostik des Asthmas im Kindesalter unterliegt einigen Besonderheiten (Reinhardt 1984). Mitarbeitsunabhängige Verfahren gewinnen starke Bedeutung (R_{os}, R_{vd}), die Ganzkörperplethysmographie wird ab dem 6. Lebensjahr sicher. Die Meßwertinterpretation muß einige Besonderheiten der kindlichen Atemmechanik berücksichtigen. Das Atemwegslumen ist klein, der R_{aw} somit größer als beim Erwachsenen; auch die peripheren Widerstände sind größer. Indirekt können sie durch die sogenannte dynamische Compliance ($C_{L\,dyn}$) erfaßt werden, der Lungendehnbarkeit bei schneller Atemfrequenz, die deutlich kleiner ist als die statische Compliance ($C_{L\,stat}$).

8.3.3 Die Lungenfunktionsdiagnostik der unspezifischen und spezifischen inhalativen Provokationstests

Da die Hyperreagibilität ein wesentliches pathophysiologisches Substrat des Asthmas ist, kommt ihrem Nachweis in der Diagnostik dieser Krankheit durch inhalative Provokationstests (IPT) besondere Bedeutung zu, vor allem dann, wenn die Lungenfunktion trotz typischer Vorgeschichte keine Störung zeigt. Eine *unspezifische* Hyperreagibilität ist nachweisbar durch chemische und physikalische Reize, eine *spezifische* (allergische) Hyperreagibilität der Atemwege durch Allergene (Abschnitt 8.5).

Die größte diagnostische Sicherheit wird durch mitarbeitsunabhängige Meßverfahren (R_{vd}, R_{os}, R_{aw}) erreicht, evtl. ergänzt durch die verbreiteten mitarbeitsabhängigen Größen (FEV_1, MEF) (Matthys et al. 1982). Eine umfassendere Überwachung des Provokationstests wird durch zusätzliche Blutgaskontrollen (transkutan, kapillär) erreicht, da häufig bereits bei geringen oder sogar fehlenden Obstruktionszeichen eine Hypoxämie auftritt (Schultze-Werninghaus et al. 1977; Schultze-Werninghaus 1981 d, Kowalski et al. 1986).

Für den nasalen Provokationstest dient eine spezielle Methode, die *Rhinomanometrie*. Das Meßprinzip beruht auf dem Verhältnis von nasaler Flußrate und Druckänderung im Pharynxbereich (hintere Rhinomanometrie) oder im Bereich der Nasenostien (vordere Rhinomanometrie), wobei Nase und Mund durch eine fest aufsitzende Maske umschlossen werden. Ebenso geeignet ist die Rhino-Oszillometrie, eine Sonderform der bereits beschriebenen Oszilloresistometrie. Auch hier werden Mund und Nase mit einer Maske umschlossen und der Patient atmet durch den Referenzplastikschlauch.

8.3.4 Abgestufte Funktionsdiagnostik des Asthmas (vgl. Abbildung 8.3-6)

Der praktische Wert der pulmonalen Funktionsdiagnostik ist entscheidend getragen vom Verbreitungsgrad, den Investitionskosten, der zu fordernden Mitarbeit von seiten des Patienten und des Personals und von der Sensitivität und Spezifität der Methode (Nolte 1984 b). Die Funktionsdiagnostik hat in den letzten Jahren immense Verbreitung erfahren, insbesondere in den Praxen niedergelassener Pneumologen und Internisten. Während 1980 ca. 17% der Internisten (Oberbayern) in der Lage waren, eine Funktionsprüfung durchzuführen, waren es 1984 bereits 38% (Nolte 1985 b). Im Jahre 1984 verfügte jede vierte pneumologische Praxis über die Möglichkeit der ganzkörperplethysmographischen Messung und war damit dem Ausrüstungsstandard eines allgemeinen Krankenhauses überlegen (Konietzko 1986 b).

Die Allgemeinpraxis sollte bei der hohen Inzidenz von Atemwegserkrankungen über die Möglichkeit einer Peak Flow-Messung und evtl. auch über die Möglichkeit einer einfachen Spirometrie verfügen. Die Fachpraxis für Innere Medizin und das allgemeine Krankenhaus wären mit den Verfahren Spirometrie, Pneumotachographie, Unterbrechertechnik, Oszillometrie optimal ausgerüstet. Die weitere Spezialisierung mit Ganzkörperplethysmographie und Blutgasanalyse sollte der pneumologischen Fachpraxis und der Fachklinik vorbehalten sein.

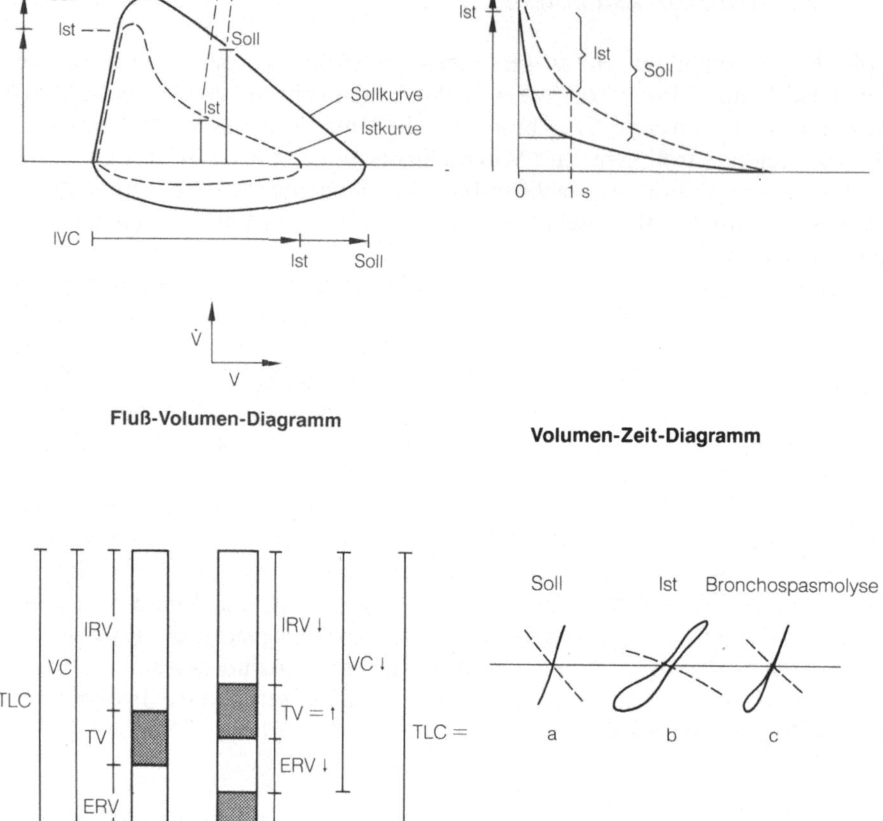

Abbildung 8.3-6. Synoptische Betrachtung der Parameter der Ganzkörperplethysmographie (einschließlich Pneumotachographie und Volumenintegration) bei Asthma im Vergleich zu den Normalbefunden. Das *Fluß-Volumen-Diagramm* (*oben links*) zeigt eine deutliche Deformierung und Abweichung der Istwerte von den Sollwerten. Das *Volumen-Zeit-Diagramm* (oben rechts) zeigt eine deutliche Verminderung der Einsekundenkapazität FEV_1 im Vergleich zum Sollwert sowie eine leichte Abnahme der Vitalkapazität (durch Erhöhung des Residualvolumens). Die *statischen Lungenvolumina* (unten links) zeigen geringe Veränderungen (FRC ↑, RV ↑, VC ↓ u. a.). Das Fluß-Druck-Diagramm (*Resistanceschleife*) (unten rechts) zeigt im Vergleich zum Sollwert eine starke Schräglage als Zeichen einer zentralen Obstruktion, die im Bronchodilatationsversuch teilreversibel ist. Auch das TGV ist bei Obstruktion erhöht, erkennbar an der stärkeren Neigung des *Verschlußdruck-Diagramms.*

Mit zunehmender Investition ist die Sensitivität der gemessenen Parameter größer in Bezug auf die Diagnostik einer Atemwegsobstruktion. Gleichzeitig ist die Mitarbeitsabhängigkeit geringer. Beim heute verfügbaren Gerätepark ist es möglich, jeder Anforderungsstufe zu entsprechen. Keineswegs ist es lohnend, Modetrends der Funktionsdiagnostik blind zu folgen. Bei der Beschaffung gilt die Regel, daß immer die Methode gut ist, die vom Personal gut beherrscht wird und vom Arzt in der Interpretation überschaubar ist.

8.3.5 *Funktionsdiagnostik zur Therapie-Indikation und Therapie-Kontrolle*

Die pulmonale Funktionsdiagnostik bei Asthma hat das Hauptziel der Objektivierung einer aktuellen Funktionseinschränkung, deren akuter Reversibilität und der Verlaufskontrolle (Abbildung 8.3-7). Jede obstruktive Ventilationsstörung bedarf daher eines akuten Bronchodilatationstests mit einem bronchodilatierend wirksamen Präparat, vorzugsweise inhalativ gegeben. Der Lungenfunktionstest wird in diesem Falle vor und zehn Minuten nach Verabreichung von 2 Hub eines β_2-Adrenozeptor-Agonisten durchgeführt. Werden diese Bronchodilatationstests in einer Sequenz über Tage und Wochen registriert, erhält man einen optimalen Verlauf zur Effektivitätsbeurteilung einer Behandlung (Abbildung 8.3-8). Als Meßverfahren kommen praktisch alle aufgeführten Methoden zur Anwendung. Die Frage nach der Verwendung einer bestimmten Methode hat sich daran zu entscheiden, ob der Patient an der Messung wesentlich beteiligt werden soll. Der optimal behandelte Asthmatiker ist der „mündige" Asthmatiker, der in der Lage ist, ein eigenes Meßprotokoll zu führen. Hierzu eignet sich hervorragend die Peak Flow-Messung. Weitere Geräte, die nach dem Thermistor- oder Turbinen-Prinzip arbeiten, haben noch keine nennenswerte Verbreitung erfahren. Der Patient führt ein Meßprotokoll mit den Morgenwerten vor und nach Applikation des Pharmakons (Abbildung 8.3-9) und kann dieses Protokoll seinem behandelnden Arzt vorlegen. In Abhängigkeit vom Werteverlauf läßt sich eine Behandlung steuern. Für den klinischen Einsatz empfehlen sich auch andere Verfahren wie PEF und/oder Oszil-

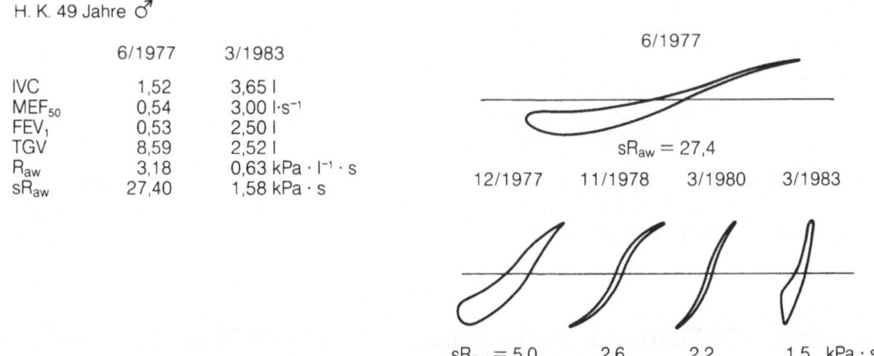

Abbildung 8.3-7. Schematisierte Darstellung der Resistanceschleifen bei einem Patienten mit Asthma im Verlaufe mehrerer Jahre mit antiobstruktiver Behandlung. Die Resistanceschleifen verändern ihre Charakteristik in Hinblick auf eine abnehmende Obstruktion.

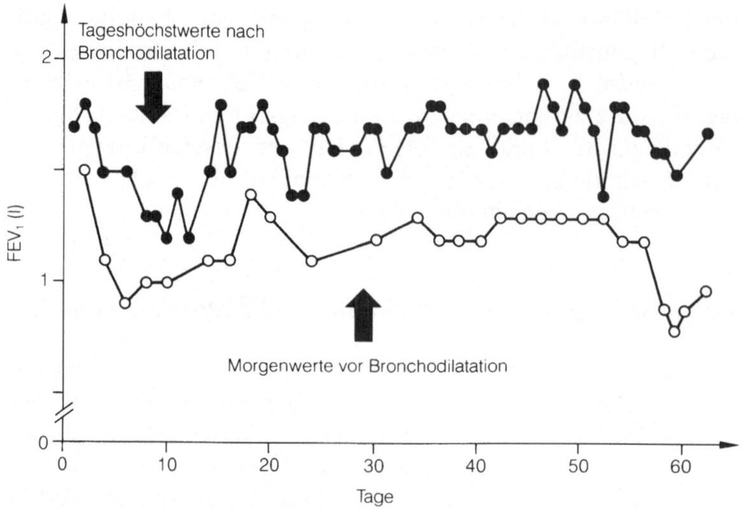

Abbildung 8.3-8. Verlaufscharakteristik des FEV₁ bei einem Patienten mit Asthma über zwei Monate mit Morgenwerten vor Bronchodilatation und Tageshöchstwerten nach Bronchodilatation. Um den 10. Tag Atemwegsinfekt (Befundverschlechterung) mit allmählichem Abklingen. Am 60. Tag erneut Atemwegsinfekt.

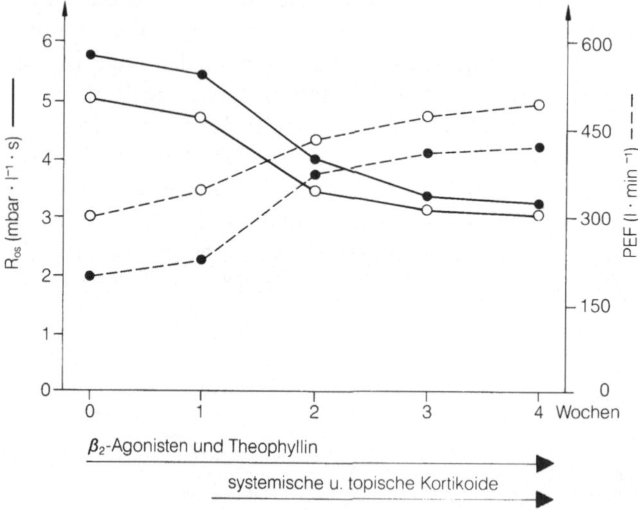

Abbildung 8.3-9. Darstellung von oszillatorischer Resistance (R_{os}) und maximalem Spitzenfluß (PEF –) vor (●) und nach (○) akuter Bronchodilatation bei einem Patienten mit Asthma und guter Reversibilität über eine Zeit von vier Wochen.

loresistometrie. Führt man diese Parameter bei stationär behandelten Patienten in Form einer „Fieberkurve", läßt sich sehr gut der Effekt eines Atemwegsinfektes verifizieren und die notwendige Therapie-Eskalation anhand der Werteverbesserung begründen.

8.3.6 Funktionelle Differentialdiagnostik

Gegenüber der Obstruktion durch Asthma sind weitere Obstruktionsursachen abzugrenzen. Wichtig ist dabei die funktionelle Differentialdiagnostik zum Emphysem. Das *Emphysem* ist charakterisiert durch einen Elastizitätsverlust mit Instabilität der Atemwege. Die Gewebseigenschaften lassen sich durch Bestimmung der Lungendehnbarkeit (Compliance) einschätzen; bei Emphysem ist eine Erhöhung der Dehnbarkeit nachweisbar (Vergrößerung der statischen und volumischen Compliance, Vergrößerung des Quotienten statische Compliance/dynamische Compliance). Die übrigen Verfahren lassen nur *Hinweise* auf ein Emphysem erkennen, können dessen Vorliegen aber nicht *beweisen* (Abschnitt 8.4). Aus den Änderungen der Gewebseigenschaften resultiert die Gesamtheit typischer funktioneller Störungen, die den Verdacht auf ein Emphysem rechtfertigen: fehlende oder nur teilweise Reversibilität der Obstruktion im akuten Bronchodilatationstest, nur mäßig oder gar nicht erhöhter Atemwegswiderstand (Normalatmung) im Verhältnis zum stark verminderten $FEV_1\%VC$, Keulenform der Resistanceschleife mit erhöhter exspiratorischer Resistance im Vergleich zur inspiratorischen Resistance, Phasendisplacement der Resistanceschleife im Nulldurchgang, erhöhter Absolutwert der Totalkapazität und deutlich erhöhtes Residualvolumen in Relation zur Totalkapazität mit stark verminderter IVC. Eine Eskalation der Funktionsdiagnostik kann die Diagnose Emphysem weiter stützen: Verminderung der Diffusionskapazität, Zunahme der Differenz des bodyplethysmographisch bestimmten TGV und der per Gasmischverfahren bestimmten FRC (Matthys 1971).

Die Abgrenzung zur *Trachealstenose* ist bei extrathorakaler Lokalisation relativ einfach möglich mittels Fluß-Volumen-Diagramm. Diese zeigt eine vorwiegend inspiratorische Flußbehinderung. Dementsprechend ist die inspiratorische Einsekundenkapazität kleiner als die exspiratorische Einsekundenkapazität. Das Fluß-Volumen-Diagramm ist eiförmig deformiert und die bodyplethysmographische R_{aw}-Schleife S-förmig gekrümmt. Im akuten Bronchodilatationstest zeigt sich keine Reversibilität (Petro u. Konietzko 1986). Die Abgrenzung zur *obstruktiven Bronchitis* ist funktionell schwierig. Sie ergibt sich in erster Linie aus der Anamnese mit differentem Beschwerdebild, unterschiedlicher Ätiologie und unterschiedlichem Verlauf.

8.3.7 Schlußfolgerungen

Die Lungenfunktionsprüfung ist zur Einschätzung des Schweregrades der Atemwegsobstruktion unerläßlich, da keine enge Beziehung zwischen subjektiver Dyspnoe und Funktionsstörung besteht. Eine abgestufte Diagnostik ist heute möglich und sowohl für die Allgemeinpraxis wie für das spezialisierte Lungenfunktionslabor sind geeignete Geräte verfügbar. Spirometrie, Pneumotachographie und Atemwiderstandsmessung mit Unterbrechermethode oder Oszilloresistometrie eignen sich zur Screeninguntersuchung und Provokationstestung, während die Plethysmographie für eine eingehende Diagnostik nicht zu ersetzen ist. Eine getrennte Beurteilung von Störungen der zentralen und peripheren Atemwege ist heute möglich, ebenso können diskrete Veränderungen erkannt werden (Fluß-Volumen-Diagramm). Für die Einschätzung der Leistungsfähigkeit sind zusätzliche Blutgasbestimmungen erforderlich. Es wurde hier versucht, eine Empfehlung über die jeweilige Eignung der Geräte für unterschiedliche Anforderungen zu geben.

8.4 Funktionsanalytische Differentialdiagnostik bei Asthma

H. Worth

8.4.1 Differentialdiagnostische Erwägungen

Wesentliches Kennzeichen der funktionellen Beeinträchtigung durch das Asthma ist die Atemwegsobstruktion. Diese kann durch einen Bronchospasmus, eine Schleimhautschwellung sowie eine Einengung der Atemwegslumina durch visköses Sekret hervorgerufen werden. Ziel der funktionsanalytischen Differentialdiagnostik bei Asthma ist die Charakterisierung der asthmatischen gegenüber nichtasthmatischen Formen der Atemwegsobstruktion. Neben der Atemwegsobstruktion können auch eine Schwäche der Atemmuskeln und ein Verlust an Lungenvolumen, etwa im Rahmen einer Pneumonektomie oder einer Lungenfibrose, bzw. ein Elastizitätsverlust des Parenchyms und eine Wandinstabilität der Atemwege (Emphysem), zu einer Limitierung des Atemstromes (Flußlimitierung) führen.

Die Begriffe *Asthma, chronische obstruktive Bronchitis, Emphysem* werden in den nachfolgenden Ausführungen für ihre „reinen" Formen verwendet i. S. der Definitionen (Ciba Guest Symposium Report 1959; ACCP-ATS 1975), auch wenn Mischformen bekanntlich nicht selten sind und daher zusätzliche Schwierigkeiten für die funktionsanalytische Differentialdiagnose verursachen.

8.4.2 Restriktive und obstruktive Ventilationsstörung

Mit Hilfe der einfach zu bestimmenden statischen Lungenvolumina und der Messung des *forcierten* e*xspiratorischen E*insekundenvolumens (Einsekundenkapazität; FEV_1) können obstruktive und restriktive Ventilationsstörung unterschieden werden. Charakteristisch für die Obstruktion sind eine Verminderung der absoluten (FEV_1) und der relativen Einsekundenkapazität ($FEV_1/$ VC), meist verbunden mit einer Erhöhung des Residualvolumens (RV), während im Falle einer restriktiven Ventilationsstörung zwar FEV_1 vermindert ist, aber $FEV_1/$ VC im Normbereich liegt. Im Falle einer restriktiven Ventilationsstörung sind die Lungenvolumina meist in gleichem Maße vermindert, so daß auch das Residualvolumen bzw. das thorakale Gasvolumen (TGV) oder die funktionelle Residualkapazität (FRC) entsprechend der Verminderung der übrigen Lungenvolumina reduziert sind.

8.4.3 Obstruktive Ventilationsstörungen

Zur Abgrenzung der asthmatisch bedingten Einengung der Atemwege gegenüber anderen Formen der obstruktiven Ventilationsstörung ist eine genaue Charakterisierung der Obstruktion durch folgende Merkmale sinnvoll:

1. Ausmaß oder Schweregrad,
2. Lokalisation (zentrale, periphere Atemwege),
3. Abhängigkeit des Schweregrades der Obstruktion von der Atemphase (Inspiration, Exspiration),
4. Reversibilität nach Applikation von bronchodilatatorisch wirksamen Pharmaka,
5. Provozierbarkeit der Obstruktion,
6. Intraindividuelle Variabilität.

Aus dem Schweregrad der Obstruktion lassen sich keine differentialdiagnostischen Hinweise über deren Ursache gewinnen. Für die Differentialdiagnostik relevant ist der Versuch der Lokalisation der Atemwegsobstruktion innerhalb des Tracheobronchialbaumes. Von der Lokalisation abhängig ist auch, ob die Obstruktion vorwiegend exspiratorisch oder in- und exspiratorisch wirksam ist.

8.4.3.1 Lokalisation der Obstruktion

Hinweise auf den Ort der Obstruktion lassen sich mit Spirometrie bzw. Pneumotachographie aus der Formanalyse des Volumen-Zeit-Diagrammes (V/t), des Fluß-Volumen-Diagrammes ($\dot{V}/V$) und mittels Bodyplethysmographie aus dem Fluß-Druck-Diagramm ($\dot{V}/p$) gewinnen (Abbildung 8.4-1). Vor allem der Kurvenverlauf des Fluß-Volumen-Diagrammes erlaubt die Unterscheidung einer Obstruktion im Bereich der extrathorakalen bzw. der zentralen intrathorakalen Luftwege nahe der Bifurkationscarina von tiefer gelegenen Einengungen der Atemwege (Miller u. Hyatt 1969). Bei einer *extrathorakal gelegenen Obstruktion* (Abbildung 8.4-1) ist der Atemstrom sowohl während der Exspiration wie auch während der Inspiration fixiert eingeschränkt. Das Fluß-Volumen-Diagramm zeigt ein Plateau der Atemstromstärke auf der exspiratorischen Seite nahe der Totalkapazität und auf der inspiratorischen Seite etwa nach Einatmung einer halben Vitalkapazität. Der mitarbeitsunabhängige Anteil des exspiratorischen Atemstroms bei Lungenvolumina in der Nähe des Residualvolumens zeigt in der Regel keine Normabweichung.

Bei einer fixierten extrathorakal lokalisierten Obstruktion kann der inspiratorische Atemstrom sogar stärker vermindert sein als der exspiratorische, da der bei der Exspiration positive Druck im Bereich der Atemwege die Obstruktion aufdehnt, während bei forcierter Inspiration infolge einer Beschleunigung des Atemstromes (Bernoulli-Effekt) der Druck im Bereich der Wände des Atemweges nahe der Obstruktion vermindert sein kann und die Strömungsbehinderung hierdurch verstärkt (Pride u. Macklem 1986).

Bei einer *intrathorakal gelegenen Trachealstenose* findet sich exspiratorisch keine stetige Abnahme der maximalen Atemstromstärke, sondern ein exspiratorisches Plateau, das auf eine kurze Phase mit hoher Stromstärke folgt (Abbildung 8.4-1). Durch den negativen intrathorakalen Druck während der Inspiration, wird die

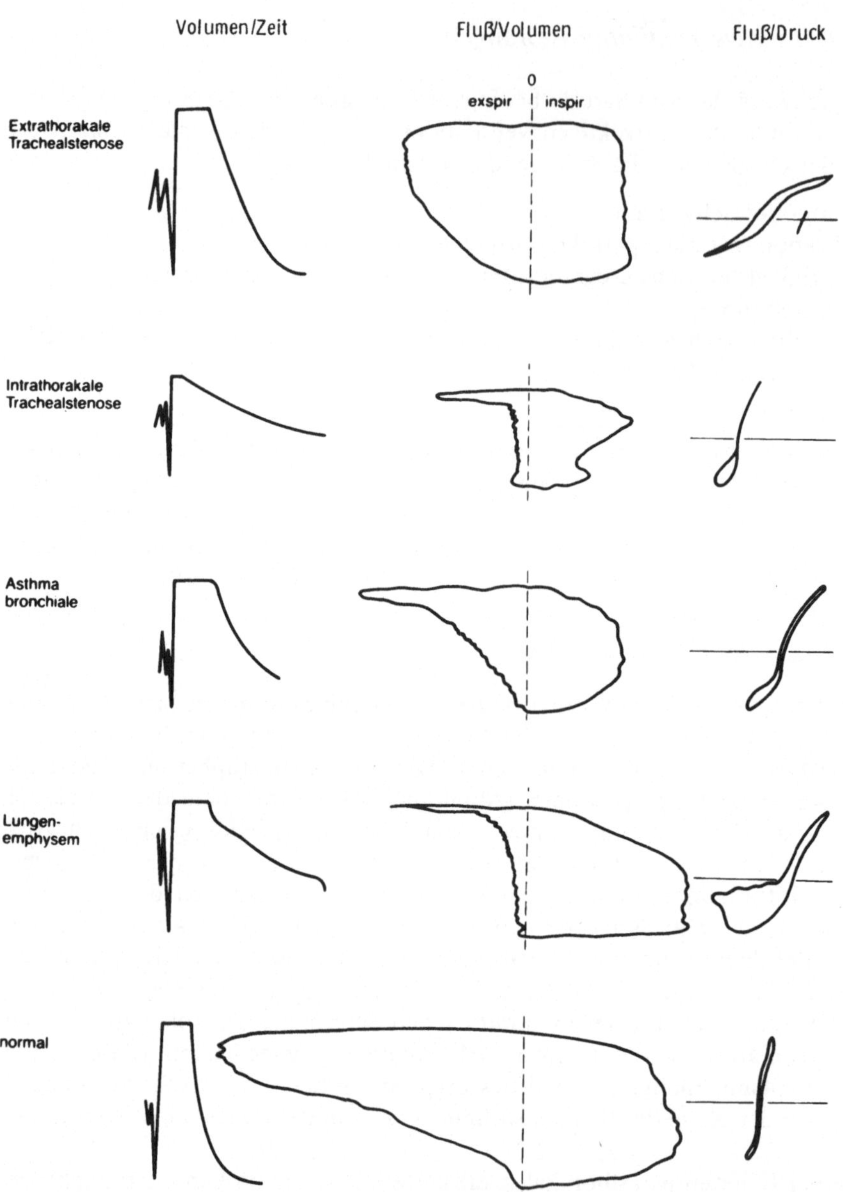

Abbildung 8.4-1. Typische Kurvenverläufe des Volumen-Zeit-, des Fluß-Volumen- und des Fluß-Druck-Diagrammes bei verschiedenen Formen der Atemwegsobstruktion im Vergleich zur nicht obstruktiven gesunden Lunge. Modifiziert nach Petro und Konietzko (1986). Ordinaten: Volumen bzw. Fluß. Abszissen: Zeit bzw. Volumen bzw. Druck.

maximale inspiratorische Atemstromstärke durch diesen Typ der Obstruktion weniger stark behindert. Mit zunehmender Obstruktion kann die Abgrenzung von einer Einengung der Atemwege, wie sie bei chronischen obstruktiven Atemwegserkrankungen auftritt, schwierig werden.

Weniger sensitiv lassen sich extrathorakale und intrathorakale Stenosen der oberen Atemwege auch mit Hilfe des Fluß-Druck- und des Volumen-Zeit-Diagrammes diagnostizieren, insbesondere dann, wenn auch die inspiratorische FEV_1 berücksichtigt wird.

8.4.3.2 Differentialdiagnose Asthma – obstruktive Bronchitis – Emphysem

Wesentlich schwieriger ist die funktionsanalytische Abgrenzung der obstruktiven Atemwegserkrankungen voneinander. Allen Erkrankungen gemeinsam ist, daß die Obstruktion vorwiegend exspiratorisch den Atemstrom behindert. Im Asthma-Anfall ähneln die Änderungen von Lungenvolumen (Überblähung), maximaler Atemstromstärke, Inhomogenitäten der Ventilation und dynamischer Compliance den bei chronischer obstruktiver Bronchitis und Emphysem anzutreffenden Funktionsstörungen. Hauptunterschiede gegenüber dem Emphysem sind die bei Asthma geringere Reduktion der Elastizität der Lunge sowie die überwiegend seriale Anordnung der Obstruktion innerhalb des Bronchialbaumes. Da bei den chronischen obstruktiven Atemwegserkrankungen mit Hilfe der in der Praxis und Klinik möglichen Funktionsdiagnostik nicht zweifelsfrei festgelegt werden kann, ob die Widerstandserhöhung der Atemwege vorwiegend serial angeordnet ist oder aber parallel angeordnete Atemwege unterschiedlich hohe Widerstände enthalten, kann bei der chronischen obstruktiven Bronchitis eine Lokalisation der Obstruktion in zentrale oder periphere Atemwege nicht sicher erfolgen (Pride u. Macklem 1986).

Vergleicht man die Kurvenverläufe des Volumen-Zeit-, des Fluß-Volumen- und des Fluß-Druck-Diagrammes (Resistance-Schleife) von Asthma und Emphysem (Abbildung 8.4-1), so wirkt sich der bei Emphysem infolge einer Wandschwäche auftretende Kollaps peripherer Atemwege während der Exspiration mit einer plötzlichen Abnahme der exspiratorischen Atemstromstärke während der Ausatmung im Volumen-Zeit-Diagramm (check-valve-Phänomen) aus, im Fluß-Volumen-Diagramm mit einer erheblichen Abknickung des exspiratorischen Spitzenflusses (PEF) zur Abszisse hin sowie im Fluß-Druck-Diagramm mit einer keulenförmigen Deformierung der Resistance-Schleife. Diese Keulenform belegt, daß sich mit zunehmender Ausatmung immer mehr Atemwege verschließen. Bei Asthma hingegen ist die Resistance-Schleife meist weniger stark deformiert und verläuft gegenüber der Norm flacher. Vergleichende pathologisch-anatomische und funktionsanalytische Untersuchungen von Dalquen und Oberholzer (1987) haben jedoch gezeigt, daß das check-valve Phänomen des Volumen-Zeit-Diagrammes keineswegs emphysemspezifisch ist, sondern auch bei Entzündungen im Bereich kleinerer Bronchien vorkommt. Wie Abbildung 8.4-2 zeigt, ist auch die Deformierung des Fluß-Volumen-Diagrammes mit dem typischen „Emphysemknick" nicht emphysemspezifisch, sie kommt mit zunehmendem Ausmaß der Obstruktion auch bei Asthma vor. Bei der chronischen obstruktiven Bronchitis liegen die Formveränderungen der drei betrachteten Diagramme (Abbildung 8.4-1)

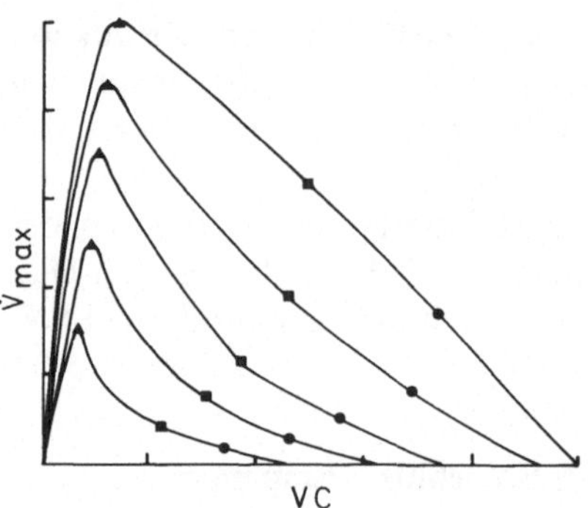

Abbildung 8.4-2. Änderung des Fluß-Volumen-Diagramms in Abhängigkeit vom Schweregrad der Obstruktion bei einem Patienten mit Asthma. Obere Kurve = Zustand nach Rückbildung der Obstruktion. Mit zunehmender Obstruktion tritt eine zunehmende Konvexität der Kurve zur Volumenachse auf.

VC   = Vitalkapazität
$\dot{V}_{max}$ = maximale exspiratorische Atemstromstärke
▲   = exspiratorischer Spitzenfluß (PEF)
■   = $\dot{V}_{max}$ bei 50% der ausgeatmeten Vitalkapazität (MEF_{50})
●   = $\dot{V}_{max}$ nach Ausatmung von 75% der Vitalkapazität (MEF_{25})

etwa zwischen denen bei Asthma einerseits und Emphysem andererseits. Derartige Unterschiede sind jedoch abhängig vom *Schweregrad der Obstruktion* und nicht für die Differentialdiagnose verwertbar. Da chronische obstruktive Bronchitis und Emphysem häufig miteinander vergesellschaftet sind, ist eine Abgrenzung der Obstruktion bei chronischer Bronchitis und Emphysem anhand der Kurvenanalyse der in Abbildung 8.4-1 dargestellten Diagramme allein nicht möglich.

Die Schwierigkeit der funktionsanalytischen in-vivo-Diagnostik des Emphysems ergibt sich daraus, daß die Diagnose Emphysem pathologisch-anatomisch definiert ist, nämlich die Erweiterung der peripheren Lufträume jenseits der terminalen Bronchiolen (Ciba Guest Symposium Report 1959) und pathologisch-anatomisch-funktionsanalytische Vergleichsuntersuchungen bisher keinen verläßlichen funktionsanalytischen Emphysemparameter erkennen ließen (Berend 1982).

8.4.3.2.1 Emphysem

Ein neuer Ansatz zur funktionsanalytischen Diagnostik des Emphysems basiert auf der Formanalyse der Exspirogramme respiratorischer und inerter Gase (Worth 1985). Trägt man die exspiratorischen Partialdrucke, z.B. des Atemgases CO_2, nicht gegen die Zeit, sondern gegen das exspirierte Atemzugvolumen auf, so finden sich bei Patienten mit obstruktiven Atemwegserkrankungen Deformierungen der Kurvenform, die sowohl eine Vergrößerung der Phase 1 (Totraum) als auch eine Vergrößerung des Mischluftanteils (Phase 2) und schließlich eine ausgeprägtere Steigerung des alveolären Plateaus (Phase 3) aufweisen. Frühere Untersuchungen (Magnussen et al. 1976) haben jedoch gezeigt, daß aus der Analyse der Steigung des alveolären Plateaus keine differentialdiagnostischen Abgrenzungen zwischen Asthma, chronischer obstruktiver Bronchitis und Emphysem möglich sind.

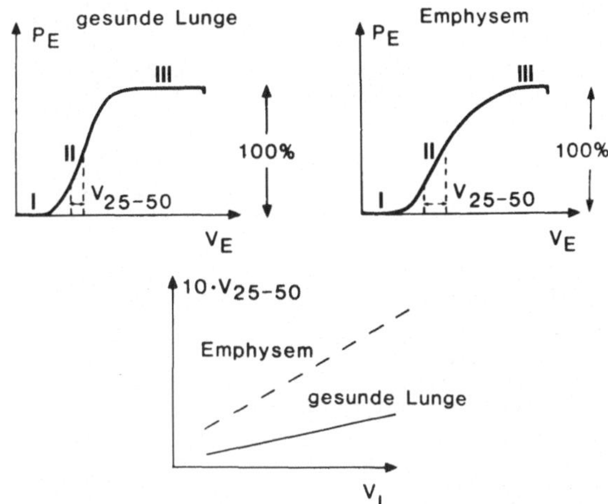

Abbildung 8.4-3. Bestimmung des Mischluftvolumens V_{25-50} aus dem gegen das Exspirationsvolumen (V_E) aufgetragenen Partialdruck (P_E)-Diagramm bei einem gesunden Probanden und einem Patienten mit Emphysem. Unterer Teil = Beziehung zwischen V_{25-50} und dem Inspirationsvolumen (V_I). Phase I = Totraum, Phase II = Mischluftanteil, Phase III = Alveoläres Plateau.

Nach neueren Untersuchungen nimmt der Mischluftanteil exspiratorischer Partialdruckkurven respiratorischer und inerter Gase, charakterisiert durch das Volumenelement V_{25-50}, das zwischen 25% und 50% der inspiratorisch-exspiratorischen Partialdruckamplitude ausgeatmet wird, mit dem Inspirationsvolumen (V_I) in einem Atemzugvolumenbereich zwischen 0,3 l und 3,5 l linear zu (Abbildung 8.4-3). Bei Patienten mit den Zeichen eines Emphysems ist diese Zunahme je nach untersuchtem Atem-oder Inertgas um den Faktor 3–5 höher als bei lungengesunden Probanden oder Patienten mit Asthma. Auch bei Patienten mit chronischer Atemwegsobstruktion ohne Emphysemzeichen läßt sich keine wesentliche Änderung gegenüber der gesunden Lunge nachweisen. Die Zunahme des Mischluftvolumens V_{25-50} mit zunehmenden Inspirationsvolumen, $\Delta V_{25-50}/\Delta V_I$ kann somit zur Emphysemdiagnostik herangezogen werden. Der Parameter ist unabhängig von der Mitarbeit des Probanden. Bei diesem neueren Verfahren steht jedoch der Vergleich mit dem pathologisch-anatomischen Korrelat eines Emphysems noch aus.

8.4.3.2.2 Asthma und chronische obstruktive Bronchitis

In Tabelle 8.4-1 sind weitere Merkmale zur Unterscheidung der asthmatischen Obstruktion von den Strömungsbehinderungen bei chronischer Bronchitis und Emphysem gegenübergestellt. So findet man bei Asthma nach Applikation eines bronchodilatatorisch wirksamen Pharmakons häufig – insbesondere dann, wenn der Bronchospasmus im Vordergrund steht – eine Reversibilität der Obstruktion und auch der Lungenüberblähung. Eine derartige Reversibilität der Obstruktion fehlt in der Regel beim (reinen) Emphysem, eine partielle Rückbildung der Strömungsbehinderung der Atemwege kann hingegen bei der chronischen obstruktiven Bronchitis und auch bei Emphysem mit erheblicher obstruktiver Bronchitis beobachtet werden.

Tabelle 8.4-1. Funktionsanalytische Zeichen der Obstruktion bei Asthma, chronischer Bronchitis mit Obstruktion (COB) und Emphysem. V: Volumen, $\dot{V}$: Stromstärke, p: Druck, p_E: exspiratorischer Partialdruck, t: Zeit, + : Veränderungen gegenüber der Norm, − : keine Reaktion, keine Normabweichung. Vgl. Abb. 8.3-6; 8.4-1; 8.4-3

Merkmal	Obstruktive Atemwegserkrankung		
	Asthma	COB	Emphysem
Kurvendeformation:			
V/t-Diagramm	+	+	+ (check-valve)
$\dot{V}$/V-Diagramm	+	+	+
p/$\dot{V}$-Diagramm	+	+	+
p_E/V-Diagramm	−	−	+
Reversibilität von Obstruktion und Überblähung	+	(+)	−
Hyperreagibilität:			
a) nach Allergen-Inhalation	(+)	−	−
b) nach Inhalation von Histamin, Methacholin oder Acetylcholin	+	(+)	−
Intraindividuelle Variabilität der Obstruktion	+ +	+	(+)

Charakteristisch für Asthma ist die Hyperreagibilität der Atemwege. Im Falle des allergischen Asthmas zeigt sich die Hyperreagibilität der Atemwege nach Inhalation der Allergene, gegen die spezifisches IgE gebildet wurde. Eine derartige Allergen-induzierte Hyperreagibilität der Atemwege fehlt naturgemäß bei der chronischen obstruktiven Bronchitis wie auch bei Emphysem. Die bei Asthma regelhaft anzutreffende Hyperreagibilität der Atemwege nach Inhalation von Histamin, Methacholin oder Acetylcholin kann bei der chronischen obstruktiven Bronchitis auch vorhanden sein, sie gehört primär nicht zum Emphysem. Untersuchungen von Du Toit et al. (1986) lassen jedoch den Schluß zu, daß der zeitliche Verlauf und das Reaktionsmuster nach Inhalation von Histamin und Methacholin bei Patienten mit chronischer Atemwegsobstruktion sich von denen der Asthmatiker unterscheiden. Ob sich hieraus differentialdiagnostische Möglichkeiten der Abgrenzung zwischen Asthma und chronischer -obstruktiver Bronchitis ergeben, ist durch weitere Studien zu prüfen.

In Tabelle 8.4-1 ist schließlich die bei Asthma sehr hohe intraindividuelle Variabilität der Atemwegsobstruktion mit großen tages- wie auch jahreszeitlichen Schwankungen der geringeren Variabilität der Obstruktion bei chronischer Bronchitis und insbesondere bei Emphysem gegenübergestellt.

8.4.4 Schlußfolgerungen

Mit Hilfe der lungenfunktionsanalytischen Diagnostik läßt sich die Obstruktion bei Asthma anhand einer Abflachung der Resistance-Schleife, einer Abnahme der absoluten wie auch relativen Einsekundenkapazität ohne eindeutiges check-valve-

Phänomen sowie einer Kurvendeformation des Fluß-Volumen-Diagrammes mit Abnahme des forcierten exspiratorischen Atemstroms vorwiegend im Bereich des mitarbeitsabhängigen Anteils dieses Diagrammes nachweisen. Gegenüber den Obstruktionen bei chronischer obstruktiver Bronchitis und Emphysem zeigen sich bei der asthmatisch bedingten Obstruktion häufiger eine Reversibilität nach Applikation von Bronchodilatatoren und eine wesentlich höhere intraindividuelle Variabilität des Schweregrades der Obstruktion. Bei allergischem Asthma läßt sich eine Obstruktion durch Inhalation der entsprechenden Allergene auslösen: dies ist bei chronischer obstruktiver Bronchitis ebenso wenig der Fall wie bei Emphysem. Möglicherweise erlauben zudem Untersuchungen der Hyperreagibilität der Atemwege bei Patienten mit Asthma einerseits und chronisch-obstruktiver Bronchitis bzw. Emphysem andererseits anhand des Reaktionsmusters auf die Inhalation von Histamin, Methacholin und anderer bronchokonstriktorisch wirkender Substanzen eine weitere differentialdiagnostische Abgrenzung.

8.5 Unspezifische und spezifische Provokationstests der Atemwege

G. Schultze-Werninghaus, M. Debelić, N. Konietzko, H. Magnussen und W. Petro

8.5.1 Übersicht

Unspezifische Provokationstests sind geeignet, den Grad der Hyperreagibilität der Atemwege zu prüfen. Grundsätzlich können für diese Tests alle pharmakologischen, chemischen oder physikalischen Stimuli verwendet werden, die bei Hyperreagibilität der Atemwege in der Lage sind, eine Atemwegsobstruktion auszulösen (Petro et al. 1983 a; Schultze-Werninghaus 1985 a). Traditionell werden unterschieden: Provokationstests mit *Mediatoren*, wie Histamin, *muskarinische Agonisten (= Cholinergika)*, wie Acetylcholin, Methacholin oder Carbachol, β_2-*Adrenozeptor-Antagonisten (= Betablocker)*, *physikalische Stimuli*, wie körperliche Belastung oder Kaltluft, *Irritantien*, wie SO_2, und *osmotische Stimuli*, wie aqua destillata oder hypo- bzw. hypertone Kochsalzlösungen. In der Routine werden vorwiegend inhalative Provokationstests mit Histamin, Acetylcholin, Methacholin, Carbachol bzw. körperliche Belastungstests eingesetzt (Abschnitt 6.1, Tabelle 6.1-1). Unspezifische Provokationstests sind bei allen Formen der Hyperreagibilität geeignet, diese zu belegen; sie sind *nicht IgE-abhängig*. Noch unklar ist die Beziehung zwischen den Resultaten unspezifischer Provokationstests mit unterschiedlichen Stimuli: während Hargreave et al. (1981) identische Provokationskonzentrationen in Hyperreagibilitätstests mit Histamin und Methacholin und darüber hinaus Korrelationen mit der zirkadianen Rhythmik des PEF, dem Ausfall von Belastungstests und der Schwere des Asthmas beschrieben wurden und auch Eiser (1987) in einer umfangreichen Übersichtsarbeit schlußfolgert, daß sämtliche unspezifischen Stimuli die gleiche Atemwegscharakteristik prüfen, werden von Magnussen (Abschnitt 6.2), wie früher bereits von de Vries et al. (1964), erhebliche Unterschiede in der Überempfindlichkeit gegen verschiedene Stimuli betont. Eine gewisse Stimulusspezifität der Atemwegsreaktion scheint somit für „unspezifische" Provokationstests gegeben zu sein. Daher muß zur Beschreibung und Interpretation eines Hyperreagibilitätstests der Stimulus angegeben werden *(Überempfindlichkeit gegen ...)*.

Provokationstests mit Allergenen, die oft als *spezifische Provokationstests* bezeichnet werden, können nur dann eine Atemwegsobstruktion auslösen, wenn eine IgE-vermittelte Sensibilisierung gegen das entsprechende Allergen besteht; sie sind also *IgE-abhängig*.

8.5.2 Unspezifische Provokationstests

Als Beginn der Entwicklung unspezifischer Provokationstests kann das Jahr 1921 angesetzt werden, in dem Alexander u. Paddock die Auslösung einer Atemwegsobstruktion bei Patienten mit Asthma nach subkutaner Injektion von Pilocarpin beschrieben. Von größerer Bedeutung für die Entwicklung routinefähiger Testverfahren waren die grundlegenden Untersuchungen von Tiffeneau seit 1945 (Tiffeneau u. Beauvallet 1945), durchgeführt mit Acetylcholin. Histamin und Methacholin wurden von Curry (1946) zur Provokation eingesetzt. Seither sind unspezifische Provokationstests in zahlreichen methodischen Varianten mit einer Vielzahl bronchokonstriktorischer Stimuli durchgeführt worden, von denen insbesondere die Untersuchungen der Groninger Arbeitsgruppe um Orie und de Vries sowie von Hargreave bzw. Cockcroft et al., später auch von Woolcock et al., wesentlich zu unserem heutigen Kenntnisstand beigetragen haben. Auf Übersichten wird an dieser Stelle verwiesen (de Vries et al. 1964; Hargreave et al. 1981; Schultze-Werninghaus 1985a; Eiser 1987).

Nach einem ersten Standardisierungsvorschlag einer U.S.-amerikanischen Arbeitsgruppe (Chai et al. 1975) sind von mehreren Arbeitskreisen Standardisierungsvorschläge vorgelegt worden, so von der American Thoracic Society (1980), der SEPCR (Eiser et al. 1983), der Deutschen Gesellschaft für Allergie- und Immunitätsforschung (Gonsior 1984) und der Österreichischen Gesellschaft für Lungenerkrankungen und Tuberkulose (1986b). Gegenwärtig werden jedoch zahlreiche Verfahren verwendet, bedingt durch Traditionen, unterschiedliche apparative Ausstattung und z.T. noch fehlende grundlegende Kenntnisse, so daß im folgenden einige der Probleme geschildert und Hinweise auf ein empfehlenswertes Vorgehen gegeben werden sollen.

8.5.2.1 Inhalative und nicht-inhalative Testverfahren – Übersicht

8.5.2.1.1 Inhalative Provokationstests

In Tabelle 6.1-1 sind eine Reihe von natürlich vorkommenden und experimentell verwendeten bronchokonstriktorischen Stimuli aufgeführt, von denen nur ein kleiner Teil für diagnostische Zwecke eingesetzt wird (gesperrt gedruckt). Die Wahl des Stimulus hängt vorwiegend ab von den Zielen der Provokation und der Verfügbarkeit des Stimulus. Daher sind vor allem *Histamin, Acetylcholin, Methacholin* (gegenwärtig schwer erhältlich) *und Carbachol* für die *inhalative* Provokationstestung geeignet. Diese Substanzen sind über Apotheken als lagerungsstabile trockene Pulver zur Lösung und Weiterverdünnung in (gepufferter oder ungepufferter) Kochsalzlösung erhältlich. Sie liefern bei geeigneter Applikation hinreichend kumulative Dosis-Wirkungs-Kurven. In ähnlicher Weise sind von einigen Untersuchern auch β_2-Adrenozeptor-Antagonisten (z. B. Propranolol) eingesetzt worden, die nach Klein et al. (1987) evtl. besser als Histamin oder Cholinergika zur Trennung von normaler und gesteigerter Reagibilität geeignet sind.

Der *Wirkungsmechanismus* der konstriktorischen Pharmaka ist nicht in allen Details aufgeklärt. Histamin scheint sowohl über eine direkte H_1-Rezeptoren-Stimulation als auch über reflektorische Vorgänge eine Atemwegsobstruktion durch Kontraktion der glatten Muskulatur, aber auch durch Schleimhautödem zu verursachen, während Cholinergika durch direkte Stimulation der Muskarinrezeptoren eine Kontraktion der glatten Atemwegsmuskulatur verursachen. Der Wirkungsmechanismus der β_2-Adrenozeptor-Blocker ist ungeklärt. Evtl. wird die Wirkung bronchodilatierender endogener Katecholamine am β_2-Rezeptor des glatten Muskels gehemmt und/oder es wird die Atemwegsobstruktion durch Freisetzung von Mediatoren über eine kompetitive Hemmung der „abdichtenden" Katecholaminwirkung am β_2-adrenergen Membranrezeptor von Mastzellen gefördert (Ind et al. 1985).

Entsprechend der unterschiedlichen Angriffspunkte sind auch Wirkung und *Nebenwirkung* der konstriktorischen Stimuli unterschiedlich: während Histamin in höheren Konzentrationen zu Flush und Kopfschmerz führen kann, löst Acetylcholin, weniger Carbachol und Methacholin, oft einen starken Hustenreiz aus. In hohen Konzentrationen (ab ca. 5 mg/ml) kann auch Carbachol erhebliche cholinerge Nebenwirkungen besitzen (Akkomodationsstörungen, Speichelfluß, Blasen- und Darmmotilitätssteigerung u. a.)

Vorteile sind bei den verwendeten Substanzen

a) bei Acetylcholin rascher Abbau (durch rasches Abklingen der Wirkung auf den Patienten; andererseits sind jedoch hierdurch kumulative Dosis-Wirkungs-Kurven schwer zu erstellen),
b) bei Methacholin die weitgehende Nebenwirkungsfreiheit und Lagerungsstabilität (s. u.),
c) bei Histamin die weite Verbreitung.

Nachteile sind u. a.

a) bei Acetylcholin die Notwendigkeit zur Herstellung frischer Lösungen vor der Provokation wie auch die Nebenwirkungen (Husten),
b) bei Histamin (Flush, Husten) und Carbachol (Sehstörungen, Speichelfluß, Darm- und Blasenmotilitätssteigerung) ebenfalls die Nebenwirkungen.

Die *Lagerungsstabilität* der Histamin- und Cholinergika-Lösungen bei Kühlschranktemperatur ist gut. Bei 4°C verliert Methacholin nur 10% seiner Aktivität innerhalb von 128 Tagen (American Thoracic Society 1980; McDonald et al. 1981). Für Histamin wird eine Lagerungsstabilität von mehreren Wochen bis 3 Monaten angegeben (American Thoracic Society 1980; Österreichische Gesellschaft 1986b; Eiser 1987).

Tabelle 8.5-1. Anhaltspunkte für die Dosierung von Testaerosolen und „Schwellenkonzentrationen bzw. -dosen" für die Trennung Gesunder und hyperreaktiver Individuen (Düsenvernebler)

Substanz	MG	Test-konzentrationen mg/ml	Schwellen-konzentrationen mg/ml	Schwellen-dosis mg	Wirkdauer min
Acetylcholin	146	100–1,0	10–50	2,0–6,0	10
Methacholin	160	50–0,05	5–25 (8)	0,5–2,5	30
Carbachol	147	50–0,05	5–25	0,5–2,5	60
Histamin	111	50–0,05	5–25 (8)	0,5–2,5	15

Für Histamin, Acetylcholin, Methacholin und Carbachol liegen Erfahrungswerte über geeignete *Dosierungen* bei Provokationstests vor, sowohl über „sichere" Ausgangskonzentrationen als auch über diejenigen Dosen, die am besten zwischen klinisch Gesunden und Patienten mit Asthma trennen, d.h. sowohl sensitiv als auch spezifisch sind (Tabelle 8.5-1). Detaillierte Empfehlungen über geeignete Verdünnungsschritte sind von der Österreichischen Gesellschaft für Lungenerkrankungen und Tuberkulose publiziert worden (1986b), die sich eng an die von Hargreave bzw. Cockcroft angegebenen Daten anlehnen (Cockcroft et al. 1977a; Hargreave et al. 1981) und die sich international als Richtlinie weitgehend durchgesetzt haben. Dabei muß sich jedoch jeder Untersucher der Tatsache bewußt sein, daß eine scharfe Trennung verschiedener Kollektive – z.B. Asthma, Rhinitis, Normalpersonen – aufgrund von Hyperreagibilitätstests nicht möglich ist, so daß ein einzelner Test keine sichere Zuordnung zu einer Krankheitsgruppe und keine Unterscheidung zwischen Gesunden und Asthmakranken ermöglicht (Cockcroft et al. 1977a, Gonsior et al. 1983; Crivelli et al. 1985). Für jedes Verfahren ist wegen unterschiedlicher apparativer Bedingungen bei Aerosolapplikation und Messung der Lungenfunktion (Reizantwort) eine Etablierung eigener Normwerte unerläßlich.

8.5.2.1.2 Belastungstests

Zur Vermeidung der Nebenwirkungen bei Inhalation von Histamin bzw. Cholinergika ist nach anderen konstriktorischen Stimuli gesucht worden, die in der Routine einsetzbar sind. Als *nicht-inhalative* Provokationsverfahren werden eingesetzt a) körperliche Belastungstests (Exercise-Tests) und b) Kaltluftprovokation unter isokapnischer Hyperventilation.

Die Wirkung von *Belastungstests* hängt unter anderem ab von

a) Umgebungstemperatur,
b) Luftfeuchtigkeit,
c) Art der körperlichen Belastung und
d) Grad der Ausbelastung (Abschnitt 6.2).

Bei Standardisierung der Umgebungsbedingungen sind die Ergebnisse ausreichend reproduzierbar. Eine Laufbandbelastung induziert eher eine Obstruktion als eine Fahrradergometrie, u. a. bedingt durch die Beteiligung größerer Muskelpartien. Die Standardisierung der Einatmungsluft bezüglich Temperatur und Feuchtigkeit ist zur Verbesserung der Reproduzierbarkeit und für Quer- und Längsschnittstudien notwendig. Die Maximalreaktionen treten 5–10 min nach Belastungsende auf; sie klingen innerhalb 30 min ab, mit anschließender Refraktärperiode. Als Standardisierungsvorschlag für den Test wird eine Belastungsdauer von 6–8 min bei einer Belastungsintensität vorgeschlagen, die zu 60–85% des maximalen Sauerstoffverbrauchs oder zu 80% der maximalen Herzfrequenz führt (Eiser 1987).

Der Wirkungsmechanismus ist nicht völlig geklärt; wahrscheinlich kommt es durch Wasserverlust an der Schleimhautoberfläche infolge Hyperventilation mit Abkühlungseffekt und Absinken der Wasserdampfspannung zu einer Zunahme der Osmolarität des Flüssigkeitsfilms des respiratorischen Epithels und nachfolgend, ähnlich wie nach Inhalation hypertoner Lösungen, zu einer Atemwegsobstruktion (Anderson et al. 1983; Eschenbacher et al. 1984; Hahn et al. 1984).

8.5.2.1.3 Kaltluftprovokation

Für *Kaltluftprovokationen* steht eine geeignete Apparatur im Handel zur Verfügung (RHES; Jaeger, Würzburg). Bei derartigen Provokationsverfahren ist eine Standardisierung der Einatmungsluft bezüglich Temperatur und Feuchtigkeit sowie eine Kontrolle und Regulation der CO_2-Konzentration (konstanter pCO_2 in der Ausatmungsluft durch korrigierende CO_2-Zufuhr in die Einatmungsluft) für reproduzierbare Ergebnisse erforderlich. Die Beurteilung erfolgt als *respiratorischer Wärmeaustausch* (RHE):

$$\text{RHE} = \dot{V}_E [\text{HC} (T_i - T_e) + \text{HV} (WC_i - WC_e)] \ (\text{kcal} \cdot \text{min}^{-1} \text{ bzw. kJoule} \cdot \text{min}^{-1})$$

$\dot{V}_E$ = Atemminutenvolumen ($l \cdot \text{min}^{-1}$, BTPS)

HC = Wärmekapazität der Luft (spezifische Wärme $\cdot$ Dichte = $0,000\,304 \ \text{kcal} \cdot l^{-1} \cdot {}^{\circ}C^{-1}$) = $0,001\,273 \ \text{kJoule} \cdot l^{-1} \cdot {}^{\circ}C^{-1}$

T_i = Temperatur der Einatmungsluft

T_e = Temperatur der Ausatmungsluft

HV = latente Wärme des Wasserdampfes = $0,58 \ \text{kcal} \cdot g^{-1}$ = $2,428 \ \text{kJoule} \cdot g^{-1}$

WC_i = Wassergehalt der Einatmungsluft (mg $H_2O \cdot l^{-1}$ Luft)

WC_e = Wassergehalt der Ausatmungsluft (vereinfachend wird angenommen, daß die Ausatmungsluft völlig wasserdampfgesättigt ist).

Dosis-Wirkungs-Beziehungen lassen sich durch Variation von Luftfeuchtigkeit oder Temperatur der Einatmungsluft bzw. von Atemminutenvolumen darstellen.

8.5.2.2 Probleme der Aerosolanwendung bei Provokationstests

Die Durchführung reproduzierbarer Provokationstests erfordert eine Standardisierung und Optimierung von a) *Provokationsverfahren* (Qualität des Aerosols, Dosierung, Applikation) und b) *Meßverfahren* der Reaktion (Prüfgröße, Meßtechnik, Sensitivität, Spezifität). Aus der Vielzahl der Probleme können hier nur einige kurz gestreift werden; auf neuere eingehendere Darstellungen wird verwiesen (Eiser 1987).

8.5.2.2.1 Aerosole

Aerosolpartikel werden in den Atemwegen auf dreifache Weise deponiert:

a) schwerkraftabhängige *Sedimentation* (proportional zum Massendurchmesser [vorwiegend 1-5 μm große Partikel] und der Dichte des Aerosols),
b) inerte *Impaktion* an den Karinen (abhängig von Strömungsgeschwindigkeit, Atemwegsanatomie und Dichte und Durchmesser der Partikel [vorwiegend Partikel > 2,5-3 μm]) und
c) *Diffusion* (Brownsche Molekularbewegung; umgekehrt proportional zur Quadratwurzel des Partikeldurchmessers; nur für Partikel < 1 μm relevant) (Brain u. Valberg 1979).

So ist für die Wirkung eines Aerosols eine Reihe von Faktoren von Bedeutung (Köhler et al. 1986); dies sind unter anderem Partikelgröße, bzw. -masse und -gewicht, wie auch Partikelspektrum (nur Partikel zwischen 0,5 und 10 μm sind lungengängig), Aerosoldichte (bzw. -gewicht), Verteilung der aktiven Substanz im Aerosol, Geschwindigkeit des Aerosols, Art des Atemmanövers und Obstruktionsgrad. Aerosolpartikel besitzen nach der Erzeugung keine konstanten physikalischen Eigenschaften; so können Hygroskopie, Verdampfung, elektrische Ladung und Agglomeration Partikelgröße und Substanzkonzentration vor dem Erreichen der Atemwege verändern.

8.5.2.2.2 Vernebler

Aerosolinhalationen sollten über ein Mundstück erfolgen (bei Nase-Mund-Maske Nasenklemme erforderlich). Eine Reihe von preßluftgetriebenen Düsenverneblern und Ultraschallverneblern ist in Bezug auf ihre physikalischen Daten gut charakterisiert (Abbildung 8.5-1); nicht alle sind geeignet (Eiser et al. 1983; Köhler et al. 1983 b; Eiser 1987). Der mittlere Massendurchmesser sollte 2-4 μm betragen, bei möglichst geringer Streuung. Größere Partikel (> 6 μm) werden zunehmend im Oropharynx und im Glottisbereich deponiert (Impaktion, Sedimentation); sehr kleine Partikel können infolge Diffusion alveoläre Wirkungen besitzen, die unerwünscht sein könnten (Abbildung 8.5-2).

8.5.2.2.3 Aerosoldosierung

Auch wenn die physikalischen Eigenschaften eines Aerosols gut bekannt sind, so läßt sich über die verabreichte bzw. deponierte Dosis ohne Verwendung radioaktiver Aerosole allenfalls eine semiquantitative Aussage machen (z. B. durch Wiegen des Verneblers zur Einschätzung des Aerosolverbrauchs). Durch Vorschalten eines *Dosimeters* kann die Dosierung je Atemzug verbessert werden; im Idealfall wird je Atemzug inspirationsgetriggert eine identische Dosis freigegeben. Das Rosenthal-

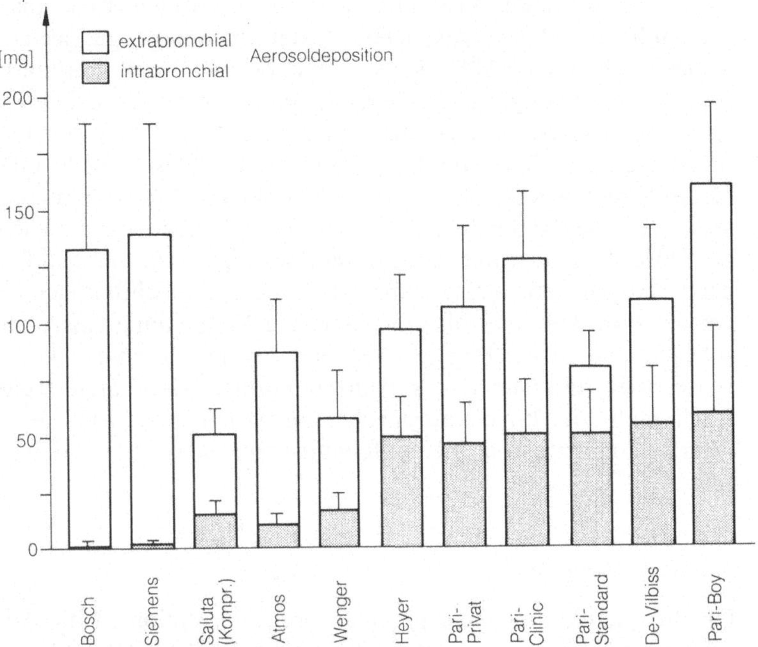

Abbildung 8.5-1. Quantitativer Vergleich der Inhaliergeräte bzgl. der intrabronchialen und extrabronchialen Diposition, ermittelt bei 10 gesunden Versuchspersonen. Inhalationszeit 2 Minuten, Atemfrequenz 12/min (nach Köhler et al. 1983 b).

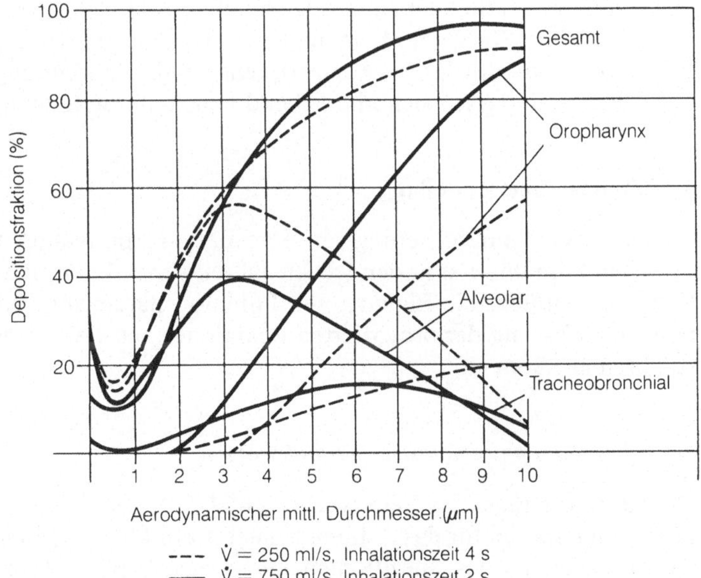

Abbildung 8.5-2. Regionale Aerosolposition in Abhängigkeit vom Partikeldurchmesser bei verschiedenen, konstanten Inspirationsflüssen (nach Köhler et al. 1986).

Dosimeter soll dieses Kriterium ausreichend erfüllen (Rosenthal et al. 1975). Ein einfach handhabbares Dosimeter – leider mit weniger gut geeignetem Vernebler – ist jetzt erhältlich (APS: Jaeger, Würzburg). Durch Verdunstungseffekte sind jedoch der Genauigkeit der Aerosolapplikation mit Verneblern, auch bei Wiegen des Verneblers, Grenzen gesetzt. So besitzen *Aerosolreservoire* mit ruhendem Aerosol (Beutel) (z. B. Pari, Starnberg; Köhler et al. 1986) Vorteile, falls die Qualität des Aerosols hinreichend ist. Von Vorteil ist auch, daß das Verhältnis von oropharyngealer zu tracheobronchialer Deposition bei ruhenden Aerosolen günstiger ist als bei Düsenaerosolen mit Austrittsgeschwindigkeiten von > 100 km/h. Nachteilig bei derartigen Aerosolreservoiren ist, daß die Aerosolfüllungen jeweils unmittelbar vor der Provokation erfolgen müssen (zur Vermeidung einer Änderung der Aerosoleigenschaften bei längerer Verweildauer im Reservoir) und daß eine schrittweise Steigerung der Aerosolkonzentrationen nicht ohne weiteres möglich ist. Auch muß für Provokationsproben mit Allergenen jegliche Möglichkeit einer Allergenkontamination bei aufeinanderfolgenden Inhalationen ausgeschlossen sein.

8.5.2.2.4 Atemmanöver

Für die quantitative und regionale Aerosoldeposition ist die Art des Atemmanövers von erheblicher Bedeutung, wie umfangreiche Untersuchungen, insbesondere von der Arbeitsgruppe Gebhart, Heyder, Stahlofen (Heyder et al. 1980; Gebhart et al. 1981; Heyder 1981) gezeigt haben (Abbildung 8.5-2). Manche Untersucher bevorzugen standardisierte Atemmanöver, um so eine exaktere Deposition zu erreichen, z. B. eine Inspiration von FRC bis TLC (Eiser et al. 1983). Da diese Manöver jedoch selbst zu Artefakten führen können, sowohl zur Dilatation als auch zur Konstriktion der Atemwege (Orehek et al. 1981), wird häufig die Ruheatmung bevorzugt. In Verbindung mit einem Dosimeter oder einem Aerosolreservoir und einer standardisierten Atemfrequenz (evtl. Verwendung eines Metronoms) von z. B. 20/min lassen sich hinreichend konstante Bedingungen erreichen.

8.5.2.3 Reaktionsbeurteilung

Während die Standardisierung von Aerosol und Applikation des bronchokonstriktorischen Stimulus erst in den letzten Jahren verstärkt betrieben wird, nehmen die Diskussionen über die Eignung von Funktionsparametern und Beurteilungskriterien zur Erfassung der provozierten Reaktionen seit Beginn der Funktionsdiagnostik breiten Raum ein.

8.5.2.3.1 Pathophysiologische Veränderungen

Nachdem seit Blackleys Selbstversuchen (1873) zum Nachweis der Relevanz von Pollen und Sporen für das Asthma zunächst nur klinische Beurteilungen der – selten durchgeführten – spezifischen und unspezifischen Provokationstests üblich waren, wurden seit ca. 1945 zunehmend Lungenfunktionsparameter für die Beurteilung des Reaktionausfalls benutzt, zunächst die Vitalkapazität (Lowell u. Schiller 1947). Entsprechend der fortschreitenden Technik wurden weitere Parameter eingesetzt, so der PEF (Fuchs et al. 1956; Gronemeyer u. Fuchs 1959), das FEV_1 (Debelić 1968), der sR_{aw} (Gonsior et al. 1976) sowie der R_{os} (Fuchs u. Thiel 1979).

Neben den für das Asthma charakteristischen Ventilationsstörungen (Obstruktion, Anstieg des FRC, Abnahme der VC) treten unter Provokation weitere pathophysiologische Veränderungen auf, die jedoch nur selten erfaßt werden. So kommt es sowohl bei Provokation mit Allergenen als auch mit Pharmaka nicht selten zu – z. T. erheblichen – Hypoxämien, die keine enge Beziehung zum Obstruktionsgrad aufweisen (Arner et al. 1950; Schleinzer 1950; Schultze-Werninghaus et al. 1977, 1981 d, 1985 b; Kowalski et al. 1986) (Abbildung 8.5-3) und zu einer Herzfrequenzsteigerung (Schultze-Werninghaus 1983 a).

Bei Provokationstests mit Histamin und Cholinergika tritt die Obstruktion unmittelbar nach Applikation des Aerosols ein, im Gegensatz zu Allergen-Provokationstests, bei denen die Sofortreaktionen ihr Maximum erst ca. 15 min nach Applikation erreichen (Abbildung 8.5-4). Daher ist eine kontinuierliche apparative Lungenfunktionsüberwachung während der Inhalation zur frühzeitigen Erfassung der Obstruktion zweckmäßig (R_{os}, R_{oc}). Verzögerte Reaktionen sind selten, kommen jedoch nach Methacholin vor (Bandouvakis et al. 1981).

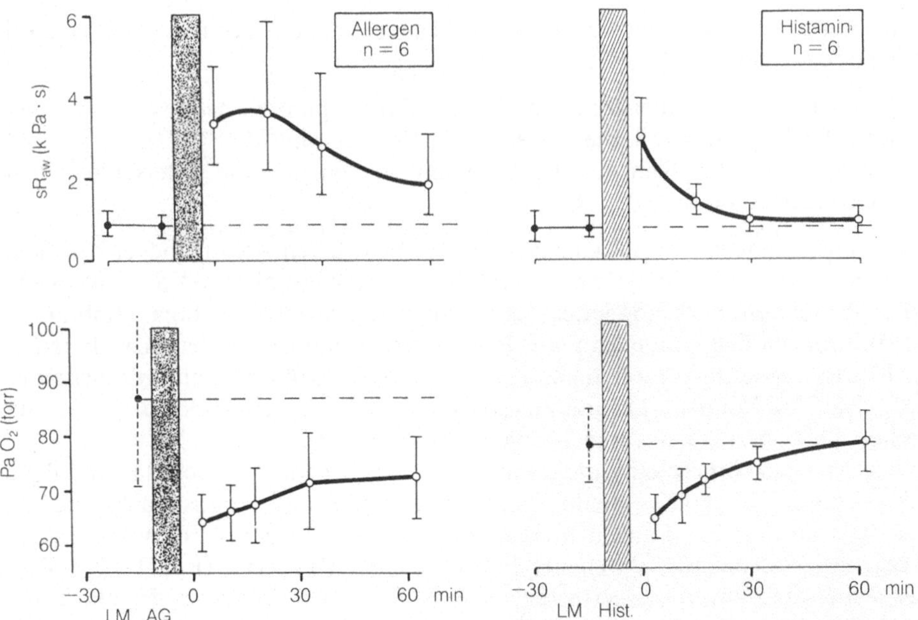

Abbildung 8.5-3. Inhalativer Allergen- bzw. Histamin-Provokationstest im zeitlichen Verlauf über 60 min. Oben: Atemwegsobstruktion (sR_{aw}), unten: Hypoxämie (PaO_2). Unterbrochene Linie: Ausgangswerte vor Provokation (Schultze-Werninghaus 1985 a).

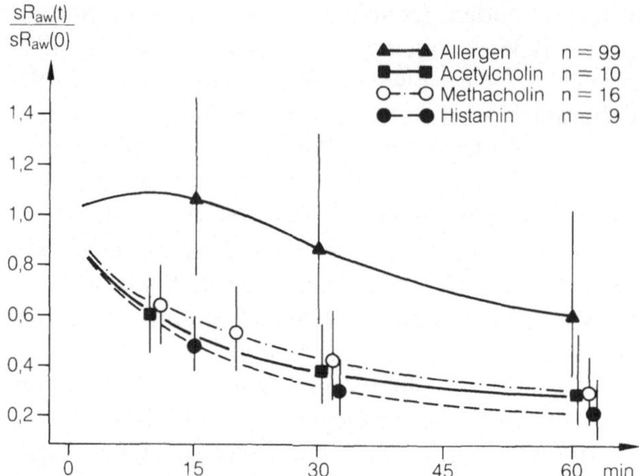

Abbildung 8.5-4. Zeit-Wirkungs-Diagramm für Allergen-, Acetylcholin-, Histamin- und Methacholin-Provokationstests. Geometrischer Mittelwert ($\pm$ s) der Veränderung des sR_{aw} nach Provokation ($=sR_{aw(t)}$) im Vergleich sR_{aw} bei Ende der Reizstoffinhalation ($=sR_{aw(0)}$). Die Allergenwirkung hält länger an als die Wirkung der unspezifischen Reizstoffe, die sich untereinander nur wenig unterscheiden (Schultze-Werninghaus et al. 1983).

8.5.2.3.2 Lungenfunktionsparameter

Lungenfunktionsparameter lassen sich nach der Art des Atemmanövers in zwei Kategorien einteilen:

- Parameter, die auf einer forcierten bzw. tiefen Exspiration nach vorangegangener tiefer Inspiration beruhen, wie VC, FEV_1, PEF und MEFV-Kurve;
- Parameter, die bei Ruheatmung bestimmt werden, wie die unterschiedlichen Atemwiderstände R_{aw}, R_{oc}, R_{os}.

Funktionsparameter, die auf einem forcierten bzw. tiefen Atemmanöver beruhen, sind in erheblichem Maße artefaktanfällig (Mitarbeitsabhängigkeit, Auslösung von Obstruktion nach forcierter Exspiration = Spirometrie-Asthma (Abbildung 8.5-5), Bronchodilatation nach tiefer Inspiration). Dennoch werden diese Parameter häufig eingesetzt, vor allem aus Kostengründen. Darüber hinaus gilt insbesondere das Fluß-Volumen-Diagramm (MEFV-Kurve) als sensitiver zur Erfassung geringer, evtl. peripherer Veränderungen (Abschnitte 8.3, 8.4).

Bei der Ganzkörperplethysmographie wird neben dem R_{aw} auch das thorakale Gasvolumen TGV erfaßt. Beide Parameter nehmen obstruktionsbedingt zu. Da der R_{aw} vom aktuellen Lungenvolumen abhängig ist, läßt sich durch Volumenkorrektur des Widerstandes durch das Produkt beider Parameter ($R_{aw} \cdot TGV = sR_{aw}$) der Widerstand zuverlässig erfassen, ebenso durch den Kehrwert des sR_{aw}, den sG_{aw}. Die weniger aufwendigen Verfahren, Oszillations- und ganz besonders das Verschlußdruckverfahren sind aus Kostengründen und wegen der Möglichkeit einer kontinuierlichen Registrierung interessante Alternativen für die Praxis.

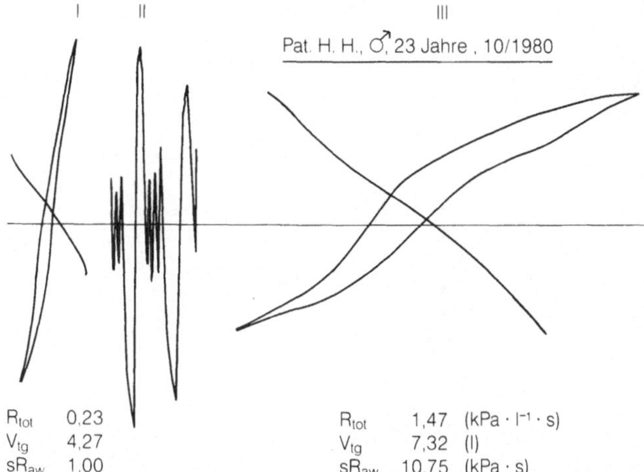

Abbildung 8.5-5. Spirometrie-Asthma. Durch forcierte Exspiration (Spirographie mit Vitalkapazitäts- und FEV_1-Manövern) verursachte Atemwegsobstruktion bei einem asymptomatischen Patienten mit Asthma. I: Plethysmogramme vor Spirographie, II: Spirographie, III: Plethysmogramme 5 min nach Spirographie (Schultze-Werninghaus 1985a).

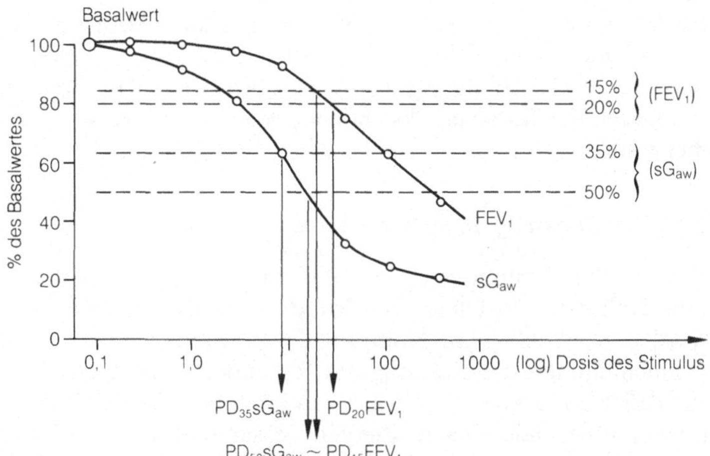

Abbildung 8.5-6. Dosis-Wirkungskurve im inhalativen Provokationstest mit Allergenen oder nicht-immunologischen Reizstoffen; Funktionsparameter FEV_1 und sG_{aw} in Prozent des Ausgangswertes; Reizstoff- bzw. Allergendosis kumulativ in logarithmischem Maßstab. Berechnung der Provokationsdosis PD (kumulative Reizstoffdosis) für eine definierte Veränderung des Funktionsparameters, z.B. Abfall der FEV_1 um 15% ($PD_{15}FEV1$) bzw. der sG_{aw} um 50% ($PD_{50}sGaw$). Zur Wahl geeigneter Parameter s.Text.

Für die fortgesetzte Überwachung der Lungenfunktion nach Provokation eignet sich ein einfaches Peak-Flow-Meter; besonders geeignet sind die Geräte der Fa. Wright (Mini-Wright-Peak-Flow-Meter).

Tabelle 8.5-2. Inhalative Provokationstests – Variationskoeffizient (%) häufiger Lungenfunktionsparameter (Ausgangswerte, intraindividuelle Variation)

Parameter	Gonsior 1981	Eiser 1983
R_{aw}	9,4	10–20
TGV	3,2	–
sR_{aw}	9,8	9
VC	5,6	0,3–11
FEV_1	6,3	0–8
PEF	10,1	6

Das ideale Lungenfunktionsprüfverfahren bei Provokationstests sollte sensitiv, reproduzierbar, geeignet zur Lokalisation einer Obstruktion, einfach bedienbar, kostengünstig und technisch zuverlässig sein. Ein solcher Test existiert nicht. Vergleichende Untersuchungen haben gezeigt, daß die plethysmographischen Parameter (sR_{aw}, sG_{aw}) sensitiver sind als das FEV_1 (Gonsior et al. 1976). Die Sensitivität beruht jedoch auch auf dem jeweiligen Kriterium für eine „positive" Reaktion. Daher sind die Aussagen der Vergleichsuntersuchungen in dieser Beziehung problematisch. Z.B. sind die häufig für die Beurteilung herangezogenen Kriterien FEV_1: -15% und sG_{aw}: -35% keinesfalls Ausdruck einer vergleichbaren Obstruktion. Eine solche wäre etwa bei FEV_1: -15% und sG_{aw}: -50% gegeben (Gonsior 1981; Abbildung 8.5-6). Die benutzten Kriterien müssen die Reproduzierbarkeit der Tests berücksichtigen; Angaben hierzu sind in Tabelle 8.5-2 zusammengestellt.

8.5.2.3.3 Erfassung anderer Funktionsstörungen

Wie erwähnt, kommt es nicht selten zu erheblichen Hypoxämien unter Provokation. Daher ist von Ulmer und Mitarbeitern (Kowalski et al. 1986) vorgeschlagen worden, regelmäßig eine Kontrolle des transkutanen pO_2 zur Überwachung vorzunehmen und in die Bewertung des Tests mit aufzunehmen. So wünschenswert dies zur Patientenüberwachung wäre – es könnten z.B. die Gründe für Allgemeinreaktionen, insbesondere nach Allergen, besser analysiert werden – ein derartiges Vorgehen ist derzeit kaum realisierbar, insbesondere nicht bei den in der Praxis durchgeführten Hyperreagibilitätstests. Besonders hinzuweisen ist auch darauf, daß ein Abfall des PaO_2 ohne begleitende Obstruktion auch nicht als positiver Testausfall bewertet werden sollte, da ja das Ziel eines Provokationstests, nämlich der Nachweis einer asthmatischen Reaktionsbereitschaft, nicht erreicht ist. Für wissenschaftliche Fragestellungen sollte jedoch eine derartige Überwachung der Blutgase angestrebt werden, ebenso wie die Kontrolle der kardiovaskulären Parameter, insbesondere der Herzfrequenz.

8.5.2.3.4 Bewertungskriterien der Provokationstests

Kennzeichen der Hyperreagibilität der Atemwege ist

a) eine gesteigerte Reaktionsbereitschaft der Atemwege auf konstriktorische Stimuli, d. h. eine Reaktion bei Aerosolkonzentrationen bzw. -dosen, die bei Normoreagiblen keine Reaktionen verursachen und

b) die Fähigkeit der Atemwege, mit Obstruktionsgraden zu reagieren, die bei Normoreagiblen mit keinem Stimulus erreichbar sind.

Beide Kennzeichen der Hyperreagibilität werden bei Konstruktion kompletter Dosis-Wirkungs-Kurven evident (Abbildung 8.5-7): während Normoreagible nicht oder nur wenig auf einen Stimulus reagieren und bei höheren Konzentrationen ein Plateau der Kurve aufweisen, ähnlich wie leicht Hyperreagible (S- bzw. Sigmoid-Form der Kurve), kommt es bei starker Hyperreagibilität zu einer raschen Zunahme der Obstruktion, ohne daß ein Plateau erreicht wird, bevor der Obstruktionsgrad intolerabel wird (J-Form der Kurve). Von Ariëns (1987) ist betont worden, daß die Reaktionsweise der Atemwege auf einen Stimulus von der Art der morphologischen Veränderungen stark beeinflußt wird. Bei Veränderungen der Mukosa führt die Kontraktion des glatten Muskels zu erheblich stärkeren Veränderung des Strömungswiderstandes als bei unveränderter Schleimhaut, wodurch die Dosis-Wirkungs-Kurven einen wesentlich steileren Verlauf nehmen. Geringfügig erhöhte Ausgangswiderstände führen zu einer erheblich gesteigerten Reaktion auf den gleichen Stimulus. Außerdem beeinflußt eine veränderte Atemwegsgeometrie die Aerosoldeposition (je stärker die Obstruktion, desto zentraler die Deposition), wodurch gleichfalls die Atemwiderstandserhöhung überproportional zunehmen kann. Die Hyperreagibilität der Atemwege ist jedoch bei Asthma nicht allein eine Funktion der Ausgangswerte (Eiser 1987).

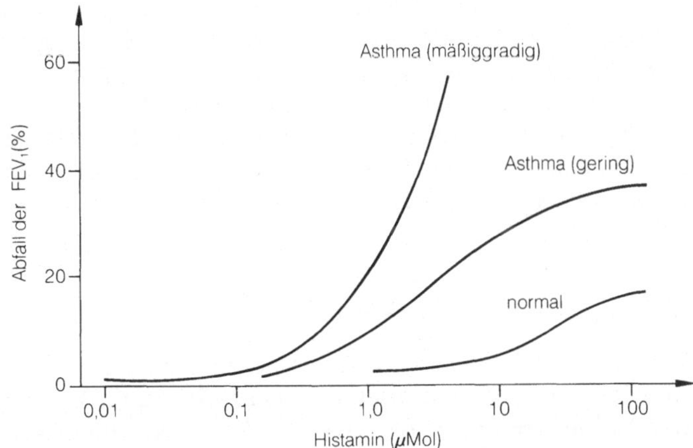

Abbildung 8.5-7. Schematische Darstellung der Dosis-Wirkungsbeziehung zwischen bronchokonstrikorischem Stimulus und Reaktion der Atemwege bei 1. Normalpersonen, 2. Patienten mit geringem Asthma, 3. Patienten mit manifestem Asthma (nach Woolcock et al. 1984).

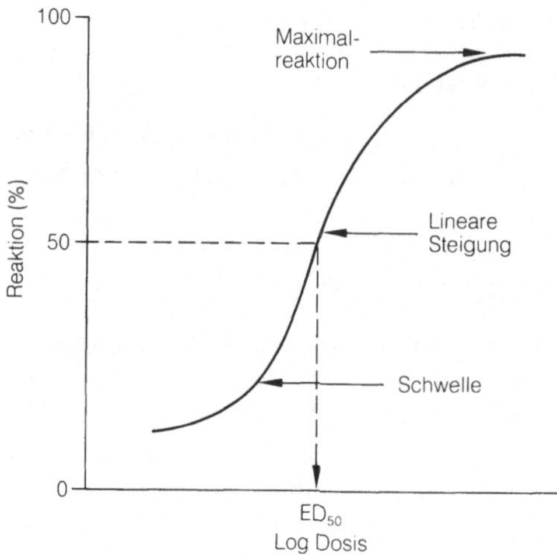

Abbildung 8.5-8. Schematische Darstellung der log-Dosis-Wirkungs-Beziehung in pharmakologischen Experimenten am glatten Muskel in vitro.

Die Form der Dosis-Wirkungskurven ist in erheblichem Maße von der Wahl der Funktionsparameter und der Art der Darstellung abhängig. Nicht alle Details können hier erörtert werden. Es soll aber darauf hingewiesen werden, daß z. B. die Steilheit der Dosis-Wirkungs-Kurve bei Bestimmung des R_{aw} erheblich größer ist als bei Bestimmung des FEV_1. Der Verlauf der Dosis-Wirkungs-Kurve bei Bestimmung des sG_{aw} ist für die weitere Analyse besonders günstig, da die Kurve im Bereich mittlerer Obstruktionsgerade nahezu linear verläuft und so für Berechnungszwecke (Interpolation von Provokationsdosen) vorzüglich geeignet ist (Abbildung 8.1-4).

Betont werden soll, daß aus theoretischen Gründen eine logarithmische Auftragung der Dosen bzw. Konzentrationen des Stimulus geeigneter erscheint als eine lineare Darstellung. Dies läßt sich zum einen begründen mit den Kontraktionseigenschaften des glatten Muskels in vitro, die bei semilogarithmischer Darstellung in klassischer pharmakologischer Weise zu einer sigmoidalen Kurve führen (Abbildung 8.5-8), zum anderen auch mit der log normalen Verteilung der Hyperreagibilität in der jeweiligen Population (Crivelli et al. 1985).

Es besteht allerdings über die beste Art der Darstellung von Dosis-Wirkungs-Kurven keine Einigkeit (Eiser 1987), insbesondere da bislang keine ausreichenden Daten vorliegen, die die Überlegenheit der logarithmischen über eine lineare Darstellung stützen.

8.5.2.3.5 Darstellung der Befunde

Während sich viele Gruppen einig darüber sind, daß die vollständige Information eines Tests nur über eine komplette Dosis-Wirkungs-Kurve zu erhalten ist, was die Applikation von ausreichenden Dosierungsschritten voraussetzt (Eiser 1987), herrscht Uneinigkeit über geeignete Auswertungskriterien dieser Kurven mit dem Ziel, möglichst mit nur einem einzigen Zahlenwert die Reagibilität des Probanden zu beschreiben.

In Analogie zu *in-vitro*-Untersuchungen am glatten Muskel haben Dosis-Wirkungs-Studien der Atemwegsreaktion auf bronchokonstriktorische Reize gezeigt, daß auch *in vivo* unter bestimmten Bedingungen eine sigmoidale Beziehung zwischen Stimulus und Reaktion besteht (Abbildung 8.5-7), so daß eine Auswertung analog pharmakologischer Kriterien naheliegt. Es wurde oben bereits geschildert, daß derartige vollständige Kurven bei ausgeprägterem Asthma nicht erhalten werden können, so daß die Auswertung der Kurven pharmakologischen Kriterien nicht im Detail folgen kann, insbesondere keine „ED_{50}" bestimmbar ist. Dennoch wird in Analogie zu derartigen pharmakologischen Parametern zunehmend auch bei Provokationsproben die *Dosis bzw. Konzentration eines Stimulus bei einer definierten Funktionsänderung* als das am besten geeignete Maß zur Beschreibung der Reaktion aufgefaßt (American Thoracic Society 1980; Eiser et al. 1983; Gonsior 1984; Schultze-Werninghaus 1985a; Eiser 1987).

Dosierung: Die Quantifizierung des Stimulus hängt von der Art der Applikation ab. Es erscheint naheliegend, den Stimulus nicht als Konzentration des Aerosols, sondern als Dosis (μMol, μg) anzugeben. Allerdings ist eine derartige Angabe streng genommen nur dann zulässig, wenn die *inhalierte Dosis,* besser noch die *deponierte Dosis* bestimmt werden kann, was gegenwärtig in der diagnostischen Routine kaum möglich ist. Dosimeter erlauben eine Abschätzung der *verabreichten Dosis,* d.h. derjenigen Aerosolmenge, die den Vernebler verlassen hat (kontrollierbar durch Wiegen des Verneblers); ähnliche Verfahren sind auch ohne Dosimeter seit langem in manchen Labors üblich (Gonsior et al., 1976). Bei derartigen semiquantitativen Verfahren erscheint eine Dosisangabe möglich, sofern deren Bedeutung definiert wird. Allerdings muß sich der Untersucher der Tatsache bewußt sein, hier in gewissem Sinne eine Scheingenauigkeit zu betreiben, da u. a. Verdunstung und Deposition im Vernebler zu schwer kontrollierbaren Abweichungen von der angegebenen Dosis führen.

Daher haben andere Untersucher vorgezogen, entweder die *Aerosolkonzentration* (Cockcroft et al. 1977a) oder *arbiträre Aerosoleinheiten* (cumulative breath units; Eiser et al. 1983, Eiser 1987) anzugeben. Diese Verfahren sind bei Definition ihrer Berechnungsgrundlage zur Einschätzung der Dosierung geeignet, für die Konstruktion von Dosis-Wirkungs-Kurven allerdings nicht unproblematisch.

Reaktion der Atemwege: Die Wahl des Obstruktionsmaßes beeinflußt die Resultate maßgeblich (8.5.2.3.2). Für die Darstellung der Dosis-Wirkungs-Beziehungen ist außer dem Obstruktionmaß als solchem auch dessen Berechnung von Bedeutung; üblich sind a) Absolutwerte, b) Differenzen zum Ausgangswert und c) prozentuale Veränderungen gegenüber dem Ausgangswert. Es ist trotz einer Anzahl vergleichender Untersuchungen nicht entschieden, welche Art der Darstellung am geeignetsten ist (Eiser 1987). Da die Veränderungen der Parameter unter Provokation nicht linear sind, sollte jedoch die Angabe einer relativen Veränderung nicht gewählt werden, denn die Bedeutung einer solchen ist bei verschiedener Ausgangslage evtl. unterschiedlich, sowohl für %- als auch für Δ-Angaben. Absolutwerte geben den tatsächlichen Verlauf der Provokationstestung einschließlich ihrer Ausgangswerte eindeutiger wieder.

Dosis-Wirkungs-Relation: Es ist zur Beurteilung von Provokationstests nicht ausreichend, eine qualitative „positiv-negativ"-Aussage zu treffen, die die Intensität des Stimulus nicht berücksichtigt. Auch sind Verfahren wenig geeignet, bei denen nur eine einzige Dosis bzw. Konzentration des Stimulus verabreicht wird, da sie keine quantitativen Aussagen ermöglichen. Abzulehnen sind auch Verfahren, bei denen eine einzige Dosierung des Stimulus als Berechnungsgrundlage für Provokationsdosis oder Provokationskonzentration dient, da hier lediglich eine scheinbare Genauigkeit vorgespiegelt wird. Derartige Verfahren ermöglichen allenfalls die Aussage, daß bei der Aerosolkonzentration x eine Obstruktion (nicht) aufgetreten ist, z. B. zur groben Unterscheidung von normoreagiblen und hyperreagiblen Atemwegen.

So sind seit langem Verfahren üblich, die bei Applikation des Stimulus in ansteigender Dosierung eine „Schwellendosis" angeben, die zu einer definierten Änderung des Obstruktionmaßes führt, eine *Provokationsdosis oder Provokationskonzentration* (Tiffeneau 1958; de Vries et al. 1962, 1964).

Die am häufigsten benutzten Provokationsdosen bzw. -konzentrationen sind in Tabelle 8.5-3 zusammengestellt. Derartige Provokationsdosen bzw. -konzentrationen lassen sich graphisch oder rechnerisch aus Dosis-Wirkungs-Kurven ableiten, z. B. durch Interpolation in die (kurvi)lineare Regression zwischen zwei dem Schwellenkriterium benachbarten Meßpunkten.

Geeignet sind als Schwellenkriterien Obstruktionsgrade, die a) eindeutig von zufälligen Schwankungen des Meßparameters abzugrenzen sind und b) das Ziel einer Provokation, nämlich den Nachweis einer für das Asthma relevanten Obstruktion, erfüllen, d. h. ausreichend sensitiv und spezifisch sind. Daher sind geeignet z. B. $PD_{15}FEV_1$, $PD_{25}MEF_{25}$, $PD_{100}sR_{aw}$ bzw. $PD_{50}sG_{aw}$, während die häufig gewählte $PD_{35}sG_{aw}$ von zufälligen Einflüssen nicht sicher frei ist (Schultze-Werninghaus 1983a, Klein u. Matthys 1986). Vergleichende Untersuchungen von Gonsior (1981) ergaben, daß der sR_{aw} ein spezifischer und sensitiver Parameter bei Benutzung einer PD_{100} ist. Diesem am nächsten kommt unter den spirometrischen Kriterien bezüglich Spezifität und Sensitivität die $PD_{15}FEV_1$. Der $PD_{100}sR_{aw}$ entspricht für den Reziprokwert sG_{aw} rechnerisch die PD_{50} (Tabelle 8.5-4).

Tabelle 8.5-3. Beurteilungskriterien von Provokationstests. Häufiger verwendete Provokationsdosen (PD) und Provokationskonzentrationen (PD)

A. Standardkonzentration/-dosis
 „positiv/negativ"

B. Lineare/logarithmische Konzentrations-(Dosis-)Steigerung
 „Schwellenkonzentration", z. B. $PC_{20}FEV_1$ *ohne Interpolation aus Dosiswirkungskurve*

C. Provokationskonzentration/Provokationdosis durch Interpolation („Sensitivity")
 Häufig benutzte „Schwellen":
 1. $PD/PC_{10,\,15,\,20}PEF$
 2. $PD/PC_{10,\,15,\,20}FEV_1$
 3. $PD/PC_{25,\,35,\,50,\,60}sG_{aw}$
 4. $PD/PC_{100}sR_{aw}$ ($= PD_{50}sG_{aw}$)
 5. ± 2 SD des Ausgangswertes

D. Steigung der Kurve („Reactivity")

Tabelle 8.5-4. Vergleichbare Provokationsdosen (PD), z.T. umgerechnet nach Gonsior 1981

FEV_1	sR_{aw}	sG_{aw}
PD_{20}	PD_{250}	PD_{60}
PD_{15}	PD_{100}	PD_{50}
PD_{10}	PD_{50}	PD_{35}

Reaktivität und Sensitivität: Von Orehek et al. wurde 1977 ein vielbeachtetes Konzept vorgelegt, nach dem die Steigung der Dosis-Wirkungs-Kurve *(Reaktivität)* und die $PD_{25}sG_{aw}$ *(Sensitivität)* unterschiedliche Aussagen über die Hyperreagibilität ermöglichen sollen. Dieses Konzept ist jedoch nicht unbestritten geblieben, da die Aussagen auf einer *linearen* Dosis-Wirkungsberechnung, einer geringen Anzahl von Dosierungsschritten und wenigen Patienten beruhten (Eiser 1987). Nach eigenen Untersuchungen besteht eine umgekehrt proportionale Beziehung zwischen der Provokationsdosis (Sensitivität) und der Steigung der Kurve (Reaktivität), sofern eine *lineare* Dosisangabe erfolgt, während bei logarithmischer Dosisangabe keine Beziehung besteht (Schultze-Werninghaus et al. 1984b):

$$PD\ \textit{(Sensitivität)} = k \cdot \frac{1}{\text{Steigung } \textit{(Reaktivität)}}$$

Zu ähnlichen Ergebnissen gelangten auch Cockcroft et al. (1983), die gleichfalls beobachteten, daß bei logarithmischer Dosisangabe keine Unterschiede der Steigung zwischen normo- und hyperreagiblen Atemwegen bestehen. Auch Crivelli et al. (1985) fanden eine Korrelation von Sensitivität und Reaktivität bei Anwendung der Methode nach Orehek.

8.5.2.4 Aussagekraft unspezifischer Provokationstests

Die Spezifität und Sensitivität der Provokationstests bei der Trennung normoreagibler und hyperreagibler Atemwege hängt zum Teil von den gewählten Kriterien ab. Da hyperreagible Atemwege nicht nur auf geringere Provokationsdosen reagieren, sondern auch zu stärkeren Obstruktionsgraden provozierbar sind als normoreagible Atemwege (Abbildung 8.5-7), läßt sich durch die Wahl von Provokationsdosen bzw. -konzentrationen bei stärkeren Obstruktionsgraden die Spezifität steigern. Dies geht z.B. aus einer Untersuchung von Fish u. Kelly (1979) hervor, die eine bessere Spezifität der $PD_{20}FEV_1$ im Vergleich mit der $PD_{35}sG_{aw}$ fanden. Zahlreiche Untersuchungen belegen jedoch, daß eine scharfe Trennung zwischen anamnestisch Gesunden und Atemwegskranken (Rhinitis bzw. verschiedene Grade von Asthma) mit Provokationstests nicht möglich ist (Cockcroft et al. 1977a; Lam et al. 1979; Gonsior et al. 1983; Woolcock et al. 1987). Dennoch lassen sich für zunehmende Schweregrade des Asthmas *im Mittel* auch zunehmende Grade der Hyperreagibilität in Provokationstests zeigen. Dabei ist bislang nicht endgültig geklärt, ob die Verteilung der Hyperreagibilität in der Allgemeinbevölkerung eingipflig (z.B. log normalverteilt) oder aber mehrgipflig (z.B. jeweils

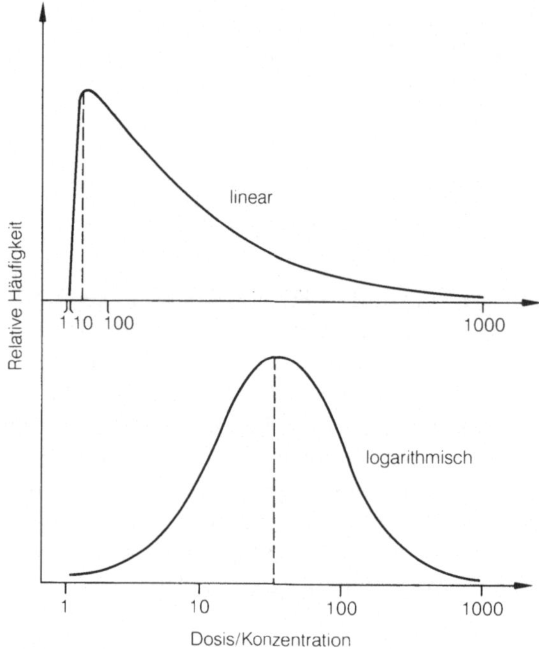

Abbildung 8.5-9. Verteilung des Hyperreagibilitätsgrades in einer Population, schematisch, bei linearer und logarithmischer Darstellung der Dosierung.

getrennte log normalverteilte Populationen mit Hyperreagibilität und Normoreagibilität) ist; allerdings sprechen die vorliegenden Daten überwiegend für eine *eingipflige* log-normale Verteilung (Abbildung 8.5-9).

Besonders geeignet sind unspezifische Provokationstests trotz der o.g. Einschränkungen zur Differentialdiagnose uncharakteristischer Atemwegssymptome, wie Husten oder Atembeklemmung, um ein „beginnendes Asthma" (Gonsior et al. 1973) von einer nicht-obstruktiven Bronchitis zu trennen. Es besteht eine Beziehung zwischen Hyperreagibilität der Atemwege, Medikamentenbedarf und zirkadianer Schwankung des PEF (Hargreave et al. 1981). In epidemiologischen Studien läßt sich durch unspezifische Provokationstests z.B. der Erfolg therapeutischer Maßnahmen objektivieren (Lam et al. 1979). Zu beachten ist, daß eine Hyperreagibilität der Atemwege auch bei anderen Atemwegskrankheiten neben Asthma beobachtet werden kann, so bei chronischer Bronchitis, Sarkoidose, zystischer Fibrose und Tuberkulose (vgl. Abschnitt 6.1; Eiser 1987), jedoch zumeist in weniger ausgeprägter Form als bei Asthma.

8.5.3 Allergen-Provokationstests (Spezifische Provokationstests)

Inhalative Provokationstests mit Allergenen wurden erstmals von Blackley 1873 zum Nachweis der pathogenetischen Bedeutung von Pollen und Sporen bei Asthma eingesetzt. Sie wurden in den vergangenen Jahrzehnten von mehreren Gruppen weiterentwickelt, so von Herxheimer (1951), Fuchs et al. (1956), Fuchs u. Gronemeyer (1959). Die Indikation für Allergen-Provokationstests besteht vorwiegend im Nachweis der Reagibilität der Atemwege auf ein als Krankheitsursache vermutetes Allergen. Die Notwendigkeit zu Allergen-Provokationstests beruht darauf, daß keine völlige Übereinstimmung zwischen den Resultaten von Haut- und Provokationstests gegeben ist, wie vielfach belegt wurde (z. B. Eriksson et al. 1977). Diese Diskrepanzen beruhen zu einem Teil auf methodischen Schwierigkeiten, so auf der Verwendung von unterschiedlichen Extrakten für Haut- und Provokationstests, die jedoch in der Routine bislang nicht völlig eliminierbar sind.

8.5.3.1 Methodik

Die für unspezifische Provokationstests angegebenen methodischen Details gelten im wesentlichen auch für Allergen-Provokationstests. Eine noch größere Sorgfalt muß aus mehreren Gründen beachtet werden: a) kann es bei Überdosierungen zu schweren Zwischenfällen kommen, b) ist die Allergenexposition für Mitpatienten und Personal nicht unbedenklich, da Sensibilisierungen und unbeabsichtigte Mitreaktionen nicht auszuschließen sind, sofern keine strikte Expositionsvermeidung gewährleistet ist. Daher erfordern diese Tests zusätzlich eine Absaugung bzw. Inhalationskabine.

8.5.3.1.1 Allergene

Unverdünnte wässrige Allergenextrakte sind bei 4°C ca. 4–6 Wochen lagerungsstabil (Gonsior 1984). Daher sollten vorzugsweise lyophilisierte Extrakte verwendet werden, die über Jahre haltbar sind.

8.5.3.1.2 Aerosolapplikation

Hier gelten die für unspezifische Provokationstests angegebenen Richtlinien. Besonders zu beachten sind ausreichend vorsichtige Initialverdünnungen, um Zwischenfälle zu vermeiden. Wegen der unterschiedlich standardisierten Allergenextrakte sind allgemeine Dosierungsempfehlungen nicht möglich; eigene Erfahrungen sind mit jedem verwendeten Extrakt notwendig. In allgemeiner Form sind Hinweise auf „sichere" Allergenverdünnungen angegeben worden (Schultze-Werninghaus 1985a; Tabelle 8.5-5), die eine vorherige Kenntnis von Hautreaktion auf das zu testende Allergen und Hyperreagibilitätsgrad voraussetzen.

Zu vermeiden sind Provokationstests mit glyzerinhaltigen Allergenaerosolen, da Glyzerin eine Obstruktion auslösen kann (Haahtela u. Lahdensuo 1979).

Sofern Berufsallergene nicht als Extrakte zur Verfügung stehen bzw. das Allergen in einem Mischstaub nicht bekannt ist, sind arbeitsplatzbezogene Provokationstests mit nativem Allergen, Staub vom Arbeitsplatz oder eine direkte Exposition am Arbeitsplatz zu empfehlen. Eigene Erfahrungen zeigen, daß hier oft eine bessere Übereinstimmung mit der Anamnese zu beobachten ist als bei Extrakt-Provokationen, selbst bei Bäckern, da im allgemeinen Berufsstäube keine reinen Allergene darstellen. Nachfolgend sollte jedoch eine Analyse des auslösenden Allergens angestrebt werden.

Tabelle 8.5-5. Inhalative Allergen-Provokationstests - Dosierungsrichtlinien (Initialverdünnng für Stammextrakte „1%" bzw. „1 + 99" oder 10 g/l w/v)

	Unspezifische Reagibilität (Histamin, Methacholin, Carbachol) bei ca.:		
	50 g/l = 5% (gering)	5 g/l = 0,5% (mäßig)	0,5 g/l = 0.05% (stark) (evtl. auf Provokation verzichten)
Hauttest			
0	1 + 0	1 + 9	1 + 9
+ / + +	1 + 9	1 + 99	1 + 999
+ + + / + + + +	1 + 99	1 + 999	1 + 9999
> + + + + (möglichst auf Allergen-Provokation verzichten)	1 + 999	1 + 9999	1 + 99999

8.5.3.2 Atemwegsreaktion auf Allergen-Provokation

Die Inhalation eines Allergens kann beim sensibilisierten Patienten mit Asthma verschiedenartige Reaktionen auslösen:

a) eine *Sofortreaktion*, die ihr Maximum innerhalb 15 min nach Provokation erreicht,

b) eine *verzögerte Reaktion* (ohne erneute Allergenexposition) mit einem Maximum nach ca. 4–12 Stunden, die selten isoliert, meistens mit der Sofortreaktion kombiniert als *duale Reaktion* auftritt.

Die verzögerte Reaktion ist von der zeitlich ähnlich verlaufenden Provokationsreaktion bei allergischer Alveolitis zu unterscheiden; so tritt u. a. kein Fieber und keine Lungeninfiltration auf. Die Reaktion ist, ebenso wie die Sofortreaktion, IgE-abhängig. Sie wird als Entzündungsreaktion der Atemwege nach Provokationsreiz verstanden, vermittelt durch die im Rahmen der Sofortreaktion freigesetzten Mediatoren und das nachfolgende Zellinfiltrat der Schleimhaut mit sekundärer Mediatorfreisetzung (Abschnitte 3.2., 4.3–7).

Folge eines Provokationstests kann eine für einige Tage anhaltende Zunahme der Hyperreagibilität sein (Cockcroft et al., 1977 c), vor allem nach ausgeprägten verzögerten Reaktionen. Eine Therapie kann gelegentlich erforderlich sein. Die Reproduzierbarkeit der Allergen-Provokationstests wird von diesem Befund beeinträchtigt.

Wegen der Ähnlichkeit der verzögerten Reaktion mit dem klinischen Bild des Asthmas (Induktion einer Hyperreagibilität, therapeutische Effektivität von Kortikosteroiden) sind diese Reaktionen zur Untersuchung der Pathophysiologie des Asthmas von besonderem Interesse. Daher sollte das Auftreten dieser Reaktionen regelmäßig durch Lungenfunktionskontrollen geprüft werden (z. B. durch Selbstmessung des PEF durch den Patienten).

8.5.3.3 Bewertung

Bei Provokationstests mit Allergenextrakten ist analog zu unspezifischen Provokationstests die Angabe einer *Provokationsdosis* bzw. *-konzentration* zu empfehlen. Regelmäßig sollte eine Placebokontrolle vorgeschaltet werden (isotone Kochsalzlösung), die meistens zu einer leichten Bronchodilatation führt.

Ein positiver Allergen-Provokationstest kann als Ausdruck der asthmatischen Reaktionsbereitschaft der Atemwege bei Allergenexposition *(Aktualitätsnachweis)* betrachtet werden. Über „sinnvolle", d.h. auf die natürliche Exposition bezogene Dosierung liegen allerdings kaum Daten vor, so daß „falsch positive" Provokationsproben nicht ausgeschlossen sind. Daher sind auch die Resultate von Provokationstests grundsätzlich durch die Anamnese auf ihre Relevanz zu überprüfen.

Die Beziehung zwischen natürlicher Exposition und Provokationstests wurde für Katzenallergen von van Metre et al. (1986) überprüft. Hierbei zeigte sich eine Korrelation zwischen Provokation mit Allergenaerosol oder aufgewirbelter Allergenstaub-Dosis. Ähnliche Untersuchungen fehlen für weitere Allergene, so daß vorerst für jeden Extrakt eigene Erfahrungen notwendig sind bezüglich des Zusammenhanges zwischen Testkonzentrationen bei positivem Testausfall und Bestätigung durch die Anamnese, um „sinnvolle" Testdosen zu bestimmen.

8.5.3.4 Indikation

Zum Nachweis der Relevanz einer Sensibilisierung oder zur Erhärtung eines anamnestischen Verdachtes auf eine relevante Sensibilisierung sind inhalative Allergen-Provokationstests geeignet. Diese können unterbleiben, wenn nach Anamnese und Hauttest bzw. RAST keine Zweifel an der Diagnose bestehen bzw. wenn keine Konsequenzen aus einem möglichen positiven Provokationstest gezogen werden sollen. Wichtige Indikationen sind gutachterliche Fragestellungen, bei denen ein Kausalitätsnachweis gefordert ist, oder aber die Erwägung aufwendiger Sanierungs- bzw. Karenzmaßnahmen bzw. einer Hyposensibilisierung. Die Indikationen und Kontraindikationen sind in Tabelle 8.5-6 zusammengefaßt.

8.5.3.5 Beziehung zwischen unspezifischer Hyperreagibilität der Atemwege, Ausfall von Allergen-Provokationstests und allergenspezifischem IgE

Aus Tabelle 8.5-5 geht hervor, daß bei der Allergendosierung in Provokationstests zwei Parameter mitbestimmend sind:

a) *Hyperreagibilität* der Atemwege und
b) allergenspezifisches IgE bzw. Hauttest *(Sensibilisierungsgrad)*.

Die Bedeutung beider Faktoren für den Ausfall inhalativer Allergen-Provokationstests ist schon früh erkannt worden (Tiffeneau 1958). Orie et al. (1961) stellten fest, daß „die Resultate der Inhalationstests (mit Allergenen) nicht überbewertet werden (sollten), ... da sie sowohl vom Grade der Allergie als auch vom Grade der Hyperreagibilität der Atemwege abhängen" (Übers.). Dieser Zusammenhang ist experimentell bestätigt worden (Cockcroft et al. 1979): je größer die unspezifische Hyperreagibilität der Atemwege, desto geringere Allergendosen genügen bei glei-

Tabelle 8.5-6. Indikationen und Kontraindikationen für Provokationstests mit unspezifischen Stimuli

---

Indikationen

Provokationstests mit unspezifischen Stimuli
- Nachweis der Hyperreagibilität der Atemwege
- Differentialdiagnose obstruktiver/nicht-obstruktiver AW-Krankheiten
- Beurteilung des Hyperreagibilitätsgrades (Schwere der Krankheit)
- Epidemiologische Studien
- Gutachterliche Fragestellungen
- Arbeitsmedizinische Überwachung

Provokationstests mit Allergenen
- Aktualitätsnachweis (Diskrepanz Anamnese-Hauttest-RAST)
- Beurteilung des Reaktionstyps
- Indikationsstellung für Karenzmaßnahmen (Arbeitsplatz, Wohnung)
- Indikationsstellung für Hyposensibilisierung
- Kausalitätsnachweis bei gutachterlicher Fragestellung
- Untersuchungen zur Pathophysiologie des Asthma

Kontraindikationen
- Nichteinhaltung der vorgeschriebenen Medikationsrichtlinien
- Relevante Einschränkung der Lungenfunktion ($FEV_1 < 60\%$ IVC, $sR_{aw} > 1.5$ kPa's)
- Atemwegsobstruktion nach Negativkontrolle (Verdünnungslösung)
- Schwerwiegende Begleiterkrankungen
- Schwangerschaft
- Besondere Risiken, z. B. Therapie mit β-Adrenozeptor-Antagonisten, Cholinergika

Besondere Vorsicht
- bei sehr hohem Sensibilisierungsgrad
- bei sehr starker Hyperreagibilität der Atemwege
- bei nicht-standardisierten Allergenextrakten
- bei „aggressiven" Allergenen (Enzyme, chemische Allergene etc.)

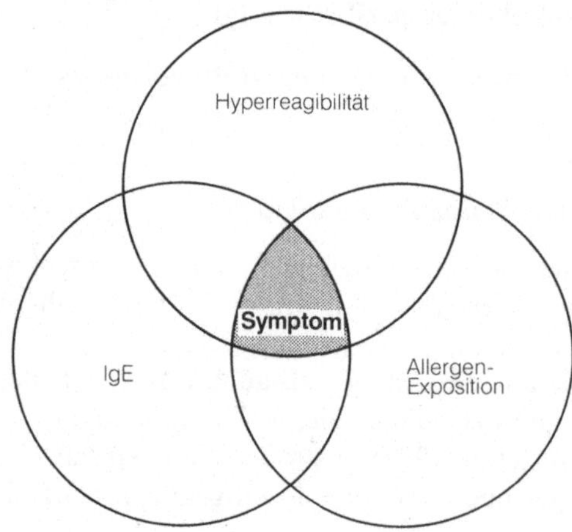

Abbildung 8.5-10. Schematische Darstellung der Beziehung zwischen Sensibilisierungsgrad (Spezifisches IgE), Allergenexposition und unspezifischer Hyperreagibilität bei allergischer Atemwegsobstruktion.

chem Sensibilisierungsgrad, um eine Atemwegsobstruktion auszulösen, bzw. je größer der Sensibilisierungsgrad, desto geringere Allergendosen verursachen bei gleicher Hyperreagibilität eine Atemwegsobstruktion. Diese Beziehung ist vereinfachend in Abbildung 8.5-10 dargestellt.

8.5.3.6 Voraussetzungen seitens des Patienten

Provokationstests erfordern nicht nur standardisierte Testverfahren, sondern vor allem auch einen „standardisierten" Patienten, um eine möglichst gute Reproduzierbarkeit der Tests zu erreichen. Der Test soll im Idealfall stationär, fern von beruflicher oder häuslicher Allergenexposition erfolgen. Eine Obstruktion vor Testbeginn soll nicht vorliegen (Tabelle 8.5-6); eine Medikation sollte nicht erforderlich sein. Ist dies nicht zu erreichen, so müssen zumindest die in Tabelle 8.1-6 zusammengefaßten Kriterien für das Absetzen der Therapie bzw. die erlaubte Medikation eingehalten werden. *Niemals jedoch darf eine Gefährdung des Patienten durch Absetzen einer notwendigen Medikation erfolgen.* In diesem Fall muß auf Provokationstests verzichtet werden.

8.5.4 Schlußfolgerungen

Lungenfunktionsprüfungen können bei Asthma normale Befunde ergeben, da der Obstruktionsgrad in hohem Maße variabel ist. Häufig ist erst mit *unspezifischen* Provokationstests ein pathologischer Befund feststellbar - die für das Krankheitsbild kennzeichnende Hyperreagibilität der Atemwege. Der Nachweis der *Hyperreagibilität* kann allerdings nur in Zusammenhang mit der Anamnese als Krankheitsnachweis betrachtet werden, da auch bei anderen Krankheiten oder selbst bei einem Teil der Gesunden eine Überempfindlichkeit gegen die verwendeten Stimuli bestehen kann. Da diese zumeist geringer ist als bei Asthma, sind *quantitative* Verfahren unerläßlich. Provokationstests mit Allergenen (= *spezifische Provokationstests*) dienen der Erhärtung eines anamnestischen Verdachts bezüglich der ursächlichen Faktoren bei allergischem Asthma. Auch hier sind quantitative Verfahren erforderlich, insbesondere, um das Risiko unerwünscht starker Reaktionen so weit wie möglich zu vermindern. Standardisierungsbemühungen haben zur Verbesserung der Testverfahren beigetragen, jedoch bislang keine Vereinheitlichung erreicht.

8.6 Bronchoskopie und bronchoalveoläre Lavage bei Asthma

G. Schultze-Werninghaus

8.6.1 Indikationen

Bei Asthma ist die Bronchoskopie seit Jahrzehnten (Garcia 1929) als *therapeutische (Bronchial-)Lavage* im schwersten Asthmaanfall durchgeführt worden, um die atembehindernden Schleimmassen durch Spülung und Absaugung zu entfernen. Im vergangenen Jahrzehnt hat sich das wissenschaftliche Interesse bei Lungenkrankheiten zunehmend auf die *diagnostische bronchoalveoläre Lavage* über das Fiberglasbronchoskop konzentriert (Reynolds u. Newball 1974). Auch bei Asthma ist diese Untersuchungstechnik eingeführt worden. Sie ermöglichte es, humorale und zelluläre Veränderungen ohne bioptischen Eingriff am Ort der Atemwegserkrankung direkt zu untersuchen und so liegt heute eine Reihe von Studien vor, die eine zusammenfassende Darstellung ermöglicht.

Als *Indikationen* für eine bronchoalveoläre Lavage (BAL) bei Asthma sind vorwiegend wissenschaftliche Fragestellungen zu nennen. Anders als bei interstitiellen Lungenkrankheiten, wie Sarkoidose und idiopathischer Lungenfibrose, ermöglicht die BAL bei Asthma im allgemeinen keine therapeutischen Schlußfolgerungen. So hat die Indikationsstellung besonders streng zu erfolgen. Eine umfassende Aufklärung des Untersuchten ist selbstverständlich. Es sollten Patienten mit einer sehr starken Hyperreagibilität der Atemwege von der Untersuchung ausgenommen werden, da bronchoskopische Eingriffe bei Asthma mit einem erhöhten Risiko unerwarteter Atemwegsobstruktionen verbunden sind, auch bei weitgehend asymptomatischen Patienten (Costabel et al. 1985; Nakhosteen et al. 1985; Kirby et al. 1987; Ruffles u. Ayres 1987).

Die Spülung der Atemwege mit physiologischer Kochsalzlösung erlaubt bei geeigneter Technik sowohl eine umfassende *zytologische* Diagnostik (Morphologie, Funktion) als auch eine Analyse der *chemischen, biochemischen* und *immunologischen* Eigenschaften der Spülflüssigkeit. Es wird angenommen (Reynolds 1987), daß das mit der BAL gewonnene Material für Zellen, Proteine und Lipide auf bzw. in der Mukosa von Alveolen und terminalen Atemwegen repräsentativ ist.

8.6.2 Methodik

Es können hier nur einige allgemeine Anmerkungen zur Technik und Durchführung der Untersuchungen gemacht werden. Auf neuere Übersichten wird verwiesen (Costabel u. Matthys 1985; Rust et al. 1986; Turner-Warwick u. Haslam, 1986; Godard et al. 1987; Reynolds 1987).

8.6.2.1 Bronchoskopie und BAL

In üblicher fiberglasoptischer Untersuchungstechnik (ausgiebige Lokalanästhesie, evtl. Sedierung, Sauerstoffinsufflation – s. u.) wird das Bronchoskop in der Peripherie eines Segmentbronchus in *wedge-Position* (z. B. Mittellappen, Lingula) positioniert. Fraktioniert werden durch den Arbeitskanal des Bronchoskops (100–) 200–300 ml physiologische Kochsalzlösung in Portionen von 20–50 ml instilliert und möglichst vollständig (ca. 30–60%; bei Asthma weniger als bei Normalpersonen) durch Aspiration rückgewonnen. Die Techniken variieren je nach Untersucher etwas.

Die Empfehlungen eines Workshops des National Institutes of Health (1985) für die Durchführung der BAL bei Asthma aus wissenschaftlichen Gründen sowie die Empfehlungen der Deutschen Gesellschaft für Pneumologie und Tuberkulose (1987) sollten berücksichtigt werden. Empfohlen wurde unter anderem:

- Sorgfältige Voruntersuchung der Patienten; Ausschluß von Patienten mit Symptomen und schweren Asthmaanfällen in der Anamnese;
- Durchführung durch erfahrene Untersucher,
- geeignete Notfallausrüstung,
- Untersuchung (einschließlich lokaler oder Aerosol-Allergen-Provokation) innerhalb 20 min,
- Verweilkanüle; Sauerstoffinsufflation,
- Prämedikation (Atropin, 1 mg, Opiate, Bronchodilatatoren, Lokalanästhesie mit höchstens 400 mg Lidocain,
- Verwendung von 37°C-warmer Kochsalzlösung,
- Evtl. Intubation während des gesamten Eingriffs,
- Überwachung mit EKG und transkutaner O_2-Messung,

Als noch ungeklärt wurden bezeichnet:
- Risiko einer wiederholten BAL innerhalb 96 h;
- Risiko gleichzeitiger Biopsien oder Bürstenabstriche.

Die Empfehlung der Deutschen Gesellschaft für Pneumologie und Tuberkulose (1987), auch Steroide vor dem Eingriff zu verabreichen, ist zwar zweifellos geeignet, die Nebenwirkungen zu vermindern, kann jedoch bei bestimmten wissenschaftlichen Fragestellungen ungünstig sein (Studium der Eosinophilie, der Arachidonsäuremetaboliten etc.).

8.6.2.2 Aufarbeitung des BAL-Materials

Die Aufarbeitung des BAL-Materials erfolgt in mehreren Schritten:

- Gazefiltration zur Entfernung von Schleim,
- Zentrifugation zur Trennung von Protein- und Zellanteilen;
- Resuspension des Sedimentes;
- Zelldifferenzierung des z. B. Giemsa-gefärbten Präparates, evtl. nach Zytozentrifugation;
- weitere Analysen, je nach Fragestellung (Lymphozyten-Differenzierung anhand ihrer Zellmembran-Antigene; Bestimmung von Proteinen, Lipiden oder Mediatoren der Lavageflüssigkeit nach Ultrafiltration; Mediatorfreisetzung aus BAL-Mastzellen etc.).

8.6.3 Nebenwirkungen

Eine Zunahme der Asthma-Symptomatik unter BAL ist von zahlreichen Untersuchern gesehen worden; allerdings sind die Obstruktionsgrade zumeist nur leicht und lassen sich durch Gabe von β-Agonisten und Theophyllin aufheben (National Institutes of Health Workshop 1985). Die Häufigkeit derartiger Nebenwirkungen wird von Godard et al. (1987) mit 7% angegeben.

Ernstzunehmen ist jedoch das Risiko unerwarteter schwerer Atemwegsobstruktionen bei stark hyperreagiblen Atemwegen, infolge der Anwendung konzentrierter Lokalanästhetika, z. B. 10% Lignocain per Spray (Ruffles u. Ayres 1987) oder 10% Lidocain-Lösung per Inhalation (Nakhosteen et al. 1985), bzw. während Intubation der Trachea. Es sollten daher nur geringer konzentrierte Lokalanästhetika eingesetzt werden. 5–10 ml einer 1%-Lignocain-Lösung führten bei 12 Asthmatikern zu keiner Veränderung der FEV_1 (Godard et al. 1987).

Da ein Abfall des Sauerstoffpartialdrucks bei bronchoskopischen Eingriffen auftritt, der bei normoxämischen Patienten allerdings keine klinisch relevanten Folgen besitzt, wird in den meisten Übersichten eine permanente Sauerstoffinsufflation empfohlen, z. B. über den Bronchoflex®-Tubus.

Nach BAL kann eine FEV_1-Erniedrigung für bis zu 2 Stunden auftreten ($-21 \pm 5\%$; Godard et al. 1987).

Ferner kann sich Fieber über bis zu 24 Stunden einstellen (10–50% der Patienten), das jedoch meistens keine Therapie erfordert. Röntgenologisch ist oft für einige Stunden ein flüchtiges Infiltrat (Ödem) am Ort der BAL nachweisbar. Eine Nachbeobachtung des Patienten bis zu 24 Stunden ist zu empfehlen.

Bei mäßiggradiger Hyperreagibilität wird die BAL meistens gut toliert (National Institutes of Health 1985). Das erhöhte Risiko bei starker Hyperreagibilität erfordert auch bei asymptomatischen Patienten ohne Medikation eine exakte Einschätzung des Hyperreagibilitätsgrades; ein unspezifischer Provokationstest ist empfehlenswert, angesichts der relativen Indikation bei diesem Krankheitsbild. Eine eigene Beobachtung zeigte, daß auch bei asymptomatischen Patienten ohne Medikation und mit normaler Lungenfunktion durch den bronchoskopischen Eingriff unerwartete schwere Zwischenfälle auftreten können.

Es ist nicht auszuschließen, daß die BAL einen Einfluß auf den Grad der Hyperreagibilität besitzt, da ein bronchoskopischer Eingriff grundsätzlich mit diesem Risiko verbunden ist (Petro et al. 1983 b). Allerdings fanden Kirby et al. (1987) bei Patienten mit Asthma und normalem FEV_1 keine Änderung der Methacholin-Überempfindlichkeit infolge BAL, trotz leichter asthmatischer Reaktionen infolge des Eingriffs in einigen Fällen.

8.6.4 Endoskopische und bioptische Befunde bei Asthma

Die *Inspektion* der Atemwege bei Asthma läßt zwar, in Abhängigkeit vom Schweregrad der Erkrankung, unterschiedlich ausgeprägte allgemeine Entzündungszeichen erkennen, ergibt jedoch keine spezifischen Befunde. Im schweren Asthmaanfall imponiert meist eine hochrote ödematöse Schleimhaut, oft erst nach Entfernung der exzessiven Schleimmassen, die häufig nur durch langwierige Maßnahmen gelingt *(therapeutische Lavage)* mit Kombination von wiederholten Spülungen mit Kochsalzlösung und Absaugung, evtl. auch mechanischem Ablösen von Schleimpfröpfen. Unter Provokation bzw. bei unerwünschten Zwischenfällen kann u. U. direkt das Auftreten einer umschriebenen oder generalisierten Atemwegsobstruktion beobachtet werden (Metzger et al. 1987). Eine exakte quantitative Studie über den Zusammenhang zwischen endoskopischen und bioptischen Befunden existiert nicht.

Während früher *histologische Befunde* bei Asthma zumeist aus Sektionsmaterial von im schwersten Asthmaanfall Verstorbenen stammten und dementsprechend größte Zurückhaltung bei der Übertragung dieser Befunde auf das leichte bis mäßiggradige Asthma geboten war, haben in den vergangenen Jahren bronchoskopisch gewonnene Biopsien bei leichteren Formen der Erkrankung unsere Kenntnisse über die morphologischen Veränderungen erheblich erweitert. Frühe bronchoskopische Befunde wurden u. a. von Wittig et al. 1959 bei kindlichem Asthma beschrieben. Bemerkenswerte Befunde über histologische Veränderungen der Bronchialschleimhaut bei ausschließlicher allergischer Rhinitis, in Übereinstimmung mit der bei diesem Krankheitsbild häufig nachweisbaren Hyperreagibilität, wurden von Irskens u. Jorde (1974) mitgeteilt.

Laitinen et al. (1985) verglichen stufenweise entnommene Biopsien von Patienten mit bekanntem Hyperreagibilitätsgrad licht- und elektronenoptisch. Sie demonstrierten den erheblichen Grad der Epithelläsion aus allen Bereichen der großen Atemwege, auch bei leichteren Fällen, den sie als Grundlage der Hyperreagibilität interpretierten. Sie postulierten, daß durch die Läsion die intraepithelialen Nerven in erhöhtem Maße durch spezifische und unspezifische Stimuli irritierbar seien.

In Abschnitt 3 sind die charakteristischen histologischen Befunde bei Asthma ausführlich dargestellt.

8.6.5 *Ergebnisse der BAL bei Asthma* (Tabelle 8.6-1)

8.6.5.1 Zytologische Befunde

Die Eigenschaften bronchialer *Mastzellen* sind in Abschnitt 3.2 ausführlich beschrieben. Erste eingehendere Untersuchungen bei Rhesusaffe und Mensch wurden von der Gruppe um Patterson vorgenommen (Patterson et al. 1974, 1977, 1980; Ts'ao et al. 1976, 1977), die das Vorkommen von Mastzellen *in* den Atemwegen beschrieben und auf die funktionelle *Heterogenität* bronchialer Mastzellen hinwiesen.

Bei leichtem Asthma ist der Anteil der Mastzellen in der BAL, verglichen mit Normalpersonen, nicht obligat erhöht (Rankin et al. 1987). Andere Untersucher sahen jedoch bei Asthma erhöhte Mastzellfrequenzen (Tomioka et al. 1984; Wardlaw et al. 1986; Casale et al. 1987). Zwischen verschiedenen pulmonalen Erkrankungen (Bronchialkarzinom, Sarkoidose) und Asthma wurden in einigen Untersuchungen keine Unterschiede des Mastzellanteils der BAL gefunden (Wardlaw et al. 1986), von anderen Untersuchern aber erhöhte Mastzellrelationen bei Sarkoidose und idiopathischer Lungenfibrose festgestellt (Agius et al. 1985; Rankin et al.

Tabelle 8.6-1. Zelluläre Zusammensetzung der BAL-Flüssigkeit bei Normalpersonen, Asthma und Allergischer Alveolitis

	Normalpersonen		Asthma	Alveolitis-chronische Exposition
	Reynolds 1987	Godard et al. 1987	Godard et al. 1987	Rust et al. 1986
Zellzahl ($\times 10^3$/ml)	158 ± 23	201 ± 21	–	
($\times 10^6$, total)	15	–	–	$67,0 \pm 51,6$
Makrophagen (%)	85	$90,0 \pm 0,9$	$71,9 \pm 2,3$	$43,2 \pm 18,4$
Lymphozyten	7–12	$8,7 \pm 0,9$	$15,3 \pm 1,9$	$54,4 \pm 19,6$
neutrophile Gr. (%)	1–2	$0,9 \pm 0,1$	$5,7 \pm 1,4$	$2,0 \pm 1,6$
eosinophile Gr. (%)	<1	$0,2 \pm 0,1$	$6,8 \pm 1,3$	$0,4 \pm 0,4$
basophile Gr. (%)	<1	–	–	–

1987). Die Häufigkeit wird mit bei Asthma mit 0,06–0,44% (Tomioka et al. 1984) bzw. 0,06–0,25% (Wardlaw et al. 1986), 0,04–0,06% (Casale et al. 1987) und 0,00–0,06% (Rankin et al. 1987) aller Zellen angegeben. Die von Flint et al. (1985 a, b) angegebenen 0,5–3% Mastzellen in der BAL scheinen demgegenüber zu hoch angesetzt.

Die unterschiedlichen Ergebnisse der vorliegenden Untersuchungen sind angesichts der meist kleinen Fallzahl nicht verwunderlich und dürften z.T. auf die unterschiedliche Intensität der Krankheiten zurückzuführen sein. Die verfügbaren Befunde legen den Schluß nahe, daß absolute Zahl und Relation der BAL-Mastzellen mit zunehmendem Grad der Atemwegsentzündung zunehmen, jedoch nicht krankheitsspezifisch sind (Wardlaw et al. 1986).

Die Herkunft der BAL-Mastzellen ist umstritten, wenngleich anzunehmen ist, daß sie sowohl aus dem Interstitium als auch aus der Atemwegsmukosa stammen. Eine Heterogenität ist nach den verfügbaren Befunden wahrscheinlich (Tomioka et al. 1984; vgl. Abschnitt 3.2). Von Flint et al. (1985 a, b) wurden aufgrund von färbetechnischen Befunden die BAL-Mastzellen den Mukosa-Mastzellen zugeordnet.

Die Bedeutung der intraluminalen Mastzellen für das Asthma ist unklar. Ein Zusammenhang mit entzündlichen Prozessen wird angenommen. Allerdings ist zu berücksichtigen, daß in aktiven Krankheitsstadien anderer pulmonaler Erkrankungen, wie idiopathischer Fibrose und Sarkoidose, auch ohne asthmatische Symptome, eine gleichartige Zunahme der Mastzellanteile nachweisbar ist.

In den vergangenen Jahren ist die potentiell gewebsschädigende Rolle der *eosinophilen Granulozyten* deutlich geworden. Eines der zytotoxischen Proteine, major basic protein (MBP), ist auch in der BAL-Flüssigkeit nachgewiesen worden. Eine Korrelation von MBP in Alveolarmakrophagen und Eosinophilen-Anteil in der BAL ist von Godard et al. (1985) angegeben worden. Genauere Studien über Struktur der BAL-Eosinophilen und deren Funktion steht jedoch noch aus. Von Diaz et al. (1984) wurde gezeigt, daß die klinische Wirkung einer DNCG-Therapie mit einem signifikanten Rückgang eosinophiler Granulozyten in der BAL verbunden ist, als Hinweis auf die antiinflammatorische Wirkung von DNCG.

Alveolarmakrophagen stellen mit ca. 90% den Hauptanteil der BAL-Zellen. Durch ihre phagozytierenden und antigenpräsentierenden Eigenschaften stellen sie Schlüsselzellen für das Verständnis immunologischer Reaktionen dar. Die Alveolarmakrophagen asthmastischer Patienten sind offenbar bei Krankheitsschüben aktiviert, wie aus in-vitro-Untersuchungen hervorgeht: im Vergleich zu Makrophagen von Normalpersonen werden mehr LTD_4 und freie Sauerstoffradikale freigesetzt (Joseph et al. 1980; Damon et al. 1983) und nach immunologischen Stimuli wird PAF-Acether aus Alveolarmakrophagen von Asthmatikern freigesetzt (Arnoux et al. 1987). Auch ließ sich die Freisetzung von Arachidonsäureprodukten (PGE_2) oder Interleukinen (Il-1) aus Alveolarmakrophagen zeigen (Monick et al. 1987). Diese Befunde unterstreichen die zentrale Bedeutung der Alveolarmakrophagen, so daß in-vivo-Untersuchungen über die Makrophagen-Eigenschaften mittels BAL von größtem Interesse sind (Tonnel et al. 1983).

Für die Untersuchung der Zusammenhänge zwischen Immunreaktionen und Atemwegsentzündung bei Asthma sind *Provokationsverfahren* unerläßlich. Auch hier waren Untersuchungen von Patterson et al. (1978) wegweisend, die zeigten, daß sensibilisierte BAL-Zellen von Rhesusaffen nach Injektion in die Trachea nicht-sensibilisierter Affen dort nach Allergeninhalation eine Atemwegsobstruktion vermittelten.

Nach *inhalativer* Allergen-Provokation läßt sich ein charakteristischer zeitlicher Verlauf der BAL-Differentialzytologie nachweisen, mit Zunahme von neutrophilen und eosinophilen Granulozyten und Lymphozyten in der Frühphase und insbesondere eosinophilen Granulozyten in der verzögerten Phase. 6 Stunden nach Provokation ist der Anteil eosinophiler Granulozyten deutlich erhöht (de Monchy et al. 1985).

Auch nach *lokaler* Allergen-Provokation durch das Bronchoskop sind analoge Veränderung der BAL-Zytologie nachgewiesen worden, so daß hierdurch die postulierten Abläufe bei allergischer Entzündung in eindrucksvoller Weise gestützt wurden (Abschnitt 4.3, 4.5). Eine umfassende Darstellung der Befunde nach lokaler Allergen-Provokation mit BAL wurde von Metzger et al. (1987) publiziert. Er verabreichte bei 11 Patienten mit allergischem Asthma und vorab nachgewiesener verzögerter Reaktion bei Allergen-Provokation und bei 6 Normalpersonen Allergen über das Fiberglasbronchoskop. Die Mukosa zeigte nach Allergenkontakt ein flüchtiges Abblassen, gefolgt von Hyperämie, Ödem und Obstruktion. Nach 48 h waren in der BAL neutrophile und eosinophile Granulozyten sowie T_H-Lymphozyten signifikant erhöht. Nach 96 h waren die neutrophilen Granulozyten wieder auf den Ausgangswert zurückgegangen, im Gegensatz zu weiterhin erhöhten eosinophilen Granulozyten und T_H-Lymphozyten. Außerdem fanden sich degranulierte Mastzellen und aktivierte Makrophagen (mit phagozytierten Granula aus eosinophilen Granulozyten und Mastzellen).

Metzger et al. (1987) geben an, daß bei lokaler Allergen-Provokation zum Erzielen einer sichtbaren Reaktion 1/100 derjenigen Dosis erforderlich ist, die im Intrakutantest eine 4 × 4 mm große Quaddel erzeugt.

Den zeitlichen Zusammenhang zwischen erhöhter unspezifischer Hyperreagibilität der Atemwege und der Vermehrung der BAL-Zellzahl einschließlich erhöhter Anteile von neutrophilen Granulozyten und mononukleären Zellen, interpretiert als Hyperreagibilität infolge Entzündung, beschrieben Marsh et al. (1985) bei

Tabelle 8.6-2. Veränderung der zellulären Zusammensetzung vor und 48 h nach Allergenprovokation bei Asthma, lokal (Metzger et al. 1987) und allergischer Alveolitis (Rust et al. 1986)

	Asthma		Allergische Alveolitis	
	vor Provokation	nach Provokation	vor Provokation	nach Provokation
Zellzahl ($\times 10^6$, total)	7,6 ± 1,0	19,8 ± 7,9[a]	94,3 ± 61,6	117,3 ± 115,5[b]
Makrophagen (%)	91,0 ± 2,3	69,3 ± 9,8	42,2 ± 18,0	41,7 ± 8,3
Lymphozyten (%)	Anstieg: $p < 0,03$		54,7 ± 19,0	46,0 ± 5,4
neutrophile Gr. (%)	Anstieg: $p < 0,001$		1,8 ± 2,1	10,2 ± 4,3
eosinophile Gr. (%)	Anstieg: $p < 0,04$		0,5 ± 0,7	2,0 ± 2,2

[a] / 100 ml
[b] / 300 ml

einem Asthmamodell im Verlauf einer verzögerten asthmatischen Reaktion am Ragweed-allergischen Kaninchen.

Die Veränderungen der BAL-Differentialzytologie nach Allergen-Provokation (inhalativ oder lokal) bei *Asthma* lassen sich bisher nicht sicher von denen nach inhalativer Provokation bei allergischer *Alveolitis* (Tabelle 8.6-2; Rust et al. 1986) unterscheiden. Hier sind eingehendere Untersuchungen des zeitlichen Verlaufs der Entzündungszellen erforderlich. Auch muß der Einfluß der (wiederholten) BAL als solcher auf die BAL-Zytologie bei der Interpretation der Befunde berücksichtigt werden; eingehendere Untersuchungen stehen bei Asthma noch aus.

8.6.5.2 Zellfunktion

Besonderes Interesse bei Asthma gilt der Freisetzung von Mediatoren aus bronchoalveolären Mastzellen. Voraussetzung für verläßliche Histaminbestimmungen waren neuere radioimmunologische Verfahren, die den ersten Untersuchern noch nicht zur Verfügung standen (Patterson et al. 1977; Godard et al. 1982b; Flint et al. 1985b). Neuere Untersuchungen zeigen, daß mit anti-IgE, Calcium Ionophor und Phorbol Myristat eine – durch Salbutamol, DNCG oder Nedocromil-Natrium hemmbare – Histaminfreisetzung aus BAL-Zellen möglich ist, deren Charakteristika der Histaminfreisetzung aus Mastzellen, nicht aber aus basophilen Granulozyten, entsprechen (Flint et al. 1985b; Wardlaw et al. 1986).

8.6.5.3 Mediatoren

Mediatoren sind nach ersten Studien im Nasensekret nach Allergen-Provokation in den vergangenen Jahren auch in der BAL untersucht worden. Die zelluläre Herkunft dieser Mediatoren ist nicht ohne weiteres erkennbar, da sie aus allen Zellen der BAL einschließlich der Epithelien stammen könnten.

Für Histamin ist, wie erwartet, eine gute Korrelation zwischen Histamingehalt der BAL-Zellen und Mastzellanteil beobachtet worden (Agius et al. 1985; Flint et al. 1985a, b; Wardlaw et al. 1986). Auch Rankin et al. (1987) konnten zeigen, daß Histamin in der BAL-Flüssigkeit (bei idiopathischer Fibrose) wahrscheinlich vorwiegend aus Mastzellen und basophilen Granulozyten stammt. Sie fanden jedoch bemerkenswerter Weise bei leichtem Asthma *keine* Erhöhung der Histaminkonzentration in der BAL-Flüssigkeit im Vergleich zu Normalpersonen. Casale et al. (1987) fanden höhere Histaminkonzentrationen in der BAL-Flüssigkeit bei Asthma, verglichen mit Normalpersonen (188 ± 42: 11 ± 11 pg/ml), nicht korreliert mit der Mastzellzahl.

Der mittlere Histamingehalt pro Mastzelle wurde von Tomioka et al. (1984) mit 15,3 pg bei Asthma und 8,2 pg bei Normalpersonen, von Wardlaw et al. (1986) mit 6,4 pg für Normalpersonen und Patienten mit verschiedenen Lungenkrankheiten einschließlich Asthma errechnet. Infolge der geringen Anzahl von Mastzellen in der BAL und technischen Schwierigkeiten der Aufarbeitung sind bisher derartige Angaben jedoch mit Vorbehalt zu betrachten.

Flint et al. (1985a) gaben an, daß eine Korrelation zwischen Histamingehalt der BAL-Mastzellen und der Überempfindlichkeit der Atemwege gegen Histamin bestehe. Von Casale et al. (1987) wurde eine Korrelation zwischen Methacholin-Überempfindlichkeit der Atemwege und Histaminkonzentration in der BAL-Flüssigkeit nachgewiesen.

Außer Histamin sind auch andere Mediatoren in der BAL nachgewiesen worden, z. B. MBP (Godard et al. 1985) und nach lokaler Allergen-Provokation NCA (Metzger et al. 1985) und PGD_2 (Murray et al. 1986) (vgl. Abschnitt 4.3).

8.6.6 Schlußfolgerungen

Mit endoskopischen Techniken, insbesondere der bronchoalveolären Lavage (BAL), ist es möglich, in Verbindung mit Provokationsverfahren den Entzündungsprozeß der Atemwege bei Asthma auf direkterem Wege zu untersuchen, als dies in der Vergangenheit möglich war. Bisher liegen erst wenige Befunde vor, die einem Mosaik gleichen, in dem noch zahlreiche Steine fehlen.

Es hat sich gezeigt, daß Mastzellen nicht nur bei Asthma, sondern auch bei anderen pulmonalen Krankheiten vermehrt auftreten können, so daß eine herausragende Bedeutung dieser Zellen bei Asthma hierdurch nicht gestützt wird. Der Krankheitsgrad scheint eine wesentliche Bedeutung für den Mastzellanteil der BAL zu besitzen, sowohl bei Asthma, als auch bei Sarkoidose oder idiopathischer Fibrose. Unsicher ist, ob die aufgefundenen morphologischen und funktionellen Unterschiede der Mastzellpopulationen auf unterschiedlicher Herkunft oder/und unterschiedlicher Funktion beruhen.

Von besonderer Bedeutung sind Studien, die den zeitlichen Ablauf der Zellinvasion nach Allergen-Exposition verfolgt haben. Hier hat sich in der Akutphase ein Anstieg von neutrophilen und eosinophilen Granulozyten, T_H-Lymphozyten und aktivierten Makrophagen in der BAL gezeigt. Nach 6 h–3 Tagen fallen die neutrophilen Granulozyten wieder ab, während die Eosinophilie erhalten bleibt. Eosinophile Granulozyten sind somit das Kennzeichen der verzögerten Reaktion der Atemwege. Diese Abläufe sind denen bei allergischen Hautkrankheiten nicht unähnlich. Andererseits finden sich jedoch vergleichbare Vorgänge auch bei allergischer Alveolitis, so daß zunächst offenbleibt, welche Bedeutung diese Beobachtungen für das Krankheitsbild Asthma besitzen.

Die Freisetzung von Mediatoren, wie Histamin, PGD_2, PGE_2, MBP in die BAL-Flüssigkeit ist unter Ruhebedingungen und nach Provokation in einigen Studien untersucht worden. Jedoch ist aus derartigen Untersuchungen mittels BAL über Funktion und Interaktion der Mediatoren keine direkte Aussage möglich. Hierzu scheinen in-vitro-Untersuchungen geeigneter bzw. als Ergänzung notwendig.

Im Gegensatz zur diagnostischen und therapeutischen Bedeutung der BAL bei interstitiellen Lungenkrankheiten ist diese Technik bei Asthma ganz überwiegend wissenschaftlichen Fragestellungen vorbehalten. Hier sind in den kommenden Jahren wesentliche Erkenntnisse über die Pathophysiologie der Atemwegsentzündung zu erwarten.

9 Therapie

9.1 Hyposensibilisierung mit herkömmlichen und modifizierten Allergen-Extrakten

U. Wahn

9.1.1 Definitionen und Historie

Unter der (spezifischen) *Hyposensibilisierung,* im englischen Sprachraum auch *Immun(o)therapie* genannt, versteht man eine Therapie, bei der sensibilisierten Patienten mit einer durch IgE-Antikörper vermittelten allergischen Erkrankung Extrakte allergenen Materials in unterschwelliger, allmählich ansteigender Dosierung subkutan mit dem Ziel verabreicht werden, eine Toleranz gegen die im Extrakt enthaltenen Allergene zu induzieren. Die Therapie wurde Anfang des 20. Jahrhunderts erstmals empfohlen, zu einem Zeitpunkt, als über die immunologischen Grundlagen atopischer Erkrankungen noch keine differenzierten Erkenntnisse vorlagen. Die Entwicklung und Modifizierung der Behandlungsmethode erfolgte ausschließlich nach empirischen Kriterien, die Bewertung von Behandlungserfolgen beruhte weitgehend auf subjektiven Eindrücken, anekdotischen Mitteilungen, gelegentlich auch retrospektiven Therapieauswertungen. Eine erste kontrollierte Studie, die prospektiv angelegt worden war, wurde 1954 von Frankland und Augustin an einem Kollektiv von Pollen-Allergikern durchgeführt.

Die meisten bisher publizierten Untersuchungen zur klinischen und immunologischen Wirksamkeit der Hyposensibilisierungsbehandlung sind an Patienten mit Ragweed- oder Graspollenallergien erfolgt. So liegen inzwischen zahlreiche kontrollierte Studien vor, die in ihrer großen Mehrzahl aufzeigen konnten, daß die unter der Pollenbelastung saisonal auftretende allergische Rhinokonjunktivitis nach einer präsaisonal durchgeführten Hyposensibilisierung signifikant schwächer auftritt als bei mit Placebo behandelten Vergleichskollektiven. *Es kann heute als gesichert angesehen werden, daß die Hyposensibilisierung mit Pollenextrakten bei der saisonalen allergischen Rhinokonjunktivitis eine wirksame Immuntherapie darstellt* (Østerballe 1982 a, b; Østerballe et al. 1983; Norman et al. 1984; Østergaard et al. 1986).

Daneben konnte in zahlreichen Placebo-kontrollierten Untersuchungen aufgezeigt werden, daß die Hyposensibilisierung mit gereinigtem Insektengift eine besonders effektive Behandlung der Insektengift-Allergie darstellt und – zumindest vorübergehend – praktisch einen vollständigen Schutz gegenüber anaphylaktischen Reaktionen auf Insektenstiche gewährleistet.

9.1.2 *Wirksamkeit bei Asthma*

Zur Beurteilung der Wirksamkeit von Langzeitbehandlungen bei chronischen oder saisonal auftretenden Erkrankungen wie dem Asthma, in deren Verlauf die Symptomausprägung zahlreichen Einflüssen unterliegt, müssen strikte Kriterien gefordert werden: eine Therapie ist nur dann wirksam, wenn sie einer Placebo-Behandlung an einem vergleichbaren Patientenkollektiv signifikant überlegen ist. Von den kürzlich durch Mosbech und Weeke (1986) zusammengestellten 1200 Literaturangaben zur Hyposensibilisierung, die im Laufe der letzten 10 Jahre publiziert wurden, genügen 22 Studien (Tabelle 9.1-1) den Kriterien prospektiver kontrollierter Untersuchungen. 13 von ihnen, die sich jedoch in Bezug auf Patientenselektion, verwendete Allergene, Dosierungsregime und Evaluationsmethoden erheblich unterscheiden, kommen zu dem Ergebnis, daß die Wirkung der Hyposensibilisierung bei Asthma einer Placebo-Behandlung überlegen sei.

Die erheblichen Unterschiede in der Anlage der einzelnen Studien machen deutlich, daß bis heute die Kriterien und Parameter, nach denen die Effektivität einer Hyposensibilisierung bestimmt werden sollte, nicht einheitlich beurteilt werden und Gegenstand der Kontroverse sind. Neben verschiedenen immunologischen Parametern werden Symptomtagebücher geführt und aus ihnen für die Behandlungs- bzw. Kontrollgruppe mittlere Symptom-Indizes errechnet. Angesichts der bis heute bestehenden Unklarheiten über die immunologischen Wirkungsmechanismen dieser Behandlung kommt den *klinischen* Verlaufsparametern entscheidende Bedeutung für die Beurteilung der Therapie zu. Idealerweise sollten alle Patienten unter einer konstanten kontrollierten Medikation neben den täglich auftretenden Symptomen auch die eingenommene symptomatische Medikation protokollieren. In der Vergangenheit ist deutlich geworden, daß auswertbare Symptom-Scores nur über begrenzte Zeit ermittelt werden können, vor allem beim saisonalen allergisch induzierten Asthma. Die gewissenhafte Führung von Symptom-Tagebüchern über längere Zeiträume stellt an die Compliance der Patienten erhebliche Ansprüche. Darüber hinaus beeinflussen selbst bei einem monospezifisch sensibilisierten Patientenkollektiv, wie bei Asthmatikern mit einer Hausstaubmilben-Allergie, allergenunabhängige Faktoren, wie Infektionen oder Witterungsbedingungen, den Krankheitsverlauf in hohem Maße, so daß die Beurteilung von Symptom-Score-Kurven problematisch sein kann. Im Vergleich zur Pollenallergie ergibt sich weiterhin das Problem, daß die Allergiebelastung der Atemwege mit ganzjährigen Inhalationsallergenen (Hausstaubmilben, Tiere) bisher nicht gut quantifizierbar war, so daß Dosis-Wirkungs-Beziehungen zwischen der natürlichen Allergenexposition und subjektiv empfundenen Atemwegssymptomen nur schwer aufzuzeigen waren.

Verschiedene Untersuchungen der letzten Jahre konnten belegen, daß die allergenspezifische Hautreagibilität unter der Hyposensibilisierung signifikant abgeschwächt werden kann (Norman et al. 1984; Wahn et al. im Druck).

Titrierte inhalative Provokationstests, die inzwischen mit ausreichender Reproduzierbarkeit standardisiert durchgeführt werden können, sind entwickelt worden, um Dosis-Wirkungs-Verhältnisse zwischen Allergenkonzentrationen und Reaktionen der Atemwege differenzierter zu untersuchen. Diejenige Allergenkonzentration, die eine bestimmte Änderung einzelner Lungenfunktionsparameter induziert

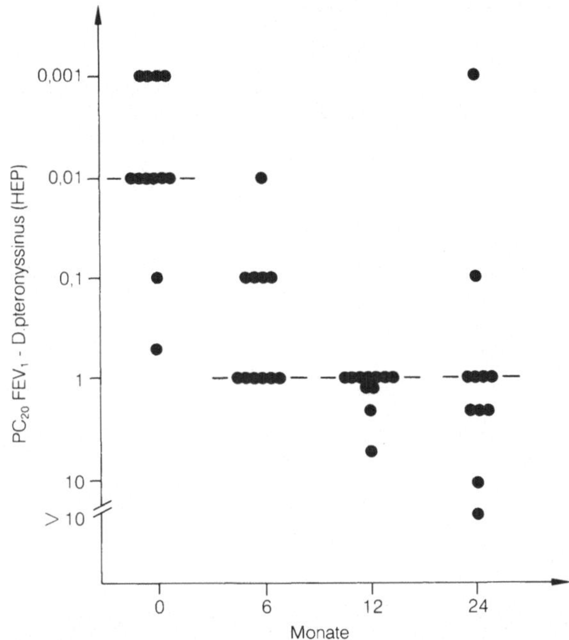

Abbildung 9.1-1. Einfluß der Hyposensibilisierung auf die allergeninduzierte Atemwegsobstruktion bei 45 Kindern; Einzelwerte und Median nach 0, 6, 12, 24 monatiger Therapie. Die Sensitivität der Atemwege wird als diejenige Konzentration eines D. pteronyssinus-Extraktes ausgedrückt, die einen Abfall von FEV_1 um 20% im Rahmen der Sofortreaktion induziert (● Einzelwerte, ——— Median). Zunahme der Toleranz um den Faktor 100 nach 6 Monaten.

(etwa einen Abfall von FEV_1 um 20%, einen Anstieg von Raw um 100% oder einen Abfall von sGaw um 40%) wird als Schwellenkonzentration zur Bestimmung der allergenspezifischen Sensitivität der Atemwege angegeben.

Veränderungen dieses Parameters werden als Therapiekontrolle verwendet (Abbildung 9.1-1). Die Problematik derartiger Verfahren liegt zum einen darin, daß inhalative Allergen-Provokationen, obgleich für die Diagnostik sowie die Dokumentation pharmakotherapeutischer Untersuchungen wertvoll, immer noch artefizielle Verfahren darstellen, die einer natürlichen Allergenexposition des Asthmatikers nicht entsprechen. So wird das Hausstaubmilbenallergen mit Staubpartikeln einer Größe über 5 μm aufgenommen und in den größeren Atemwegen deponiert. Vernebler, die Aerosol-Partikel im Rahmen einer inhalativen Provokation produzieren, liefern diese in einer Größe von 0,5-5 μm. Diese werden in der Peripherie des Bronchialbaumes deponiert. Ein zweiter problematischer Aspekt inhalativer Allergenprovokationen ist die Tatsache, daß die allergische Sofortreaktion nach einer Provokation offensichtlich sowohl durch den Sensibilisierungsgrad von Mukosa-Mastzellen als auch durch die unspezifische Hyperreagibilität der Atemwege beeinflußt wird. Veränderungen, wie sie mit Hilfe der durch titrierte Provokation ausgelösten Sofortreaktion gemessen werden, können daher Folge spezifischer oder unspezifischer Mechanismen sein.

Tabelle 9.1-1. 22 kontrollierte Studien zum Hyposensibilisierungseffekt bei allergischem Asthma

Referenz	Patienten E: Erwachsene K: Kinder	Diagnostik A: Anamnese H: Hauttest I: Allergen- spezif. IgE P: Provokation	Behandlungsregime		Dauer der Behandlung
			Allergen	Additiva	
McAllen 1961	E, K	A, P	Hausstaub	–	< 12 Wochen
Brit Tuberc Assoc 1968	K, E	A, H	dto.	–	15 Wochen
Aas 1971	K	A, H, P	dt.	–	2–3 Jahre
Maunsell et al. 1971	E	A, H	Milbe	–	6–9 Monate
Smith 1971	K, E	A, H	dto.	–	16 Wochen
D'Souza et al. 1973	E, K	A, H (+ P)	dto.	–	12 Wochen
Taylor et al. 1974	K	A, H	dto.	–	10 Wochen
Gaddie et al. 1976	E, K	A (+ P)	dto.	Tyrosin	1 Jahr
Warner et al. 1978; Price et al. 1984	K	H, P	dto.	dto.	1 Jahr
Amaral-Marques u. Avila 1976	E, K	H	dto.	dto.	1,5–8 Mon.
Newton et al. 1978	E	A, H	dto.	Al(OH)$_3$	1 Jahr
Mite All Subcomm BTA 1979	E	A, H	dto.	–	4–18 Mon.
Pauli et al. 1984	?	A, I, P, H	dto.	Tyrosin	1 Jahr
Johnstone u. Dutton 1968	K	A, H	Ragweed etc.	–	14 Jahre
McAllen 1969	E, K	A, H	Graspollen	Al(OH)$_3$	2 Monate
Bruce et al. 1977	K	A, H	Ragweed	–	8 Monate
Hill et al. 1982	K	A, H, P	Graspollen	–	6–8 Monate
Taylor et al. 1978	E	A, H, P	Katze	–	3–4 Monate
Valovirta et al. 1984		A, H, I, P	Hund	Al(OH)$_3$	1 Jahr
Ohman et al. 1984; Sundin et al. 1986	E	A, H, P	Katze	–	4 Monate
Malling et al. 1986	E	A, H, P	Pilzsporen	–	1 Jahr
Foucard et al. 1984	K	A, H (I, P)	dto.	–	10 Monate

(nach Mosbech u. Weeke 1986)

Maximal tolerierte Dosis	Effekt Parameter P: Provokation S: Symptom-/ Arzneiscore E: Evalution a: andere	Kontroll- gruppe n	„guter Effekt"	Behandlungs- gruppe n	„guter Effekt"	Bedeutung (n.s. = nicht signifikant = $p > 0.05$)	Effekte (dem Autor zufolge)
nein	P	20	20%	20	35%	n.s.	nein
	E	20	10%	20	45%	$p < 0.05$	
nein	S	37	?%	33	?	n.s.	nein
ja	P (+ E)	28	32%	52	87%	$p < 0.01$	ja
nein	S	16	38%	18	78%	$p < 0.05$	ja
	S	9	22%	9	89%	$p < 0.01$	
nein	E	11	27%	11	91%	$p < 0.005$	ja
	S	27	23%	22	33%	n.s.	
?	E	43	33%	40	63%	$p < 0.02$	ja
nein	a	21	5%	21	38%	$p < 0.03$	ja
nein	S	20	?%	25	?%	n.s.	nein
	P	15	7%	22	45%	$p < 0.05$	
nein	S	24	50%	27	85%	$p < 0.05$	ja
nein	E	7	57%	9	100%	$p < 0.05$	ja
	P	4	0%	5	80%	$p < 0.05$	ja
nein	S	7	?%	7	?%	–	nein
?	S	17	?%	29	?%	n.s.	nein
nein	S	8	50%	9	33%	n.s.	nein
ja	E	63	22%	32	78%	$p < 0.001$	ja
nein	E	8	25%	27	63%	$p < 0.05$	ja
nein	S	18	11%	15	0%	n.s.	nein
ja	S	9	?%	11	?%	n.s.	nein
ja	P ·	5	0%	5	100%	$p < 0.01$	ja
	E	12	50%	15	53%	n.s.	
ja	P	12	17%	15	40%	n.s.	ja
	E	8	38%	9	89%	$p < 0.03$	
ja	P	8	63%	9	78%	$p < 0.05$	ja
ja	P	11	27%	11	73%	$p < 0.02$	ja
	S	13	?	16	?	$p < 0.01$	
ja	P	12	25%	13	72%	$p < 0.05$	ja

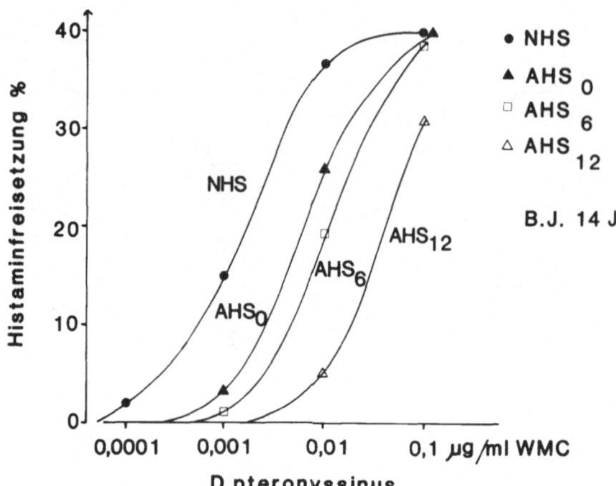

Abbildung 9.1-2. Zunahme der Antigen-neutralisierenden Kapazität des Serums unter Hyposensibilisierung. Blockierende Antikörper im Serum nach 6 (AHS$_6$) und 12 Monaten (AHS$_{12}$) der Therapie bewirken eine Verschiebung der Dosis-Wirkungsdiagramm der allergen-induzierten Histaminfreisetzung aus Leukozyten. Die Seren wurden mit Allergenen aus D. pteronyssinus über 1 Stunde präinkubiert.

9.1.3 Wirkungsmechanismen

Unter der Hyposensibilisierung kommt es zum Auftreten von Faktoren im Serum der Patienten, die die Allergen-induzierte Freisetzung von Mediatorstoffen aus Mastzellen und basophilen Leukozyten inhibieren können (Abbildung 9.1-2). Das Substrat dieser „Antigen-neutralisierenden Kapazität" des Serums sind Immunglobuline der Klasse IgG, vor allem der Subklasse IgG$_4$, welche zirkulierende Antigene neutralisieren können, ohne selbst mediatorhaltige Zellen zu aktivieren (Nakagawa et al. 1983; Djurup u. Østerballe 1984). Zwar besitzen Mastzellen und basophile Granulozyten auch Rezeptoren für IgG$_4$, doch werden diese Antikörper nur mit niedriger Affinität gebunden und spielen somit beim Menschen für die Auslösung einer anaphylaktischen Reaktion keine wesentliche Rolle. In der Literatur werden diese Antikörper als *blockierende Antikörper* bezeichnet, womit nahegelegt wurde, daß ihnen der eigentlich protektive Effekt im Sinne der Therapie zukommt. So wurde gezeigt, daß Seren von Patienten, die mit Allergen-Injektionen behandelt worden sind, den passiven Transfer-Test (Prausnitz-Küstner-Test) blockieren können. Das Ausmaß der IgG-Antikörper-Produktion, die durch die Therapie ausgelöst wird, hängt von der kumulativ verabreichten Allergendosis ab, die Antikörper-Produktion erfolgt spezifisch für das applizierte Antigen. Nach Unterbrechung der Behandlung zeigen die Antikörperspiegel allmählich abfallende Tendenz.

Verschiedene Argumente stellen die Hypothese, nach der blockierende Antikörper denjenigen Parameter darstellen, der zur Toleranz des Allergikers beiträgt, in Frage:

Tabelle 9.1-2. Immunologische Veränderungen unter Hyposensibilisierung

1. Initialer Allergen-spezifischer IgE-Anstieg im Serum mit nachfolgendem langsamen Abfall
2. Induktion Allergen-spezifischer IgG-Antikörper im Serum (vor allem IgG_4)
3. Suppression des saisonalen spezifischen IgE-Anstiegs im Serum
4. Verminderung der Zellsensitivität basophiler Leukozyten gegenüber Allergenen
5. Induktion einer lokalen IgG- und IgA-Antwort im Schleimhautsekret
6. Produktion Allergen-spezifischer T-Suppressor-Lymphozyten
7. Verminderung der Allergen-induzierten Produktion von Lymphokinen

- Zum einen ist die Korrelation der im Serum produzierten IgG-Antikörper-Konzentrationen mit dem klinischen Effekt der Therapie im größeren Patientenkollektiv zwar nachweisbar, im Einzelfall jedoch schwach.
- Zum anderen konnte durch in-vitro-Experimente belegt werden, daß der Antigen-neutralisierende Effekt dieser Antikörperklasse wesentlich mehr Zeit benötigt, als zur Auslösung anaphylaktischer Symptome erforderlich ist. Experimente von Chapman et al. (1980) haben zeigen können, daß die lokale Antikörper-Antwort in Sekreten der Atemwege auf eine Hyposensibilisierung relativ schwach ist. Auch entfalten diese Antikörper ihre Antigen-neutralisierende Wirkung erst innerhalb von 30 Minuten bis zu mehreren Stunden. Im Gegensatz zur Antikörper-Antwort auf systemisch applizierte Antigene erfolgt die natürliche und spontane Antikörper-Produktion auf Inhalationsallergene im wesentlichen lokal.

Im Laufe der letzten Jahre wurde eine Reihe anderer immunologischer Veränderungen unter der Hyposensibilisierung beobachtet, die in Tabelle 9.1-2 aufgeführt sind:

- Der Abfall allergenspezifischer *IgE-Antikörper* im Serum zeigt keine enge Korrelation mit dem klinischen Behandlungserfolg. Er kann kaum für einen Therapieeffekt verantwortlich gemacht werden, da allein zellgebundene IgE-Antikörper klinisch relevant sind und nach heutigem Kenntnisstand wenige zellständige IgE-Moleküle ausreichen, um mediatorhaltige Zellen zu aktivieren.
- Neben humoralen Veränderungen wurden verschiedene zelluläre Funktionen beschrieben, die durch die Hyposensibilisierung beeinflußt werden. So zeigen *basophile Granulozyten* unter der Therapie eine verminderte Sensitivität nach in-vitro-Inkubation mit den applizierten Allergenen. *Lymphozyten* behandelter Patienten haben im Vergleich zu unbehandelten Kontrollpersonen eine eingeschränkte Fähigkeit, Mediatoren zu produzieren. Daneben konnte gezeigt werden, daß unter der Hyposensibilisierung eine Neubildung antigenspezifischer *T-Suppressor-Lymphozyten* erfolgt (Evans et al. 1976; Rocklin et al. 1980).

9.1.4 Allergen-Extrakte

Allergenextrakte zur Hyposensibilisierung sollten drei Minimalanforderungen genügen:

1. Sie sollten möglichst alle Proteinfraktionen des Ausgangsmaterials (major-, intermediär- und minor-Allergene) enthalten, die Sensibilisierungen auslösen können.
2. Sie sollten eine möglichst geringe Variation ihrer Potenz von Charge zu Charge bieten.
3. Sie sollten möglichst keine niedermolekularen Irritantien enthalten.

In den letzten Jahren hat es sich bewährt, die für die Diagnostik und Therapie verwendeten Allergenextrakte biologisch zu standardisieren. Hierbei wird durch Hauttitration mit einer Verdünnungsreihe des Allergenextraktes jene Allergenkonzentration ermittelt, die beim durchschnittlichen Allergiker eine ebenso große Hautreaktion wie eine Referenz-Histaminlösung hervorruft. Diese Konzentration wird als Einheit für biologisch standardisierte Extrakte mit 1 HEP (*h*istamine-equivalent in *p*rick *t*est) angegeben.

Neben der globalen, biologischen Allergenpotenz sollte die Komposition allergener Moleküle im Extrakt transparent sein. Möglicherweise sind darüber hinaus zur Charakterisierung von Allergenextrakten auch Angaben über die Konzentration einzelner repräsentativer Allergene erforderlich (siehe Abschnitt 8.2).

In der Vergangenheit wurden Hyposensibilisierungsbehandlungen mit verschiedenen Allergenextrakten durchgeführt.

9.1.4.1 Wäßrige Extrakte

Erstmals 1911 in die Therapie eingeführt, bieten sie den Vorteil, daß identische Extrakte für Diagnostik und Therapie verwendet werden können, daß die Sofortreaktion auf eine Injektion für die Festlegung der nächsten Allergendosis darstellt und daß sie auch für Schnell-Hyposensibilisierungen sowie Cluster-Hyposensibilisierungen verwendet werden können. Ihr Hauptnachteil liegt in der hohen Zahl der zur Erreichung der Erhaltungsdosis erforderlichen Injektionen sowie im erhöhten Risiko allergischer Nebenreaktionen.

9.1.4.2 Depot-Extrakte

Aluminiumhydroxyd ist in der Lage, Allergene im Extrakt zu adsorbieren. Mit derartigen Extrakten wird die Allergenresorption von der Stelle der Injektion verzögert. Sie bieten den Vorteil, daß die Zahl der notwendigen Injektionen und die Nebenwirkungen vermindert werden. Neben Aluminiumhydroxyd wurde Tyrosin als Adsorbat empfohlen.

9.1.4.3 Modifizierte Allergene (Allergoide)

Ausgehend von der Erkenntnis, daß der gewünschte Immunisierungseffekt bei Patienten umso stärker eintritt, je höher die kumulativ verabreichte Allergenmenge ist, wurde versucht, die Allergenität der applizierten Proteine durch Vorbehandlung zu vermindern. Mit einem solchen Allergoid kann theoretisch das Anaphylaxie-Risiko reduziert und der Immunisierungs-Effekt intensiviert werden. Bisher im Handel erhältliche Allergoide beruhen auf der Vorbehandlung eines Allergenextraktes mit Formaldehyd oder Glutaraldehyd (Norman et al. 1981). Dies führt zu Veränderungen des Proteins in seiner räumlichen Struktur, zu einer Verminderung seiner IgE-Antikörper-Bindungsfähigkeit und somit der Fähigkeit, mediatorhaltige Zellen zu aktivieren. Einen anderen Weg der Allergenmodifikation stellt die Konjugation über *Polyethylenglykol* (PEG) dar (Norman et al. 1984).

Theoretisch wäre es wünschenswert, tolerogene Allergenpräparationen in der Hyposensibilisierungsbehandlung einzusetzen. Derartige Extrakte könnten beispielsweise dazu beitragen, spezifische T-Suppressor-Lymphozyten-Populationen zu bilden, die idealerweise zu einer vollständigen und persistierenden Toleranz führen würden. Gegenwärtig sind derartige Präparationen nicht verfügbar.

9.1.5 Praktische Durchführung der Hyposensibilisierung

9.1.5.1 Auswahl der Allergene

Ausschließlich jene Allergene bieten sich für eine Hyposensibilisierungsbehandlung an, die aus dem Umfeld des Patienten nicht eliminierbar sind. Dies gilt im allgemeinen für Pollen, mit Einschränkungen auch für Hausstaubmilben. Die Auswahl der Allergene hat kritisch unter Berücksichtigung des Nachweises einer Sensibilisierung und deren Aktualität zu erfolgen. Hierzu sind nicht nur aerobiologische Kenntnisse, sondern auch der Einsatz diagnostischer in-vitro-Methoden, bei Hausstaubmilben und Schimmelpilzsporen in jedem Fall auch der Einsatz gezielter Provokationsproben erforderlich.

9.1.5.2 Dosierung und Dauer der Therapie

Die Steigerung der applizierten Allergendosis erfolgt im allgemeinen in wöchentlichen Injektionsintervallen, wobei gerade mit den neueren, gut charakterisierten und potenten Allergenextrakten die vom Patienten individuell tolerierte maximale Allergendosis ermittelt werden sollte, die dann im Verlaufe der Dauertherapie in monatlichen Abständen subkutan zu injizieren ist. Die Ermittlung der individuell tolerierten Höchstdosis und somit die Erzielung einer möglichst hohen kumulativ verabreichten Allergendosis scheint für die Effizienz der Hyposensibilisierung von besonderer Bedeutung zu sein. Im Sinne der Erhöhung dieser kumulativen Allergendosis liegt es auch, bei saisonalen Inhalationsallergenen (Pollenallergie) die Injektion das ganze Jahr über, das heißt auch während der Pollensaison, zu applizieren. Vergleichende Studien haben die Überlegenheit dieser Therapiemethode gegenüber der früher vorgezogenen präsaisonalen Behandlung belegt.

In Anlehnung an die Behandlung mit Insektengiftextrakten kann die Einleitung der Therapie auch mit wäßrigen Allergenextrakten unter schneller Dosissteigerung (Rush-Desensibilisierung) erfolgen, in Form von etwa 4 Injektionen, die innerhalb einiger Stunden vorgenommen werden.

Eine weitere Modifikation stellt das Cluster-Regime dar, wobei 2–4 Injektionen an einem Tag, und dies alle 2–4 Wochen, verabreicht werden. Die induzierte Antikörper-Antwort erfolgt rascher und intensiver. Bis heute ist die Erfahrung mit dieser Methode begrenzt.

Exakte Daten über die notwendige Dauer der Hyposensibilisierungsbehandlung liegen bis heute nicht vor. Die pragmatische Empfehlung, drei Jahre lang zu therapieren, beruht nicht auf akzeptablen klinischen und immunologischen Parametern. Weiterhin fehlen gesicherte Daten über langfristige Krankheitsverläufe nach Absetzen der Therapie.

Das am meisten gefürchtete Risiko der Hyposensibilisierung ist die anaphylaktische Allgemeinreaktion nach einer Injektion. Sie tritt auch bei erfahrenen Therapeuten in etwa 1% aller Injektionen auf, meist in Form einer milden Urtikaria, einer Rhinokonjunktivitis oder eines Asthmas (Østerballe 1982 c; Østergaard et al. 1986).

Relativ häufig werden bei längerer Applikation von Aluminiumhydroxyd-haltigen Extrakten subkutane Knötchen an der Injektionsstelle beobachtet, die als Ausdruck einer Aluminium-Überempfindlichkeit gedeutet wurden (Frost et al. 1985).

Das Auftreten von Immunkomplexen durch die häufige Injektion allergener Substanzen, ggf. mit dem Risiko einer Immunkomplexerkrankung, wurde in den letzten Jahren in der Literatur verstärkt diskutiert. Nachdem eine Reihe kasuistischer Beschreibungen von Patienten mit Immunkomplex-Erkrankungen nach Hyposensibilisierung veröffentlicht wurden, hat man in Europa und in den USA mehrere prospektive Untersuchungen an Pollenallergikern zu dieser Frage durchgeführt, die jedoch keinen Anhalt für eine Induktion von Immunkomplexen bei hyposensibilisierten Patienten ergeben haben.

Die mangelnde Spezifität von Allergenextrakten für das individuelle Sensibilisierungsspektrum eines Patienten ließ den Verdacht aufkommen, daß unter der Therapie möglicherweise Neu-Sensibilisierungen gegen einzelne Proteine des Extraktes induziert werden, gegen die ein Patient primär nicht allergisch war. Auch für diese Vermutung haben sich bisher keinerlei Belege anführen lassen. Vielmehr zeigen Untersuchungen mit Hilfe der gekreuzten Radioimmunelektrophorese, daß im Serum hyposensibilisierter Patienten keine neuen allergenspezifischen IgE-Antikörper gegen einzelne Proteine nachweisbar sind. Gleichwohl sollten Anstrengungen intensiviert werden, die Allergenextrakte so spezifisch wie möglich auf das individuelle Sensibilisierungsspektrum eines Patienten abzustellen (Østerballe et al. 1983).

9.1.6 Schlußfolgerungen: Stellenwert der Hyposensibilisierung im Rahmen der antiasthmatischen Dauertherapie

Obgleich zahlreiche kontrollierte Studien den Effekt der Hyposensibilisierungsbehandlung beim allergisch induzierten Asthma belegen, so wird der Platz, der dieser Behandlungsform im Rahmen eines allgemeinen Therapiekonzepts zukommt, bis heute kontrovers diskutiert (Grant 1986; Mosbech u. Weeke 1986).

Unstrittig ist, daß nur solche Allergene Verwendung finden sollten, deren Elimination aus dem Umfeld des Patienten unvermeidbar ist.

Mehrere Mitteilungen sprechen dafür, daß keine grundsätzlichen Unterschiede in der therapeutischen Effektivität zwischen Pollen, Milben, Tierepithelien und Schimmelpilzextrakten bestehen (Wahn u. Siraganian 1980; Malling et al. 1986;

Sundin et al. 1986). Angesichts der Verfügbarkeit einer gut steuerbaren Therapie mit nebenwirkungsarmen, prophylaktisch zu verabreichenden Pharmakotherapeutika kann die Hyposensibilisierung bei Asthma nicht als Therapie der ersten Wahl angesehen werden. Angemessene Kriterien für eine optimale Patientenselektion sind bis heute nicht erarbeitet worden. Patienten, die für eine Hyposensibilisierung ausgewählt worden sind, sollten ausschließlich mit potenten standardisierten Extrakten über längere Zeit und mit der maximal tolerierten Allergendosis behandelt werden.

Ob der Hyposensibilisierung bei Patienten mit einer allergischen Rhinokonjunktivitis präventive Bedeutung bei der Verhinderung eines allergischen Asthmas („Etagenwechsel") zukommt, ist gleichfalls unklar und bis heute nicht untersucht worden. Es kann davon ausgegangen werden, daß die Verfügbarkeit eines größeren immunologischen Repertoirs, standardisierter diagnostischer Techniken, gut charakterisierter Allergenextrakte sowie von Methoden zur Quantifizierung von Allergenen in der Umwelt in den nächsten Jahren dazu beitragen wird, die Wertigkeit dieser Therapiemethode für den Langzeitverlauf eines Asthmas klären zu helfen.

9.2 Medikamentöse Therapie

G. Schultze-Werninghaus und D. Berdel

9.2.1 Grundzüge der Therapie

Die Ansatzpunkte der Asthmatherapie lassen sich in der folgenden Weise zusammenfassen:

1. *Nicht-medikamentöse Therapie*

   a) *Ausschaltung der kausalen Faktoren* (Allergenkarenz, Zigarettenabstinenz, Arbeitsplatzwechsel),

   b) *Verminderung der Reaktionsbereitschaft durch Dämpfung immunologischer, evtl. auch nervaler und psychosomatischer Mechanismen* (Immuntherapie mit Allergenen, evtl. mit Immunglobulinen, ferner evtl. Psychotherapie, autogenes Training, chirurgische Maßnahmen, Impfung gegen Infektionskrankheiten, z.B. Masern),

   c) *physikalische (osmotische) Expektorationsförderung* (krankengymnastische Verfahren, bestimmte Inhalationstherapien, bei schwerem Asthma bronchoskopische Sekretabsaugung),

   d) *„Ökonomisierung" der Atmung* (Atemschulung, autogenes Training),

   e) bei schwerem Asthma: *apparative Atemhilfen* (Respiratortherapie, Sauerstoffgeneratoren);

2. Medikamentöse Therapie

a) *Prophylaktische Medikation* gegen die Wirkung bronchokonstriktorischer Stimuli (durch Bronchodilatation, Reflexhemmung, Mediatorantagonismus, Degranulationshemmung, Hemmung des Membranphospholipidmetabolismus),

b) *Relaxation der glatten Atemwegsmuskulatur* (Bronchodilatation),

c) *Beeinflussung von Zusammensetzung, Menge und Transportgeschwindigkeit des Bronchialsekrets* (Mukoregulation, Steigerung der mukoziliären Clearance),

d) *Antiinflammatorische Maßnahmen* (Kombination der unter 2 a–c genannten Maßnahmen, insbesondere Mastzelldegranulationshemmung, Hemmung des Membranphospholipidmetabolismus),

e) *Antibakterielle Therapie* (Antibiotika, ggfs. Virustatika),

f) *Therapie der funktionellen und morphologischen Sekundärveränderungen* (Senkung des pulmonalarteriellen Druckes, Steigerung der Herzleistung, Diureseförderung, Steigerung des Atemantriebs, Osteoporoseprophylaxe- und -therapie.

Nachdem in den voraufgegangenen Abschnitten die Grundlagen von Asthma, Hyperreagibilität und Atemwegsentzündung dargestellt worden sind, wird in diesem Abschnitt die Konsequenz aus neueren pathophysiologischen Vorstellungen, nämlich die Notwendigkeit einer *prophylaktischen und antiinflammatorischen* Therapie des Asthmas, besonders herausgestellt.

9.2.2 Therapieziele

Die Ziele der antiasthmatischen Therapie werden uneinheitlich gesehen (Abschnitt 9.7). Im folgenden Abschnitt wird das Therapieziel definiert als *Beschwerdefreiheit in Ruhe, bei körperlicher Belastung und bei Exposition gegen immunologische (Allergene) und nicht-immunologische (z. B. Kältereiz) Stimuli der Atemwegsobstruktion.* Eingeschlossen ist in diese Definition eine weitgehende *Normalisierung der Lungenfunktionsparameter* (R_{aw}, FEV_1, nicht aber regelmäßig $MEF_{50,\,25}$), während die Hyperreagibilität im unspezifischen Provokationstest erhalten bleiben kann. Keinesfalls sollte, wie in früheren Jahren oft üblich, die Behandlung der akuten Atemnot als ausreichend angesehen werden.

9.2.3 Bronchodilatierende und prophylaktische (antibronchokonstriktorische, antiinflammatorische) Eigenschaften der Antiasthmatika

Die Reaktion der Atemwege auf bronchokonstriktorische Stimuli kann aus einer *Sofortreaktion* und einer nachfolgenden *verzögerten Reaktion* bestehen. Derartige duale Reaktionen sind vor allem nach Allergeneinwirkung nachweisbar (Abbildung 9.2-1). Es wird angenommen, daß diese verzögerten Entzündungsreaktionen der Atemwege für die Ausprägung von Hyperreagibilität und Asthma besonders bedeutsam sind. Diese Anschauung beruht vor allem auf der Wirkung antiasthmatischer Pharmaka.

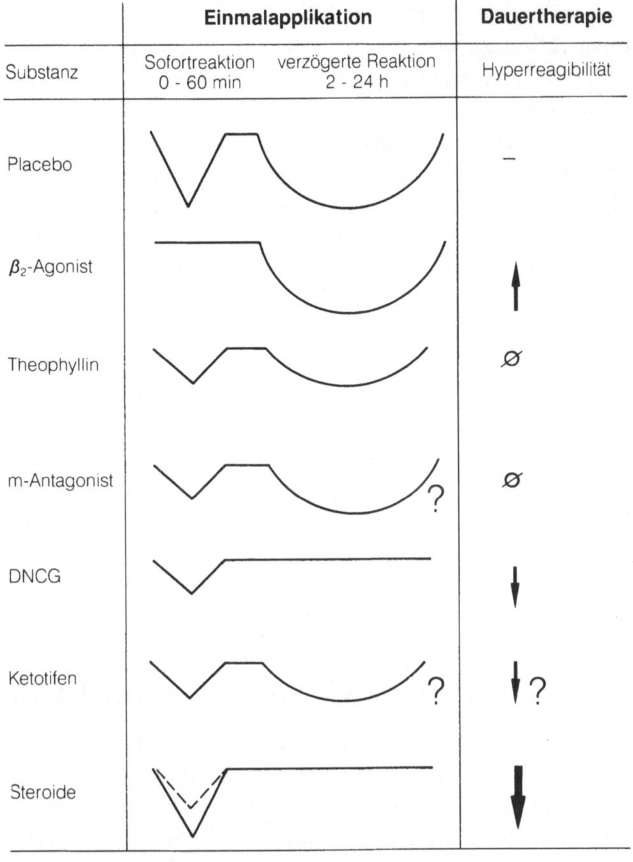

Abbildung 9.2-1. Schematische Darstellung der prophylaktischen Wirkung von Antiasthmatika auf Provokationstest (Sofortreaktion, verzögerte Reaktion) und auf Hyperreagibilität.

Aus didaktischen Gründen wird nachfolgend eine Unterteilung der Antiasthmatika in solche mit *bronchodilatierender* und *prophylaktischer* (*antibronchokonstriktorischer* oder *antiinflammatorischer*) Wirkung unternommen, auch wenn eine solche Unterteilung nicht ohne eine gewisse Willkür ist.

Im Allergen-Provokationstest läßt sich die *prophylaktische* Wirkung antiasthmatischer Substanzen aufgliedern in a) eine Hemmung der *Sofortreaktion* und b) eine Hemmung der *verzögerten Reaktion* (Abbildung 9.2-1; nach Page u. Morley 1985). Substanzen, die ausschließlich die Sofortreaktion unterdrücken, sind zwar gegen die Akutwirkung zahlreicher bronchokonstriktorischer Stimuli gut wirksam, führen jedoch bei Dauertherapie nicht zu einer Verminderung von Hyperreagibilität und Atemwegsobstruktion (Beispiel: β₂-Adrenozeptor-Agonisten, Theophyllin). Diese Substanzen wirken *antibronchokonstriktorisch* (und *bronchodilatierend*), aber nicht *antiinflammatorisch*. Demgegenüber ist bei Dauertherapie mit Pharmaka, die prophylaktische Eigenschaften gegen verzögerte Reaktionen besitzen, eine Verminderung der Hyperreagibilität und eine nachhaltige Verringerung der Atemwegsobstruktion zu erwarten, auch wenn sie keine akut bronchodilatierenden Eigenschaften aufweisen (Beispiel: Kortikosteroide). Diese Substanzen sind *antiinflammatorisch.*

In der Asthmatherapie ist meistens ein Kombination von Substanzen mit bronchodilatierenden und solchen mit prophylaktischen Eigenschaften gegen Sofortreaktion und verzögerte Reaktion bzw. von Substanzen mit gleichzeitiger Wirkung gegen beide Reaktionen erforderlich, um eine nachhaltige Besserung der Krankheit zu erreichen.

9.2.4 Wirkungen und Nebenwirkungen der Antiasthmatika

Im folgenden werden einige für die Therapie bedeutsame pharmakologische Eigenschaften der Antiasthmatika zusammengefaßt. Dabei wird auf die herkömmliche Einteilung in *Bronchodilatatoren* und *Prophylaktika* verzichtet, da sie den heutigen Kenntnissen über die Wirkung der Substanzen nicht mehr entspricht. So besitzen alle Bronchodilatatoren auch prophylaktische Eigenschaften, die therapeutisch relevant sind.

9.2.4.1 β_2-Adrenozeptor-Agonisten ($= \beta_2$-Sympathikomimetika)

Adrenalin wurde seit dem Beginn des 20. Jahrhunderts in der Asthmatherapie eingesetzt (Stolz 1904). Es besitzt α- und β-adrenerge Eigenschaften, die auch heute noch therapeutisch genutzt werden, z. B. bei Glottisödem, im anaphylaktischen Schock und in manchen Zentren auch beim schwersten Asthmaanfall (i. v. oder lokal per Bronchoskop – eine bei uns bewährte Applikationsform). Seit 1940 (Konzett) standen selektivere Bronchodilatatoren mit geringerer Gefäßaktivität zur Verfügung, zunächst Isoprenalin, später Orciprenalin, Substanzen mit fehlenden α-adrenergen, aber β_1- und β_2-adrenergen Eigenschaften, d. h. mit unerwünschten kardialen Wirkungen (Tabelle 9.2-1). Seit dem Ende der 60er Jahre wurde eine zunehmende Zahl weitgehend selektiver β_2-Adrenozeptor-Agonisten (kurz: β_2-Agonisten) synthetisiert. Auch sie besitzen noch β_1-adrenerge Wirkungen, die jedoch bei klinischer Anwendung nur von geringer Bedeutung sind. Die bei modernen selektiven β_2-Agonisten zu beobachtende reflektorische Tachykardie infolge Abnahme des peripheren Gefäßwiderstandes darf nicht mit einer direkten β_1-adrenergen Frequenzsteigerung verwechselt werden (s. u.).

9.2.4.1.1 Pharmakodynamische und klinische Wirkungen

Bronchodilatation: β_2-Agonisten besitzen bei inhalativer, sublingualer, oraler, subkutaner oder intravenöser Applikation eine rasch eintretende *bronchodilatierende Wirkung* bei allen Formen der Atemwegsobstruktion. Sie sind zumeist wirksamer als Theophyllin und in vielen Modellen auch wirksamer als m-Cholinozeptor-Antagonisten (Anticholinergika). So sind sie als *Bronchodilatatoren der ersten Wahl* zu betrachten.

Tabelle 9.2-1. β-Adrenozeptor-Agonisten (Rote Liste 1987)

Wirksubstanz	Handelspräparate (®)	Handelsformen (mg/Sprühstoß bzw. Pulverkps)
Carbuterol	Pirem	Dos.-Aerosol (0,1), Lösg. (oral), Tbl.
Clenbuterol	Spiropent	Tbl., Tbl. mite, Saft, Tropfen
Fenoterol	Berotec	Dos.-Aerosol (0,2), Tbl., Saft, Pulverkps. (0,2) Inh.-Lösg. 0,1%, 0,5% (auch p.o.), Eindosisbehälter (0,1%)
Hexoprenalin	Etosol	Dos.-Aerosol (0,2), Tbl.
Procaterol	Onsukil	Tbl., Tbl. forte
Reproterol	Bronchospasmin	Dos.-Aerosol (0,5), Filmtbl., Amp. (i.v.)
Salbutamol	Broncho Spray	Dos.-Aerosol (0,1)
	Sultanol	Dos.-Aerosol (0,1), Tbl., Tbl. forte, Tbl. retard Inh.-Lösg., Supp. 1, 2 mg, Pulverkps. (0,2, 0,4) Fertiginhalat (1,25), Fertiginhalat forte (2,5 mg)
Terbutalin	Bricanyl	Dos.-Aerosol (0,25), Elixier (oral), Inh.-Lösg., Amp. (s.c.), Tbl., Tbl. forte, Duriles retard Tbl.
Tulobuterol	Atenos	Tbl., Saft
	Brelomax	Tbl., Saft
in Kombinationspräparaten mit *Ipratropiumbromid:*		
Fenoterol	Berodual	Dos.-Aerosol, Inh.-Lösg.
mit *Cromoglicinsäure, Dinatriumsalz:*		
Reproterol	Aarane	Dos.-Aerosol
	Allergospasmin	Dos.-Aerosol
Fenoterol	Ditec	Dos.-Aerosol

Prophylaktische Eigenschaften: *Antianaphylaktische Eigenschaften* der β_2-Agonisten sind vielfach im Tiermodell bzw. *in vitro* nachgewiesen worden (Butchers et al. 1979; Zaagsma et al. 1983), was ein Vorhandensein von β_2-Rezeptoren auf Mastzellen nahelegt. Im Allergen-Provokationstest läßt sich eine weitgehende Unterdrückung der Sofortreaktion zeigen (Booij-Noord et al. 1970), die mit einer verminderten Freisetzung von Mediatoren (Histamin, NCF) in die Zirkulation verbunden ist (Howarth et al. 1985). Da jedoch an der prophylaktischen Wirkung bei Provokation auch die voraufgehende Bronchodilatation bzw. die Änderung der Kontraktionseigenschaften der glatten Muskulatur nach β_2-adrenerger Vorbehandlung beteiligt sein dürften, ist nicht geklärt, inwieweit die *prophylaktischen Eigenschaften* der β_2-Agonisten auf die asthmatische Sofortreaktion durch antianaphylaktische Eigenschaften bedingt sind. Die protektive Wirksamkeit der β_2-Agonisten erstreckt sich auf zahlreiche bronchokonstriktorische Stimuli (*funktioneller Antagonismus*). So werden – als Hinweis auf einen funktionellen Antagonismus – die Sofortreaktionen nach Allergen-Provokation (Booij-Noord et al. 1970; Schultze-Werninghaus et al. 1978a, 1979a), Histamin (Cockcroft et al. 1977b, Bandouvakis et al. 1981), Methacholin (Bandouvakis et al. 1981) und körperlicher Anstrengung (Godfrey u. König 1976) gehemmt.

Weitere pulmonale Wirkungen: Die Wirkung der β_2-Agonisten beruht vorwiegend auf einer Relaxation der glatten Bronchialmuskulatur durch Stimulation des β_2-Adrenozeptors (Abschnitt 5.1). Da β_2-Rezeptoren außerdem an Atemwegsepithel, submukösen Drüsen, Gefäßen und Alveolarwänden nachgewiesen wurden (Carstairs et al. 1985), sind weitere Effekte anzunehmen, über die bislang jedoch keine in-vivo-Daten zur Verfügung stehen. Die β_2.-adrenerge Versorgung des Epithels könnte (infolge der Beschleunigung des transmembranösen Wassertransports und der Stimulation der Zilienaktivität) mit der klinisch nachweisbaren *Stimulation der mukoziliären Clearance* in Beziehung stehen (Carstairs et al. 1985). Als Gefäßeffekt wird eine antiödematöse „Abdichtung" durch Regulation der mikrovaskulären Permeabilität aufgrund entsprechender Befunde bei Histamin-induzierter Gefäßpermeabilitätssteigerung an Meerschweinchen angenommen (Persson et al. 1982), während als β_2-adrenerger Effekt auf die submukösen Drüsen bei verschiedenen Tierspezies und Mensch eine Steigerung der *mukösen* Sekretion auftritt (Phipps et al. 1982). Es könnte also eine ungünstige Wirkung (Steigerung der Mukusviskosität) resultieren. Die Bedeutung der beim Versuchstier nachgewiesenen Hemmung der cholinergen Neutrotransmission in cholinergen Ganglien oder an den postsynaptischen Nervenendigungen (Skoogh 1983) ist für das Asthma ungeklärt.

Weitere therapeutisch relevante pharmakologische Gesichtspunkte: *Zahl und Affinität der β_2-Adrenozeptoren* unterliegen altersabhängigen Veränderungen. Die Rezeptorendichte nimmt vom Säuglings- zum Erwachsenenalter um den Faktor 3 zu (Reinhardt et al. 1983). Die Affinität für β-Agonisten, nicht aber die Dichte, nimmt im höheren Alter ab (Feldman et al. 1984). Ob diese Veränderungen therapeutisch relevant sind, ist umstritten (vgl. Abschnitte 5.1, 9.3).

Breiten Raum nimmt die Diskussion um *Gewöhnungseffekte* (Toleranzentwicklung, Tachyphylaxie, down-regulation, Rezeptor-Desensibilisierung) unter Dauertherapie ein. In vitro läßt sich unter β-adrenerger Stimulation eine rasche Verminderung der β-Rezeptorendichte auf peripheren Blutzellen nachweisen (Bruijnzeel et al. 1979; Reinhardt et al. 1983, 1984). Klinisch jedoch ist trotz einer Vielzahl von Studien keine relevante Gewöhnung an eine β-adrenerge Therapie bei Asthma nachgewiesen worden (Larsson et al. 1977; Connolly et al. 1982; Jenne 1982; van den Berg et al. 1982; Morris et al. 1983; Übersicht bei Bruijnzeel et al. 1985b).

Zu unterscheiden hiervon ist die Abnahme der β-adrenergen Wirksamkeit bei zunehmender Atemwegsobstruktion, vor allem beim *schweren Asthmaanfall,* in dem die Wirkung der β_2-adrenergen Dosieraerosole mangelhaft ist. Ob die nachlassenden Effekte in dieser Situation mit einer von Meurs et al. (1982) gezeigten down-regulation der β-Rezeptoren bei zunehmender Schwere der Krankheit zusammenhängen, oder aber auf der andersartigen Pathophysiologie des schweren Asthmaanfalls (massive Hypersekretion, Ödem, Inflammation) beruhen, ist nicht geklärt. Die *parenterale* Gabe von β-Agonisten kann in dieser Situation durchaus wirksam sein (Rossing et al. 1980). Die Wirkung einer β-adrenergen *Inhalation* tritt mit Rückgang der schweren Obstruktion wieder ein.

Es ist unklar, ob ein Bezug zu in-vitro-Befunden besteht, nach denen eine *Aufhebung der down-regulation* von β-Rezeptoren durch Gabe von Kortikosteroiden (Reinhardt et al. 1983) oder evtl. auch von Ketotifen (Bretz et al. 1983) erreichbar ist. Auch DNCG verhindert bei gleichzeitiger Verabreichung mit β-Agonisten (Fenoterol) die down-regulation (Kusenbach u. Reinhardt 1986).

9.2.4.1.2 Wirkungsmechanismus auf zellulärer und molekularer Ebene

Hier wird auf den Abschnitt 5.1 verwiesen.

9.2.4.1.3 Pharmakokinetik

Nach inhalativer und oraler Applikation wirken die gegenwärtig verfügbaren β_2-Agonisten ca. 3–6 Stunden, während einige in der Prüfung befindliche Neuentwicklungen (Formoterol, Salmeterol) eine längere Wirkdauer besitzen. Die Resorption nach oraler Applikation ist gut, so daß der Wirkungseintritt nach ca. 15 min erfolgt. Besser und rascher (innerhalb von 5 min) wirksam, bei geringeren Nebenwirkungen, sind inhalative Darreichungsformen, von denen jedoch je nach Aerosolqualität und Inhalationstechnik 70–90% im Magen-Darm-Trakt durch Verschlucken des oropharygeal deponierten Aerosols absorbiert werden. Durch first pass-Effekt kommt nur ein Teil der oral aufgenommenen Substanz zur Wirkung – ein Grund dafür, daß bei oraler Anwendung wesentlich höhere Dosen verabreicht werden als bei Inhalation (Äquipotenz oral:inhalativ wie 10–25:1). Die Ausscheidung erfolgt je nach Applikation und Substanz zu einem Teil unverändert renal, z.B. bei Salbutamol nach oraler Gabe 50% innerhalb der ersten 4 Stunden (30% nach Inhalation), zu einem Teil mit den Fäzes, z.B. bei Salbutamol 1,2–7% innerhalb von 24h, bei Terbutalin 47%. Einige Substanzen werden weitgehend in der Leber metabolisiert, z.B. als Sulfatester konjugiert, wie Fenoterol nach oraler Applikation zu 99% und Terbutalin zu 70%, bzw. glukuroniert, wie Salbutamol.

9.2.4.1.4 Nebenwirkungen

Die häufigste Nebenwirkung ist ein feinschlägiger Tremor (8–12 Hz) der Skelettmuskulatur, besonders der Hände. Daneben werden häufiger beobachtet „Herzklopfen" (Zunahme des Schlagvolumens, positive Inotropie), seltener auch leichte Tachykardie und Agitiertheit („Kaffeeschwips"). Die Nebenwirkungen sind individuell sehr unterschiedlich; auch bestehen Unterschiede zwischen den Substanzen. Der Tremor läßt in den meisten Fällen innerhalb von ca. vier Wochen nach (Larsson et al. 1977). Bei parenteraler Applikation sind nachweisbar: diastolische Blutdruckverminderung, Zunahme der Blutdruckamplitude und reflektorische Tachykardie (infolge Abnahme des peripheren Gefäßwiderstandes).

9.2.4.1.5 Klinische Aspekte

Leichtes und mäßiggradiges Asthma: Die gegenwärtig erhältlichen β_2-Agonisten sind in Tabelle 9.2-1 zusammengestellt. Sie unterscheiden sich in Bezug auf Wirkungseintritt, -dauer und -intensität sowie Nebenwirkungen nur wenig. Allerdings kann es gelingen, durch Umsetzen des Präparates unerwünschte Nebenwirkungen zu verringern.

Vorzugsweise sollten *inhalative* Applikationswege gewählt werden, da auf diese Weise ein optimales Verhältnis von Wirkung zu Nebenwirkungen erreichbar ist. Für die klinische Wirkung ist der Ort der Deposition unterhalb der Glottis von geringer Bedeutung (Klein et al. 1984), so daß auch bei unvollkommener Inhalationstechnik die Wirkung meistens ausreicht, zumal die Dosierungen pro Hub vieler Dosieraerosole höher sind als für die optimale Wirkung der Substanzen erforderlich. Selbst bei extrapulmonaler (sublingualer) Deposition ist eine bronchodilatierende Wirkung zu erreichen (Abschnitt 9.3).

Die - einfachste - Anwendung als *Dosieraerosol* ist vorzuziehen, wenn möglich. Die Applikationstechnik muß exakt vermittelt und überwacht werden. Eine Verbesserung der Deposition (Verminderung der oropharyngealen Deposition, Steigerung der intrapulmonalen Deposition) ist durch Vorschalten einer Inhalationshilfe (Spacer) zu erreichen, verbessert jedoch die klinische Wirksamkeit nur wenig (Übersicht bei Berdel 1987). In Abhängigkeit von der Schwere der Erkrankung kann es zum Erreichen eines Wirkungsmaximums erforderlich sein, höhere Einzeldosen zu verwenden, als für die Dauertherapie empfohlen, z.B. 6-8 Hübe des Dosieraerosols (Wettengel u. Fabel 1972). Die Mehrfachanwendung einer Einzeldosis in Abständen von ca. 15 min ist effektiver als die Verabreichung von 2-4 Hüben als Einmalapplikation (Magnussen u. Fontani 1985). Patienten mit schwerer Obstruktion benötigen höhere Dosen (Klein et al. 1984). Die Applikation der Substanz als *Pulveraerosol* aus Kapseln mit einem Tascheninhalator verbessert die Wirkung allenfalls geringfügig (Schultze-Werninghaus et al. 1983a). Geeignet ist diese Anwendungsform z.B. bei der Gefahr einer unkontrollierten Aerosolanwendung. *Inhalationslösungen* sollten bei schwereren Fällen erwogen werden, um die Aerosoldeposition durch Verwendung eines geeigneten Verneblers (Abschnitt 9.4) und durch die längere Applikationsdauer zu verbessern, evtl. auch in Kombination mit anderen Anwendungsformen. Bei Verabreichung von β_2-Agonisten als Inhalationslösung können höhere Dosen erforderlich sein als bei Verwendung eines Dosieraerosols, abhängig von der Art des Gerätes (Aerosolqualität, -deposition). Dies ist bei den empfohlenen Dosierungen berücksichtigt. Bei leichteren Fällen ist keine Wirkungsverbesserung zu erwarten (Schultze-Werninghaus et al. 1978a). Eine *orale* Applikation kommt nur in Ausnahmefällen in Betracht, so bei Säuglingen und Kleinkindern, wenn keine adäquate Inhalationstechnik erwartet werden kann. Als Ausnahme kann die abendliche Anwendung eines retardierten Präparates für die Therapie der nächtlichen Dyspnoe betrachtet werden. Auch die *rektale* Applikation sollte nur bei Unmöglichkeit jedes anderen Applikationsweges gewählt werden.

Die *prophylaktische Wirkung* der β_2-Agonisten ist therapeutisch zu nutzen: bei regelmäßiger Anwendung ist zu erwarten, daß ein ca. 3-4stündiger, mehr oder minder ausgeprägter Schutz vor jeglichem bronchokonstriktorischem Stimulus besteht.

Schweres Asthma: Eine Reihe von Untersuchungen hat die Wirkung einer β_2-adrenergen Therapie auch bei schwerem Asthma gezeigt (Bloomfield et al. 1979; Rossing et al. 1980; Williams et al. 1981). Aus diesen Studien ergibt sich, daß zunächst eine Inhalation von β_2-Agonisten auch bei schwerem Asthma versucht und erst dann eine parenterale s.c./i.v. Applikation gewählt werden sollte, wenn der Patient nicht mehr in der Lage ist, zu inhalieren, bzw. keine Wirkung erkennbar ist. Eine Kontrolle der kardiovaskulären Parameter durch Monitorüberwachung ist dringend zu empfehlen. Auch bei schwerem Asthma ist die Wirkung der

β_2-Agonisten in manchen Studien günstiger als die von Theophyllin (Rossing et al. 1980), so daß β_2-Agonisten heute in das Therapiekonzept bei schwerem Asthma einbezogen werden sollten (s. u.).

Dauertherapie: β_2-Agonisten sind für die Basistherapie des Asthmas geeignet. Wie oben ausgeführt, gibt es keine Hinweise auf klinisch relevante Gewöhnungseffekte bzw. eine wesentliche Verminderung der bronchodilatierenden und prophylaktischen Wirkungen bei Dauertherapie. Auch bestehen keine Bedenken bezüglich evtl. Nebenwirkungen, sofern die empfohlenen Dosierungen eingehalten werden. Eine nachhaltige Reduzierung der Hyperreagibilität der Atemwege kann jedoch nicht erwartet werden (Peel u. Gibson 1980; Kraan et al. 1985; Kerrebijn et al. 1987), so daß eine *Kombinationstherapie* mit antiinflammatorischen Pharmaka vorzuziehen ist. Die experimentell nach inhalativer Gabe von Isoprenalin bei Meerschweinchen gezeigte Steigerung der Hyperreaktivität durch reflektorische Mechanismen (Morley, mündliche Mitteilung 1987) hat sich tendenziell auch in klinischen Studien mit selektiven β_2-Agonisten bestätigt (Kraan et al.1985; Kerrebijn et al. 1987), so daß eine *Monotherapie* mit β_2-Agonisten in Fällen mit *ständigem* Medikamentenbedarf nicht empfohlen werden kann. Nur bei *gelegentlichem* Bedarf an Bronchodilatatoren ist sie indiziert.

9.2.4.2 Theophyllin

Vor 100 Jahren wies Kossel (1888, 1889) in der Chemischen Abteilung des Physiologischen Instituts in Berlin in Teeblättern neben Coffein (1,3,7-Trimethylxanthin) ein 1,3-Dimethylxanthin nach, dem er den Namen *Theophyllin* gab. Diese Substanz steht seit Beginn unseres Jahrhunderts nach Synthese bei Boehringer Mannheim (ehemals Waldhof) und Bayer Leverkusen für therapeutische Zwecke zur Verfügung (Schultze-Werninghaus u. Meier-Sydow 1982). Die therapeutische Wertigkeit bei Asthma wurde nach einem ersten Bericht aus der Medizinischen Universitätsklinik Frankfurt am Main (Hirsch 1922) erst spät erkannt (Hermann u. Aynesworth 1937). Bis heute bestehen Unklarheiten über die therapeutische Wertigkeit und den Wirkungsmechanismus (Schultze-Werninghaus 1987).

9.2.4.2.1 *Pharmakodynamische und klinische Wirkungen*

Bronchodilatation: Theophyllin besitzt eine Vielzahl biologischer Wirkungen mit unterschiedlicher therapeutischer Relevanz (Tabelle 9.2-2). Eine bronchodilatierende Wirkung ist nach i.v. Gabe bei Normalpersonen (Mackay et al. 1983) und nach oraler oder i.v. Gabe bei Patienten mit Atemwegsobstruktion (Mitenko u. Ogilvie 1973; Wießmann u. Schulz 1977; Racineux et al. 1981) nachweisbar. Sie ist bei mäßiggradiger Obstruktion geringer als die inhalativer β_2-adrenerger Agonisten (Kaik 1976; Svedmyr et al. 1977). Von Mitenko u. Ogilvie wurde angegeben (1973), daß die bronchodilatierende Wirkung nach i.v. Gabe mit dem *Logarithmus* der Theophyllin-Plasmakonzentration korreliert sei, so daß bei 10 mg/l bereits 75% der Maximalwirkung erreicht wäre. Eine derartige Beziehung ist jedoch nicht von allen Nachuntersuchern bestätigt worden. Nach Racineux et al. (1981) läßt sich eine mit inhalativ applizierten β_2-Adrenozeptor-Agonisten vergleichbare

Tabelle 9.2-2. Klinische Wirkungen von Theophyllin

Wirkort	Wirkung
Lunge	Bronchodilatation Steigerung der mukoziliären Clearance Protektion gegen bronchokonstriktorische Stimuli Hemmung der Atemmuskelermüdbarkeit ?Hemmung der Mediatorfreisetzung
ZNS	Atemstimulation Stimmungs- und Aktivitätsanregung (toxisch: Erbrechen, Agitiertheit, Krämpfe)
Darm	Steigerung der Magensekretion Steigerung der Darmmotilität
Niere	Steigerung der Diurese
Herz-Kreislauf	positive Inotropie Koronardilatation Senkung des pulmonalarteriellen Druckes Verbesserung der Mikrozirkulation
Stoffwechsel	Lipolyse (Anstieg freier Fettsäuren)

Bronchodilatation erst bei hohen Serumkonzentrationen von 20 mg/l erreichen. Bei experimenteller Atemwegsobstruktion durch Allergene oder Methacholin ist die bronchodilatierende Wirkung nach i.v. Applikation gering; sie wird durch β_2-Agonisten deutlich übertroffen (Schultze-Werninghaus et al. 1976a, 1984a).

Der häufig geäußerte klinische Eindruck, daß Theophyllin bei schwerer Obstruktion den β_2-Agonisten überlegen sei, ließ sich in klinischen Studien nicht bestätigen. Eine s.c. oder i.v. Gabe von β-Agonisten ist auch in dieser Situation wirksamer (Rossing et al. 1980). Eine Kombination von Theophyllin und β-Agonisten kann zu einer Wirkungsverbesserung führen (Barclay et al. 1982).

Wegen der im Akutversuch oder bei Dauertherapie wenig übezeugenden bronchodilatierenden Wirkung von Theophyllin ist seit Jahren nach anderen Wirkungsmechanismen gesucht worden, die den günstigen subjektiven Effekt (Mahler et al. 1985) erklären könnten.

Prophylaktische Wirkung gegen bronchokonstriktorische Stimuli: Die prophylaktische Anwendung von Theophyllin oral oder i.v. schützt im Sinne eines *funktionellen Antagonismus* vor zahlreichen bronchokonstriktorischen Stimuli, wie Allergenen (Sofortreaktion: Schultze-Werninghaus et al. 1979a, 1984a; Kügler u. Wettengel 1982; verzögerte Reaktion: Pauwels et al. 1985), körperlicher Anstrengung (Godfrey u. König 1976; Pollock et al. 1977), Histamin (Cushley et al. 1984; Mann u. Holgate 1985; Cartier et al. 1986), Methacholin (McWilliams et al. 1984) und Adenosin (Cushley et al. 1984; Mann u. Holgate 1985).

Die dosisabhängigen Effekte (Kügler u. Wettengel 1982) lassen sich bereits bei niedrigen Serumkonzentrationen (< 8 mg/l) nachweisen. Sie sind jedoch in ihrem Ausmaß variabel und – auf die Sofortreaktion bezogen – geringer als die der β_2-Agonisten (Godfrey u. König 1976; Schultze-Werninghaus et al. 1979a, 1984a).

Ebenso wie bei β_2-Agonisten lassen sich die prophylaktischen Eigenschaften nicht als antiallergische bzw. antianaphylaktische (antiinflammatorische) Eigenschaften einstufen, da sie auf den durch Muskelrelaxation ausgelösten veränderten funktionellen und geometrischen Eigenschaften der Atemwege beruhen könnten. Dies gilt auch für neuere Befunde über eine Hemmung des Ovalbumin-induzierten Bronchospasmus des Meerschweinchens mit μM-Konzentrationen von Theophyllin (Andersson et al. 1985). Es gibt jedoch eine Reihe von Befunden, die eine direkte antiinflammatorische Wirkung möglich erscheinen lassen, so die o.g. Prophylaxe gegen verzögerte Reaktionen nach Allergen-Provokation (Pauwels et al. 1985). Auch aus in-vitro-Untersuchungen gibt es Hinweise auf antiinflammatorische Eigenschaften des Theophyllins, z.B. eine Hemmung von PCA- bzw. PK-Reaktionen der Ratte (Taylor et al. 1974) und eine Histaminfreisetzung aus humanen Mastzellen (Lichtenstein u. Margolis 1968) oder Lungengewebe (Morr u. Heinlein 1984). Jedoch sind derartige Befunde meistens erst mit mM-Konzentrationen von Theophyllin erhoben worden, die in vivo nicht erreicht werden.

Weitere pulmonale und extrapulmonale Wirkungen: Theophyllin fördert die *mukoziliäre Clearance* und die Zilienschlagfrequenz (Köhler et al. 1983a). Von besonderer Bedeutung, insbesondere bei schwerer Obstruktion und bei älteren Patienten, könnte die experimentell gezeigte *Hemmung der Atemmuskelermüdbarkeit,* vor allem des Zwerchfells, sein (Aubier et al. 1981), deren klinische Relevanz jedoch noch zu belegen bleibt. Bei Patienten mit pulmonaler Hypertonie ist eine variable *Senkung des pulmonalarteriellen Drucks* durch Verringerung des Gefäßwiderstandes gezeigt worden (Renggli u. Daum 1971; Wießmann u. Schulz 1977; Grützmacher et al. 1984). Auch die *positiv inotropen* und *diuretischen* Wirkungen des Theophyllins könnten zum therapeutischen Nutzen beitragen. Welche Bedeutung die (geringe) *Steigerung des Atemantriebs* besitzt, ist unklar (Fabel u. Wettengel 1969). Schließlich erscheint es möglich, daß die zentrale Stimulation mit stimmungsaufhellenden und antriebsfördernden Effekten, analog zum Coffein, das subjektive Befinden verbessert.

9.2.4.2.2 Wirkungsmechanismus auf zellulärer und molekularer Ebene

Der Wirkungsmechanismus des Theophyllins läßt sich bislang nicht exakt definieren. Es gibt eine Reihe von Hypothesen, die in Tabelle 9.2-3 zusammengestellt sind. Es können hier nur einige Anmerkungen zu diesen Hypothesen erfolgen, so daß auf neuere Übersichten verwiesen wird (Persson 1985; Schultze-Werninghaus 1987).

Tabelle 9.2-3. Hypothesen zum Wirkungsmechanismus von Theophyllin als Bronchodilatator

- Hemmung der cAMP-Phosphodiesterase
- Steigerung der Katecholaminfreisetzung
- Verminderung des freien intrazellulären Calciums
- Adenosin-Antagonismus
- Interaktion mit Membranphospholipidstoffwechsel
- PAF-Antagonismus

Theophyllin hemmt in vitro cAMP-Phosphodiesterasen und führt dadurch zu einem intrazellulären cAMP-Konzentrationsanstieg. Hierdurch werden Proteinkinasen aktiviert, die zahlreiche biochemische Prozesse, wie eine Relaxation der glatten Muskulatur und eine Mediatorenfreisetzung aus diversen Zellen regulieren. Die hierzu erforderlichen mM-Konzentrationen werden jedoch therapeutisch wahrscheinlich nicht erreicht. Auch wirken nicht alle Phosphodiesterasehemmer bronchodilatierend. So wird es gegenwärtig für unwahrscheinlich gehalten, daß die klinische Theophyllinwirkung auf einer cAMP-Phosphodiesterasehemmung beruht, zumal gezeigt werden konnte, daß die Relaxation glatter Muskulatur durch Theophyllin bei Hund und Meerschweinchen durch therapeutisch relevante Kozentrationen nicht an einen intrazellulären cAMP- (und cGMP-)Anstieg gebunden sind (Kolbeck et al. 1979).

Besonders aktuell ist die Auffassung, daß Theophyllin evtl. als spezifischer Antagonist am Adenosin-Rezeptor die bronchokonstriktorischen Eigenschaften des Adenosins hemmen soll. Obwohl gezeigt werden konnte, daß sich die konstriktorische Wirkung inhalierten Adenosins beim Menschen mit oral und i.v. verabreichtem Theophyllin unterdrücken läßt (Cushley et al. 1984; Mann u. Holgate 1985), steht der Beleg für die Relevanz dieser Hypothese noch aus, da a) unsicher ist, welche Rolle Adenosin als Asthmamediator spielt und b) andere Xanthinderivate (Enprophyllin) bei stärkerer bronchodilatierender Wirkung keinen Adenosinantagonismus in vitro besitzen (Persson 1985).

Von Kolbeck et al. (1979) wurde nachgewiesen, daß Theophyllin das intrazelluläre freie Calcium durch Verschiebung in intrazelluläre Speicher senkt. Ob dieser Mechanismus für die klinische Wirkung verantwortlich ist, ist nicht belegt. Unklar ist auch die Bedeutung der in einigen Studien festgestellten Erhöhung der zirkulierenden Katecholaminkonzentrationen (Übersicht bei Schultze-Werninghaus 1987).

Da Theophyllin in vergleichbaren µM-Konzentrationen eine Relaxation glatter Muskulatur in vitro nach zahlreichen pharmakologisch unterschiedlichen Stimuli (Serotonin, Substanz P, Histamin, Carbachol) zur Folge hat (Persson 1985), ist ein *funktioneller Antagonismus* in Studien zum Wirkungsmechanismus vielfach nicht auszuschließen. Dies gilt auch für neuere Arbeiten, in denen ein PAF-Antagonismus gezeigt werden konnte (Page et al. 1985).

9.2.4.2.3 Pharmakokinetik

Bei *oraler* Anwendung besitzen Theophyllin-Präparate (Tabelle 9.2-4) eine Bioverfügbarkeit von 60–90%, je nach Galenik. (Für orales Theophyllin wird kein Lösungsvermittler benötigt, bei i.v.-Applikation erfordert die mangelnde Wasserlöslichkeit des Theophyllins einen Lösungsvermittler [Tabelle 9.2-5]). Bei Retardpräparaten (die in der oralen Therapie ausschließlich eingesetzt werden sollten) sind die maximalen Wirkstoffkonzentrationen nach ca. 6–8 Stunden erreicht. Auch die *rektale* Resorption ist ausreichend, jedoch sehr variabel. Die Ausscheidung erfolgt mit dem Urin in Form mehrerer Metaboliten nach Abbau in der Leber. Hauptsächlich wird Theophyllin (1,3-Dimethylxanthin) über eine 8-Oxidation zu 1,3-Dimethyl-Harnsäure metabolisiert (ca. 50%). Weitere Abbauprodukte sind 3-Methylxanthin (ca. 15%) und 1-Methyl-Harnsäure (ca. 25%). Weniger als 10% wird als unverändertes Theophyllin über die Niere eliminiert. Die Pharmakokine-

Tabelle 9.2-4. Theophyllin-Präparate (ohne Kombinationspräparate) zur oralen Therapie (Rote Liste 1987)

Handelspräparat (®)	Handelsformen (mg/Applikationsform)
Aerobin	Kps. (ret.) mite (200), normo (300), forte (400)
Afonilum	Kps. retard (250), ret. mite (125), ret. forte (375), Bio-R (250/375)
Bilordyl	Kps. (ret.) 100, 250
Bronchoretard	Kps. (ret.) (350), mite (200), forte (500), junior (100)
Cronasma	Kps. (ret.) 250, 350, 400
Duraphyllin	Kps. retard (250), retard mite (150), retard forte (400)
PulmiDur	Tbl. (ret.) (200), forte (300)
Pulmo-Timelets	Kps. (ret.) (300)
Solosin	Tbl. retard (270), retard mite (135), Tropfen (oral) (104/ml)
Theolair	Tbl. retard (250), retard mite (125)
Theophyllin retard-ratiopharm	Kps. retard 125, 250, 350, 500
Theospirex	Tbl. (ret.) (300), mite (150)
Uniphyllin	Tbl. (ret.) (400), 600, minor (200)

Weitere Theophyllin-Präparate

Theophyllin-Ethylendiamin p. o. (in Klammern: Theophyllin-Gehalt n. Herstellerangaben)

Aminophyllin	Drg. retard (282), 175 (141)
Euphyllin	Lösg. p. o. (193), Supp. (290) Kinder-Supp. 80 (64), 120 (97)
Euphyllin	Drg. retard (281), retard mite (141)
Euphyllin CR	Kps. (ret.) 150 (129), 250 (214), 350 (300)
Phyllotemp	Tbl. retard (182), retard forte (284)

Andere Xanthinderivate
Cholintheophyllinat (Präparate: Euspirax)
Diprophyllin (Präparate: Asthmolysin)
Proxyphyllin (Präparate: Proxy-Retardoral, Spantin)

Tabelle 9.2-5. Theophyllin-Präparate zur i. v. Therapie

Handelsname (®)	Lösungsvermittler
Afonilum Amp.	Ethylendiamin
Aminophyllin Amp.	Ethylendiamin
Bronchoparat Amp.	Na-Glycinat
Duraphyllin Amp.	Ethylendiamin
Euphyllin Amp., Kurzzeitinfusion	Ethylendiamin
Phyllotemp. Amp.	Ethylendiamin
Solosin Amp., Infusionslösung	Na-Carbamoylphenoxyessigsäure
Theophyllin-Ethylendiamin Braun	Ethylendiamin
Theospirex Amp.	Na-Carbamoylphenoxyessigsäure

tik ist individuell sehr unterschiedlich (Tabelle 9.2-6). Der Abbau wird beschleunigt durch Zigarettenrauchen und bestimmte Medikamente (Rifampicin u. a.); bei Lebererkrankungen oder Cor pulmonale und gleichzeitiger Einnahme einiger Medikamente (Cimetidin, Propranolol, Erythromycin) ist der Abbau verzögert. Im

Tabelle 9.2-6. Beeinflussung der Theophyllinclearance

Einflußfaktoren	Erhöhte Clearance	Erniedrigte Clearance
Alter	0,5–16 Jahre	> 40 Jahre
Ernährung	proteinreich kohlenhydratarm	methylxanthinhaltig (Tee, Kaffee, Cola) kohlenhydratreich
Pharmaka	*Enzyminduktion* Barbiturate Carbamacepin Phenytoin Rifampicin	*Enzyminhibition* Chloramphenicol Cimetidin *Lebertoxische Substanzen* Makrolidantibiotika u. a. Erythromycin Troleandomycin Lincomycin Cyclamycin *Zytostatika* Methotrexat Cyclophosphamid Mercaptopurin Azathioprin *Hormone* Steroide Kontrazeptiva *Tuberkulostatika* Rifampicin Isoniazid *Andere Substanzen* Halothan Methyldopa Phenytoin
Gewohnheiten	Rauchen	Alkoholkonsum
Begleitkrankheiten		Virusinfektionen Leber-, Herz- und Lungenkrankheiten (Pneumonien, Lungenödem)

Kindesalter unterliegen die pharmakokinetischen Faktoren Metabolismus und Elimination stärkeren – vor allem altersabhängigen – Schwankungen als im Erwachsenenalter (Abschnitt 9.3).

Wegen der sehr variablen Kinetik ist eine Therapie mit Theophyllin grundsätzlich nur unter Kontrolle der Serumkonzentrationen möglich (*Drugmonitoring*). Die Serumkonzentrationen sollten zwischen 8 und 20 mg/l betragen. Die prophylaktischen Eigenschaften sind bereits bei Konzentrationen von 5–10 mg/l nachweisbar (Kügler u. Wettengel 1982; Schultze-Werninghaus et al. 1984a); eine optimale Bronchodilatation ist erst bei 20 mg/l zu erwarten (Racineux et al. 1981).

9.2.4.2.4 Nebenwirkungen

Bei Theophyllin-Überdosierung sind erhebliche Nebenwirkungen einschließlich Todesfällen beschrieben worden. Als Nebenwirkungen sind bei Serumkonzentrationen oberhalb 20 mg/l, insbesondere bei Kindern, beschrieben (jedoch nicht obligatorisch): *gastrointestinal*: Erbrechen, Hämatemesis, Sodbrennen, infolge gastro-intestinalen Refluxes bzw. vermehrter Magensaft- und Säuresekretion; *zentralnervös*: Hyperventilation, Tremor, Übelkeit, Unruhe, Agitiertheit, Reizbarkeit, Kopfschmerzen, Konzentrationsstörungen, Verhaltensstörungen und Krämpfe, wie auch Hyperthermie und Hyperreflexie; *kardiovaskulär*: Tachykardie, evtl. Tachyarrythmien; *respiratorisch*: Tachypnoe; *metabolisch*: Hypokaliämie (infolge exzessiver Diurese und Erbrechen), mäßiggradige Hyperglykämie. Die Nebenwirkungen sind individuell bei gleichen Serumkonzentrationen sehr variabel.

Auch bei therapeutischen Serumkonzentrationen können bei ca. 4% der Patienten bereits einige der o. g. Nebenwirkungen in milder Form auftreten, insbesondere gastrointestinale Beschwerden und geringe Tachykardien; bei gleichzeitiger Anwendung von β_2-Agonisten können sich die Nebenwirkungen verstärken (Tachykardie, Tremor).

Die nach i.v. Injektion beschriebenen akuten Zwischenfälle sind nicht unbedingt dem Theophyllin anzulasten, sondern möglicherweise vielfach durch bestimmte Lösungsvermittler (z.B. Ethylendiamin) oder Konservierungsstoffe (z.B. Sulfite) bedingt.

9.2.4.2.5 Klinische Aspekte

Leichtes und mäßiggradiges Asthma: Für die Asthmatherapie sind neben den bronchodilatierenden vor allem die prophylaktischen Eigenschaften des Theophyllin von Interesse; daher kann bei dauernder Therapiebedürftigkeit versucht werden, durch orale Anwendung eines Retardpräparates eine additive Wirkung zur Gabe von β_2-Agonisten und ggfs. anderer Antiasthmatika (DNCG, Ketotifen, Steroide) zu erreichen. Wegen der individuell variablen additiven Effekte (Merget u. Schultze-Werninghaus 1984) sind die Therapieergebnisse kritisch zu prüfen.

Schweres Asthma: Theophyllin ist obligater Bestandteil der Therapie der schweren Dauerobstruktion und des schweren Asthmaanfalls. Bei oraler Therapie mit Retardpräparaten ist eine additive Wirkung zu β_2-Agonisten zu erwarten. Die orale Therapie erfordert stets eine Überwachung durch Bestimmungen der Serumkonzentrationen, bei Neueinstellung z.B. nach 24 bzw. 48, 72 Studen, vor der morgendlichen Einnahme. Die Konzentration sollte 8 mg/l nicht unterschreiten. Daher ist eine zweimalige Gabe pro Tag bei den heute erhältlichen Präparaten zu empfehlen. Als Richtdosis wird bei Erwachsenen für Nichtraucher 10–15 mg/kg/Tag empfohlen, für Raucher 15–20 mg/kg/Tag.

In der *Akuttherapie* des schweren Asthmaanfalls ist eine i.v. Gabe üblich, mit einer *Ladungsdosis* von 5–7 mg/kg, langsam in 20 min injiziert, und anschließender *Erhaltungsdosis* von 10–15 mg/kg/Tag (bei Erwachsenen) als Dauerinfusion oder mittels Perfusor. Die i.v. Gabe kann durch orale Applikation von Tropfen bzw. Lösung ersetzt werden, da vergleichbare Serumkonzentrationen im gleichen Zeitraum erreicht werden. Bezüglich des notwendigen Drugmonitoring siehe Abschnitt 9.3.

Dauertherapie: Theophyllin ist bei allen Asthmaformen potentiell additiv zu den übrigen Antiasthmatika wirksam – jedoch mit erheblichen individuellen Unterschieden. Die Substanz ist wegen ihrer engen therapeutischen Breite nicht unproblematisch, so daß ein Drugmonitoring unerläßlich ist (Abschnitt 9.3). Serumkonzentrationen von 15–20 mg/l sind für eine optimale Bronchodilatation erforderlich, während die prophylaktischen Eigenschaften bereits bei Konzentrationen von 5–10 mg/l nachweisbar sind. Bei Dauertherapie wird die Hyperreagibilität und die Schwere des Asthmas nicht nennenswert vermindert (DuToit et al. 1987). Daher wird ein kritischer Einsatz von Theophyllin bei Asthma empfohlen, z.B. mit Beurteilung der Wirkung durch Auslaßversuch unter PEF-Kontrolle.

9.2.4.3 m-Cholinozeptor-Antagonisten (Anticholinergika, Muskarinantagonisten)

Obwohl seit dem Altertum anticholinerg wirksame Substanzen therapeutisch genutzt wurden – etwa in Form der Rauchinhalation erhitzter Wurzeln, Blätter oder Früchte von Nachtschattengewächsen (Stechapfel, *Datura stramonium*, Tollkirsche, *Atropa belladonna*, Bilsenkraut, *Hyoscyamus niger*) – wurden anticholinerge Alkaloide gezielt bei Asthma erst im 19. Jahrhundert eingesetzt, etwa in Form der Asthmazigarette nach Trousseau (Schultze-Werninghaus 1981b). Da Atropin in höheren Dosen Nebenwirkungen besitzt, wie Mundtrockenheit, Herzfrequenzsteigerung und Mydriasis, führte erst die Synthese der neuen Muskarinantagonisten Ipratropium- und Oxitropiumbromid (Tabelle 9.2-7) zu einer breiteren Anwendung in der Asthmatherapie. Sie besitzen keine anticholinergen Nebenwirkungen und haben auch keine antihistaminen Eigenschaften, wie es z.B. bei dem in den Niederlanden häufig eingesetzen Thiazinamium der Fall war. Stimulierend für das Interesse an Muskarinantagonisten wirkten sich Befunde an Versuchstieren aus, vorwiegend an Hunden, nach denen eine pharmakologische Blockade des efferenten Vagusschenkels durch Muskarinantagonisten oder Ganglienblocker, bzw. eine Durchtrennung oder Kühlung afferenter oder efferenter Vagusfasern eine Hemmung zahlreicher bronchokonstriktorischer Stimuli bewirkte. Diese Arbeiten wurden vor allem von zwei Gruppen unternommen und führten zu weitgehend übereinstimmenden Resultaten (Nadel 1963, 1980, 1983; Ulmer 1981; Ulmer et al. 1982; Nadel u. Barnes 1984). Auch beim Menschen ließen sich durch Vorgabe von Muskarinantagonisten und Ganglienblockern bronchokonstriktorische Stimuli unterdrücken. Die naheliegende Schlußfolgerung war, daß eine wesentliche Komponente der Obstruktion in cholinerg vermittelten Impulsen des efferenten N. vagus zu suchen ist und daß diese durch Stimulation

Tabelle 9.2-7. m-Cholinozeptor-Antagonisten (Muskarinantagonisten, Anticholinergika)

Substanz	Handelsname (®)	Handelsformen (mg/Applikationsform)
Ipratropiumbromid	Atrovent	Dos.-Aerosol (0,02/Hub), Inh.-Lösg. (0,25/ml), Inhaletten (Pulveraerosol; 0,2/Kps.)
Oxitropiumbromid	Ventilat	Dos.-Aerosol (0,1/Hub), Pulveraerosol (Kps.)
Kombination mit Fenoterol		
	Berodual	Dos.-Aerosol, Inh.-Lösg.

des afferenten N.vagus (sensorische Rezeptoren der Atemwegsmukosa, irritant-Rezeptoren) als „Reflexbronchokonstriktion" ausgelöst werden (vgl. Abschnitt 5.2). In der Therapie sind jedoch nicht alle Erwartungen an diese neue Substanzklasse erfüllt worden.

9.2.4.3.1 Pharmakodynamische und klinische Wirkungen

Bronchodilatation: Die Inhalation von Ipratropiumbromid führt zur Bronchodilatation bei Atemwegsobstruktion und auch bei normaler Lungenfunktion, infolge einer Verminderung des vorwiegend durch vagale Impulse gesteuerten Ruhetonus der glatten Atemwegsmuskulatur (Islam u. Ulmer 1984). Die Wirkung ist bei älteren Patienten deutlich besser als bei jüngeren und bei spontaner Atemwegsobstruktion mit der von β_2-Agonisten vergleichbar (Ulmer 1971; Poppius u. Salorinne 1973). Hingegen ist die Bronchodilation von Ipratropium- und Oxitropiumbromid nach Allergen-induzierter Obstruktion nur schwach im Vergleich zu β_2-Agonisten (Schultze-Werninghaus et al. 1976a, 1979b; Schultze-Werninghaus 1981d). Diese Befunde wurden in größeren Studien über 90 Tage bestätigt: während bei Patienten mit chronisch-obstruktiver Bronchitis die Bronchodilatation der Muskarinantagonisten zumindest tendenziell besser war als die von β_2-Agonisten (Tashkin et al. 1986) ließ sich bei Asthma ein umgekehrtes Bild über den gesamten Studienablauf nachweisen (Storms et al. 1986). Hiernach scheinen cholinerge Mechanismen bei der Atemwegsobstruktion der chronisch-obstruktiven Bronchitis eine bedeutsamere Rolle zu spielen als bei Asthma. Dies wird weiterhin bestätigt durch Untersuchungen über die synergistischen Wirkungen von β_2-Agonisten und Muskarinantagonisten. Während bei chronisch-obstruktiver Bronchitis eine additive Wirkung festzustellen war (Ward et al. 1981; Brown et al. 1984) ließ sich eine solche bei Allergen-induzierter Obstruktion nicht nachweisen (Schultze-Werninghaus 1981a).

Prophylaktische Wirkung gegen bronchokonstriktorische Stimuli: Die Befunde über die Wirkung der Inhalation eines Muskarinantagonisten vor Applikation unterschiedlicher bronchokonstriktorischer Stimuli sind uneinheitlich. Eine kompetitive Hemmung der Wirkung cholinerger Substanzen (Acetylcholin, Methacholin; Bandouvakis et al.1981) ist anzunehmen. Für Histamin sind die Befunde uneinheitlich (Woenne et al. 1978; Bandouvakis et al. 1981; Clarke et al. 1982). Bei Allergen-Provokationstests fanden mehrere Untersucher mit bis zu 1000 µg Ipratropiumbromid eine Hemmung der Sofortreaktion (Orehek et al. 1975; Cockcroft et al. 1978; Schultze-Werninghaus et al. 1979a; Schultze-Werninghaus 1981d; Clarke et al. 1982; Schultze-Werninghaus u. Meier-Sydow 1983b), während von anderen Untersuchern eine solche nicht gesehen wurde (Howarth et al.1985). Auch die Befunde über einen Schutz selbst hoher Dosen (bis zu 2000 µg Ipratropiumbromid) vor belastungsinduzierter Bronchokonstriktion sind nicht einheitlich (mäßige Protektion: Godfrey u. König 1976; keine Hemmung: Poppius et al. 1986). Auch bei Kaltlufthyperventilation sind keine übereinstimmenden Befunde erhoben worden (Sheppard et al. 1982; Tam et al. 1983a). Die Atemwegsobstruktion nach SO_2 ließ sich durch Ipratropiumbromid mäßiggradig hemmen (Tan et al. 1982; Tam et al. 1983b).

Aus den Befunden läßt sich ableiten, daß cholinerge Mechanismen für die Sofortreaktion nach unterschiedlichen bronchokonstriktorischen Stimuli offenbar nur von untergeordneter Bedeutung sind und daß die variable und nicht sicher dosisabhängige Hemmwirkung gegen verschiedenartige Stimuli (Schultze-Werninghaus u. Meier-Sydow 1983b; Tam et al. 1983b) für einen *funktionellen Antagonismus* spricht. Die potentielle therapeutische Wirksamkeit läßt sich nicht mit cholinergen Hyperreagibilitätstests abschätzen; es besteht keine Beziehung zwischen anticholinerger Effektivität und Empfindlichkeit der Atemwege gegen cholinerge Stimulation (Methacholin) (Schultze-Werninghaus u. Meier-Sydow 1983b).

Nicht untersucht ist, ob Muskarinantagonisten eine Wirkung gegen die verzögerten Reaktionen nach Allergen-Provokation besitzen.

Unklar ist auch, ob durch Muskarinantagonisten eine Freisetzungshemmung von Mediatoren erreicht werden kann, wie aufgrund von Befunden angenommen worden war, die eine Stimulation der Mediatorfreisetzung durch Cholinergika aus Lungengewebe gezeigt hatten (Kaliner et al. 1972). Von Morr (1979) war nur eine geringe Beeinflussung der Histaminfreisetzung aus sensibilisiertem Lungengewebe festgestellt worden und Howarth et al. (1985) sahen keine Suppression der Histamin- und NCF-Freisetzung in die Zirkulation nach Allergen-Provokation in vivo. Insgesamt sind somit relevante antiallergische bzw. antianaphylaktische Eigenschaften der Muskarinantagonisten wenig wahrscheinlich.

9.2.4.3.2 Wirkungsmechanismus auf zellulärer und molekularer Ebene

Der Wirkungsmechanismus beruht auf der kompetiven Hemmung der Acetylcholinwirkung am muskarinartigen (M-)Rezeptor. Der intrazelluläre Wirkungsmechanismus ist nicht geklärt. M-Rezeptoren sind autoradiographisch in den großen Atemwegen nachgewiesen (Cheng u. Townley 1982; Murlas et al. 1982). Sie scheinen nach der Lungenperipherie hin in ihrer Dichte abzunehmen, im Gegensatz zu β_2-Rezeptoren, so daß eine geringere Wirkung der Muskarinantagonisten in den kleinen Atemwegen resultieren dürfte (Barnes et al. 1982b, 1983). M-Rezeptoren sind an der glatten Atemwegsmuskulatur und an submukösen Drüsen vorhanden (Barnes et al. 1982b). Eine cholinerge Stimulation der Schleimdrüsen führt zur Produktion eines vermehrten, in seiner Zusammensetzung aber nicht veränderten Sekrets (Nadel 1983). Die Inhalation der modernen Muskarinantagonisten hat jedoch keine klinisch relevante Sekretionshemmung und keine Verminderung der mukoziliären Clearance zur Folge (Konietzko et al. 1974).

Der Tonus der glatten Muskulatur wird durch vagale Impulse gesteuert, die an den cholinergen Nervenendigungen an der glatten Muskulatur laufend Acetylcholin freisetzen. Es wird von Acetylcholinesterase sofort inaktiviert (Nadel u. Barnes 1984). Auf diese Weise führt die Gabe eines Muskarinantagonisten auch bei normalen Atemwegen zu einer Dilatation (Schultze-Werninghaus u. Meier-Sydow 1983b; Islam u. Ulmer 1984).

Am Darm wurden in den vergangenen Jahren durch Untersuchungen mit selektiven Muskarinantagonisten Rezeptor-Subklassen aufgefunden (Hammer et al. 1980, 1983). Welche Bedeutung diese Subklassen (M_1-, M_2-, evtl. weitere) für die Lunge besitzen, ist Gegenstand intensiver Forschung (Abschnitt 5.2).

Unklar ist, worauf die bei Asthma festgestellten oder angenommenen Wirkungsunterschiede der Muskarinantagonisten beruhen. Während die Ergebnisse für Ipratropium- und Oxitropiumbromid keine nennenswerten Unterschiede erkennen lassen, könnten manche Abweichungen bezüglich ihrer protektiven, bronchodilatierenden und sekretionsaktiven Wirkungen zwischen Studien mit Atropin bzw. Atropinsulfat oder -methonitrat und Ipratropium- bzw. Oxitropiumbromid auf Unterschieden in der Wirkung auf M-Rezeptor-Subklassen beruhen (z. B. fanden Burge et al. 1980 eine deutlich bessere bronchodilatierende Wirkung von 4,5 mg Atropin gegenüber 120 µg Ipratropium, jeweils per Inhalation).

9.2.4.3.3 Nebenwirkungen

Ipratropium- und Oxitropiumbromid besitzen bei *inhalativer* Anwendung keine relevanten Nebenwirkungen, mit der Ausnahme eines bitteren Geschmacks und einer leichten Mundtrockenheit bei höheren lokalen Konzentrationen auf der Mund- (Zungen-)Schleimhaut.

9.2.4.3.4 Klinische Aspekte

Mäßiggradiges Asthma: Die bronchodilatierende Wirkung von Ipratropium- und Oxitropiumbromid bei Asthma ist variabel und meistens erheblich geringer als die der β_2-Agonisten. So ist eine Monotherapie mit Muskarinantagonisten bei Asthma weniger geeignet als bei chronisch-obstruktiver Bronchitis; ältere Patienten profitieren mehr als jüngere (Ullah et al. 1981). Sollen die prophylaktischen Eigenschaften therapeutisch genutzt werden, so ist eine inhalative Kombinationstherapie mit β_2-Agonisten, ggfs. auch weiteren Antiasthmatika indiziert. Bei chronisch-obstruktiver Bronchitis ist eine Kombination von Muskarinantagonisten mit β_2-Agonisten regelmäßig zu empfehlen, da besonders hier additive Wirkungen erwartet werden können; bei erheblichen Herzrhythmusstörungen kann eine Monotherapie mit Muskarinantagonisten indiziert sein.

Auch bei Dauertherapie ist keine Verringerung der Hyperreagibilität zu erwarten. Nachgewiesen ist, daß sich die zirkadiane Rhythmik des PEF (deren Ausmaß mit dem Hyperreagibilitätsgrad korreliert; Hargreave et al. 1981) unter Anticholinergika nicht ändert (Bratteby et al. 1986). Von Kerrebijn et al. (1988) wurde nachgewiesen, daß Muskarinantagonisten bei Dauertherapie die Hyperreagibilität nicht beeinflussen.

Es wurden unterschiedliche Dosis-Wirkungsbeziehungen für Asthma und chronisch-obstruktive Bronchitis festgestellt. Während bei chronisch-obstruktiver Bronchitis die maximale Bronchodilation bei einer Einzeldosis von 40 µg angegeben wird, fand sich bei Asthma eine (geringe) Wirkungszunahme bis 200 (250) µg für Ipratropiumbromid. Eine wesentliche Steigerung der protektiven Wirkung von Ipratropiumbromid über 40 µg hinaus ist nicht anzunehmen.

Schweres Asthma: In der Notfalltherapie sind uneinheitliche Ergebnisse erzielt worden. So fanden Ward et al. (1981) keine Unterschiede zwischen der Wirkung von 10 mg Salbutamol oder 0,5 mg Ipratropiumbromid per Inhalator und eine deutlich additive Wirkung beider Substanzen im Vergleich mit 2 × 10 mg Salbutamol (Ward et al. 1985). Demgegenüber beschrieben Karpel et al. (1986) eine signifikant bessere Bronchodilatation nach Inhalation von 30 mg Orciprenalin als nach 3,2 mg Atropinsulfat. Bislang ist der Einsatz von Muskarinantagonisten beim schweren Asthmaanfall nicht eingeführt. Ein Therapieversuch mit Inhalation einer Dosis von 1–2 mg Ipratropiumbromid-Inhalationslösung sollte insbesondere dann unternommen werden, wenn β_2-Agonisten keine ausreichende Wirkung zeigen.

9.2.4.4 Weitere Substanzen mit potentieller bronchodilatierender Wirkung

9.2.4.4.1 Calcium

Während exogen zugeführtes Calcium (i.v., p.o.) in der Therapie des Pruritus und der Urticaria Besserungen auszulösen vermag und eine synergistische Wirkung mit H_1-Antagonisten nachweisbar ist (Debelić u. Haeseler 1977, Petersen u. Kerp 1985), gibt es keine überzeugenden Belege für eine relevante bronchodilatierende Wirkung bei Asthma (Utz u. Hauck 1976).

9.2.4.4.2 Calciumantagonisten

In mehreren Übersichtarbeiten ist die inzwischen umfangreiche Literatur über die Wirkung von Calciumantagonisten bei Asthma zusammengefaßt (Barnes 1985; Middleton 1985; So et al. 1986; Hendeles u. Harman 1987).

Die Zunahme an freiem intrazellulärem Calcium führt zu einer Kontraktion glatter Muskulatur, einer Mediatorenfreisetzung aus Mastzellen und einer Steigerung der Schleimsekretion. Daher war es folgerichtig, Calcium und Calciumantagonisten mit unterschiedlichen Wirkungsmechanismen in der Asthmatherapie versuchsweise einzusetzen.

Der Wirkungsmechanismus (Ruëgg 1987) der therapeutisch bei kardiovaskulären Erkrankungen eingesetzten Calciumantagonisten, wie Verapamil, Nifedipin und Diltiazem beruht auf einer Hemmung des Calciumeinstroms über „Voltage-dependent Channels" in die Muskelzelle. Dies führt zu einer Muskelrelaxation. Die intrazelluläre Konzentration an freiem Calcium kann aber auch durch andere Mechanismen (Einstrom durch „Rezeptor-operated Channels", Freisetzung aus intrazellulären Speichern, wie Sarkoplasmatisches Retikulum und Mitochondrien) gesteigert werden, auf die die o.g. Calciumantagonisten keinen Einfluß besitzen. Ein unterschiedlich großer Anteil jedes dieser Mechanismen bei verschiedenartigen bronchokonstriktorischen Stimuli ist als Erklärung für die variablen, schwach bronchodilatierenden Eigenschaften der Calciumantagonisten postuliert worden.

In vitro und in vivo sind Hemmwirkungen auf die Mediatorfreisetzung beschrieben worden, aber erst in therapeutisch nicht erreichbaren Dosierungen. Die Bedeutung von Calciumantagonisten für eine Sekretionsbeeinflussung ist nicht untersucht.

In klinischen Studien sind im Gegensatz zu Untersuchungen mit β_2-Agonisten bzw. Muskarinantagonisten keine wesentlichen Effekte von Calciumantagonisten p.o. und p.inh. auf den Ruhetonus der Atemwege gezeigt worden (Cerrina et al. 1981). Die bronchodilatierende Wirkung von β_2-Agonisten wird jedoch durch Calciumantagonisten verstärkt (Svedmyr et al. 1984).

In vielen Studien wurden partielle *prophylaktische Eigenschaften* gegen eine Atemwegsobstruktion nachgewiesen, u. a. vor Anstrengung (Barnes et al. 1981 b; Cerrina et al. 1981; Patel 1981 a, b) bzw. vor Kälte- (Henderson et al. 1983 b) oder Histaminprovokation (Patel 1981 c; Corris et al. 1983), weniger vor Methacholin-provokation (Patel 1981 c). Die Befunde sind jedoch nicht einheitlich, evtl. in Abhängigkeit von den geprüften Calciumantagonisten (Magnussen et al. 1984). Bei Allergen-induzierter Obstruktion sind die Befunde variabel (Henderson et al. 1983 a; Patel et al. 1983).

In einer Untersuchung über die Wirkung bei *Dauertherapie* an Patienten mit ausgeprägtem Asthma fanden Ozenne et al. (1985) einen Rückgang an Symptomen und Medikamentenbedarf bei unveränderter Lungenfunktion.

Als *Nebenwirkungen* sind eine Abnahme des pulmonalen Gefäßwiderstandes auch bei hypoxämischer Vasokonstriktion und somit evtl. eine Zunahme des Shunts bzw. des Ventilations-Perfusions-Ungleichgewichts anzunehmen. Diese Veränderungen scheinen jedoch keine klinische Relevanz zu besitzen.

Vorerst kann der therapeutische Einsatz von Calciumantagonisten bei Asthma nicht generell empfohlen werden; der mögliche Stellenwert ist nicht geklärt. Bereits jetzt stellen jedoch Calciumantagonisten die Therapie der ersten Wahl bei dem gleichzeitigen Vorliegen von Asthma und kardiovaskulären Begleiterkrankungen dar, um die Risiken einer Therapie mit β-Adrenozeptor-Antagonisten (Betablockern) zu vermeiden.

9.2.4.4.3 α-Adrenozeptor-Antagonisten

α-Adrenozeptoren mit *bronchokonstriktorischen* Eigenschaften sind in menschlichen Atemwegen in vitro nachgewiesen worden (Kneussl u. Richardson 1978). α-Adrenozeptor-Agonisten können bei Asthma eine Atemwegsobstruktion auslösen (Black et al. 1982). Im Tierexperiment ist auch eine Sekretionssteigerung nachgewiesen worden (Phipps et al. 1980). Demgegenüber führt die Stimulation von α_2-Rezeptoren (an präganglionären cholinergen und nicht-cholinergen exzitatorischen Neuronen) zur *Bronchodilatation* infolge Hemmung der bronchokonstriktorischen Neurotransmission (Lindgren et al. 1986). Wahrscheinlich spielen jedoch diese α-adrenergen Mechanismen keine pathophysiologisch bedeutsame Rolle, evtl. infolge Überwiegens von β_2-Adrenozeptoren, da die bisher durchgeführten Studien mit unterschiedlich spezifischen α-Agonisten einschließlich des spezifischen α_1-Antagonisten Prazosin und des α_2-Agonisten Clonidin keine überzeugenden bronchodilatierenden Wirkungen gezeigt haben (Barnes et al. 1981 a, Lindgren et al. 1986).

In einigen Studien wurden jedoch partielle prophylaktische Eigenschaften verschiedener α-Antagonisten gegen Allergen-Provokation (Patel u. Kerr 1975) und körperliche Belastung (Beil u. de Kock 1978; Barnes et al. 1981 a) beschrieben.

Clonidin, ein Antihypertensivum u. a. mit der Eigenschaft eines α_2-Adrenozeptor-Agonisten, besitzt ebenfalls eine prophylaktische Wirkung bei Allergen-Provokation (Lindgren et al. 1986).

Die mögliche Bedeutung der therapeutischen Nutzung α-adrenerger Mechanismen ist noch nicht abzusehen. Die gegenwärtig verfügbaren α-Adrenozeptor-Antagonisten und auch Clonidin befinden sich bezüglich ihrer Indikation bei

Asthma im experimentellen Stadium. Evtl. wird es bei besseren Kenntnissen über die Funktion der α-Adrenozeptor-Subklassen bei Asthma und der Synthese spezifischer Agonisten bzw. Antagonisten hier noch neue Aspekte geben.

9.2.4.4.4 Neuropeptide

Die Funktion von Neuropeptiden bei Asthma und Allergie ist Gegenstand intensiver Forschung, deren gegenwärtiger Stand in mehreren Übersichten dargestellt wurde (Barnes 1987; Foreman 1987; vgl. Abschnitt 5.2). Eine zunehmende Anzahl von Peptiden ist aus Lungengewebe isoliert worden und wird Nerven und neuroendokrinen Zellen zugeordnet. Diesen Peptiden werden bedeutsame Funktionen in der Regulation inflammatorischer Prozesse durch Neurotransmitter- oder Cotransmitterfunktion (z. B. VIP an nicht-adrenergen nicht-cholinergen inhibitorischen Nerven bzw. Substanz P, Neurokine, CGRP bei Axonreflexen) und durch direkte Stimulation spezifischer Rezeptoren an glatter Muskulatur der Atemwege, der Gefäße und an Drüsen zugeschrieben (Atemwegsobstruktion, Ödem, Sekretionsförderung).

Zu diesen Neuropeptiden gehören die stärksten bisher bekannten endogenen Bronchodilatatoren, VIP und PHM (*P*eptid *H*istidin *M*ethionin). Bisher ist mit Inhalation von VIP keine therapeutisch relevante Wirkung gefunden worden und die i.v. Gabe ist durch kardiovaskuläre Nebenwirkungen begrenzt (Barnes u. Dixon 1984). Die Entwicklung von Substanzen, die entweder die Aktivierung relaxierender Peptide (z. B. VIP) oder eine Inaktivierung proinflammatorischer Peptide (z. B. Substanz P) begünstigen, könnte jedoch ein neues therapeutisches Prinzip eröffnen.

9.2.4.4.5 Coffein

Seit alters her gilt die Empfehlung für Asthmatiker, Kaffee zu trinken (Salter 1860). In der Tat besitzt Coffein (1,3,7-Trimethylxanthin), ein dem Theophyllin engverwandtes Xanthinderivat, bronchodilatierende Eigenschaften, die denen des Theophyllins entsprechen (Becker et al. 1984). Kaffee kann somit als effektiver Bronchodilatator empfohlen werden. Die Steigerung der Kontraktilität der Atemmuskulatur ist sogar nach Coffein stärker als nach Theophyllin (Supinski et al. 1984). Andererseits ist deshalb zu beachten, daß Probanden im Rahmen von Studien über Bronchodilatatoren auf Kaffeegenuß verzichten müssen, ebenso auf andere Coffein- oder Theophyllin-haltige Nahrungsmittel, wie Tee oder Cola-Getränke.

9.2.4.5 Mediatorantagonisten

Angesichts der Vielfalt der Mediatoren, die bei asthmatischen Reaktionen auftreten (Abschnitte 4.3–4.5) ist es nicht erstaunlich, daß bisher in klinischen Studien keine überzeugenden antiasthmatischen Wirkungen spezifischer Mediatorenantagonisten nachgewiesen worden sind. Es ist wenig wahrscheinlich, daß die Hemmung einzelner Mediatoren eine wirksame Asthmatherapie darstellen könnte; nicht auszuschließen ist jedoch, daß sich die Kombination mehrerer Antagonisten in Zukunft als wirksam erweist.

9.2.4.5.1 Histamin-Rezeptor-Antagonisten

Unter den Mediatorenantagonisten liegen die umfangreichsten Erfahrungen mit *H₁-(Histamin)-Rezeptor-Antagonisten* vor. Die Stimulation von H_1-Rezeptoren durch inhalativ oder i.v. verabreichtes Histamin führt zur Atemwegsobstruktion. Die Bedeutung von H_2-Rezeptoren der Atemwege ist weniger gut charakterisiert. Nach H_1- Blockade führt Histamin in vitro zur Relaxation glatter Muskeln, so daß eine H_2-Rezeptorstimulation in vivo evtl. eine Bronchodilatation bewirken könnte.

Inhalativ verabreichte H_1-Antagonisten (Clemastin, Chlorpheniramin) führen zu einer *Bronchodilatation* (Woenne et al. 1978; Thomson u. Kerr 1980), in geringerem Maße auch orale H_1-Antagonisten (Nathan et al. 1981; Hodges et al. 1983), als Hinweis darauf, daß Histamin an der Regulation des Bronchomotorentonus beteiligt sein könnte. Bei Histamin-Provokation läßt sich eine dosisabhängige *prophylaktische Wirkung* nachweisen (Terfenadin p.o.: Rafferty et al. 1986; Clemastin p.o.: Nathan et al. 1981; Hartmann et al. 1981; p.inh.: Hartmann et al. 1981; Phillips et al. 1984) nachweisen. Auch bei Allergen-Provokation ist in einigen Studien eine variable *prophylaktische Wirkung* nachgewiesen worden (Clemastin p.o.: Debelić et al. 1976; Wüthrich u. Radielović 1978; p.inh.: Phillips et al. 1984), ebenso bei Anstrengungsasthma (Terfenadin p.o.: Patel 1984).

Hiernach wäre anzunehmen, daß bei *Dauertherapie* mit H_1-Antagonisten ein mäßiggradiger antiasthmatischer Effekt eintritt. Zu prüfen wäre, ob die Inhalation von hochdosierten H_1-Antagonisten bei Dauertherapie die Wirkung gegenüber der oralen Anwendung verbessern könnte (Hartmann et al. 1981). Evtl. ist ein H_1-Antagonismus auch für die klinische Aktivität von Ketotifen relevant (Phillips et al. 1984).

H₂-Rezeptoren scheinen an den Atemwegen keine wesentliche Bedeutung zu besitzen. So ist die Inhalation von Cimetidin bei Normalpersonen und Asthmatikern ohne Wirkung (Thomson u. Kerr 1980). Es gibt jedoch Hinweise auf eine Zunahme der Empfindlichkeit der Atemwege gegen Histamin unter Cimetidin p.o. (Nathan et al. 1981) und Ranitidin p.o. (Stücker u. Sill 1984). Andere Untersucher fanden keine Zunahme der Histaminempfindlichkeit unter Cimetidin (i.v.: Michoud et al. 1981; p.o.: Nogrady u. Bevan 1981), so daß zwar auf eine Verschlechterung des Asthmas bei Therapie mit H_2-Antagonisten geachtet werden sollte, aber die Rolle von H_2-Rezeptoren bei Asthma als geringfügig einzuschätzen ist. Bergstrand et al. (1985) wiesen, im Gegensatz zu diesen Annahmen, unter 4-wöchiger Dauertherapie mit 100 mg Cimetidin/d nach, daß sich die Reaktion asymptomatischer allergischer Asthmatiker im Allergen-Provokationstest verminderte.

9.2.4.5.2 Weitere Mediatorantagonisten

Theophyllin ist evtl. als Adenosinantagonist aufzufassen (s.o.). – In der Erprobung befinden sich u.a. Antagonisten gegen Leukotriene und PAF, deren mögliche klinische Rolle noch nicht abzuschätzen ist. Erste klinische Ergebnisse mit Leukotrienantagonisten sind nicht ermutigend (Mann et al. 1986). – Andere Substanzen besitzen zwar Mediator-antagonistische Wirkungen, sind jedoch keine reinen Antagonisten, so daß der Wirkungsmechanismus nicht eindeutig ist. So besitzen die H_1-Antagonisten Ketotifen und Oxatomid zusätzlich degranulationshemmende Eigenschaften, Thiazinamium ist H_1- und Muskarin-Antagonist und Azelastin, Cyproheptadin und Oxatomid sind Antagonisten gegen Histamin und weitere Mediatoren, wie Serotonin oder Leukotriene. So ist nicht sicher, auf welchen pharmakologischen Eigenschaften die für Thiazinamium und neuerdings auch für Azelastin (Kemp et al. 1987) gezeigten antiasthmatischen Eigenschaften beruhen.

Wegen möglicher anaphylaktoider Nebenwirkungen ist der Einsatz nicht-steroidaler Antiphlogistika bei Asthma problematisch. Eine individuell unterschiedliche antiinflammatorische Wirkung von Cyclooxygenasehemmern bei Asthma ist experimentell nachweisbar, u. a. eine Hemmung der verzögerten Reaktion nach Allergen-Provokation, teilweise auch der Sofortreaktion nach Indometacin (Joubert et al. 1985). Derartige Befunde weisen daraufhin, daß Cyclooxygenaseprodukte, z.B. TXA_2, an der Pathogenese der verzögerten Reaktion beteiligt sind. Sofern das Konzept zutrifft, nach dem die Hemmung der verzögerten Reaktion prädiktiv für eine klinisch bedeutsame antiasthmatische Wirkung ist (s. o.), müßte eine Dauertherapie mit Cyclooxygenasehemmern wirksam sein. Weitere Studien müssen die therapeutische Relevanz und Sicherheit einer derartigen Therapie zeigen.

Von einigen Untersuchern ist vorgeschlagen worden, die Mediatorenfreisetzung durch diätetische Maßnahmen zu verändern, z.B. durch Fischöl- bzw. Lebertran-Zufuhr die Zusammensetzung der freien Fettsäuren so zu beeinflussen, daß der 5-Lipoxygenase-Stoffwechselweg (Arachidonsäureabbau zu Leukotrienen) gehemmt wird (Übersicht Lee u. Arm 1986).

9.2.4.6 Ketotifen

Obwohl Ketotifen (Zaditen® Kps., Sirup) die Eigenschaften eines H_1-Antagonisten besitzt, wird diese Substanz wegen ihrer breiteren antiasthmatischen bzw. antiinflammatorischen Eigenschaften gesondert aufgeführt.

9.2.4.6.1 Pharmakodynamische und klinische Wirkungen

Ketotifen hat H_1-blockierende und antianaphylaktische Eigenschaften (Craps 1985). In einer neueren Übersicht stellten Nowak und Magnussen (1987) die Wirkung in klinisch-experimentellen Studien zusammen. Hiernach besteht nach der Mehrzahl der Studien ein Antagonismus bei Einmalapplikation gegen eine Provokation mit Histamin, bei Einmal- und Mehrfachapplikation gegen Provokation mit Allergenen, bei dreiwöchiger Therapie auch gegen SO_2. Nicht gehemmt werden Provokationstests mit Muskarinagonisten (Acetylcholin, Methacholin) und körperlicher Anstrengung.

In Vergleichsstudien zwischen Ketotifen und DNCG wurden zumeist keine signifikanten Unterschiede festgestellt; die Symptomatik wurde in der Mehrzahl der Studien vermindert, auch wenn eine Verbesserung der Lungenfunktion nicht nachweisbar war.

9.2.4.6.2 Wirkungsmechanismus

Ketotifen ist ein H_1-Antagonist. Zusätzlich sind in Tiermodellen und in vitro antianaphylaktische Eigenschaften nachgewiesen, wie eine Hemmung der Mediatorfreisetzung aus Mastzellen und eine Hemmung der Ratten-PCA. Ein Antagonismus gegen Serotonin und Cholinergika dürfte klinisch nicht relevant sein. Gehemmt wird der PAF-Bronchospasmus und die durch PAF induzierte Hyperreagibilität der Atemwege beim Meerschweinchen sowie die PAF-induzierte Akkumulation eosinophiler Granulozyten in der Lunge. In vitro hemmt Ketotifen die β-adrenerge Tachyphylaxie (Bretz et al. 1983; Brodde et al. 1985). Übersichten bei Craps u. Ney (1984), Morley et al. (1985).

9.2.4.6.3 Pharmakokinetik

Ketotifen wird rasch zu $> 80\%$ resorbiert (Halbwertszeit $< 1\,h$). Die Substanz wird weitgehend metabolisiert; Hauptmetabolit ist das N-Glukuronid (30%). Unverändert wird $< 1\%$ mit dem Urin ausgeschieden. Die Elimination erfolgt $> 60\%$ innerhalb 24 h mit dem Urin.

9.2.4.6.4 Nebenwirkungen

Bei 15–20% der Patienten (Maclay et al. 1984; Tinkelman et al. 1986) treten nach Beginn der Therapie sedierende Effekte auf, die jedoch bei längerer Therapiedauer in den meisten Fällen abklingen (nach 6 Monaten noch ca. 5%; Macklay et al. 1984). Ferner wird gelegentlich über Mundtrockenheit und Gewichtszunahme berichtet.

9.2.4.6.5 Klinische Aspekte

Die Wirkung von Ketotifen scheint schwer objektivierbar. So sahen Petheram et al. (1981) in einer Vierwochenstudie keinen Unterschied zu Placebo. Bei anderem Versuchsansatz fanden sich jedoch relevante Befunde unter Dauertherapie. Von Lane (1980) wurde ein geringer *Steroidspareffekt* von 4,0 mg Prednisolon gegenüber 1,7 mg unter Placebo beschrieben.

Besonders geeignet ist Ketotifen für das vorwiegend allergische Asthma. Bei Pollenasthma fanden Broberger et al. (1986) an Kindern und Tinkelman et al. (1986) an Erwachsenen im Plazebovergleich eine signifikant bessere Wirkung.

Die bedeutsame Frage, ob eine Dauertherapie mit Ketotifen die Hyperreagibilität vermindert, wird uneinheitlich beantwortet. Während Girard (1981) eine deutliche Abnahme der Obstruktion im Acetylcholin-Provokationstest nach dreimonatiger Therapie beschrieb, fanden Mattson et al. (1979) bei Erwachsenen keine Verminderung der Methacholinwirkung nach vierwöchiger Therapie. Graff-Lonnevig und Hedlin (1985) konnten bei Kindern ebenfalls keine Änderung der Methacholin-Empfindlichkeit nach dreimonatiger Behandlung nachweisen.

Als günstig zu bewerten ist die Wirkung auf gleichzeitige allergische Symptome an anderen Organen (Rhinitis, Konjunktivitis, Dermatitiden). Für die Therapie des akuten Asthmaanfalls ist Ketotifen nicht geeignet.

9.2.4.7 Cromoglicinsäure, Dinatriumsalz (Dinatrium cromoglicicum, DNCG)

Die Wirkung von DNCG (Intal® Inhalationskapseln, Dosieraerosol, Inhalationslösung; in Kombination mit Reproterol: Aarane®, Allergospasmin®; in Kombination mit Isoprenalin: Intal® comp.; in Kombination mit Fenoterol: Ditec®) wurde vor 20 Jahren (Altounyan 1967) erstmals beschrieben. Mit dieser Substanz wurde ein neues Wirkprinzip in die Asthmatherapie eingeführt: die prophylaktische antiasthmatische Medikation ohne bronchodilatierende, mediatorantagonistische oder steroidale Wirkungen.

9.2.4.7.1 Klinische und pharmakologische Wirkungen

DNCG verhindert oder vermindert die durch Allergen-Provokation ausgelöste Atemwegsobstruktion, wobei nicht nur Sofortreaktionen, sondern auch verzögerte Reaktionen gehemmt werden. DNCG schützt auch dosisabhängig gegen Obstruktion durch körperliche Anstrengung oder Kaltluft sowie gegen SO_2. Unheitlich sind die Befunde bei Provokation mit Histamin und Cholinergika (Woenne et al. 1978). Unterschiedlich ausgeprägte prophylaktische Eigenschaften bestehen bei Analgetika-induziertem Asthma. Die Literatur ist in den vergangenen Jahren mehrfach zusammengefaßt worden (Schultze-Werninghaus 1981c; Bernstein 1985; Church u. Warner 1985; Shapiro u. König 1985; Nowak u. Magnussen 1987).

Die antiasthmatische Wirksamkeit bei Dauertherapie ist in mehreren kontrollierten Langzeitstudien belegt (Übersichten Schultze-Werninghaus 1981c; Bernstein 1985), zuletzt in einer internationalen Multicenterstudie an 397 Patienten (Eigen et al. 1987), in der sich eine signifikante Überlegenheit von DNCG gegenüber Placebo in Bezug auf die Besserung von Symptomen und Lungenfunktion in allen Altersstufen ergab. Die Therapieergebnisse sind jedoch von der Patientenauswahl abhängig; Patienten mit Dauerbeschwerden und Steroidbedürftigkeit haben keinen wesentlichen Nutzen von DNCG (Toogood et al. 1981).

9.2.4.7.2 Wirkungsmechanismus

DNCG besitzt eine „mastzellstabilisierende" Wirkung. Eine Hemmung der Mediatorfreisetzung läßt sich nach allergischen und nicht-allergischen Stimuli zeigen, z.B. eine Hemmung der Histaminfreisetzung aus Rattenmastzellen oder aus Zellen der bronchoalveolären Lavage. Der exakte Wirkungsmechanismus ist jedoch bislang ungeklärt. Insbesondere ist nicht gesichert, ob die Mediatorfreisetzungshemmung mit der klinischen Wirksamkeit in enger Beziehung steht, da z.B. β-Agonisten die Mediatorfreisetzung (und auch die Sofortreaktion) erheblich stärker hemmen, jedoch im Gegensatz zu DNCG verzögerte Entzündungsreaktionen und die Hyperreagibilität bei Dauertherapie nicht verringern. Es ist anzunehmen, daß DNCG neben der Mediatorfreisetzungshemmung weitere Eigenschaften besitzt, die für die antiinflammatorische Wirkung verantwortlich ist (Calciumantagonismus, Hemmung afferenter oder efferenter Neurotransmission?). So ist es auch zweifelhaft, ob die Wirkung von DNCG als Beleg einer Beteiligung von Mastzellmediatoren in Asthmamodellen (z.B. Anstrengungsasthma) ausreicht, wie

vielfach geschehen. Die umfangreiche Literatur zu weiteren möglichen Wirkungsmechanismen ist in den o.g. Übersichten dargestellt.

Ansätze für ein besseres Verständnis der antiinflammatorischen Wirkung von
DNCG wurden vor allem durch Befunde von Diaz et al. (1984) gegeben, die eine
Verringerung der Eosinophilie in der bronchoalveolären Lavage bei DNCG-
Respondern zeigten. Dieser Befund gibt einen Hinweis auf eine Blockierung chemotaktischer Prozesse, die als wesentlicher Mechanismus der verzögerten inflammatorischen Reaktionen und der gesteigerten Hyperreagibilität nach Allergensti-
mulation aufgefaßt werden.

9.2.4.7.3 Pharmakokinetik

Die inhalierte Substanz (bei Pulverinhalation ca.9% der Dosis) wird weitgehend
resorbiert und unverändert über Galle und Niere ausgeschieden. Nach Inhalation
treten maximale Plasmakonzentrationen etwa nach 15 min auf. 45% der Urinaus-
scheidung erfolgen in der ersten Stunde.

9.2.4.7.4 Nebenwirkungen

Nebenwirkungen sind selten. In einer Studie an 375 Patienten über drei Jahre
wurden bei nur 8 Patienten (2%) Nebenwirkungen beobachtet (Pruritus, Dermatitis, Myositis, Gastroenteritis). Die Symptome waren reversibel nach Absetzen der
Substanz (Settipane et al. 1979). Transitorische irritative Wirkungen wurden bei
Inhalation des DNCG-Pulvers in ca.10–20% registriert. Ob gelegentliche schwere
asthmatische Reaktionen als Folge der irritativen Pulverwirkung oder als allergische Reaktionen zu deuten sind, ist nicht geklärt. Eine Vorhinhalation mit β_2-Ago-
nisten vermindert die lokalen Nebenwirkungen.

9.2.4.7.5 Klinische Aspekte

Prädiktive Faktoren für eine zu erwartende besonders günstige DNCG-Wirkung
bei Asthma gab es bislang nicht. Obwohl häufig der klinische Eindruck besteht,
daß bei Kindern und jüngeren Erwachsenen eine bessere Wirkung zu erreichen sei
und daß bei allergischem Asthma eher als bei Intrinsic-Asthma eine Wirkung
erwartet werden könne, wurde dies bis vor kurzem durch die verfügbaren Studien
nicht bestätigt (Shapiro u. König 1985). Neuere Befunde sprechen jedoch dafür,
daß in der Tat bei allergischem saisonalen Asthma die Hyperreagibilität stärker
vermindert wird als bei perennialem Asthma ohne akute Allergenbelastung (s.u.).

Der Vergleich mit Theophyllin zeigt, daß die klinische Wirkung bei Langzeittherapie etwa gleich ausgeprägt, DNCG jedoch nebenwirkungsärmer ist (Hambleton
et al. 1977). Bei Prüfung gegen Ketotifen wird in vielen, aber nicht in allen Studien
eine gleich ausgeprägte Wirkung angegeben. Auch hier spricht die geringere
Nebenwirkungsrate zugunsten von DNCG. Darüber hinaus wurde in einigen Studien eine bessere DNCG-Wirkung gezeigt (22 Wochen-Studie: Sears 1983;
4-Wochen: Rauber et al. 1983).

Als Applikationsformen stehen Pulveraerosol, Dosieraerosol und Inhalationslösung zur Verfügung. Die Wirkungen der jeweiligen empfohlenen Einzeldosen sind

vergleichbar. Die Inhalationlösung ist evtl. in bestimmten Fällen günstiger (Abschnitt 9.4). Auch sollte die Dosisabhängigkeit der DNCG-Wirkungsintensität und -dauer (Juniper et al. 1986) in der Therapie berücksichtigt, d.h. bei stärkeren Beschwerden die häufigere Inhalation der Substanz empfohlen werden (etwa pro Tag 8 × 5 statt 4 × 2 Hübe des Dosieraerosols bzw. 6–8 Ampullen p.inh.). Die Pulverinhalation scheint häufiger als das Dosieraerosol irritativ zu wirken.

Die Hyperreagibilitätssteigerung infolge Allergeneinwirkung wurde in einigen Studien durch DNCG vermindert. Experimentell zeigten Cockcroft und Murdock (1987), daß die gesteigerte Histaminempfindlichkeit nach Allergen-induzierten Spätreaktionen durch Vorinhalation von DNCG oder Beclomethason-dipropionat (BDP) (nicht aber durch Salbutamol) verhindert wird. Parallel läuft die Hemmung der verzögerten Reaktion durch DNCG oder BDP (nicht aber durch Salbutamol), in Übereinstimmung mit dem eingangs genannten Konzept der Wirkung anti-asthmatischer Pharmaka. Bei Birkenpollenasthma bestätigten Löwhagen und Rak (1985b) die klinische Relevanz der Hyperreagibilitätsverminderung durch DNCG, da im Gegensatz zur Placebogruppe die Histaminempfindlichkeit unter DNCG-Therapie während der Saison nicht zunahm. Ähnliche Befunde wurden mit wiederholten Kaltluftprovokationen während der Pollen- oder Sporensaison von Griffin et al. (1983) erhoben, während die Empfindlichkeit gegen Methacholin nicht durch DNCG beeinflußt wurde. Dies bestätigt, daß die Reaktionen auf verschiedenartige bronchokonstriktorische Stimuli nicht einheitlich sind (Abschnitt 6.2).

In Studien ohne akute Allergenbelastung konnte keine DNCG-Wirkung auf die Hyperreagibilität festgestellt werden (Gozalo Reques et al. 1985; Löwhagen u. Rak 1985a; Laitinen et al. 1986; Jenkins u. Breslin 1987; Svendsen et al. 1987). Diese Befunde sprechen dafür, daß zwar eine sekundäre Hyperreagibilitätssteigerung infolge inflammatorischer Reaktionen nach Allergenbelastung durch DNCG verhindert wird, aber keine Beeinflussung der basalen Hyperreagibilität durch DNCG möglich ist. Ketotifen scheint hier etwas günstiger zu wirken (Gozalo Reques et al. 1985). In Bezug auf Lungenfunktionsverbesserung und Rückgang der Hyperreagibilität (Kraemer u. Sennhauser 1986) sind inhalative Steroide wirksamer als DNCG.

Aus den klinischen Studien kann somit gefolgert werden, daß DNCG als Basis-Prophylaktikum bei allen leichten und mäßigen Schweregraden des Asthmas eingesetzt werden kann. Eine besonders günstige Wirkung ist bei vorwiegend durch Allergene induziertem Asthma zu erwarten.

9.2.4.8 Weitere nicht-steroidale antiinflammatorische Substanzen (Prophylaktika)

Seit der Einführung von DNCG ist nach ähnlich wirksamen, vorzugsweise oral applizierbaren Substanzen gesucht worden (Stokes u. Morley 1981). Bisher ist jedoch keine Nachfolgesubstanz eingeführt worden, mit Ausnahme des Ketotifens (s.o.). Weitere Substanzen sind jedoch in klinischen Prüfungen einbezogen, wie Azelastin (s.o.) und Picumast (Gonsior et al. 1979).

9.2.4.9 Nedocromil-Natrium

Unter den Neuentwicklungen mit antientzündlichen Eigenschaften verdient Nedocromil-Natrium (Tilade®), eine inhalativ anzuwendende Substanz, besondere Aufmerksamkeit.

Nedocromil-Natrium hemmt die Mediatorfreisetzung aus Mastzellen der bronchoalveolären Lavage (Leung et al. 1986b) und verringert dosisabhängig Sofortreaktion und verzögerte Reaktion nach Allergenprovokation (Dahl u. Pedersen 1986). Die Obstruktion nach nichtallergischen Stimuli, wie körperlicher Belastung (Debelić 1986) und SO_2 (Altounyan et al. 1986) wird ebenfalls dosisabhängig und gehemmt.

Die klinische Wirksamkeit ist in mehreren Studien bis zu 12 Monaten belegt. Die während der Pollensaison induzierte Steigerung der Histaminempfindlichkeit wird verringert (Dorward et al. 1986). In einer vierwöchigen placebokontrollierten Studie konnte die Dosis inhalativer Steroide unter Nedocromil vermindert werden (Fyans et al. 1986). Die bereits umfangreiche Literatur (mehr als 100 Arbeiten) ist in mehreren Übersichten zusammengefaßt (Altounyan et al. 1986; Holgate 1986).

Wesentliche Nebenwirkungen sind bisher nicht bekannt, mit Ausnahme eines unangenehmen Geschmacks bei 10–15% der Patienten (Holgate 1986).

9.2.4.10 Glukokortikosteroide

Die Einführung der Kortikosteroide in die Asthmatherapie um 1950 (Carey et al. 1950) führte zu einer entscheidenden Erweiterung des therapeutischen Arsenals. Im folgenden Abschnitt werden einige neuere Gesichtspunkte der Therapie mit Kortikosteroiden dargestellt.

9.2.4.10.1 Klinische und pharmakologische Wirkungen

Bereits 1954 zeigte Herxheimer eine Hemmwirkung gegenüber der verzögerten Reaktion nach Allergen-Provokation, während die Sofortreaktion bei Kurzzeittherapie nicht beeinflußt wird. Die bronchodilatierende Wirkung tritt erst verzögert, nach 1–2 Stunden auf. Widersprüchliche Daten liegen zur Wirkung einer Einmalapplikation bei schwerem Asthma vor. Offensichtlich in Abhängigkeit von der Schwere der Obstruktion tritt die volle Wirksamkeit erst nach längerer Therapiedauer ein (einige Tage). Es kommt zur Erweiterung der Atemwege, zur Hemmung der Sekretion, zum Nachlassen der Hyperreagibilität und (neben weiterer Protektion der verzögerten Reaktionen) zu einem Schutz vor der Sofortreaktion nach Allergen-Provokation (Dahl u. Johansson 1982) und zur Verminderung des Anstrengungsasthmas (Henriksen u. Dahl 1983). Nach Rückgang der Obstruktion wird die Ansprechbarkeit auf die nicht-steroidale medikamentöse Therapie verbessert und insbesondere die Wirkung der β_2-Agonisten wiederhergestellt *(permissiver Effekt)*, evtl. in Zusammenhang mit der in vitro nachweisbaren Antagonisierung der down-regulation von β-Adrenozeptoren (Brodde et al. 1985; Abschnitt 5.1). Verbunden mit dem Wirkungseintritt der Kortikoidtherapie läßt sich eine Verringerung der Eosinophilie von Blut und Sputum nachweisen, die sich zur Therapiekontrolle eignet.

Tabelle 9.2-8. Wirkungsmechanismen der Glukokortikosteroide (nach Gin u. Kay 1986)

1. *Antiinflammatorisch*
   a) Veränderungen der Leukozyten – Distribution, Adhärenz, Zellwanderung
   b) Stabilisierung von lysosomalen Membranen

2. *Antiallergisch*
   a) Membranstabilisation – Verhinderung von Histamin-, PG- und LT-Freisetzung
   b) Modulation der IgE-Synthese
   c) Modulation der Monokin-, Lymphokin-Synthese

3. *Regulation der β-Adrenozeptor-Funktion*
   a) Hemmung der Rezeptor-Downregulation
   b) ?Einfluß auf die Autoantikörperbildung gegen β-Adrenozeptoren

4. *Andere pharmakologische Eigenschaften*
   z. B. Verhinderung von Mikrozirkulationsstörungen der Lunge

9.2.4.10.2 Zelluläre und molekulare Wirkungsmechanismen

Der Wirkungsmechanismus ist nicht völlig geklärt. Es wird angenommen, daß die multiplen Wirkungen (Tabelle 9.2-8) vor allem auf einer Hemmung des Membranphospholipidabbaus zu neugenerierten Mediatoren nach inflammatorischem Stimulus beruhen. Kortikosteroide hemmen infolge Synthese eines blockierenden Polypeptids (Lipocortin = Macrocortin, Lipomodulin, Renocortin; MG 40 kD) das für den Abbau zu Arachidonsäure wesentliche Enzym, Phospholipase A_2, und damit den weiteren Abbau zu Oxygenase- und Lipoxygenaseprodukten bzw. PAF. Hierdurch wird die Freisetzung bronchokonstriktorischer, gefäßerweiternder und chemotaktisch aktiver Mediatoren und gleichzeitig evtl. die Fusion von Membranen, z. B. zur Ausschleusung von Granula, verhindert (Abschnitte 4.3, 4.4).

Daß Kortikosteroide die Verteilung und evtl. Funktion der inflammatorisch aktiven Zellen beeinflussen können, läßt sich indirekt z. B. aus dem Rückgang der Eosinophilie von Blut und Sputum sowie aus der Leukozytose unter Therapie ableiten. Auch läßt sich eine vorübergehende Blut-Monozytopenie und Lymphopenie zeigen. Die eigentliche(n) Zielzelle(n) der Steroidwirkung sind jedoch bisher nicht identifiziert worden; von manchen Untersuchern werden Makrophagen bzw. Monozyten als Zielzellen betrachtet (Gin u. Kay 1985; Wyllie et al. 1986). Auf ausführlichere zusammenfassende Darstellungen des gegenwärtigen Wissensstandes wird verwiesen (Morris 1985; Feddersen u. von Wichert 1987).

9.2.4.10.3 Nebenwirkungen

Eine *orale* Kortikosteroidtherapie (Tabelle 9.2-9) kann bereits in relativ niedrigen Dosen, wie sie zur Therapie bei mäßiggradigen Asthma erforderlich sind, zu Nebenwirkungen führen. Die „Schwellendosis" ist individuell unterschiedlich, sie liegt im Mittel bei ca. 10 mg Prednisolon. Dosisabhängig treten bei längerer Therapiedauer die charakteristischen Steroidnebenwirkungen auf, bei Asthma vor allem Hautatrophie mit Blutungsneigung, Menses-Unregelmäßigkeiten, Veränderungen der Fettverteilung (Verstärkung von Wangenpartien und Stamm), leichter Hirsutismus, Striae distensae, akute psychiatrische Symptome und insbesondere Osteopo-

Tabelle 9.2-9. Orale Glukokortikosteroide bei Asthma

Substanz	Handelsname (®) (Auswahl)	Äquivalenzdosis (mg) (Cushingschwellendosis)
Prednison	Decortin, Ultracorten	7.5
Prednisolon	Decortin H, Ultracorten H	7.5
Prednyliden	Decortilen	10
Methylprednisolon	Medrate, Urbason	6
Fluocortolon	Ultralan	7.5
Triamcinolon	Delphicort, Volon	6
Cloprednol	Syntestan	4
Paramethason	Monocortin	3
Dexamethason	Fortecortin	1.5
Betamethason	Betnesol, Celestan	1

rose (Verstärkung der klimakterischen O.) sowie Wachstumshemmung bei Kindern. Alle übrigen Steroidnebenwirkungen können ebenfalls auftreten, sind jedoch bei den für das Asthma erforderlichen Dosierungen selten (diabetogene Wirkung, Reaktivierung einer Tuberkulose u. a.). Die Nebennierenrindenfunktion wird dosisabhängig supprimiert. Nach Absetzen sind diese Veränderungen reversibel, jedoch nach längerer Therapie oft noch über Jahre nachweisbar (Harrison et al. 1982).

Da die Nebenwirkungen eine strenge Indikationsstellung erfordern, andererseits jedoch vielfach keine Alternative zu einer Steroidgabe besteht, erleichterte die Einführung wirksamer *inhalativer Kortikosteroide* mit verringerten Nebenwirkungen die Therapie beträchtlich (Tabelle 9.2-10). Bei klinisch wirksamen Dosen von 0,5-2 mg/d Beclomethason-Dipropionat oder 0,4-1,6 mg/d Budesonid bleiben die o. g. Steroidnebenwirkungen aus. Dies ist um so bemerkenswerter, als nach Rosenhall et al. (1982) und Ellul-Micallef (1982) die Wirkung von 400 bzw. 800 und 1600 µg Budesonid p.inh. der Wirkung von 10 bzw. 20 und 40 mg Prednison p. o. entsprechen (siehe jedoch 9.2.4.9.4). Auch Smith u. Hodson (1983) beschrieben, daß die Wirkung von 2000 µg Beclomethason-Dipropionat ca. 15 mg Prednison p. o. entspricht. Die Nebennierenrindenfunktion wird bei höheren Dosen (ca. > 1-1,5 mg/d) dosisabhängig beeinflußt. Bei 2 mg Beclomethason-Dipropionat ist die Hemmung des ACTH-Stimulationstests auf die Plasmacortisolkonzentration erheblich geringer als die von 5 mg Prednisolon (Francis 1984); für 1,6 mg Bude-

Tabelle 9.2-10. Inhalative Glukokortikosteroide

Substanz	Handelsname (®)	Handelsform (mg/Applikation)
Beclomethason-17,21-dipropionat	Sanasthmax	Dosieraerosol (0,25)
	Sanasthmyl	Dosieraerosol (0,05)
	Viarox	Dosieraerosol (0,05)
Budesonid	Pulmicort	Dosieraerosol (0,2)
Dexamethason-21-isonicotinat	Auxiloson	Dosieraerosol (0,125)
Flunisolid	Bronalide	Dosieraerosol (0,255)

sonid und 5 mg Prednisolon wurde eine gleichstarke Suppression des Plasmacortisols gefunden (Johansson et al. 1982), obwohl die klinische Wirksamkeit bei inhalativer Applikation weitaus größer ist.

Als klinisch relevante, jedoch reversible Nebenwirkungen sind 1. oropharyngealer Candidabefall (bis 15%) und 2. Heiserkeit (bis zu 50%) durch steroidbedingte Veränderungen der Stimmbandadduktoren (Myopathie) zu nennen (Toogood et al. 1980; Williams et al. 1983; Smith u. Hodson 1983). Schleimhautveränderungen der Atemwege, etwa in Analogie zur Haut, sind weder an der Nase noch an den tieferen Atemwegen in Studien über einen Zeitraum bis zu 10 Jahren nachgewiesen worden, sondern nur eine „Normalisierung" der Mukosastruktur (Lundgren u. Söderberg 1986).

9.2.4.10.4 Klinische Aspekte

Grundsätzliche Unterschiede zwischen den seit 1950 synthetisierten Cortisonderivaten, wie Prednison, Prednisolon, Triamcinolon und Dexamethason sind nicht beschrieben worden; problematisch ist jedoch die Umrechnung in „Prednisolonäquivalenten", da keine ausreichenden Daten für einen exakten Wirkungsvergleich bei Asthma vorliegen. Die in Tabellen (Tabelle 9.2-9) angegebenen Werte sind nur Orientierungshilfen. Für jede Substanz muß eine symptomorientierte Dosierung erfolgen.

Bei mäßiggradiger Obstruktion ist eine Initialdosierung von 30 mg/d Prednisolon p. o. meist ausreichend (bzw. 0,5 mg/kg/d), eine Aufteilung der Dosis (⅔ morgens, ⅓ abends) ist üblich. Im schweren Asthmaanfall sind Dosen von 100–250 mg Prednisolonäquivalent (bzw. 1,5–4 mg/kg), 4–6× täglich i. v. ausreichend (Deutsche Liga zur Bekämpfung der Atemwegserkrankungen 1983) mit anschließender Weiterbehandlung p. o. nach Besserung. Die Reduzierung erfolgt entsprechend dem Rückgang der Symptome.

Inhalative Kortikosteroide: Die Einführung inhalativ applizierbarer Kortikosteroide eröffnete die Möglichkeit einer nebenwirkungsarmen Steroidtherapie. Nachdem Gelfand bereits 1951 die inhalative Applikation von Cortison empfahl, wurde erst mit Einführung des Beclomethason-Dipropionat und später des Budesonid durch deren topische Wirksamkeit eine überzeugende Alternative zur oralen Therapie möglich. Bei diesen Substanzen wird der oropharyngeal deponierte und verschluckte Substanzanteil rasch in der Leber inaktiviert (first pass-Effekt), so daß systemische Nebenwirkungen kaum auftreten (Ryrfeldt et al. 1982). Bei täglicher Gabe von 0,8–2 mg der etwa äquipotenten Substanzen (Beclomethason-Dipropionat: Smith u. Hodson 1983; Budesonid: Laursen et al. 1986) lassen sich 10–15 mg Prednisolon ersetzen. Für 1,6 mg Budesonid p. inh. wird eine Äquipotenz von 40 m Prednisolon p. o. angegeben (s. o.). Dies scheint nach eigenen Erfahrungen aber der Überprüfung zu bedürfen. Ein zweimalige tägliche Inhalation ist ausreichend (d. h. 2×2–4 Hübe der Dosieraerosole) und kann die Nebenwirkungen vermindern (Toogood et al. 1984). Bei stärkeren Symptomen ist eine Kombination von oralen und inhalativen Steroiden erforderlich. Im schweren Asthmaanfall sind inhalative Steroide nicht indiziert.

In einem doppeltblinden cross-over Vergleich von 1,6 mg/d Beclomethason-Dipropionat und 1,5 mg/d Budesonid fanden Ebden et al. (1986) keinen Wirkungsunterschied und gleichartige Verringerungen des basalen Plasmacortisols nach 6 Wochen. Beide Substanzen supprimierten den ACTH-Test nicht.

Die Nebenwirkungen sind zwar gering (s.o.), zwingen aber dennoch zur strengen Indikationsstellung bei Patienten, die beruflich ihre Stimme intensiver einsetzen, wie Lehrer oder Sänger. Durch Applikation mit Inhalationshilfe und Ausspülen des Mundes nach Inhalation läßt sich der Soorbefall, nicht aber die Heiserkeit weitgehend verhindern.

Während Kortikosteroide früher als ultima ratio in der Asthmatherapie angesehen wurden, muß diese Auffassung heute revidiert werden. Der Einsatz von Kortikosteroiden, insbesondere in inhalativer Form, sollte *frühzeitig*, im allgemeinen zu Beginn einer jeden Asthmatherapie erfolgen, um die Symptome möglichst rasch zu beheben und damit Krankheitsverlauf und evtl. Prognose günstig zu beeinflussen. Es spricht vieles dafür, daß Steroide nicht ans Ende, sondern an den Beginn des Therapieschemas gehören, selbstverständlich kombiniert mit den übrigen Antiasthmatika, um so inflammatorische Veränderungen, Hyperreagibilität und Sekundärveränderungen zu verhindern. Nach Postma et al. (1985) ist bei chronischer schwerer Atemwegsobstruktion mit einer Verlangsamung der Progredienz bei ausreichender Steroidtherapie zu rechnen.

Kortikoidresistenz: Manche Patienten mit Asthma reagieren auf die üblichen und auch auf erhöhte Kortikosteroiddosen nicht mit einer Besserung der Symptome. Der Anteil wird auf 5–10% der Patienten mit schwerem Dauerasthma geschätzt. Ein genetischer Defekt wird angenommen (Carmichael et al. 1981).

Bei derartigen Patienten lassen sich veränderte Reaktionen der Blutmonozyten auf Steroide nachweisen; so wird im Gegensatz zu Steroidrespondern eine mangelhafte Hemmung der durch Monozyten stimulierten Lymphozytenkolonie-Bildung in vitro unter Steroiden gefunden, der auf veränderte Monozyteneigenschaften zurückzuführen ist (Wyllie et al. 1986). Für die Relevanz dieser Befunde wären weitere Belege notwendig, die eine wesentliche Rolle von Monozyten in der Asthmapathogenese untermauern.

Von anderer Seite ist auf die Möglichkeit aufmerksam gemacht worden, daß manche Patienten als Ursache einer Wirkungsverminderung eine raschere Steroidelimination aufweisen können, z.B. unter Rifampicin (Löfdahl et al. 1984).

Kortikoide und Hyperreagibilität: Von klinischer Bedeutung ist unter Steroidtherapie nicht nur das Nachlassen von Obstruktion und Hypersekretion, sondern auch die Abnahme der Überempfindlichkeit gegen bronchokonstriktorische Stimuli und das Abklingen der gesteigerten zirkadianen Variabilität der Lungenfunktion (nächtliche bzw. frühmorgendliche Dyspnoe, „morning dipping"). Die letzteren beiden Befunde korrelieren miteinander (Hargreave et al. 1981). Der Nachweis, daß die Hyperreagibilität abnimmt, wurde in verschiedenen Untersuchungen erbracht. So fanden Sotomayor et al. (1984), daß die Gabe von 16 mg/d Methylprednisolon innerhalb von 7 Tagen die während der Pollensaison erhöhte Carbachol-Empfindlichkeit der Atemwege wieder normalisierte. Eine 7 tägige Therapie mit 60 mg/d Prednison führte bei asthmatischen Kindern nicht nur zum Anstieg der FEV_1-Werte, sondern auch zum Rückgang der Empfindlichkeit gegen Methacholin (Bhagat u. Grunstein 1985). In dieser Studie bestand eine Korrelation zwischen Verbesserung der FEV_1-Werte und Steigerung der Provokationsdosen PD_{20} für Methacholin. Ryan et al. (1985) überprüften die Hypothese, daß der Rückgang der Hyperreagibilität unter (inhalativen) Steroiden ausschließlich durch den Rückgang der Obstruktion bedingt ist. Sie folgerten aus ihren Daten jedoch, daß noch weitere Faktoren für die Änderung der Reagibilität verantwortlich sein müssen. Auch *inhalative* Kortikosteroide vermindern die Hyperreagibilität, im Gegensatz zu β_2-Agonisten, die eine Zunahme der Hyperreagibilität verursachen (Budesonid vs. Terbutalin: Kraan et al., 1985; Kerrebijn et al. 1987). Der Vergleich von Beclomethason-Dipropionat (800 µg) vs. Theophyllin (Du Toit et al. 1987) demonstrierte gleichfalls, daß durch Steroide p.inh., nicht aber durch Bronchodilatatoren, die Hyperreagibilität gedämpft wird.

9.2.4.11 Weitere medikamentöse Maßnahmen

Nachdem ausführlich die Therapeutika dargestellt worden sind, deren Wirksamkeit bei Asthma als gesichert gilt, und einige evtl. zukünftige Therapieformen erwähnt wurden, soll noch kurz zu einigen weiteren medikamentösen Möglichkeiten Stellung genommen werden.

9.2.4.11.1 Expektorantien

Subjektiv wird eine Therapie mit Expektorantien (Mukolytika, Sekretomotorika, Netzmittel und andere Wirkprinzipien – z.B. Ambroxol, N-Acetylcystein) oft vom Asthmakranken als angenehm empfunden (Verringerung der Viskosität des Mukus, erleichtertes Abhusten, Zunahme der Produktivität des Hustens etc.). Der überzeugende Nachweis einer klinischen Wirksamkeit bei Asthma ist jedoch für keine der im Handel befindlichen Substanzen gelungen, wobei die Problematik des Nachweises bekannt ist. Bei chronisch-unspezifischen Atemwegserkrankungen ist in den vergangenen Jahren für N-Acetylcystein in mehreren Multicenterstudien gezeigt worden, daß sich bei Dauertherapie die Häufigkeit bronchitischer Schübe und die hierdurch verursachten Arbeitsunfähigkeitszeiten signifikant verringern (Boman et al. 1983, Meister 1986). Auch hat sich gezeigt, daß eine Subgruppe von Atemwegskranken, nämlich solche mit stark eingeschränkter mukoziliärer Clearance, von einer Therapie mit N-Acetylcystein profitiert (Todisco et al. 1985). In ähnlicher Weise zeigten Olivieri et al. (1987), daß die Exazerbationsrate bei chronischer Bronchitis unter Langzeittherapie mit Ambroxol signifikant abnimmt. Es scheint daher nicht gerechtfertigt, Expektorantien als unwirksam und überflüssig zu betrachten. Dennoch sollte ihr Einsatz gezielt bei bestimmten Patientengruppen mit chronisch-obstruktiven Atemwegserkrankungen erfolgen (Dauersymptomatik mit Husten und Auswurf; rezidivierende Bronchopneumonien; Bronchiektasen; zystische Fibrose; nachgewiesene massive Reduzierung der mukoziliären Clearance). Bei Asthma ist diese Indikation nur in fortgeschrittenen Krankheitsstadien gegeben. Es erscheint zweckmäßig, den regelmäßigen Einsatz von Expektorantien auf derartige Fälle zu beschränken und bei allen übrigen Patienten diese Substanzen nur dann zu verordnen, wenn ein massiver Krankheitsschub auftritt. Es ist ferner zu erwähnen, daß β-Agonisten eine erheblich bessere Stimulation der mukoziliären Clearance bewirken als N-Acetylcystein oder Ambroxol (Olivieri et al. 1985).

9.2.4.11.2 Antibiotika

Antibiotika werden bei Asthma zu häufig verordnet. Die bakterielle Besiedlung der Atemwege ist wahrscheinlich pathogenetisch von untergeordneter Bedeutung, auch bei Exacerbationen der Krankheit. Durch bronchodilatierende und antiinflammatorische Medikation tritt eine rasche Verringerung der Mukussekretion ein und das oft als Antibiotika-Indikation betrachtete „gelbe Sputum" entfärbt sich und verschwindet auch ohne Antibiotika. Sofern bei fortgeschrittenen Krankheitsstadien oder bei fieberhafter Bronchitis Antibiotika verordnet werden sollen, sind unverändert Tetrazykline, Co-Trimoxazol und Aminopenicilline bzw. Cephalosporine oder auch Erythromycin Mittel der ersten Wahl. Selbstverständlich erfordern schwerere Krankheitszustände, wie Bronchiektasen oder Bronchopneumonien andere Maßnahmen. Eine Antibiotikatherapie müßte allerdings dann unter neuen Aspekten gesehen werden, wenn sich bestätigen sollte, daß Bakterien im Bronchialschleim infolge Histaminproduktion den entzündlichen Prozeß fördern, wie nach Untersuchungen von Ulmer u. Zimmermann (1983) nicht auszuschließen.

9.2.5 Kontraindizierte Medikamente

Außer Sedativa, die wegen ihrer atemdepressorischen Wirkung – vor allem bei schwereren Krankheitszuständen und älteren Patienten – nur unter intensivmedizinischen Bedingungen eingesetzt werden sollten, sind grundsätzlich kontraindiziert:

- β-Adrenozeptoren-Antagonisten (Betablocker), auch in der Glaukomtherapie;
- Parasympathikomimetika, wie pilocarpinhaltige Augentropfen oder Carbachol (Blasenatonie);
- Cholinesterasehemmstoffe, wie Neostigmin (Darmatonie).

Unerwünschte Begleitreaktionen können darüber hinaus bei nicht-steroidalen Antiphlogistika, Antibiotika, Röntgenkontrastmitteln, Muskelrelaxantien, Chymopapain (Nukleolyse bei Diskushernienprolaps) oder durch Desinfizienzien (Ethylenoxid), Farb- und Konservierungsstoffe (Tartrazin, Sulfite) u. a. m. bei Asthmatikern unerwartet oder vermehrt auftreten (Abschnitte 7.3, 7.4).

9.2.6 Schlußfolgerungen: medikamentöse Stufentherapie (Dauertherapie, schwerer Asthmaanfall)

Ziel der obigen Ausführungen ist es, die therapeutische Wertigkeit der Antiasthmatika, insbesondere in der Dauertherapie (Tabelle 9.2-11, 12), aber auch im schweren Asthmaanfall (Tabelle 9.2-13) darzustellen. Die Bedeutung einer prophylaktischen und antiinflammatorischen Medikation, gleichbedeutend in vielen

Fällen mit einer Dauertherapie, ist erst in den letzten Jahren in vollem Maße erkannt worden. Dabei muß versucht werden, die Eigenschaften der *bronchodilatierenden* bzw. *antibronchokonstriktorischen* und *antiinflammatorischen* Substanzen in der Dauertherapie zu verbinden. Ziel der Therapie muß es auch bei Asthma, ebenso wie bei anderen chronischen Krankheiten sein, die Symptome zu kontrollieren, sie möglichst zu verhindern, und sie nicht erst „nach Bedarf" zu behandeln.

Zu den verbreiteten Therapieempfehlungen der Deutschen Liga zur Bekämpfung der Atemwegserkrankungen (1980) ergeben sich daher eine Reihe von Änderungen (Tabelle 9.2-11):

Tabelle 9.2-11. Das medikamentöse Stufenschema für die Behandlung des leichten bis mäßig schweren Asthma

Stufe 1	Stufe 2	Stufe 3	Stufe 4
β_2-Agonist p. inh. 4–6×/d β_2-Agonist p.o. abends	β_2-Agonist p. inh. 4×/d	β_2-Agonist p.inh. 4×/d	β_2-Agonist p.inh. n. Bed.
$^+$●m-Cholinoz.-Antag. inh.	$^+$●m-Cholinz.-Antag. inh.		
◇ ○DNCG p.inh. 4–6×/d	◇ ○DNCG p.inh. 4×/d	◇ ○DNCG p.inh. 4×/d	◇ ○DNCG p.inh. 4×/d
◇ Ketotifen p.o. 1–2×/d	◇ Ketotifen p.o. 1–2×/d	◇ Ketotifen p.o. 1–2×/d	◇ Ketotifen p.o. 1–2×/d
Theophyllin p.o. 2×/d	Theophyllin p.o. 2×/d	■Theophyllin p.o. 2×/d	
Steroid, inh. 2×2–4 Hub/d	Steroid inh. 2×2–4 Hub/d	Steroid inh. 2×2–4 Hub/d	◇ Steroid inh. 2×1–4 Hub/d
Steroid, p.o. (Prednisolonäquivalent) initial: 0,5–1 mg/kg/d; Reduktion nach Symptomatik			

◇ fakultativ, vorzugsweise bei jüngeren Patienten
$^+$ fakultativ, vorzugsweise bei älteren Patienten und chronisch-bronchitischer Symptomatik
◇fakultativ, in allen Altersstufen
○ evtl. als Kombinationspräparat (z.B. Aarane® Allergospasmin®, Ditec®)
● evtl. als Kombinationspräparat (z.B. Berodual®)

bei den als fakultativ gekennzeichneten Substanzen Wirkung kritisch prüfen (Auslaßversuch, Peak Flow)

Tabelle 9.2-12. Weitere medikamentöse Therapie bei (fortgeschrittenem) Asthma

Hyper-, Dyskrinie	– Expektorantien (Mukolytika, Mukoregulantien, Netzmittel)
Bakterieller Infekt	– Antibiotika
Osteoporose-Prophylaxe, -Therapie	– Na-Fluorid – Calcium
Pulmonale Hypertonie, akut	– Nitrate
Myokardinsuffizienz	– Digitalis; Diuretika; ACE-Hemmer; (O$_2$) – in schweren Fällen evtl. Isoprenalin-D.-A.

- Eine Monotherapie mit Bronchodilatatoren ist nur als Ausnahme (bei seltenen Beschwerden geringer Art) gerechtfertigt;
- antiinflammatorische Medikamente sind bereits primär erforderlich;
- nach mehr als zehnjähriger Erfahrung mit inhalativen Steroiden kann deren relative Nebenwirkungsarmut (im Vergleich zu einer äquipotenten oralen Steroidtherapie) als gesichert gelten, so daß ein frühzeitiger und - falls erforderlich - permanenter Einsatz empfohlen werden kann;
- bei Therapiebeginn muß oft das gesamte Arsenal eingesetzt werden, ggfs. einschließlich inhalativer und oraler Kortikosteroide;
- die Stufen des Therapieschemas sollten vorwiegend hinab-, nicht hinaufgegangen werden, d.h. für einen raschen und möglichst weitgehenden Therapieerfolg muß häufig initial mit allen verfügbaren Maßnahmen behandelt werden und anschließend symptomorientiert eine möglichst niedrigdosierte aber symptomkontrollierende Medikation beibehalten werden. Weitere Gesichtpunkte siehe Abschnitt 9.7.

Die Behandlung des Asthmas und der chronisch-obstruktiven Bronchitis unterscheiden sich in einigen Punkten, z.B. hinsichtlich der Indikation zur prophylaktischen Medikation mit DNCG und Ketotifen, sofern das Asthma nicht in eine schwere chronisch-obstruktive Atemwegserkrankung übergegangen ist. Hiervon abzugrenzen sind wiederum Fälle mit vorwiegendem Emphysem. Ein einheitliches Therapieschema für alle Formen der obstruktiven Atemwegskrankheiten wird der unterschiedlichen Pathogenese und Pathophysiologie der Krankheiten nicht ausreichend gerecht.

Tabelle 9.2-13. Therapie des schweren Asthmaanfalles

Basismaßnahmen

1. Legen eines (möglichst zentral-)venösen Zuganges

2. O_2-Nasensonde, -Maske: 1–2 O_2/min

3. Medikation

● Theophyllin	Ladungsdosis	5– 6	mg/kg/20 min	i.v.
	Erhaltungsdosis	10–15	mg/kg/24 h	i.v.
● (β_2-)Adrenergika				
– Terbutalin		4–6 × 0,25–0,5	mg/24 h	s.c.
oder				
– Reproterol		4–6 × 0,09	mg/24 h	i.v.
oder/und				
– Suprarenin®		0,1–0,2	µg/kg/min	i.v.
● Kortikosteroide (Prednisolonäquiv.)		4–6 × 1–2	mg/kg/24 h	i.v.

Weitere Maßnahmen
Sekretolytika i.v./Nitropräparate sublingual/per Inhalation/reichlich Flüssigkeitszufuhr

Intensivtherapie
Anästhesie (z.B. Ketamin, 0,7–2,9 mg/kg als Bolus, dann ca. 6 mg/kg/h)
ggfs. Relaxation und Sedierung
Intubation, maschinelle Beatmung mit volumengesteuertem Gerät
(Fiberglas-)bronchoskopische Absaugung und therapeutische Lavage mit 0,9% NaCl (wiederholt)
evtl. bronchoskopische Instillation von Suprarenin® (0,1 mg in 20 ml 0,9% NaCl) in die Atemwege

9.3 Besonderheiten der medikamentösen Therapie im Kindes- und Jugendlichenalter

D. Berdel

9.3.1 Ziel der Therapie

Asthma ist das häufigste chronische Leiden im Kindesalter (Phelan 1987). Neben dem Einsatz der Physiotherapie, der Ausnutzung von Klimafaktoren und der möglichst strikten Allergenkarenz bei nachgewiesener Sensibilisierung des Manifestationsorgans ist der rechtzeitige Beginn einer medikamentösen Therapie bei Asthma prognostisch entscheidend. Ziel der medikamentösen Asthmatherapie muß es sein, die akute Atemwegsobstruktion rasch zu beseitigen und längerfristig den die Hyperreagibilität unterhaltenden inflammatorischen Prozeß der Atemwegsschleimhaut zu unterdrücken. – Im folgenden sollen Besonderheiten der Therapie mit wichtigen Antiasthmatika im Kindes- und Jugendlichenalter herausgestellt werden.

9.3.2 β_2-Adrenozeptor-Agonisten (β_2-Sympathikomimetika)

Ältere Untersuchungen an Säuglingen und Kleinkindern weisen darauf hin, daß neben der glatten Muskulatur der Atemwege auch die β_2-Adrenozeptoren einem Entwicklungsprozeß unterworfen sind, der eine bronchodilatierende Wirkung der β-Adrenozeptor-Agonisten vor dem 18. Lebensmonat nicht erwarten läßt (Lenney u. Milner 1978, vgl. Abschnitt 5.2). Neuere Untersuchungen zeigen hingegen, daß keine so scharfe Trennungslinie zu ziehen ist, sondern daß β_2-Adrenozeptor-Agonisten auch in den ersten beiden Lebensjahren bei der Mehrzahl der kleinen Patienten eine Wirkung zeigen (Kraemer et al. 1987). Möglicherweise sind Befunde über die Unwirksamkeit von β_2-adrenergen Aerosolen z. T. auf für Säuglinge ungeeignete Aerosole (Partikel zu groß) zurückzuführen. Ähnlich wie bei der down-Regulation kann offensichtlich die Unreife der β-Adrenozeptoren – ob an Zahl oder Funktion – durch gleichzeitige Gabe von Glukokortikoiden aufgehoben werden (Reinhardt et al. 1983; Tal et al. 1983); allerdings ist die Beziehung zwischen dem pharmakologischen Befund und dem klinischen Ansprechen auf eine β_2-adrenerge Therapie noch unklar (Fraser et al. 1980; Reinhardt et al. 1983; Brinkmann et al. 1985).

9.3.2.1 Akuttherapie

Aufgrund der raschen Wirkung (Wirkungsmaximum nach 15–60 Minuten; Abbildung 9.3-1) sind inhalativ verabreichte β_2-Adrenozeptor-Agonisten im akuten Asthmaanfall auch im Kindesalter Bronchodilatatoren der ersten Wahl (Reilly 1983). Als Voraussetzung für eine ausreichende Wirkung von Dosieraerosolen wird meistens eine einwandfreie Inhalationstechnik genannt (Dolovich et al.

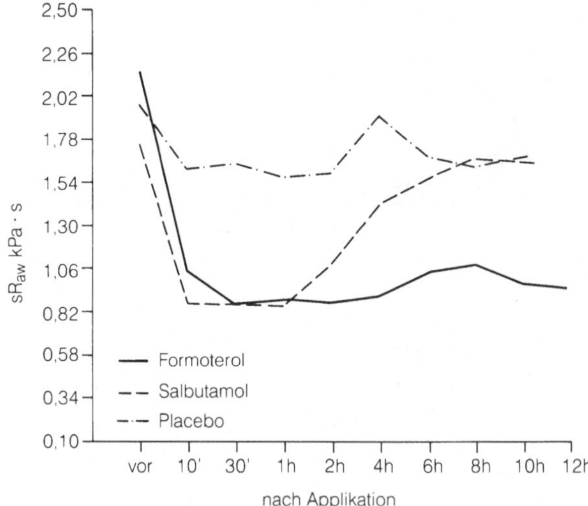

Abbildung 9.3-1. Verlauf des spezifischen Atemwegswiderstandes (sR_{aw}) nach Gabe von 0,1 mg Salbutamol, 0,012 mg Formoterol bzw. Placebo, verabreicht als Dosieraerosol bei 15 asthmakranken Kindern im Alter von 5–14 Jahren (doppelblind, randomisiert).

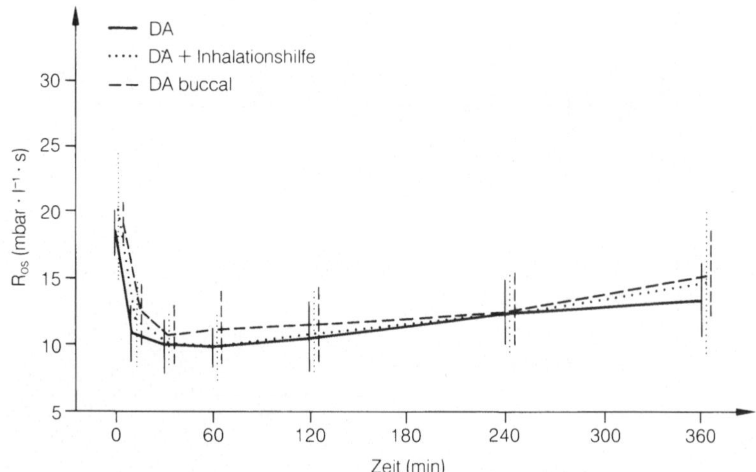

Abbildung 9.3-2. Senkung des oszillatorischen Atemwegswiderstandes R_{os} nach Gabe von Berodual® Dosieraerosol bei Kleinkindern (3–6 Jahre, n = 12) in 3 verschiedenen Anwendungsformen: Auslösung des Hubes mit tiefer Inhalation, Auslösung des Hubes mit tiefer Inhalation bei Einsatz einer Inhalationshilfe, Auslösung des Hubes nach maximaler Inspiration in der postinspiratorischen Pause (buccal).

1981). Es hat sich jedoch gezeigt, daß selbst bei ausschließlicher Applikation der β_2-Adrenozeptor-Agonisten in den Mund (buccal) ein therapeutischer Effekt erzielt wird (Löllgen et al. 1978; Ulmer et al. 1979; Rodenstein et al. 1982; Berdel u. von Berg 1986) (Abbildung 9.3-2, 3a, 3b). Daher kann auch bei ausgeprägter Obstruktion die Therapie mit einem Dosieraerosol begonnen werden, wenn eine

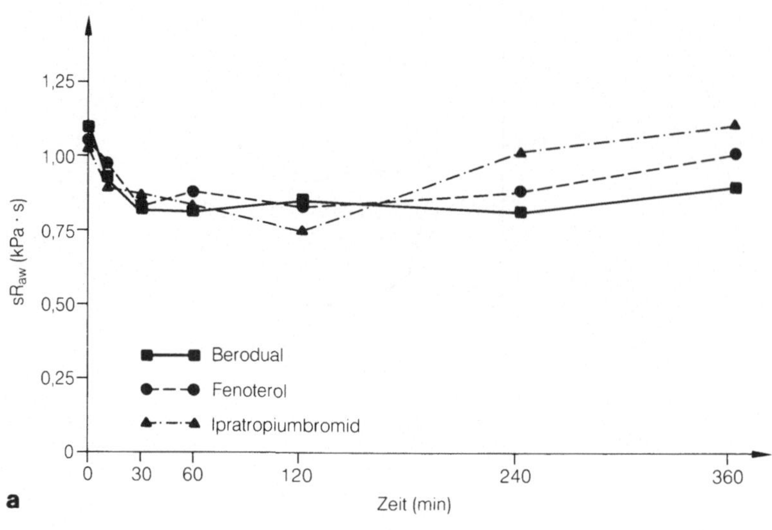

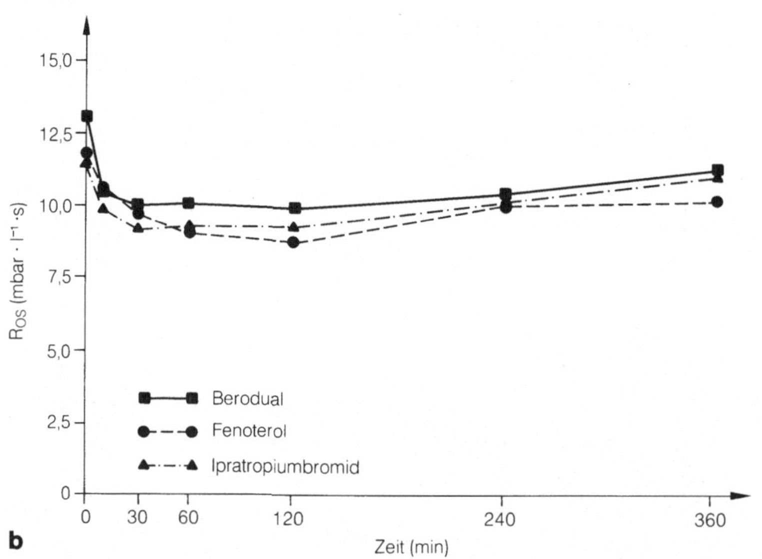

Abbildung 9.3-3. Mittlerer Abfall des R_{os} (a) und des sR_{aw} (b) nach buccaler Gabe von Fenoterol, Ipratropiumbromid und der Kombination beider Pharmaka bei asthmakranken Kindern im Alter von 4–12 Jahren; 3a: n = 11, 3b: n = 9.

optimale Inhalation nicht mehr zu erwarten ist. Gerade bei hochgradig obstruktiven Patienten hat sich dabei die sequentielle Verabreichung von jeweils einem Hub im Abstand von etwa 15 Minuten gegenüber einer Applikation von 2 bzw. 4 Hub direkt hintereinander als effektiver erwiesen (Magnussen u. Fontani 1985).

Spricht der Patient nicht mehr auf β_2-Adrenozeptor-Agonisten an, ist dies als Ausdruck einer bedrohlichen Verschlimmerung aufzufassen, so daß weitere Maßnahmen (insbesondere eine hochdosierte Kortikoidtherapie) unerläßlich sind. Im schwersten Asthmaanfall sollte ein zur parenteralen Therapie geeigneter β_2-Adrenozeptor-Agonist subkutan oder im Ausnahmefall unter Monitorkontrolle langsam i.v. verabreicht werden. Gute Erfahrungen wurden bei diesen schwerkranken Patienten auch mit der lokalen Anwendung von Adrenalin, wahrscheinlich wegen seines zusätzlichen schleimhautabschwellenden Effektes gemacht.

9.3.2.2 Dauertherapie

Da β_2-Adrenozeptor-Agonisten die Atemwegsmuskulatur unabhängig vom kontraktilen Stimulus relaxieren, sind sie in der Dauertherapie bei jeder Form des kindlichen Asthmas einzusetzen. Dennoch zeigte sich bei exogen-allergischem Asthma eine stärkere und länger anhaltende Wirkung als bei nicht-allergischem Asthma (Ruffin et al. 1977). In Abhängigkeit von der Wirkungsdauer werden normalerweise 1–2 Hübe des β_2-Adrenozeptor-Agonisten aus einem Dosieraerosol bzw. eine Pulverkapsel oder die altersentsprechende Tropfenzahl einer Inhalationslösung inhaliert.

9.3.2.3 Nebenwirkungen (vgl. Abschnitt 9.2)

Je jünger die Kinder sind, um so weniger ausgeprägt sind die Nebenwirkungen. Die Eltern von Kleinkindern klagen lediglich bisweilen darüber, daß ihre Kinder „wie aufgezogen" sind („Kaffeeschwips"). Tremor und stärkere Tachykardie werden nur bei älteren Kindern beobachtet.

9.3.3 m-Cholinozeptor-Antagonisten (Anticholinergika)

9.3.3.1 Akut- und Dauertherapie

Im Kindesalter können m-Cholinozeptor-Antagonisten in der Akutbehandlung, besonders aber auch in der Dauertherapie eingesetzt werden (Berdel et al. 1985; Berdel 1987) (Abbildung 9.3-4). In Übereinstimmung mit der Tatsache, daß bei

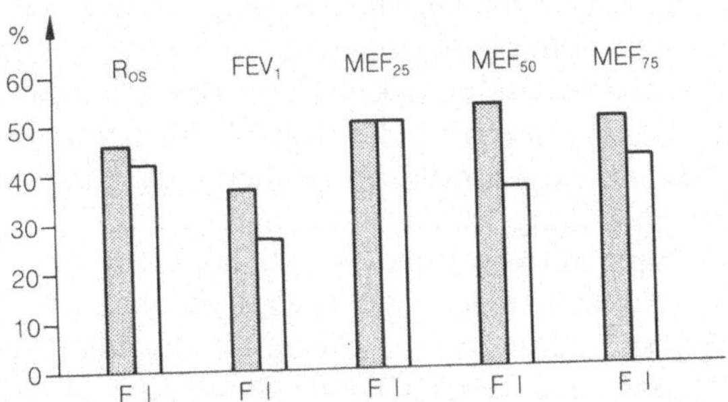

Abbildung 9.3–4. Maximaler Abfall des oszillatorischen Atemwegswiderstandes (R_{os}) und maximaler Anstieg der forcierten Exspirationsvolumina bzw. -flüsse (FEV_1, MEF_{25}, MEF_{50}, MEF_{75}) in Prozent des Ausgangswertes nach Inhalation von 0,2 mg Fenoterol (F) (graue Säulen) 0,04 mg Ipratropiumbromid (I) (weiße Säulen), dargereicht mittels Dosieraerosol an zwei aufeinander folgenden Tagen; doppelblind und randomisiert bei 31 Kindern mit Asthma im Alter von 4–17 Jahren (4–6 Jahre, n = 8, 7–10 Jahre, n = 12 und 11–17 Jahre, n = 11 Kinder).

Erwachsenen m-Cholinozeptor-Antagonisten mehr Effekt auf die großen als auf die kleinen Atemwege haben, konnte eine Abnahme der Dichte muskarinartiger Rezeptoren zur Peripherie hin gezeigt werden (Ulmer et al. 1979; Murlas et al. 1982). Dieser Befund, der physiologischerweise im Kindesalter erhöhte Muskeltonus der Atemwege (Islam 1982) und der Nachweis einer guten Wirkung von Ipratropiumbromid im Schul-, Kleinkindes- und sogar im Säuglingsalter legen die Vermutung nahe, daß in dieser Altersphase auch die peripheren Atemwege von cholinergen Mechanismen beeinflußt werden (Hodges et al. 1981; Mann u. Hiller 1982; Berdel et al. 1985; Berdel u. von Berg 1986).

9.3.3.2 Nebenwirkungen

Nebenwirkungen von Ipratropiumbromid sind nicht bekannt, abgesehen vom bitteren Geschmack höherer Konzentrationen; selbst bei einer 10-fachen Überdosierung kommt es lediglich zu einer leichten Mundtrockenheit (Pakes et al. 1980). Obwohl bei in-vitro-Untersuchungen mit entsprechenden Dosen eine Abnahme der Flimmeraktivität bis zu 30% beobachtet wurde (Konietzko et al. 1974; Iravani u. Melville 1975, 1978), wird die mukoziliäre Clearance im therapeutischen Dosisbereich nicht nachteilig beeinflußt, sondern sogar gesteigert (Iravani u. Melville 1975).

9.3.4 Theophyllin

Für die Theophyllintherapie im Kindesalter ergeben sich besondere Probleme, da seine Pharmakokinetik bei entsprechend schmaler therapeutischer Breite wie im Erwachsenenalter (8–20 mg/l) besonders starken altersabhängigen, aber auch intra- und interindividuellen Schwankungen unterworfen ist. Abbildung 9.3-5 macht die erhebliche Streuung der totalen, renalen und metabolischen Theophyllinclearance bei Kleinkindern und Schulkindern deutlich. Die beträchtliche Zunahme der totalen Theophyllinclearance (Cl_{tot}) im Kindesalter ist hauptsächlich auf eine erhöhte metabolische und nicht so sehr auf eine verstärkte renale Theophyllinclearance zurückzuführen (Berdel et al. 1987a). Neben diesen endogenen Schwankungen wird die Theophyllinclearance im Kindesalter zusätzlich noch durch exogene Einflüsse verändert (vgl. Abschnitt 9.2; Szefler 1984). Von besonderer Bedeutung ist die erniedrigte totale Theophyllinclearance bei gleichzeitiger Therapie mit Erythromycin, das im Kindesalter bei banalen Luftwegsinfekten (zu) oft eingesetzt wird. Eine Theophyllintherapie im Kindesalter ohne Drugmonitoring ist aufgrund dieser Clearanceschwankungen nicht zu empfehlen. Durch den Einsatz computergesteuerter Simulationsprogramme zur Dosiskalkulation und -korrektur läßt sich der analytische Aufwand minimieren und die Therapie sicherer gestalten. Abbildung 9.3-6 zeigt ein Beispiel einer guten Anpassung zwischen errechneten und beobachteten Werten. Basierend auf den Ergebnissen pharmakokinetischer Untersuchungen können für das Kindesalter die folgenden Dosierungsrichtlinien gegeben werden.

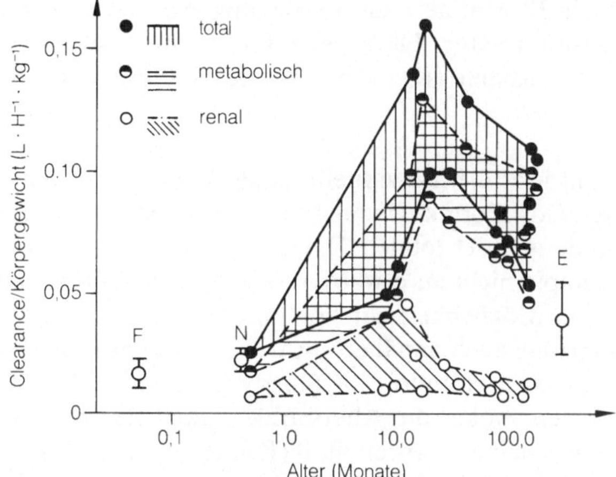

Abbildung 9.3-5. Altersabhängigkeit (n = 19) der Clearance totalis, der Clearance renalis und der Clearance metabolis in Absolutwerten und in Relation zueinander, logarithmisch aufgetragen und vervollständigt durch Literaturangaben für die totale Clearance bei Frühgeborenen, Neugeborenen und Erwachsenen. F: Frühgeborene (Aranda et al. 1976), N: Neugeborene (Hilligoss et al. 1980), E: Erwachsene (Hendeles et al. 1978).

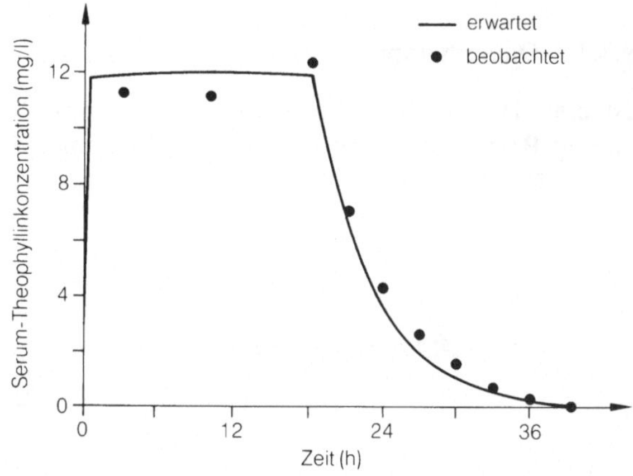

Abbildung 9.3-6. Theophyllin-Serumkonzentration nach intravenöser Gabe: die durchgezogene Linie zeigt die aufgrund der Körpermeßdaten *errechnete* Konzentration, die Punkte geben die tatsächlich *gemessenen* Werte wieder.

9.3.4.1 Akuttherapie

Bei der parenteralen Theophyllinbehandlung des akuten bzw. schweren Asthmaanfalls wird mit einer Initialdosis von 6–7 mg Theophyllin/kg begonnen (Berdel u. Heimann 1984a). Diese Dosis wird langsam über 15–20 Minuten i.v. injiziert. Die Fortsetzungsbehandlung erfolgt in Form einer Dauerinfusion in einer Dosis von 0,9–1,8 mg/kg/Std. (Berdel u. Heimann 1984a). Besteht die Möglichkeit zur computergesteuerten Dosiskorrektur, erfolgt die erste Probenentnahme nach 30 Minuten zur Festlegung des Verteilungsvolumens (V) mit evtl. nötiger Dosiskorrektur. Die zweite Probe zur Festlegung der Eliminationsgeschwindigkeitskonstante (K_{el}) wird nach ca. 6 Stunden gewonnen. Nach der Gleichung

$$Cl_{tot} = V \cdot k_{el}$$

kann jetzt die individuelle totale Theophyllinclearance errechnet und die endgültige Dosiskorrektur vorgenommen werden (Berdel et al. 1987a). Eine wesentliche Änderung der totalen Theophyllinclearance ist während der folgenden Infusionstherapie nicht zu erwarten, so daß sich weitere Blutabnahmen erübrigen. Besteht keine Möglichkeit zur computergesteuerten Dosiskalkulation, so kann die Infusionsrate auch annäherungsweise aus dem Produkt von Cl_{tot} und der Theophyllin-Serumkonzentration im Steady state (etwa 1 Stunde nach Bolusgabe) errechnet werden, wobei die Altersabhängigkeit der zu erwartenden Theophyllinclearance berücksichtigt werden muß (Kinder 1-4 Jahre: 100 ml/kg/Std., 5-9 Jahre: 94 ml/kg/Std., 10-16 Jahre: 87 ml/kg/Std.) (Ahrens 1980). Alternativ kann eine orale Theophyllintherapie mit einer wäßrigen Theophyllinlösung begonnen werden. Die Ladungsdosis beträgt 5-7 mg/kg; die Dauertherapie wird dann mit Retard-Präparaten in einer altersabhängigen Dosis zwischen 16 und 24 mg/kg/Tag fortgesetzt. Auf diese Weise erzielt man schnell ähnliche Theophyllin-Serumkonzentrationen wie bei der parenteralen Theophyllingabe. Auch diese Therapieform erfordert ein Drugmonitoring nach 2, 12 und 24 Stunden.

9.3.4.2 Dauertherapie

Ist eine Theophyllindauertherapie bei chronischem Asthma induziert, kann mit Retard-Präparaten entsprechend der oben angegebenen Dosierung begonnen werden. Während in der Akuttherapie eine möglichst hohe Theophyllin-Serumkon-

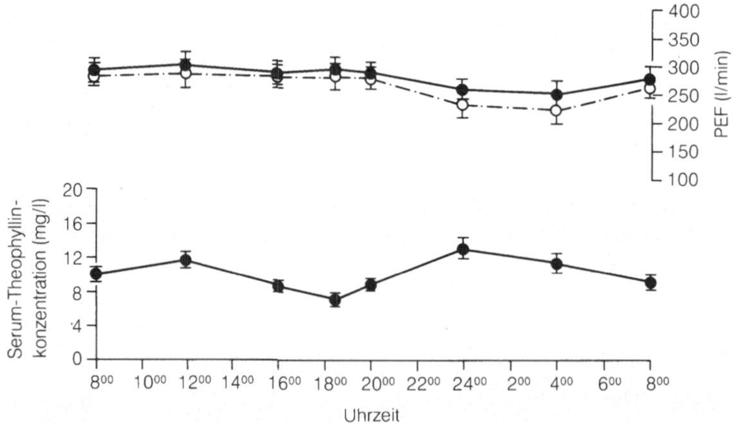

Abbildung 9.3-7. Mittelwerte und doppelte Standardabweichung des Peak Flows (PEF) sowie der Theophyllin-Serumkonzentration bei 16 asthmakranken Kindern im Alter von 9–13 Jahren, Retardierungsprinzip: Pelletform, Dosierungsprinzip: Abenddosis doppelt so hoch wie die Morgendosis. ○ PEF-Werte ohne Therapie, ● PEF-Werte unter Theophyllintherapie. Leichte Abschwächung der zirkadianen Rhythmik (nachts).

zentration zwischen 15 und 20 mg/l angestrebt werden sollte, kommt die prophylaktische Wirkung in der Dauertherapie auch schon bei niedrigeren Serumkonzentrationen zum Tragen (5–12 mg/l) (Hendeles u. Weinberger 1982). Die erste Theophyllinbestimmung im Serum ist von der altersabhängig unterschiedlichen Halbwertszeit zum Zeitpunkt des voraussichtlichen Erreichens des Steady state vorzunehmen (16–20 Stunden nach Therapiebeginn bei Klein- und Schulkindern). Für Kinder empfiehlt sich eine Retardierung in Pelletform, die in dieser Altersphase besser zu verabreichen und in Abhängigkeit von der Chronopharmakokinetik sowie vom zirkadianen Rhythmus genauer zu dosieren ist (Reinhardt et al. 1987; Abbildung 9.3-7).

9.3.4.3 Nebenwirkungen

Die Theophyllinnebenwirkungen äußern sich im Neugeborenen- und Säuglingsalter anders als bei größeren Kindern und Erwachsenen. Neugeborene haben eine größere Theophyllintoleranz als ältere Kinder. Die für dieses und das Säuglingsalter typischen Intoxikatonszeichen, wie Hyperexzitabilität, Krampfanfälle und Erbrechen treten bei Neugeborenen meist erst bei höheren Serumtheophyllinkonzentrationen auf als bei Säuglingen (Berdel et al. 1984b). Bei älteren Kindern weisen Unruhe, Übelkeit, gastrointestinale Beschwerden und vermehrte Diurese auf eine Überdosierung hin. Bei Klein- und Schulkindern können schon im oberen therapeutischen Bereich, aber besonders bei Serumkonzentrationen über 20 mg/l gastrointestinalen Beschwerden, Nervosität und Schlaflosigkeit auftreten. Bei Werten über 40 mg/l können Erbrechen, Schwindel, Kopfschmerzen und ventrikuläre Arrhythmien, bei Werten über 60 mg/l auch Krämpfe und Todesfälle vorkommen (Ahrens 1982).

9.3.5 Cromoglicinsäure, Dinatriumsalz (DNCG)

DNCG hat eine hemmende Wirkung auf die Mediatorenfreisetzung aus den Mastzellen. Es ist daher als Prophylaktikum bei jeder Asthmaform wirksam, die mit einer erhöhten Mediatorenfreisetzung aus Mastzellen einhergeht. Da DNCG evtl. zusätzliche Hemmwirkungen besitzt, ist ein Therapieversuch bei jeder Asthmaform gerechtfertigt (Abschnitt 9.2). Im Kindesalter spielen Allergien als Asthmaursache eine größere Rolle als bei Erwachsenen. Zudem sind Sekundärerscheinungen an Atemwegen und Lungen weit seltener als bei erwachsenen Asthmatikern. Deshalb sind Therapieerfolge mit DNCG im Kindesalter häufiger als im Erwachsenenalter (Bernstein et al. 1972).

9.3.6 Kortikosteroide

9.3.6.1 Akut- und Dauertherapie

Kortikosteroide sind im Kindesalter vor allem in der Therapie des akuten Asthmaanfalles indiziert. In zunehmendem Maße werden sie aber auch in der

Dauertherapie, vornehmlich in ihrer inhalalativen (topischen) Darreichungsform, eingesetzt.

Eine orale und/oder inhalative Kortikosteroid-Langzeitbehandlung ist im Kindes- und Jugendlichenalter jedoch nur bei mangelnder Wirksamkeit anderer Antiasthmatika durchzuführen. Sie ist dann gerechtfertigt, wenn Dauerbeschwerden bestehen. Bei inhalativer Kortikosteroidtherapie kann eine tägliche Anfangsdosis von 800–1000 µg/die Beclomethason-Dipropionat oder Budesonid in Abhängigkeit von Klinik und Lungenfunktionswerten oft rasch auf 400 µg reduziert werden (Debelić 1986). Nur in Ausnahmefällen sollte die Anfangsdosis/die höher liegen, aber 1600 µg bei Jugendlichen bzw. 1200 µg bei Klein- und Schulkindern nicht überschreiten.

Bei oraler Kortikosteroidgabe, die in schwereren Fällen erforderlich ist, liegt die Anfangsdosis bei 2 mg Prednisolon/kg/die; die Dosis kann innerhalb einer Woche auf 1 mg/kg/die reduziert werden (von der Hardt 1985). Die weitere Reduzierung und die Erhaltungsdosis entsprechen dem Erwachsenenschema.

9.3.6.2 Nebenwirkungen

Die unerwünschten Folgen einer systemischen Kortikoidtherapie sind abhängig von Dosis und Dauer sowie von genetischen Prädispositionen, vom Alter und vom Geschlecht des Patienten. Es können sich alle Symptome des exogenen Hypercortizismus (Cushing-Syndrom) sowie des endogenen Hypocortizismus (Nebennierenrindeninaktivität) finden. Bei Kindern sind besonders die Erhöhung des Infektionsrisikos, Wundheilungsstörung und Wachstumshemmung zu berücksichtigen. Da das Wachstumshormon (STH) vorwiegend in der Nacht sezerniert wird und Cortison dessen Ausschüttung entweder direkt oder indirekt über eine Somatostatinhemmung supprimiert, ist es auch bei Kindern zu empfehlen, ⅔ der Kortikoiddosis am Morgen zu verabreichen.

Weitere Steroidnebenwirkungen sind psychische Stimulierung, Propagierung von Katarakt und Glaukom, Erhöhung des Thromboserisikos und aseptische Knochennekrosen.

Bei den aufgeführten inhalativen Kortikosteroiden wurden auch nach mehrjähriger Anwendung diese unerwünschten systemischen Nebenwirkungen nicht beobachtet (Debelić 1986 c). Die im Kindesalter äußerst seltene Mundcandidiasis nach Dosieraerosol-Applikation kann durch regelmäßiges Mundspülen bzw. Gabe vor den Mahlzeiten und den Vorsatz von Inhalationshilfen nahezu ausgeschlossen werden (Berdel 1987).

9.3.7 Ketotifen

Im Kindesalter muß Ketotifen (Zaditen®) mit 0,03 mg/kg/die relativ höher dosiert werden als bei Erwachsenen. Dadurch ist die Nebenwirkungsrate dieses nur systemisch einzusetzenden Medikamentes größer (Reinhardt 1984). Zu nennen sind Müdigkeit und Konzentrationsschwäche. Diese Nebenwirkungen lassen meist bei Fortsetzen der Therapie nach. Außerdem hat Ketotifen eine appetitsteigernde Wirkung, ähnlich der anderer H$_1$-Antagonisten, wie Cyproheptadin (Periactinol®,

Nuran®). Wegen seiner mastzellstabilisierenden und H_1-antagonistischen Wirkung eignet sich Ketotifen besonders bei den Kindern, die zusätzlich zum Asthma auch noch an einer atopischen Dermatitis leiden.

9.3.8 Medikamentöse Stufentherapie im Kindesalter

Ein für alle Asthmapatienten verbindliches Therapieregime für eine Langzeittherapie gibt es nicht. Vielmehr ist ein individuelles Konzept erforderlich, da die Kranken sehr unterschiedlich auf die einzelnen Medikamente reagieren können. Gerade bei den Bronchodilatatoren gibt es, wie am Beispiel von β_2-Adrenozeptor-Agonisten, m-Cholinozeptor-Antagonisten und Theophyllin gezeigt,

– eine unterschiedliche Wirkung in Abhängigkeit vom Alter,
– darüber hinaus eine altersunabhängige erheblich differierende individuelle Ansprechbarkeit
– sowie eine tageszeit- und tagesabhängige Reaktionsvarianz.

Eine freie Kombination der einzelnen Substanzen ist deshalb nicht nur aufgrund ihrer unterschiedlichen Angriffspunkte mit sich ergänzenden Wirkmechanismen, sondern gerade auch wegen der individuellen Reaktionsvariabilität sinnvoll und sollte nicht als Polypragmasie abgetan werden.

Für die tägliche Praxis hat es sich deshalb bewährt, nach sogenannten Stufentherapieplänen mit unterschiedlichen Kombinationen von Medikamenten vorzugehen (Tabelle 9.3-1). Die vorgeschlagene Reihenfolge ist nicht zwingend, sondern kann individuell variiert werden. So gibt es Kinder mit ausgeprägter Hyperreagibilität der Atemwege, die besser mit der Kombination aus β_2-Adrenozeptor-Agonist

Tabelle 9.3-1. Medikamentöse Stufentherapie des kindlichen Asthmas

Stufe 1	Stufe 2	Stufe 3	Stufe 4	Stufe 5
β_2-Agonist	DNCG	DNCG	DNCG	DNCG
+	+	+	+	
m-Cholinozeptor-Antagonist	β_2-Agonist	β_2-Agonist	β_2-Agonist	
+	+	+		
Theophyllin	m-Cholinozeptor-Antagonist	m-Cholinozeptor-Antagonist	oder	
+	+	oder	DNCG	
inhalatives Kortikosteroid	Theophyllin	DNCG	+	
+	oder	+	m-Cholinozeptor-Antagonist	
orales Kortikosteroid	β_2-Antagonist	β_2-Antagonist	oder*	
	+	+		
	m-Cholinozeptor-Antagonist	Theophyllin	Ketotifen	
	+	oder	oder*	
	Theophyllin	β_2-Agonist		
	+	+	Theophyllin	
	inhalatives Kortikosteroid	inhalatives Kortikosteroid		

* bei mangelhafter Compliance

und inhalierbarem Kortikosteroid einzustellen sind als mit allen anderen Kombi-
nationsmöglichkeiten. Wir folgen dem Grundsatz, Antiasthmatika in der Langzeittherapie soweit als möglich inhalativ zu verabreichen. Es gibt aber Kinder, die bei
Ineffektivität inhalativer Bronchodilatatoren oder mangelnder Compliance bei der
Inhalationstherapie am besten auf eine Monotherapie mit Theophyllin oder Ketotifen einzustellen sind. Da erfahrungsgemäß die Compliance durch möglichst seltene orale Applikation und durch Drugmonitoring verbessert wird (Berdel 1987),
ist dieses Vorgehen zuweilen vorzuziehen.

9.3.9 Therapie bei Asthma durch Nahrungsmittelallergie

Nahrungsmittelallergien spielen bei Kindern eine größere Rolle als bei Erwachsenen (Abschnitt 7.3). Auch wenn Kleinkinder davon mehr betroffen sind, gelingt es
bei Schulkindern wegen des reichhaltigeren Speiseplans oft nicht, die durch Elimi-
nations- und Additionsdiät erkannten *Allergene* aus der Nahrung vollständig zu
eliminieren. Das gilt auch für die im Kindesalter selteneren *pseudo-allergisch*
bedingten Asthmaanfälle.

Ist eine *Karenz* nicht möglich, so sollte eine *medikamentöse Therapie*, die sich
bei diesen beiden Erscheinungsformen einer Nahrungsmittelüberempfindlichkeit
nicht wesentlich unterscheidet, erwogen werden (Tabelle 9.3-2). Während bei der
Nahrungsmittelallergie zunächst ein Therapieversuch mit *oral* verabreichtem
DNCG (Colimune®) durchzuführen ist, sollte das durch Pseudo-Allergene (Acetylsalicylsäure, Tartrazin, Sulfite u. a.) bedingte Asthma primär mit H_1-Antagonisten
(*Antihistaminika*) behandelt werden. Es ist davon auszugehen, daß DNCG seine
Wirkung direkt im Darm entfaltet, denn seine Resorptionsquote ist sehr gering.
Bei Erwachsenen und Schulkindern werden lediglich 0,1–1% des oral verabreichten DNCG resorbiert. Selbst die bei Säuglingen unter dem 4. Lebensmonat drei-
mal höhere Resorptionsquote (Abbildung 9.3-8) (Berdel u. Darlath 1984; Berdel et
al. in Vorbereitung) läßt keinen anderen Wirkungsort erwarten. Es wird vermutet,
daß DNCG die Degranulation der Mukosamastzellen vermindert und damit die
Darmschleimhautbarriere stärkt, in dem die Permeabilität verringert wird. Dies
hat zur Folge, daß auch die Resorption von Allergenen mit nachfolgender vermehrter Bildung von Immunglobulinen und Immunkomplexen reduziert wird
(Carini 1987). Diese Überlegungen erklären auch die Tatsache, daß beim nah-
rungsmittelallergisch bedingten Asthma inhaliertes DNCG wirkungslos bleibt
(Dahl 1981).

Als H_1-Antagonist kommt in erster Linie *Ketotifen* in Frage, da es neben der
histamin-antagonistischen auch eine mastzellmembranstabilisierende und eine

Tabelle 9.3-2. Therapie der Nahrungsmittelallergie

Allergie	Pseudoallergie
DNCG	Ketotifen
Ketotifen	H_1- und H_2-Histaminantagonist
H_1- und H_2-Histaminantagonist	Histidindecarboxylasehemmer
Histidindecarboxylasehemmer	

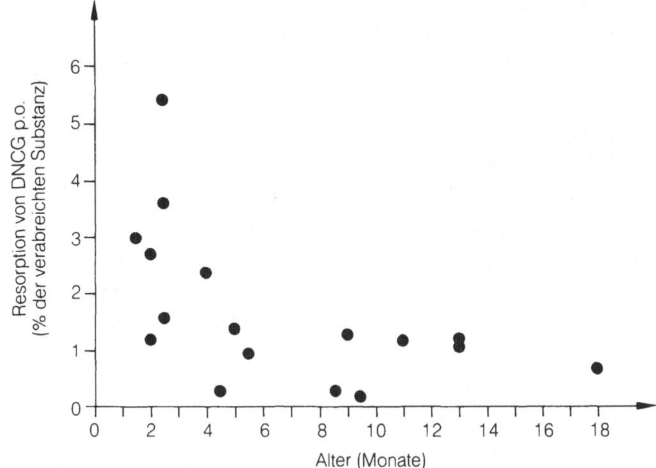

Abbildung 9.3-8. Resorption von DNCG nach oraler Applikation in Abhängigkeit vom Lebensalter.

hemmende Wirkung auf die Lipoxygenase haben soll, woraus eine breitere antiinflammatorische Wirkung resultiert als bei reinen H_1-Antagonisten. Diese werden erst in zweiter Linie eingesetzt. Eine Kombination aus H_1- und H_2-Antagonisten ist wirksamer als die Monotherapie mit einem H_1- bzw. H_2-Antagonisten (Ciprandi 1987).

Erfolgsversprechend ist auch die Therapie mit Histidindecarboxylasehemmern z. B. *Tritoqualin* (Inhibostamin®). Dabei handelt es sich um Substanzen, die den Aufbau des Histamins aus Histidin hemmen. Eine Kombination mit einem H-Antagonisten erscheint wegen der dadurch erreichten Sequenzblockade sinnvoll.

Außer H-Antagonisten sind bei Nahrungsmittelallergien als Mediatorantagonisten bisher nur Prostaglandinsynthetaseinhibitoren, Acetylsalicylsäure und Indometacin versucht worden, deren Einsatz aber sehr zweifelhaft zu sein scheint, da gerade sie für einen Großteil der pseudo-allergischen Reaktionen verantwortlich sind.

Kortikosteroide sollten beim nahrungsmittelallergischen Asthma nur angewandt werden, wenn alle andere Maßnahmen ineffektiv sind oder wenn lebensbedrohliche Asthmaanfälle auftreten.

Nebenwirkungen: DNCG und Tritoqualin haben keine Nebenwirkungen; Nebenwirkungen der H_1-Antagonisten sind dem Abschnitt 9.2 zu entnehmen.

9.3.10 Schlußfolgerungen

Im Säuglings- und Kindesalter sind somit einige Modifikationen des allgemeinen Schemas der Asthmatherapie notwendig. Diese betreffen die Wahl geeigneter Substanzen sowie deren Dosis und Applikationsweise.

So scheinen im Säuglings- und frühen Kleinkindesalter β_2-Adrenozeptor-Agonisten weniger effektiv zu sein als bei älteren Klein- und Schulkindern, während m-Cholinozeptor-Antagonisten in dieser Altersphase eine bessere Wirksamkeit besitzen sollen (Lenney u. Milner 1978; Hodges et al. 1981; Stokes et al. 1983; Henry et al. 1984). Die Applikation mittels Dosieraerosol ist meist erst im Schulalter hinreichend zuverlässig. Zur Therapie der entzündlichen Schleimhautschwellung und zur Verbesserung der bronchodilatierenden Wirkung von β_2-Adrenozeptor-Agonisten sind frühzeitige und im Vergleich zum Erwachsenen relativ hoch dosierte Steroidgaben erforderlich. Die Inhalationstherapie mit Verneblern spielt eine bedeutsamere Rolle als im Erwachsenenalter (Abschnitt 9.4) und die Applikation als Pulveraerosol (Kapseln mit Tascheninhalator) kann helfen, das Überdosierungsrisiko zu verringern (Berdel 1987 b). Schließlich müssen manche Substanzen relativ höher dosiert werden als bei Erwachsenen, insbesondere Theophyllin und Ketotifen.

9.4 Indikationen und Formen der inhalativen Therapie

H. Lindemann

9.4.1 Grundsätzliches zur Inhalationstherapie

Die Vorteile der Inhalationsbehandlung (hohe lokale Wirkstoffkonzentration, geringe systemische Nebenwirkungen, rascher Wirkungseintritt) lassen sich nur nutzen, wenn adäquate Vernebler verwendet werden, diese Geräte richtig gehandhabt und gewartet und vor allem auch geeignete Medikamente eingesetzt werden. Die inhalative Applikation wird durch verschiedene Vorrichtungen erleichtert (z. B. Dosieraerosol mit Inhalationshilfe, Pulverkapsel). Bei hinlänglich schwerem Krankheitsgeschehen, im Säuglings- und Kleinkindesalter sowie beim geriatrischen Patienten sollten vorzugsweise Düsenvernebler Verwendung finden. Bei richtiger Durchführung der Inhalation (langsame tiefe Inspiration, endexspiratorische Pause) kommt ihr gleichzeitig eine große Bedeutung als physiotherapeutische Maßnahme zu.

Sinnvolle Medikamente für die Inhalationstherapie bei Asthma sind β_2-Adrenozeptor-Agonisten, m-Cholinozeptor-Antagonisten und Prophylaktika mit antiallergischer bzw. antiinflammatorischer Wirkung. Die Applikation von *Expektorantien* kann mit einer Irritation der Mukosa einhergehen und sollte nur zeitlich begrenzt Anwendung finden.

Die inhalative Applikation von Medikamenten ist ein fester Bestandteil im Behandlungsregime bei Asthma. Da der inhalierte Wirkstoff direkt an das Erfolgsorgan gelangt, ist eine beträchtliche Einsparung in der Gesamtdosis eines Medikamentes möglich.

9.4.2 Einfluß verschiedener Mechanismen auf die Partikel-Deposition

Prinzipiell ist es Ziel der Inhalationsbehandlung, ein Medikament möglichst ubiquitär auf der Atemwegsschleimhaut zu deponieren, zumal allergische und entzündliche Prozesse nicht nur in den zentralen, sondern auch in den peripheren Atemwegen ablaufen. Dieses Ziel sollte im Auge behalten werden, auch wenn für β_2-Adrenozeptor-Agonisten gilt, daß eine sehr geringe Menge (25–50 µg) bei subglottischer Deposition ausreicht, um eine optimale Bronchodilatation zu erzielen (Ruffin et al. 1978).

Die Deposition ist vor allem abhängig von der *Teilchengröße*, da Massenträgheit, Schwerkraft und Diffusion den Niederschlag eines Teilchens auf der Mukosa bestimmen (Dirnagl 1982). Nur Partikel mit einem Durchmesser von etwa 1–5 µm werden ausreichend im unteren Atemwegstrakt deponiert. Auch *Nebeldichte*, *Atemstrom* (Atemmanöver!) und *Morphologie* der Atemwege sind von Bedeutung.

Teilchengröße und Nebeldichte sind zwar primär durch die benutzte Inhalationsvorrichtung festgelegt; dennoch kann nicht von konstanten Bedingungen ausgegangen werden. Zu große Nebeldichte begünstigt die Bildung von Aggregaten, also Entstehung größerer Partikel, so daß der Niederschlag des Inhalats als Folge frühzeitiger *Impaktion* in die proximalen Atemwege verlagert wird.

Auch die *hygroskopischen Eigenschaften* eines Aerosols spielen für den Ort der Deposition eine Rolle. In Abhängigkeit von der chemischen Zusammensetzung kommt es aufgrund der hohen Luftfeuchtigkeit und größeren Wärme in den Atemwegen bei der Einatmung der Partikel zu einer reversiblen Größenzunahme und Änderung des Depositionsverhaltens. Dieser Effekt ist bei isotoner Kochsalzlösung besonders gering.

Atemwegsgeometrie und Atemstrom sind ebenfalls wichtig, weil es an allen physiologischen Krümmungen infolge der Massenträgheit zur Ablagerung größerer Partikel und an allen Engstellen sowie in der Peripherie bei turbulenter Strömung infolge Sedimentation und Diffusion zur Abscheidung kleiner Partikel kommt.

Bei *Nasenatmung* ist damit zu rechnen, daß sich in Abhängigkeit von der Teilchengröße im Bereich von 2–8 µm ein beträchtlicher Anteil des Inhalats auf der Nasenschleimhaut niederschlägt (20–70%). Bei der Inhalationsbehandlung des Asthmas sollte daher die nasale Applikation möglichst vermieden werden. Eine Ausnahme bilden Säuglinge und Kleinkinder, da bei ihnen die Inhalation über ein Mundstück nicht zu realisieren ist. Dennoch kann auch in dieser Altersgruppe – vermutlich infolge der kurzen Distanzen – eine zufriedenstellende intrathorakale Partikel-Depositon erzielt werden (Abbildung 9.4-1).

Beim *Asthma-Patienten* unterliegt die Atemwegsgeometrie infolge der wechselnden obstruktiven Ventilationsstörungen großen Schwankungen. Der Ort der Deposition eines Medikaments in den Atemwegen durch die Inhalation ist beim einzelnen Asthma-Patienten daher schwer vorherzusagen (Greening et al. 1980). Prinzipiell ist infolge der Atemwegsobstruktion und des verstärkten Schleimfilms auf der Mukosa mit einer mehr zentralen Partikel-Deposition zu rechnen (Köhler et al. 1986). Ferner sind auch die ventilatorischen Verteilungstörungen in Rechnung zu stellen.

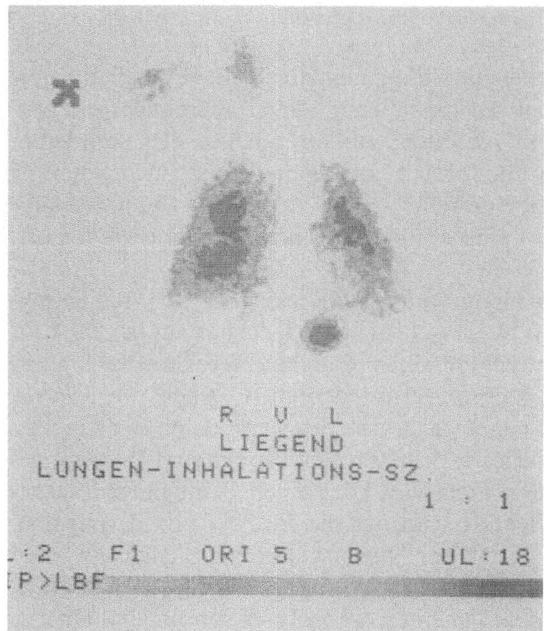

Abbildung 9.4-1. Ventilationsszintigraphie mittels ^{99m}TC-Albumin-Partikeln bei einem 8 Monate alten Säugling mit milder Atemwegsobstruktion: eine beeinträchtigte Partikel-Deposition im linken Unterfeld weist auf die bestehende Ventilationsstörung hin; im übrigen ist eine ausreichende Verteilung der inhalierten Partikel im unteren Respirationstrakt zu erkennen.

9.4.3 Geräte und ihre Handhabung

9.4.3.1 Vorrichtungen zur Inhalation

Die gebräuchlichsten Inhalationsgeräte sind in Tabelle 9.4-1 aufgelistet. Nachfolgend wird auf einige Aspekte eingegangen, die in letzter Zeit in den Vordergrund gerückt sind.

Dosieraerosol: Die optimale Nutzung setzt folgendes Vorgehen bei der Anwendung voraus (Newhouse u. Dolovich 1986):

- ruhige Ausatmung;
- Ventilbetätigung während der Einatmung in einer Entfernung von etwa 3-4 cm *vor* dem geöffneten Mund (trotz dieser aerosolphysikalisch besten Applikationsform, die eine optimale Kooperation des Patienten erfordert, wird in der Routine meistens die Applikation des Dosieraerosols durch Ventilbetätigung nach festem Umschließen des Mundstücks mit den Lippen empfohlen);
- Langsame maximale Einatmung;
- 5-10 s Atempause in Inspirationsposition.

Tabelle 9.4-1. Vor- und Nachteile der gebräuchlichsten Geräte zur Inhalationsbehandlung bei Asthma

Inhaliergeräte	Besondere Vorzüge	Nachteile
Dosieraerosol ohne Zusatzvorrichtung	– einfache Applikation	– Probleme bei der Koordination zwischen Ventilauslösung und Inspiration
Dosieraerosol mit zwischengeschalteter Inhalationshilfe	– reduziert die extrathorakale Partikeldeposition – ermöglicht die Kontrolle des Inhalationsvorganges	– unhandlich, mäßige Akzeptanz durch Patienten
Trockenaerosol (Pulverkapsel, Inhalette)	– Wirkstoffaufnahme durch das Inspirationsmanöver – ab Vorschulalter sinnvoll einsetzbar – beugt dem Mißbrauch vor – enthält kein Treibgas	– nicht bei Atemnot verwendbar – Hustenreiz – hygroskopische Eigenschaften des Pulvers – begrenztes Wirkstoffspektrum
Düsenvernebler	– gute intrathorakale Deposition – preisgünstige Medikamente – Physiotherapie	– Anschaffungskosten – Handhabung und Wartung
IPPB-Geräte	– inspiratorische Atemhilfe	– hoher finanzieller Aufwand – Wartung!

Dosieraerosol mit inspirationssynchroner Applikation: Bei diesem Verfahren wird die Auslösung des Ventilmechanismus durch den inspiratorischen Atemstrom gesteuert (Etoscol®-Dosieraerosol mit Synchron-Inhalator). Die notwendige inspiratorische Atemanstrengung überfordert Patienten mit Dyspnoe sowie Kinder im Vorschulalter.

Dosieraerosol mit Inhalationshilfe: Der übermäßigen Partikel-Deposition im Oropharynx bei Benutzung eines Dosieraerosols kann nicht nur durch die Verabreichung des Sprühstoßes auf Distanz, sondern auch durch die Anwendung von Zwischenstücken (Expander, Spacer, Aerochamber etc.) begegnet werden. Auf diese Weise wird ein Teil der größeren Partikel bereits außerhalb der Atemwege abgeschieden und gelangt nicht mehr in die Mundhöhle und den Larynx. Dies ist besonders bei steroidhaltigen Aerosolen willkommen. Empfehlenswert ist vor allem eine Ausführungsform, die stets mit dem Dosieraerosol in Verbindung bleibt und ohne zusätzlichen Raumbedarf zu transportieren ist (z. B. Inhalationshilfe Fisons). Bei nach oben offenem Hohlraumsystem ist das koordinierte Inhalieren vom Patienten selbst gut zu kontrollieren.

Der mit dem Sprühstoß aus dem Dosieraerosol verbundene Kältereiz wird durch die zwischengeschaltete Inhalationshilfe reduziert.

Trockenaerosole (Pulverkapseln): Die Verabreichung eines Aerosols aus einem Pulver-Inhalator hat gegenüber dem Dosieraerosol besonders beim pädiatrischen und geriatrischen Patienten einige wesentliche Vorteile (s. Tabelle 9.4-1; Lindemann u. Bauer 1985).

Die optimale Inhalation wird durch mindestens 2 aufeinanderfolgende tiefe Atemzüge nach ruhiger Ausatmung durchgeführt, wobei der Kopf eine leichte Reklinationsstellung einnimmt. Wie beim Dosieraerosol ist eine endinspiratorische Atempause einzuhalten.

Düsenvernebler: Je stärker die Atemwegsobstruktion ausgeprägt und je schwerer das Krankheitsgeschehen über längere Zeit zu beeinflussen ist, um so eher sollten Inhaliergeräte Verwendung finden, die weder eine große inspiratorische Atemanstrengung, noch eine präzise Koordination zwischen Medikamentenfreisetzung und Einatmung erfordern (Tabelle 9.4-2).

Für die Heimtherapie erscheinen preisgünstige, aber technisch zufriedenstellende Geräte, wie der Inhalierboy® (Pari, Starnberg) bzw. Heyer (Bad Ems)-Prodomo® am besten geeignet. Bei größerer Belastung der Geräte in Praxis und Klinik kann auf aufwendigere Geräte zurückgegriffen werden. Bezüglich eines detaillierten Preis-Leistungs-Vergleichs bei verschiedenen Geräten sei auf die Übersicht bei Köhler et al. (1986) verwiesen.

Ein willkommener Begleiteffekt der während der Inhalation gut durchgeführten Atemmanöver – im Sinne einer ersten physiotherapeutischen Maßnahme – sind die dabei auftretende kräftige Thoraxmobilisation und die ausgedehnten Kaliberschwankungen der Atemwege, die den Schleimtransport maßgeblich unterstützen (Abbildung 9.4-2).

Tabelle 9.4-2. Voraussetzungen für die Verordnung eines Düsenverneblers bei Asthma

1. angemessen schweres Krankheitsgeschehen bzw. einziger Weg einer inhalativen Applikation (Säugling, Kleinkind)
2. Erfüllung technischer Anforderungen (Teilchengröße, Nebeldichte)
3. dem Nutzen angemessene Anschaffungskosten
4. einfache Bedienung und Wartung
5. Betriebssicherheit
6. Bereitschaft des Patienten zur konsequenten Anwendung

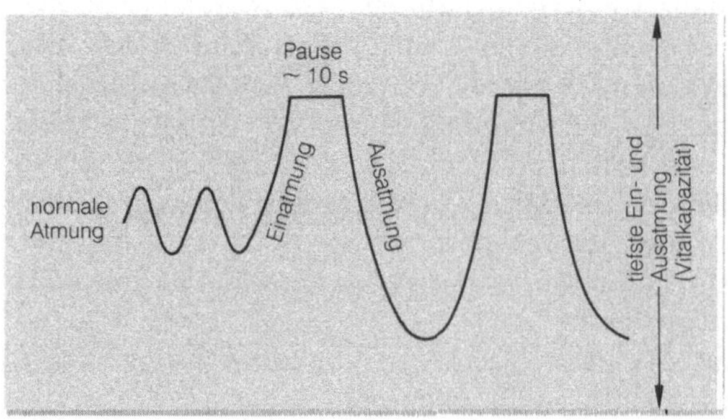

Abbildung 9.4-2. Optimale Atemmanöver bei der Inhalation mit einem (elektrischen) Düsenvernebler:
- langsame tiefe Einatmung über ein Mundstück
- Atempause (etwa 10 s lang)
- beschleunigte Exspiration.

Technische Neuerungen betreffen

- eine weitgehende Homogenisierung der Partikelgröße, die es gestattet, die inhalative Medikamenten-Applikation besser als bisher zu quantifizieren;
- den Einbau einer exspiratorisch wirksamen Stenose, die – analog zur dosierten Lippenbremse – den intrabronchialen Druck während der Ausatmung erhöht und damit die bei Asthma auftretenden atemmechanischen Störungen (s.o.) mindert;
- die inspiratorische Triggerung der Düsen-Verneblung (bislang überwiegend manuell):
- die Verbesserung der Nebeldichte auch bei preiswerten Geräten sowie
- den Einbau von Filtern.

Es ist zu hoffen, daß diese Innovationen in absehbarer Zeit so preisgünstig zu realisieren sind, daß sie auch in der Heimtherapie zum Tragen kommen.

Andere Geräte: Zur Inhalationsbehandlung werden auch Inhalationsgeräte mit anderen Verneblerprinzipien, wie Zentrifugalvernebler, Elektroaerosolgeräte, Dampfvernebler sowie durch Wasserdampf angetriebene Düsenvernebler eingesetzt. Sie weisen große Mängel auf, so daß sie für die klinische Praxis nicht zu empfehlen sind.

Dies gilt auch für die meisten Ultraschallvernebler, bei denen vor allem die Hygiene-Probleme schwerer zu bewältigen sind als bei den Düsenverneblern (Köhler et al. 1986).

Bei der Applikation von Aerosolen mittels *assistierter Überdruckbeatmung* (IPPB = *i*ntermittent *p*ositive *p*ressure *b*reathing) ist nicht mit einer besseren Partikel-Deposition in den peripheren Atemwegen zu rechnen (Dolovich et al. 1977). Die Hauptindikation dieser Sonderform der Düsenverneblung liegt in der mechanischen Atemhilfe (Matthys 1982), die z.B. bei Emphysem gelegentlich vorteilhaft ist.

9.4.3.2 Wartung der Geräte und Hygienemaßnahmen

Bei den Dosieraerosolen, Pulver-Inhalatoren und Zwischenstücken genügt es, einmal am Tag – am besten abends – eine gründliche Reinigung mit heißem Wasser vorzunehmen, die erreichbaren Teile abzutrocknen und den weiteren Trocknungsvorgang dadurch zu erleichtern, daß die Einzelteile der Geräte unter einem sauberen Tuch abgedeckt bis zur nächsten Verwendung liegengelassen werden.

Die Vorsichtsmaßnahmen, die bei der Verwendung von Düsenverneblern zu berücksichtigen sind, sind Tabelle 9.4-3 zu entnehmen.

9.4.4 Medikamente

Die für den Asthma-Patienten geeigneten Substanzen sind in Tabelle 9.4-4 zusammengestellt. Im folgenden sind dazu einige Ergänzungen angemerkt:

Tabelle 9.4-3. Hygiene-Maßnahmen bei der Verwendung von Düsenverneblern

1. Gründliche Reinigung und Desinfektion der Hände vor der Zubereitung der Inhalationslösung
2. Nach der Inhalation die Einzelteile des Inhaliergerätes, die mit dem Patienten bzw. mit dem Medikament in Berührung kommen, mit heißem Wasser (ggf. unter Zusatz eines Geschirrspülmittels) reinigen; mit heißem, klaren Wasser nachspülen, abtrocknen und mit sauberem Tuch abgedeckt weiter trocknen lassen
3. Einzelteile erst kurz vor der nächsten Inhalation zusammensetzen
4. Medikamenten-Behälter gut verschließen und im Kühlschrank aufbewahren
5. Spätestens nach 4 Wochen Verwerfen eines geöffneten Medikamenten-Behälters
6. Einmal pro Woche Desinfektion des Verneblerteils eines Gerätes mit 7,5%iger Wasserstoffsuperoxyd-Lösung o. ä.
7. Keine Benutzung des Inhaliergerätes durch andere Familienangehörige (außer nach vorheriger gründlicher Reinigung und Desinfektion)

Tabelle 9.4-4. Für die Inhalationstherapie bei Asthma geeignete Medikamente und ihre wichtigsten Effekte

Substanzen	erwünschte Wirkungen
β_2-Adrenozeptor-Agonisten	B, Da, AA, mC
m-Cholinozeptor-Antagonisten	B, Da, mC
Cromoglicinsäure, Dinatriumsalz (DNCG)	Da, Dd, AA, (AI)
Nedocromil-Natrium	Da, Dd, AA, AI
Kortikosteroide	AI, Dd
Adrenalin	akut abschwellend, B, AA, Da, mC
Sekretolytika	S, mC

B	= Bronchodilatation
Da/Dd	= Akute oder dauerhafte Dämpfung der Hyperreagibilität der Atemwege
AA	= Antiallergische Wirkung
AI	= Antiinflammatorischer Effekt
mC	= Unterstützung der mukoziliären Clearance
S	= Sekretolyse

9.4.4.1 β_2-Adrenozeptor-Agonisten (β_2-Sympathikomimetika)

Als wirksamste Bronchodilatatoren sind diese Substanzen Mittel der ersten Wahl. Sie sind auch bei Säuglingen und Kleinkindern gerechtfertigt, obgleich die glatte Muskulatur der Atemwege sowie die β-Rezeptoren noch in der Entwicklung begriffen sind und entzündliche Schleimhautveränderungen in diesem Alter überwiegen. Kardiale Nebenwirkungen sind mit Ausnahme einer Überdosierung bei inhalativer Applikation selten und harmlos.

Der bronchodilatierende Effekt der bisher im Handel erhältlichen Inhalations-Präparate hält nur 4–6 Stunden vor; Medikamente mit längerer Wirkungsdauer werden z. Z. klinisch erprobt.

9.4.4.2 m-Cholinozeptor-Antagonisten (Anticholinergika)

Diese haben zwar oft eine gute bronchodilatierende Wirkung. Da der Effekt mit zeitlicher Verzögerung einsetzt, bevorzugen Patienten mit obstruktiven Atemwegserkrankungen die rascher wirkenden β_2-Adrenozeptor-Agonisten.

Die Kombination einer anticholinerg wirkenden Substanz mit einem β_2-Adrenozeptor-Agonisten in reduzierter Dosis bietet die Möglichkeit, den wichtigsten Vorteil dieser Substanzen, die längere Wirkdauer bei geringen Nebenwirkungen, zu nutzen (Berodual®).

9.4.4.3 Cromoglicinsäure, Dinatriumsalz (DNCG)

Bei den Inhalationslösungen ist darauf zu achten, daß keine Substanzen zugesetzt sind, die als Irritans oder Allergen wirken können (z. B. Benzalkoniumchlorid). Die Kombination mit einem β_2-Adrenozeptor-Agonisten ist bei klarer Indikationsstellung gerechtfertigt und additiv wirksam.

9.4.4.4 Nedocromil-Natrium

Diese Neuentwicklung ist das Dinatriumsalz einer Pyranochinolin-Dicarbonsäure, die antiinflammatorische und antiallergische Eigenschaften in der Lunge besitzt; möglicherweise wirkt die Substanz darüber hinaus dämpfend gegenüber Irritantien, wie SO_2 etc. (Altounyan et al. 1986). Vorteilhaft dürfte vor allem eine etwas längere Wirkdauer sein, die eine 2–4malige tägliche Applikation ermöglicht.

9.4.4.5 Kortikosteroide

Die *inhalative* Applikation von Kortikosteroiden stellt eine wichtige Ergänzung der Asthma-Therapie dar. Sie ermöglicht eine Einsparung der oralen Medikation bis zu 15 mg Prednison-Äquivalent (Rosenhall et al. 1982). Systemische Nebenwirkungen lassen sich bei adäquater Dosierung und Einsatz moderner Steroide vermeiden (z. B. Beclomethason-Dipropionat, Budesonid, Flunisolid). Lokale Nebenwirkungen sind selten, wenn bei der Inhalation eine Inhalationshilfe benutzt wird und nach Applikation eine gründliche Mundspülung erfolgt.

9.4.4.6 Adrenalin

Inhalationen von Adrenalinpräparationen sind allenfalls im schweren Asthmaanfall oder bei Glottisödem vertretbar. Bei Asthma erscheint erst nach Ausschöpfung aller anderen Maßnahmen, einschließlich O_2-Zufuhr, Theophyllin-Applikation i. v., inhalativ und systemisch verabreichter β_2-Adrenozeptor-Agonisten sowie hochdosierter Kortikosteroidtherapie i. v., bei progredientem Krankheitsgeschehen unter Überwachung der Herzfrequenz der Versuch gerechtfertigt, durch Adrenalin-Inhalation (z. B. 0,5 ml Suprarenin 1:1000 auf 5 ml isotone Kochsalzlösung) eine Vasokonstriktion und damit Schleimhautabschwellung herbeizuführen, bevor weitere Maßnahmen eingeleitet werden. Die Gefahr, daß es infolge der bekannten kardialen Nebenwirkungen zu einer Überforderung des bereits hypoxischen Myokards kommt, ist bei Kindern gering einzuschätzen.

9.4.4.7 Expektoranzien

Die inhalative Verabreichung von Expektoranzien bzw. Sekretolytika/Mukolytika war früher ein Schwerpunkt der Inhalationstherapie. Inzwischen hat sich die Erkenntnis durchgesetzt, daß in Abhängigkeit von der geringen Partikelgröße zum einen zu wenig Wirkstoff in die intrathorakalen Atemwege gelangt, zum anderen bei Hyperreagibilität der Atemwege durch derartige Substanzen eine Obstruktion ausgelöst bzw. verstärkt werden kann. Demzufolge sind im Rahmen der Langzeittherapie Sekretolytika und Mukolytika vorzugsweise systemisch anzuwenden.

Ein milder sekretolytischer Effekt mit Verbesserung der Husten-Clearance ist durch physiologische Kochsalzlösung zu erreichen (Köhler et al. 1986).

Die Inhalation einer leicht *hypertonen Lösung* (z. B. 3–4%ige *Sole*) geht mit einer vermehrten Wassereinlagerung in den Mukus und Beschleunigung der mukoziliaren Clearance einher (Pavia et al. 1980). Die dabei auftretende Schleimhautirritation scheint sich in tolerablen Grenzen zu halten, auch wenn Atemwegsobstruktionen nicht auszuschließen sind.

9.4.4.8 Weitere Gesichtspunkte

Als *Trägersubstanz* bei Inhalationslösungen dient meist physiologische Kochsalzlösung. Destilliertes Wasser kann beim Asthmatiker zur Atemwegsobstruktion führen und sollte daher nicht verwendet werden.

Auch ein kräftiger Kältereiz kann mit einer reflektorischen Atemwegsobstruktion einhergehen. Daher sollte die Verdünnungslösung rechtzeitig aus dem Kühlschrank genommen werden. Grundsätzlich ist auch das Anwärmen des Inhalats möglich, wird aber von der Mehrzahl der Patienten als unangenehm empfunden.

Als praktikable Alternative bzw. Ergänzung bietet sich die Vorinhalation mit einem bronchodilatierend wirkenden Dosieraerosol 5–10 Minuten vor der Inhalationstherapie mittels Düsenvernebler an, sofern diese nicht selbst mit einem bronchodilatierend wirksamen Medikament erfolgt.

9.4.4.9 Schlußfolgerungen

Die Vorteile der Inhalationsbehandlung liegen in der hohen lokalen Konzentration (und somit besseren Wirksamkeit eines Medikamentes), in den geringeren systemischen Nebenwirkungen sowie im raschen Wirkungseintritt.

Voraussetzung für einen sinnvollen Einsatz der Inhalationstherapie ist – neben einer gezielten Indikationsstellung – die Verwendung von Geräten, die die technischen Anforderungen erfüllen, die richtige Handhabung und Wartung der Geräte sowie die Wahl geeigneter Medikamente.

9.5 Sinnvolle Kombinationstherapie mit Monosubstanzen und Kombinationspräparaten

P. Dorow

9.5.1 Indikationen zur Kombinationstherapie mit Monosubstanzen

Die gleichzeitige Anwendung mehrerer Substanzen ist immer dann indiziert, wenn mit einer Monotherapie kein ausreichender Therapie-Effekt erzielt werden kann oder eine Dosierung erforderlich wäre, die mit unerwünschten Begleiteffekten verbunden ist. Bei Asthma ist diese Situation häufig gegeben. Das Krankheitsbild kann zwar mit hohen oralen Steroiddosen meist gut beherrscht werden. Auf lange Sicht sind dabei jedoch beträchtliche Nebenwirkungen in Kauf zu nehmen. Deshalb muß versucht werden, die Steroiddosis durch den Einsatz weiterer Medikamente so gering wie möglich zu halten.

Im Abschnitt 9.2 sind die Eigenschaften der am häufigsten verwendeten Asthmamittel beschrieben. Es wurde besonders betont, daß sich verschiedene Eigenschaften ergänzen: die Protektion gegen bronchokonstriktorische Reize (Allergene, körperliche Belastung, Kälte), die Bronchodilatation und die Hemmung von Entzündungreaktionen. Wegen unterschiedlicher Angriffspunkte und Wirkmechanismen kann die Kombination verschiedener Substanzen grundsätzlich sinnvoll sein.

9.5.2 Klinisch nachgewiesene synergistische Wirkungen von Antiasthmatika

Von den zahlreichen experimentellen und klinischen Untersuchungen zu synergistischen Wirkungen können hier nur einige zitiert werden. Die als *Bronchodilatatoren* eingesetzten Substanzen - β_2-Adrenozeptor-Agonisten, Theophyllin und m-Cholinozeptor-Antagonisten (Anticholinergika) - besitzen bei geeigneter Versuchsanordnung synergistische Wirkungen. So wirkt eine *orale* Kombination von 2,5 mg Terbutalin mit 160 mg Theophyllin deutlich stärker bronchodilatierend als jede Einzelsubstanz (Wolfe et al. 1978) und 2,5 mg Terbutalin p.o. plus 250 mg Theophyllin p.o. schützen vor Anstrengungsasthma besser als beide Komponenten allein (Shapiro et al. 1981). Verabreicht man jedoch höhere orale bzw. *inhalative* Dosen von β_2-Adrenozeptor-Agonisten, so gelingt der Nachweis einer synergistischen Wirkung nicht mehr (Svedmyr u. Svedmyr 1980; Klein et al. 1983); die β_2-adrenerge bronchodilatierende Wirkung ist bei adäquater inhalativer Therapie so ausgeprägt, daß ein Theophyllineffekt bei kombinierter Anwendung nicht mehr erkennbar ist (Klein et al. 1983). Der Vorteil niedriger Dosen beider Substanzen liegt vor allem in den reduzierten Nebenwirkungen, z.B. einer geringeren Tremorintensität (Svedmyr u. Svedmyr 1980). Die Kombination oraler und inhalativer β_2-Agonisten (Terbutalin) führt zu einer ähnlichen Wirkungssteigerung der inhalativen Therapie wie die Kombination mit oralem Theophyllin (Svedmyr u. Svedmyr 1982), wobei der orale β_2-Agonist jedoch eine stärkere Tremorrate induziert als Theophyllin, so daß die Kombination mit Theophyllin günstiger sein dürfte.

Auch im schweren Asthmaanfall ist die Wirkung der Kombination von Theophyllin i.v. plus Isoprenalin p.inh. oder Suprarenin s.c. wirksamer als die Anwendung von Suprarenin s.c. allein (Rossing et al. 1981). Eine von Wilson et al. 1981 aus Neuseeland berichtete Zunahme der Todesfälle bei Kombination von β_2-Agonisten und Theophyllin ist von verschiedener Seite als nicht begründet zurückgewiesen worden (Geisler 1982). Doch hat diese Diskussion sehr zu Recht auf die Notwendigkeit einer Kombination mit antiinflammatorischen Substanzen bei Dauertherapie des Asthmas gelenkt (Vermeire 1982).

Die Kombination von inhalativen β_2-Adrenozeptor-Agonisten und m-Cholinozeptor-Antagonisten ist bei chronisch-obstruktiver Bronchitis wirksamer als jede Einzelsubstanz (Brown et al. 1984). Bei Asthma (am Modell des Allergen-Provokationstests) sind keine synergischen Effekte nachweisbar; die bronchodilatierende Wirkung der β_2-Agonisten ist ebenso groß wie die der Kombination (Schultze-Werninghaus 1981a). Bei akuten Asthmaanfällen ist jedoch eine bessere Wirkung der Kombination von inhaliertem Fenoterol und Ipratropiumbromid bei wiederholter Anwendung als nach Inhalation von Fenoterol allein beschrieben worden (Ward et al. 1985).

Auch die Kombination von Ipratropiumbromid und Theophyllin besitzt synergistische Wirkungen (Sahay et al.1986).

Die Kombination von *Bronchodilatatoren* ist somit sinnvoll, nicht nur wegen unterschiedlicher Wirkungsmechanismen, sondern auch aufgrund der nachgewiesenen Wirkungen. Die bronchodilatierende Wirkung der β_2-Agonisten ist zwar den anderen Substanzen meistens überlegen, jedoch lassen sich durch Kombinationstherapie a) die Nebenwirkungen reduzieren und b) in bestimmten Situationen (akutes Asthma) bessere Wirkungen erzielen. Nicht untersucht ist, ob diese Kombinationen in der Lage sind, die verzögerten Reaktionen und die Hyperreagibilität zu vermindern.

Die Kombination von „antibronchokonstriktorischen" und „antiinflammatorischen" Substanzen (Abschnitt 9.2) läßt weitergehende synergistische Wirkungen erwarten, so vor allem eine Unterdrückung von Sofortreaktionen und verzögerten Reaktionen. DNCG ist die bislang einzige Monosubstanz, die dies vermag. Allerdings ist die Hemmung der Sofortreaktion geringer als die durch β_2-Agonisten (Schultze-Werninghaus et al. 1979a), so daß eine Addition von β_2-Agonisten und DNCG von besonderem Interesse ist. In der Tat hat sich sowohl im Experiment bei Kälteinhalation (Latimer et al. 1983), nach Allergen-Provokation (Schultze-Werninghaus u. Bergmann 1986) als auch nach Carbachol-Provokation (Petro 1984) und nach Anstrengungsasthma (Gehrke et al. 1986) eine Wirkungssteigerung der Kombination von β_2-Agonisten mit DNCG gegenüber den Einzelstoffen zeigen lassen. Allerdings werden die synergistischen Wirkungen im Modell oft erst durch Reduzierung der Dosis des β_2-Agonisten erkennbar, da β_2-Agonisten die Sofortreaktionen nach unterschiedlichen Stimuli weitgehend unterdrücken (Gehrke et al. 1986; Schultze-Werninghaus u. Bergmann 1986). Durch klinische Untersuchungen (Gulyas 1984; Thoma 1984) wurde innerhalb einer 6wöchigen Therapie die Überlegenheit der Kombination gegenüber einer β_2-adrenergen Monotherapie bestätigt.

Auch für umfangreichere Kombinationen sind synergistische Wirkungen gezeigt worden, so für β_2-Agonisten, m-Cholinozeptor-Antagonisten und Theophyllin

(Lefcoe et al. 1982), β_2-Agonisten, Theophyllin und DNCG (Merget u. Schultze-Werninghaus 1984). Die Ergebnisse derartiger Studien sind jedoch oft schwer interpretierbar und in ihrer Aussagefähigkeit durch nicht optimale Anwendung von β_2-Agonisten (oral statt inhalativ) bzw. durch zu kleine Kollektive eingeschränkt.

9.5.3 Fixe Kombinationen

An fixe Arzneimittel müssen folgende Anforderungen gestellt werden:

1. Jeder Inhaltsstoff muß zum Therapieeffekt beitragen;
2. die Dosierung (Menge, Häufigkeit, Dauer) jedes Inhaltsstoffes muß so bemessen sein, daß die Kombination unbedenklich und wirksam ist;
3. die Kombination muß entweder einer Steigerung von Wirksamkeit oder Sicherheit oder einer Verringerung des Mißbrauchsrisikos dienen;
4. die fixe Kombination muß einen besseren therapeutischen Effekt besitzen als jeder Inhaltsstoff für sich allein (Crout 1974).

Nach diesen Kriterien ist die überwiegende Zahl der in der Roten Liste (1987) enthaltenen oralen oder inhalativen Kombinationspräparate als unsinnig und obsolet anzusehen. Noch finden sich unter der Rubrik „Broncholytika/Antiasthmatika" 82, unter der Rubrik „Antitussiva/Expektorantia, Kombination mit Broncholytika" 54 Handelspräparate. Diese enthalten unter anderem Substanzen mit *fraglicher* Wirksamkeit, wie pflanzliche Extrakte und Substanzen mit *bedenklicher* Wirkung, wie Phenobarbital.

Nach den o.g. Befunden und Kriterien sind nur wenige Kombinationspräparate als sinnvoll anzusehen, vor allem solche, die bei vergleichbarer Wirkdauer und nachgewiesener gegenseitiger Wirkungsverstärkung eine Vereinfachung der Therapie ohne die Gefahr zunehmender unerwünschter Wirkungen ermöglichen. Als sinnvoll zu bezeichnen ist z.B. die Kombination eines inhalativen β_2-Agonisten (Fenoterol) mit einem m-Cholinozeptor-Agonisten (Ipratropiumbromid) - Berodual® - oder die Kombination eines inhalativen β_2-Agonisten mit DNCG - Aarane®, Allergospasmin®, Ditec® - (Tabelle 9.2-1). Die eingangs genannten Kriterien sind hier weitgehend erfüllt. Allerdings zeigt sich, daß die β_2-Agonist-DNCG-Kombination von vielen Patienten zu häufig angewendet wird. Daraus resultiert eine unnötig höhe DNCG-Dosierung, die zwar keine Steigerung unerwünschter Wirkungen zur Folge hat, aber kostspielig ist. Die Anwendung dieser Kombination sollte Patienten vorbehalten bleiben, die nachweislich auf DNCG ansprechen.

Weniger sinnvoll erscheinen z.B. die Kombination eines oralen β_2-Agonisten (nebenwirkungsreicher als inhalative β-Agonisten) mit Theophyllin, die Kombination von DNCG mit Isoprenalin (als nicht-selektivem β-Agonisten) sowie die in den letzten Jahren entwickelten Kombinationen von Bronchodilatatoren mit Expektorantien bzw. Expektorantien mit Antibiotika (Substanzen mit fraglicher Wirksamkeit bzw. nicht in fester Kombination sinnvoll). Wenig wünschenswert erscheinen auch die in den kommenden Jahren zu erwartenden Kombinationen aus β_2-Agonisten und inhalativen Steroiden, da beide Einzelstoffe nicht ohne

Nebenwirkungen sind und beide Substanzen daher individuell und möglichst niedrig dosiert werden sollten, was bei fixer Kombination nicht möglich ist.

9.5.4 Schlußfolgerungen

1. Asthma erfordert meistens eine Kombinationstherapie.
2. Kombinationspräparate vereinfachen die Therapie.
3. Sinnvolle Kombinationspräparate enthalten erforderliche Einzelstoffe in optimaler Applikationsform.
4. Zur Kombination geeignet sind inhalative Bronchodilatatoren, die auch prophylaktische Eigenschaften gegen bronchokonstriktorische Reize haben (β_2-Agonist plus m-Cholinozeptor-Antagonist) sowie die Kombination dieses Wirkprinzips mit einer „antiinflammatorischen" Substanz von etwa gleicher Wirkdauer (β_2-Agonist plus DNCG).
5. Wenig sinnvoll bzw. weniger geeignet sind z. B. feste Kombinationen mit Steroiden, mit *oralen* β_2-Agonisten, mit unwirksamen, nebenwirkungsreichen oder überflüssigen Substanzen.

9.6 Patientenschulung – wesentlicher Bestandteil einer effektiven Asthmatherapie?

H. Worth

9.6.1 Unveränderte Asthma-Letalität

In den letzten Jahren sind die Kenntnisse über Ätiologie, Pathogenese, Pathophysiologie sowie die Möglichkeit der medikamentösen Therapie bei Asthma stark gewachsen. In auffallendem Gegensatz zu den pharmakologischen und technischen Weiter- und Neuentwicklungen zur Behandlung dieser Erkrankung stehen die insbesondere für die angelsächsischen Länder, Dänemark, Schweden und Neuseeland ermittelten unverändert hohen oder gar ansteigenden Mortalitäts- und Morbiditätsraten durch Asthma (Sly 1984; Khot et al. 1984; Benatar 1986; Sears et al. 1986). Entsprechende Zahlen liegen für die Bundesrepublik nicht vor (vgl. Abschnitt 2). Die Diskrepanz zwischen den Fortschritten der Pharmakotherapie des Asthmas und der Behandlungsqualität der Erkrankung offenbart, daß es den Patienten bisher nicht möglich war, die medizinisch-technischen Fortschritte für sich ausreichend zu nutzen.

Eine detaillierte retrospektive Analyse von 90 Todesfällen durch Asthma (British Thoracic Association 1982) hat folgende Hauptursachen für den letalen Ausgang ergeben:

- fehlende (ärztliche) Hilfe während des tödlichen Anfalls,
- Unterschätzung des Schweregrades des Anfalls,
- unzureichende medikamentöse Behandlung während des Anfalls.

So war der Schweregrad des letalen Asthma-Anfalls von 77% der Patienten oder deren Angehörigen und von 69% der herbeigerufenen Ärzte nicht richtig eingeschätzt worden. In 30% hatten die Anfälle innerhalb einer Stunde zum Tode geführt, und in 35% wurden Verzögerungen im Zusammenhang mit dem Einsatz des Notarztes für den Tod des Patienten (mit-) verantwortlich gemacht. Die vor dem Tod zuletzt durchgeführte medikamentöse Basistherapie mit Bronchodilatatoren und Kortikosteroiden war bei 61% der Patienten unzureichend dosiert oder, obwohl indiziert, nicht durchgeführt worden. Nur 14% der Todesfälle waren mit großer Wahrscheinlichkeit nicht vermeidbar gewesen.

9.6.2 Patientenschulung

Diese alarmierenden Ergebnisse haben die British Thoracic Association zu folgender Empfehlung veranlaßt: Asthma-Patienten und deren Angehörige müssen über die Krankheit besser informiert werden. Die Patienten sollten regelmäßig Peak-Flow-Messungen durchführen, die Ergebnisse beurteilen können und wissen, wie ggf. die Therapie dem Schweregrad der Erkrankung anzupassen ist. Die Einsicht der Patienten in die Notwendigkeit einer prophylaktischen medikamentösen Behandlung muß gefördert werden. Alle Patienten sollten einen Vorrat an oralen Kortikosteroiden zu Hause haben und wissen, welche Symptome eine drohende Gefährdung anzeigen und wohin sie sich im Notfall wenden können.

Trotz dieser eindringlichen Empfehlungen kommt eine Untersuchung (Ellis u. Friend 1985) anhand einer Befragung von 50 Patienten mit mittelschwerem Asthma zu dem Schluß, daß die Kenntnisse der Patienten über ihre Erkrankung und die notwendige Behandlung unzureichend sind. So glaubten 66% der Befragten nicht, daß sie an Asthma sterben könnten. 76% der Befragten war nicht geläufig, daß β_2-Adrenozeptor-Agonisten eine prophylaktische Wirkung ausüben können. Nur 36% der Patienten handhabten das Dosier-Aerosol regelrecht. 74% der befragten Asthmatiker wären nicht rechtzeitig in der Lage gewesen, eine Kortikosteroidtherapie zu beginnen bzw. eine dem jeweiligen Schweregrad der Erkrankung entsprechende Dosiserhöhung durchzuführen. Verglichen mit den Werten der Einsekundenkapazität unterschätzten 20% der Patienten den augenblicklichen Schweregrad der Atemwegsobstruktion. Nur ein Patient besaß ein Peak-Flow-Meter, war mit dessen Handhabung jedoch nicht vertraut. Die Ergebnisse dieser Untersuchung führten die Autoren auf eine unzureichende Information und Schulung der Patienten zurück.

Schulungsprogramme für Asthmatiker wurden bisher vorwiegend in den USA und in den Niederlanden entwickelt. In ersten Untersuchungen, insbesondere an asthmakranken Kindern (Fireman et al. 1981), ließen sich positive Effekte im Sinne einer Abnahme der Anfallshäufigkeit, einer geringeren Anzahl von Hospitalisierungen, einer besseren Medikamenteneinnahme und geringerer Fehlstunden in der Schule nachweisen. Publikationen über strukturierte Schulungsprogramme für erwachsene Asthmatiker sind spärlich. Mühlhauser et al. (1986) und Hilton et al. (1986) werteten kürzlich den Effekt zweier Asthma-Schulungsprogramme unterschiedlichen Umfangs bezüglich Wissensvermittlung und Einstellung der Patienten zu ihrer Krankheit aus. Dabei zeigte sich, daß die ausschließliche Wissensvermittlung über Asthma keineswegs zu einer besseren Behandlungsqualität führte. Ähnliche Erfahrungen wurden schon vor Jahren bei der Erarbeitung von Schulungsprogrammen für Patienten mit einem Typ-I-Diabetes mellitus gemacht. Bei der Schulung von Diabetikern stellte sich heraus, daß erst die weitestmögliche Einbeziehung des Patienten in die Festlegung, Durchführung und Erfolgskontrolle seiner (medikamentösen) Therapie zum Erfolg führt. Aufbauend auf diesen Erfahrungen wurde ein strukturiertes Schulungs- und Behandlungsprogramm auch für Patienten mit Asthma in der Medizinischen Klinik der Universität Düsseldorf erstellt.

9.6.3 Asthma-Behandlungs- und -Schulungsprogramm

Die Teilnahme an der Schulung erwachsener Patienten mit Asthma setzt eine bereits vor Schulungsbeginn erfolgte Diagnostik der Erkrankung unter Einschluß allergologischer Voruntersuchungen voraus. Die Schulung der Patienten ist integraler Bestandteil der Asthma-Behandlung und erfolgt im Rahmen eines fünftägigen stationären Aufenthaltes. Die Unterrichtung der Patienten findet in Form eines Gruppenkurses für 4–8 Patienten statt. Der Lehrstoff des Schulungsprogramms ist in Tabelle 9.6-1 dargestellt.

Hauptinhalte des Unterrichtes sind:

1. Wissensvermittlung über Asthma
2. Medikamentöse Therapie
3. Selbstkontrolle mittels Peak-Flow-Messung
4. Korrekte Benutzung des Dosier-Aerosols
5. Anfallsprophylaxe und -therapie
6. Dosisanpassung der Medikation an den jeweiligen Schweregrad der Erkrankung

Der diese Themen umfassende Stundenplan ist in Abbildung 9.6-1 dargestellt.

Die Patienten werden von einem speziell ausgebildeten Krankenpfleger (Asthmaberater) und einer Atemtherapeutin geschult. Der Asthmaberater ist ausschließlich mit der Betreuung dieser Patienten betraut. Zum Schulungsteam gehören ferner eine Pädagogin, ein Psychotherapeut und zwei Ärzte.

9.6.3.1 Ziele der Behandlung und Schulung

Die Ziele der Asthmabehandlung sind auch die Ziele der Asthma-Schulung. So kann eine sinnvolle Therapie mit Dosieraerosolen erst erfolgen, wenn der Patient gelernt hat, diese richtig zu benutzen. Ebenso ist es nutzlos, einem Patienten zu raten, bei Verschlechterung seines Asthmas den Arzt aufzusuchen, wenn er die

Tabelle 9.6-1. Lehrinhalte zur Schulung von Patienten mit Asthma

Was ist Asthma?	*Medikamentöse Behandlung*
Symptome	Behandlung im Anfall
	Vorbeugende Behandlung
Definition	Der medikamentöse Stufenplan
Ursachen	Eigenschaften und Anwendung der Medi-
Auslösende Faktoren	kamente
Formen	Richtlinien zum Ein- und Absetzen der
Häufigkeit	einzelnen Medikamente
Erblichkeit	(Übungen mit praktischen Beispielen)
Therapiemöglichkeiten	
Verlauf	*Sport und körperliche Belastung*
	Atemnot bei körperlicher Belast
Die Atmung, der Asthmaanfall	Sport trotz Asthma
Der Aufbau der Luftwege	Sport als Behandlung?
Die normale Atmung	Das Anstrengungsasthma
Die Atmung des Asthmatikers	
Der Asthmaanfall	*Der schwere Asthmaanfall*
	Wie man in (früh) erkennt
Selbstkontrolle mit dem Peak Flow-Meter	Was man selber tun muß und kann
Was das Peak Flow-Meter mißt	Wo man ärztliche Hilfe findet
Handhabung des Peak Flow-Meters	Welche Behandlung der Arzt durchführt
Häufigkeit und Indikation zur Messung	
Protokollierung der Meßergebnisse	*Der Atemwegsinfekt*
Beurteilung der Meßergebnisse	Wie man ihn erkennt
● optimale Einstellung	Viraler und bakterieller Infekt
● schwere Bronchialverengung	Was sind Antibiotika?
● tageszeitliche Schwankungen	Behandlung des Asthma beim Infekt
● andere Faktoren, die den Peak Flow	Wann man zum Arzt gehen muß
beeinflussen	Welche Untersuchungen der Arzt durchführt
● Beziehung zwischen Peak Flow und	Welche Behandlung der Arzt durchführt
subjektivem Befinden	
	Asthma und Psyche
Dosier-Aerosol	Stadien der Krankheitsbewältigung
Praktische Anwendung	Angst – Ursachen und Möglichkeiten, sie zu
	verringern
Die Allergie	Der Asthmatiker und sein soziales Umfeld
Wie man feststellt, ob man ein allergisches	
Asthma hat	*Atemgynmastik und Autogenes Training*
Allergene	Möglichkeiten und Grenzen
● Arten	Atemerleichternde Stellungen
● Vorkommen	Dosierte Lippenbremse
● Vermeidung	Therapeutische Stellungen beim Abhusten
● Hyposensibilisierung	Einführung in das autogene Training

Zeichen einer Verschlechterung nicht erkennt. Das Vermitteln von Wissen und Verständnis über das Wesen, den Verlauf und die Therapie der Erkrankung sind die Basis für jede erfolgreiche Behandlung und Schulung. Einem Patienten, der nicht weiß, daß man im Asthma-Anfall sterben kann, fehlt die Voraussetzung für ein gezieltes Handeln bei akuter Verschlechterung der Krankheit. Ein Patient, der die prophylaktische Wirkung z. B. der β_2-Adrenozeptor-Agonisten nicht kennt, wird den Sinn der Verordnung nicht einsehen, diese Medikamente auch im beschwerdefreien Intervall anzuwenden. Ein Patient, der zwar gelernt hat, ein Peak Flow-Meter richtig zu benutzen, aber nicht, die Ergebnisse auch zu bewerten

Asthmaschulung – Stundenplan

Montag	Dienstag	Mittwoch	Donnerstag	Freitag
	9.00 - 10.30 Lungenfunktions-Untersuchung	9.00 - 10.00 **DNCG Ketotifen**		
		10.30 - 11.30 **Visite**	10.00 - 11.00 **Theophyllin**	10.00 – 11.00 **Der schwere Asthmaanfall**
10.30 – 12.00 Begrüßung durch den Stationsarzt **Was ist Asthma?**	11.30 - 12.15 Atemgymnastik Autogenes Training	11.30 - 12.00 Atemgymnastik Autogenes Training	11.30 - 12.15 **Sport** Peakflowmessen vorher und nachher	11.30 - 12.15 Atemgymnastik Autogenes Training
14.00 – 14.45 **Die Atmung** Der Asthmaanfall	14.00 – 15.30 **Die Allergie** Vorbeugende Asthmabehandlung	14.00 - 15.00 **Betamimetika**	14.00 - 15.00 **Kortison**	14.00 – 15.30 **Der Bronchialinfekt** Abschließende Diskussion
15.00 - 16.00 **Das Peakflowmeter Das Dosier-Aerosol**		15.30 – 16.30 **Asthma und Psyche** Soziale Umwelt	15.30 – 16.15 **Asthma und Sport**	

Abbildung 9.6-1. Inhalt des Stundenplans der Asthma-Schulung:
Helle Felder: Vermittlung von Wissen über die Krankheit „Asthma".
Dunkle Felder: Informationen über die wesentlichen Medikamente in der Asthma-Therapie.
Mittelgraue Felder: Diagnostische und therapeutische Maßnahmen.

und danach zu handeln, wird seine Messungen nur selten für längere Zeit fortsetzen. Letztlich muß die Schulung dem Patienten ermöglichen, zu Hause den Schweregrad des Asthmas kontinuierlich zu analysieren, die Effektivität der laufenden Therapie zu beurteilen, über die Notwendigkeit einer Änderung der Behandlung zu entscheiden und diese ggf. selbst durchzuführen oder dazu einen Arzt zu konsultieren. Mit diesem Behandlungs- und Schulungsprogramm sollen durch den gezielten Einsatz der medikamentösen Therapie die Anfallshäufigkeit reduziert, akute und protrahierte Verschlechterungen des Asthmas rechtzeitig therapiert und hierdurch die Anzahl vermeidbarer Notfallbehandlungen, Krankenhausaufenthalte und Arbeitsunfähigkeitstage reduziert werden. Nicht zuletzt soll die Lebensqualität des Asthmatikers mit Hilfe der Schulung verbessert werden. Kenntnisse über die Erkrankung, Möglichkeiten zur Selbsthilfe im Asthma-Anfall dienen auch dazu, die Angst des Patienten abzubauen, sich selber nicht helfen zu können und mit der Ungewißheit leben zu müssen, auf die rechtzeitige Verfügbarkeit eines kompetenten Arztes angewiesen zu sein.

9.6.3.2 Erste Ergebnisse

Die Evaluation der ersten 20 Patienten, die an dem Behandlungs- und Schulungsprogramm teilnahmen, erbrachte 5 Monate nach erfolgter Schulung folgende Ergebnisse:

1. Beeinflussung des Beschwerdebildes durch die *Schulung*

13 der 20 Patienten gaben eine Abnahme von Husten, Auswurf und Dyspnoe an, 11 eine Abnahme der Häufigkeit nächtlicher Attacken von Atemnot; in 14 Fällen stellte sich nach klinischer Untersuchung und Abschätzung des Ausmaßes der Dyspnoe eine Besserung ein. Von den 10 Patienten, die über starke Angstgefühle vor den Asthma-Anfällen klagten, gaben 8 eine Abnahme der Angst durch die Schulung an.

2. Wissensstand, Selbstkontrolle, Durchführung der *Therapie*

Der mit einem Fragebogen überprüfte Wissensstand der Patienten ergab in 75% der gestellten Fragen korrekte Antworten. Das Peak Flow-Meter wurde von allen Patienten, das Dosier-Aerosol in 17 von 20 Fällen korrekt gehandhabt. 14 Patienten führten regelmäßige Peak Flow-Messungen durch, in 13 Fällen war die Anpassung der Therapie an den jeweiligen Schweregrad der Erkrankung korrekt. Bei den 17 mit Theophyllin behandelten Patienten lag der Serum-Spiegel in 15 Fällen im therapeutischen Bereich.

3. *Lungenfunktion*

Der Vergleich funktionsanalytischer Kenngrößen der Atemwegsobstruktion (Einsekundenkapazität, relative Sekundenkapazität, Atemwegswiderstand), der statischen Lungenvolumina und der Blutgase während und 21 Wochen nach der Schulung ergab keine signifikanten Unterschiede für die gemessenen Parameter.

9.6.4 Schlußfolgerungen

Die ersten Ergebnisse der Schulung erwachsener Asthmatiker (Worth et al. in Vorbereitung) mit einem strukturierten Schulungsprogramm zeigen, daß die Schulung in der Mehrzahl der Fälle zu einer Besserung des klinischen Beschwerdebildes, einem höheren Wissensstand sowie einer effektiven Handhabung von Selbstkontrolle und Anpassung der Therapie an den jeweiligen Schweregrad der Obstruktion durch den Patienten geführt hat. Die fehlende Besserung von funktionsanalytischen Kenngrößen der Obstruktion bei der Nachuntersuchung mag darauf zurückzuführen sein, daß die Vergleichsuntersuchung während der Schulungswoche nach Optimierung der medikamentösen Therapie durchgeführt wurde.

Nach den bisher vorliegenden Ergebnissen erscheint das vorliegende fünftägige Behandlungs- und Schulungsprogramm für erwachsene Patienten mit Asthma als wesentliche Grundlage für eine langfristige Verbesserung der Behandlungsqualität in der ambulanten Betreuung der Asthmatiker. Um die Effektivität der Patientenschulung bezüglich der Vermeidung von Akutkomplikationen und einer Verbesserung der Lebensqualität mit ausreichender Validität festzulegen, sind längerfristige Verlaufsuntersuchungen an größeren Kollektiven notwendig.

Der Autor dankt seinen Mitarbeitern H. Kraut, G. Weske, E. Küpper, I. Mühlhauser, H.-W. H. Breuer und M. Berger für die Mitarbeit an der Erstellung und Durchführung des strukturierten Schulungsprogrammes.

9.7 Steuerung und Überwachung der Therapie bei Asthma

J. Meier-Sydow und G. Schultze-Werninghaus

9.7.1 Therapiesteuerung – eine Aufgabe für Arzt und Patient

- Ein Steuermann kennt sein Fahrzeug, den optimalen Kurs, und er muß seine Leute führen, was nicht ohne Überwachung geht.
- Der Arzt, der Asthmatiker behandelt, kennt die Krankheit, er kennt ein Therapieziel ohne Kompromisse, und er muß darüber wachen, daß dieses Ziel vom Patienten erstens gewollt, zweitens mit allen Kräften angestrebt wird.

Diese Forderungen zu erfüllen, bedarf es erheblicher Anstrengungen des Arztes wie des Patienten.

Über das gestellte Thema gibt es praxisnahe Literatur (Bundesverband der pharmazeutischen Industrie 1977; Meier-Sydow u. Schultze-Werninghaus 1979; Schultze-Werninghaus 1983 b; Deutsche Liga zur Bekämpfung der Atemwegserkrankungen 1984; Nolte 1984a, 1987; Schmidt 1984; Clark u. Rees 1986; Frankfurter Arbeitskreis für Pneumologie und Allergologie o. J.). Im gegebenen Zusammenhang wollen wir uns deshalb auf die Wiedergabe von Stichworten beschränken, von denen nur eine Minderzahl kommentiert werden soll. Am Schluß werden *Merkworte* zusammengestellt. Wir unterscheiden dabei systematisch den Part des Arztes von dem des Patienten.

Ein wichtiger Begriff unseres Themas ist die Compliance, speziell die Medikamentencompliance des Patienten. Compliance im wörtlichen Sinne heißt: Folgsamkeit, Unterwürfigkeit, Bravheit, Nachgiebigkeit. Wir wollen aber gerade das Gegenteil, *den kooperativen, den mündigen Patienten*; unser Patient soll aufgeklärt, ein weitgehend selbständig handelnder Partner sein.

Wir werden zeigen, wie sich dieser Widerspruch auflösen läßt.

9.7.2 Ziel der Therapie

Das Ziel der Therapie ist die *Beschwerdefreiheit* des Patienten, nicht nur augenblickliche Beschwerdefreiheit, sondern auch Sicherheit vor erneuten Anfällen. Therapie und Prophylaxe sind engstens miteinander verbunden; Anfallsprophylaxe kann Dauertherapie erforderlich machen, einmal abgesehen von der Karenz gegenüber allen bekannten Irritantien. Beschwerdefreiheit ist ein sehr subjektiver Begriff, von der Sensibilität einerseits, vom Dissimulationstalent andererseits des jeweiligen Patienten in hohem Maße abhängig. Ob wir uns also mit der (subjektiven) Beschwerdefreiheit des Patienten begnügen sollen, ob nicht auch die Normalisierung der konventionellen Lungenfunktionswerte der Atemwegsobstruktion, darüber hinaus der Parameter der *small airways disease* und schließlich die Beseitigung der Hyperreagibilität Ziel der Therapie sein muß, darüber sind die Ansichten geteilt (Meier-Sydow u. Kappos 1986).

Folgender therapeutischer *Stufenplan* wäre denkbar:

1. *Beschwerdefreiheit*, im Sinne der spontanen Äußerung des Patienten.
2. Darüber hinaus auch konventionelle *Lungenfunktionsparameter* normalisiert.
3. Darüber hinaus auch Funktionsparameter der *small airways disease* normalisiert.
4. *Hyperreagibilität* beseitigt.

Zu 1. und 2.: Beschwerdefreiheit allein dürfte uns nicht erlauben, die Therapie abzubrechen. Wir müssen zumindest auch eine Normalisierung der konventionellen Lungenfunktionsparameter fordern. Für beide Kategorien gilt aber: wenn wir die Medikation beenden, muß der Patient für einen evtl. Rückfall einen Bronchodilatator und gfs. weitere Medikamente ständig griffbereit haben. Und: ein Absetzen der Therapie ist erst gerechtfertigt, wenn ein Auslaßversuch negativ bleibt. Darüber hinaus: ist die Erkrankung chronisch-rezidivierend, tendieren wir dazu, nach Punkt 3. zu verfahren.

Zu 3.: eine Normalisierung der Parameter der sog. „small airways disease" (MEF_{50}, MEF_{25}) sollte in jedem Fall angestrebt werden; ob allerdings eine Langzeittherapie bei pathologisch bleibenden Parametern gerechtfertigt ist, wird kontrovers diskutiert. Wenn Arzt und Patient mit einer Langzeitbehandlung nicht einverstanden sind, empfehlen wir lediglich eine *prophylaktische Lebensführung* einschließlich geeigneter Urlaubsplanung, Allergenkarenz, Nichtrauchen und angemessener körperliche Betätigung. Andernfalls könnte man eine Langzeittherapie zunächst auf ein Jahr begrenzen.

Zu 4.: wenn Beschwerdefreiheit erreicht, die konventionellen und die Parameter der *small airways disease* normalisiert sind, dürfte im allgemeinen die Hyperreagibilität stark zurückgegangen oder aber bereits geschwunden sein. Eine isolierte Hyperreagibilität zu behandeln, halten wir nicht für gerechtfertigt.

9.7.3 Steuerung der Therapie durch den Arzt

Unterrichtung des Patienten und der Familie über die Pathophysiologie des Asthma, über eine verbesserte Lebensweise (einschl. Gymnastik, Sport):

- Prophylaxe, auch medikamentös;
- Therapie, auch nicht-medikamentös;
- Erkennung einer *Non-Compliance*.

Überwachung der Therapie durch den Arzt

Basis: Kenntnisse der optimalen Therapie, Kenntnisse der Ursachen einer „Non-Compliance".

Mittel:
- regelmäßige Befragung des Patienten;
- Kontrolle der Peak-flow-Werte;
- Kontrolle evtl. täglicher Aufzeichnungen;
- Routine-Labor, Röntgen in adäquaten Abständen;

- Lungenfunktion: aktuelle Befunde, Langzeittendenz;
- Kontrolle des Medikamentenverbrauchs (Rezepturhäufigkeit);
- Blutspiegelbestimmungen, z. B. Theophyllin.

9.7.4 Steuerung der Therapie durch den Patienten

Der Patient muß über einen detaillierten schriftlichen Therapieplan verfügen, der ihm im übrigen im Rahmen der ärztlichen Anweisung die Möglichkeit zu Dosierungsveränderungen läßt, z. B. bei Kortikosteroiden. Vorzugsweise sollte dieser Plan auch die Wirkung der einzelnen Medikamente erkennen lassen und die wichtigsten Merkworte enthalten (Abbildung 9.7-1). Der Patient muß diesen Therapieplan stets zur Hand haben.

Überwachung der Therapie durch den Patienten

- Tägliche Peak-flow-Registrierungen (Abbildung 9.7-2, 3);
- evtl. tägliche Aufzeichnungen (Abbildung 9.7-4);
- evtl. tägliche sog. Test-Gehstrecke, die den augenblicklichen Funktionszustand wiedergibt, gleichzeitig dem Training dient.
- Falls der Patient bei der Befolgung des Therapieplanes Beratung und Hilfe braucht, muß diese auch von Angehörigen geleistet werden können; Tablettenkassetten sind hilfreich;
- Dosier-Aerosole mit lesbarer Beschriftung müssen ihren festen Platz in der Wohnung haben.

9.7.5 Merkworte für den Arzt (diagnostisch und therapeutisch)

- Ist die Diagnostik abgeschlossen, könnte (etwa bei Therapieversagen) ein diagnostischer Fehler vorliegen?
- Verändert sich die Symptomatologie, so daß neue diagnostische Maßnahmen (etwa Bronchoskopie, HNO-Untersuchung) notwendig werden?
- Könnte eine probatorische Therapie (z. B. mit DNCG) die Diagnostik erweitern?
- Liegt der Symptomatologie, bei normalen konventionellen Lungenfunktionswerten, ggf. eine periphere Obstruktion *(small airways disease)* vor?

Abbildung 9.7-1. *Schriftliche Patientenanweisung:* Der Plan (zu beziehen über BYK Gulden, Konstanz) hat folgende Vorteile:
- Für den Arzt ist er eine Art Check-Liste: Kein wichtiges Therapieprinzip vergessen?
- Für den Patienten enthält er Erklärungen über die Wirkungsweise der Medikamente und die wichtigsten Merkworte (Rückseite, nicht abgebildet).
- Übersichtlichkeit.
- Minimale Schreibarbeit auch bei Therapiewechsel (5 Felder).
- Durchschriftverfahren (Doppel im Krankenblatt) möglich.

Therapie-Plan für Patient: _______________________________

Wirkungsprinzip	Medikament	Einnahme	Datum				Datum			
			morgens	mittags	nach-mittags	abends (spät)	morgens	mittags	nach-mittags	abends (spät)
Bronchospasmolytikum (gegen Atemnot)		vor/zu/nach d. Essen								
		vor/zu/nach d. Essen								
		vor/zu/nach d. Essen								
Antiallergikum (gegen allergische Ursachen der Krankheit)		vor/zu/nach d. Essen								
		vor/zu/nach d. Essen								
Steroid (gegen schwere Atemnot)		vor/zu/nach d. Essen								
		vor/zu/nach d. Essen								
Sekretolytikum (schleimlösend)		vor/zu/nach d. Essen								
Antibiotikum (gegen Bakterien)		vor/zu/nach d. Essen								
Digitalis (Herzstützung)		vor/zu/nach d. Essen								
Diuretikum (Entwässerung)		vor/zu/nach d. Essen								
		vor/zu/nach d. Essen								
Osteoporose-Prophylaxe		vor/zu/nach/ d. Essen								
		vor/zu/nach d. Essen								
Sonstiges		vor/zu/nach d. Essen								
		vor/zu/nach d. Essen								
		vor/zu/nach d. Essen								
Inhalationstherapie (Gerät?):										

Abbildung 9.7-1 (Legende siehe Seite 368 unten)

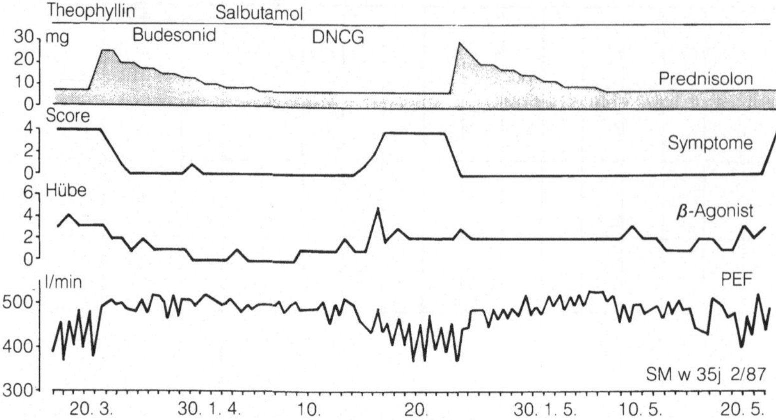

Abbildung 9.7-2. Peak Flow (PEF) und Symptome unter Therapie. Charakteristische Variabilität des PEF mit großer Amplitude zwischen Morgen- und Abendwerten bei Verschlechterung. Unter Steroid-Erhöhung Verringerung der Amplitude des PEF und Rückgang der Symptome und Begleitmedikation (Extra-Hübe β_2-Agonist).

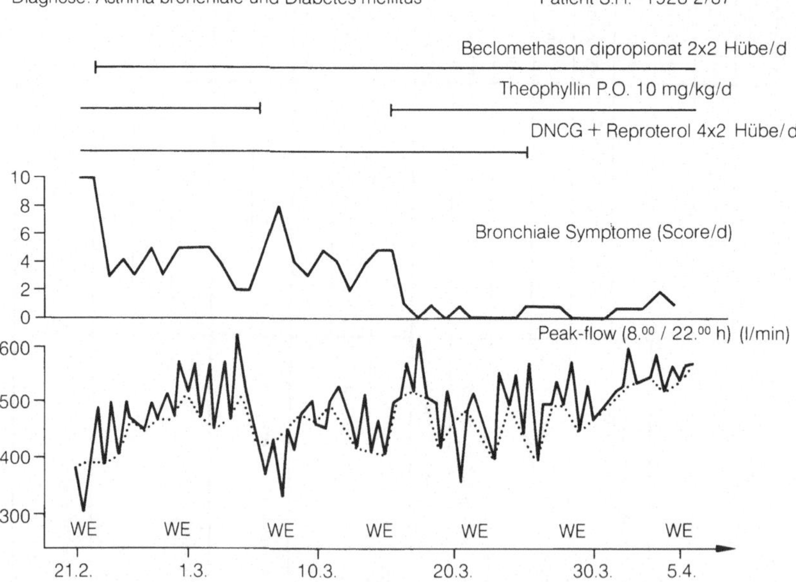

Abbildung 9.7-3. Beispiel einer graphischen Darstellung der Angaben aus schriftlicher Patientenanweisung: Therapie und Patientenprotokoll (Verlauf). Kombination von Diabetes mellitus und Asthma; Therapieverlauf unter ausschließlich *inhalativer* Kortikosteroidgabe und Kombinationspräparat Reproterol/Cromoglicinsäure, Dinatriumsalz; intermittierend Theophyllin (Auslaßversuch: Verschlechterung von PEF-Werten und Befunden). Insgesamt wesentliche Besserung des Asthmas ohne orale Steroidmedikation. WE = Wochenende.

Für jedes Symptom (Luftnot, Husten, Auswurf usw.) bitte Schweregrad eintragen.

0 = kein, **1** = gering, **2** = mäßig, **3** = stark

Monat	Tag	1	2	3	4	5	6	7	8	9	10	11	12	13	14	15	16	17	18	19	20	21	22	23	24	25	26	27	28	29	30	31
Peak-Flow 6 - 8 Uhr	vor																															
Broncho-dilatator	nach																															
21 - 23 Uhr	vor																															
Broncho-dilatator	nach																															
Luftnot Nachts																																
Tagsüber																																
Husten																																
Auswurf																																
Andere Beschwerden (welche?)																																
Zusätzliche Hübe des Dosieraerosols (Tag + Nacht)																																
Besonderheiten (Fest, Urlaub u.a.)	(eintragen)																															
Therapieänderung	(Datum, Änderung eintragen)																															

Abbildung 9.7-4. *Patientenprotokoll:* Darstellung von Symptomen (Grade 0–3), Extramedikation (zusätzliche Hübe des Dosieraerosols) und Peak-Flow am Morgen und am Abend vor und nach Gebrauch des Dosieraerosols (zu beziehen über FISONS, Köln).

- Therapieformular, mit Check-Liste zur eigenen Kontrolle (Abbildung 9.7-1);
- dem Patienten gut lesbare Broschüren überreichen;
- die wichtigsten Merkworte (Abbildung 9.7-1) zumindestens einmal ausführlich besprechen;
- ein Asthmatiker muß eingestellt werden wie etwa ein Diabetiker!

9.7.6 Merkworte für den Patienten

- Diagnostik abgeschlossen? Evtl. Abschluß durch mich (den Patienten) selbst verzögert?
- Auslöser von Anfällen erkannt, vermieden? Neue Auslöser aufgetreten?
- Optimaler Urlaub?
- Luftbefeuchtung ausreichend?
- Augenblicklicher Schweregrad richtig eingeschätzt?
- „Risiko" der Anwendung von Medikamenten gegen Risiko der Nichtanwendung abgewogen?
- Rechtzeitiger Gang zum Arzt bzw. rechtzeitige Änderung der Selbstmedikation bei Verschlechterung?
- Positive Einstellung zum Medikament: Das Medikament ist mein (des Patienten) Helfer, vergleichbar etwa mit einer Brille oder sonstigen Prothesen.
- Die Wirkung eines Medikamentes ist entscheidend, nicht die Nebenwirkungen.
- Nicht die Nebenwirkungen sollen gefürchtet, sondern die Wirkungen sollen herbeigeführt werden.
- Beschwerde-Freiheit, nicht Beschwerde-Verminderung ist das Ziel.
- Beschwerden sollen nicht hingenommen, sondern die Krankheitsprozesse müssen gestoppt werden.
- Nicht die Medikamente, sondern die Krankheit, auch die „unterschwellige", schädigen die Lunge.
- Viele Medikamente = Beschwerde-Freiheit ist besser als wenige Medikamente = keine Beschwerde-Freiheit.
- Besser mit Hilfe von „Kortison" die Beweglichkeit erhalten als infolge der Krankheit, die nicht durch „Kortison" gebessert wird, unbeweglich werden.

9.7.7 Schlußfolgerungen

Aus dem „Halbgott in Weiß" auf der einen Seite und dem „aufschauenden Patienten" auf der anderen Seite sollen Partner werden, die vertrauensvoll und offen miteinander sprechen und bereit sind, ständig voneinander zu lernen. Nur mit dieser Haltung sind die Probleme einer Langzeittherapie - Krankheitsbewältigung, Verhaltensdisziplin - lösbar. Man versteht, daß der Arzt Gefühl und Verstand gleichermaßen braucht, wenn er seine Patienten optimal behandeln will.

Die Erfahrung lehrt, daß die Möglichkeiten der Vorsorge, besonders aber die segensreichen Möglichkeiten der modernen medikamentösen Therapie keineswegs ausgenutzt werden. Oft beachten Patienten, aber auch Ärzte selbst einfache und einleuchtende Regeln nicht.

9.8 Zusammenfassung und Übersicht: Asthmatherapie

R. Wettengel

Die Asthmatherapie beginnt mit der Anamnese. Das Anamnese-Gespräch hat eine doppelte Funktion: es informiert den Arzt über die Besonderheiten des jeweils einzigartigen Krankheitsfalls und den Patienten über Sorgfalt und Kompetenz des Arztes.

Eine individuelle Behandlung setzt voraus, daß folgende Fragen geklärt sind:

- Welcher Schweregrad liegt vor?
- Wie häufig und wie schwer sind die Atemnotanfälle? (rasche Besserung nach Anwendung des Dosieraerosols? Anfälle mit Erstickungsgefühl oder Bewußtlosigkeit?)
- Ist die Atemwegsobstruktion reversibel? (mit Bronchodilatatoren? mit Kortikosteroiden?)
- Welche Medikamente wurden bisher eingesetzt und mit welchem Ergebnis?
- Welche Auslöser spielen eine Rolle und welche Karenzmaßnahmen sind möglich und sinnvoll?
- Sind Allergene im häuslichen Bereich oder am Arbeitsplatz nachweisbar und relevant?
- Welchen Einfluß haben unspezifische Reize (z. B. Zigarettenrauchen, körperliche und/oder seelische Belastung?)
- Spielen Medikamente (nicht-steroidale Antiphlogistika, Betablocker) als Ursache der Atemwegsobstruktion eine Rolle?

Vor jeder Rezeptur sollten diese Hinweise überprüft werden; denn Karenzmaßnahmen sind die einzige kausale Asthmatherapie.

Welche Medikamente stehen zur Verfügung?

Nach dem Wirkprinzip lassen sich 3 Stoffklassen unterscheiden:

1. *Bronchodilatatoren* (bronchodilatatorisch und antibronchokonstriktorisch wirkende Pharmaka). Dazu gehören β_2-Adrenozeptor-Agonisten, Theophyllin und m-Cholinozeptor-Antagonisten. Diese Medikamente galten bisher als Asthma-Mittel der ersten Wahl („Bronchospasmolytika").

2a. *Prophylaktika* (mit antibronchokonstriktorischen und mäßiggradigen antiinflammatorischen, aber ohne bronchodilatierende Eigenschaften). Diese Mittel sind *Prophylaktika* im engeren Sinne. Sie hemmen Reize, die eine Kontraktion glatter Muskelfasern der Atemwege bewirken, führen aber nicht zu einer direkten Atemwegserweiterung. Wichtigste Vertreter sind DNCG und Ketotifen.

2b. *Prophylaktika* mit ausgeprägten antiinflammatorischen Eigenschaften (Kortikosteroide). Bisher stehen in dieser Gruppe nur Kortikosteroide zur Verfügung. Hemmung der Entzündung bedeutet auch, daß die Empfindlichkeit gegen Allergene und unspezifische Reize herabgesetzt wird und Folgen der Entzündung, wie Mukussekretion und Hypertrophie von glatter Muskulatur, Schleimdrüsen und Basalmembran verhindert werden. Insofern wirken Steroide auch prophylaktisch. Ferner wird die Wirkung von β_2- Agonisten verstärkt bzw. wiederhergestellt.

Vorteile der Inhalation: Die Atemwege sind via Inhalation in gleicher Weise einer lokalen Behandlung zugänglich wie die Haut bei der Anwendung von Externa. Vorteile der Inhalation sind der rasche Wirkungseintritt und die im Verhältnis zur oralen Therapie um einen Faktor 1:10 geringere Wirkstoffmenge. Besonders einfach und effektiv ist die Inhalation mit einem Dosieraerosol. Die richtige Handhabung muß demonstriert und geübt werden! Etwas umständlicher aber sicherer ist die Inhalation von Trockenarosolen (Pulverkapseln). Sie ermöglicht eine bessere Kontrolle der Anwendungshäufigkeit. Besonders bei Kindern hat die apparative Inhalation einen Platz. In erster Linie kommen hierfür Düsenvernebler in Frage.

Stufenplan für die Langzeittherapie: Asthma ist in den meisten Fällen eine chronische oder chronisch-rezidivierende Erkrankung. Behandlungsziele sind Anfallsfreiheit, eine normale Lungenfunktion und damit eine gute körperliche Belastbarkeit. Weiterhin soll die Hyperreagibilität der Atemwege herabgesetzt werden. Wenn dies gelingt, ist der Einfluß verschiedener bronchokonstriktorischer Reize reduziert und damit eine Anfallsprophylaxe erreicht.

Stufenpläne sind gewöhnlich so konzipiert, daß geringer wirksame Medikamente am Anfang stehen. Bei ungenügendem Effekt wird eine schrittweise Eskalation bis hin zu den potentesten aber auch nebenwirkungsträchtigsten Pharmaka empfohlen.

Diese Strategie ist bei leichtem Asthma nach wie vor berechtigt. Patienten, die nur gelegentlich Atemnot haben, sind mit einem Bronchodilatator bei Bedarf ausreichend versorgt.

Bei häufigen oder ständig bestehenden Atembeschwerden ist jedoch ein anderes Vorgehen erforderlich: Von vornherein werden neben Bronchodilatatoren auch Steroide eingesetzt!

Die Berechtigung zum frühzeitigen Einsatz von Steroiden läßt sich aus verschiedenen Gründen herleiten:

- Häufig ist nur auf diese Weise eine Kontrolle der Symptome möglich.
- Die inhalative Anwendung ist ohne ein Risiko klinisch relevanter systemischer Nebenwirkungen.

Sofern intermittierend oder ständig orale Steroide erforderlich sind, müssen Nutzen und Risiko sorgfältig abgewogen werden.

Bei manifestem Asthma des Erwachsenen ist folgende *Basistherapie* als Regelfall anzusehen:

● Kombination eines *β_2-Agonisten* mit einem *inhalierbaren Steroid*.

Die kurze Wirkdauer der z. Zt. verfügbaren β_2-Agonisten macht eine 3–4mal tägliche Anwendung erforderlich. Das inhalierbare Steroid wird in 2 Einzeldosen appliziert; durchschnittliche Tagesdosis 1000 bis 2000 μg (Beclomethason-Dipropionat oder Budesonid).

Dabei werden Bronchodilatation, Hemmung der Bronchokonstriktion und Entzündungshemmung kombiniert. Diese Form der Behandlung ist gut steuerbar, ohne wesentliche aktuelle Nebenwirkungen und ohne nennenswertes Nebenwirkungsrisiko auch auf lange Sicht.

Diese Basistherapie kann durch *Kombination* mit weiteren Substanzen ergänzt werden:

- *Theophyllin* bewirkt oft eine gute Anfallsprophylaxe und einen Schutz vor Nachtasthma. Durch Auslaßversuche ist im Einzelfall zu klären, ob der Patient zur Gruppe der „Responder" gehört. Zur Dosisfindung ist die Bestimmung der Theophyllin-Serumkonzentration hilfreich und in der Regel erforderlich.

- *m-Cholinozeptor-Antagonisten* (Ipratropiumbromid, Oxitropiumbromid): diese Substanzen scheinen bei obstruktiver Bronchitis besser wirksam zu sein als bei Asthma. Bei störenden Nebenwirkungen von β-Agonisten (Tremor, Unruhe) ist ein Therapieversuch angebracht).

- *DNCG*: mit Einführung inhalierbarer Steroide ist der Stellenwert in der Asthmatherapie bei Erwachsenen geringer geworden. DNCG wird weiterhin in der Pädiatrie bevorzugt, insbesondere bei Kindern mit allergischer Asthma-Komponente.

- *Ketotifen*: sein Platz in der Asthmatherapie wird unterschiedlich bewertet. Stärke der Wirkung und Indikation sind ähnlich zu sehen wie bei DNCG.

- *Orale Steroide*: ihr Einsatz ist bei Asthma-Exacerbation intermittierend, bei schwerem Asthma mitunter ständig (neben der inhalativen Anwendung) erforderlich. Dosierung bei Beginn: 20–40 mg Prednisolon/d in Abhängigkeit vom Schweregrad. Die Erhaltungsdosis wird anhand der Beschwerden und der Lungenfunktion ermittelt. Sorgfältigeres Abwägen von Nutzen und Risiko ist erforderlich. Die *parenterale* Gabe von Steroiden ist nur im Asthmaanfall sinnvoll. *Depot-Kortikoide* und *ACTH* sind nicht zu empfehlen.

- *Hyposensibilisierung*: die Behandlung mit Allergen-Extrakten bei Asthma ist umstritten. Wahrscheinlich handelt es sich nicht um eine kausale Therapie. Der Wirkungsmechanismus ist noch nicht bekannt. Da objektive Kriterien zur Erfolgskontrolle nicht existieren, ist man auf Patientenangaben angewiesen. Die Bewertung ist schwierig, da verschiedene Variable in das Patientenurteil eingehen (Placebo-Effekt, spontane Besserung, Einfluß der begleitenden Pharmakotherapie). Nicht eindeutig definiert sind die Kriterien für die Patientenselektion und die Behandlungsdauer. Im Vergleich mit der Pharmakotherapie ist die Hyposensibilisierung als weniger zuverlässige und weniger sichere Methode zu bewerten.

- *Sekretolytika und Antibiotika* werden zu häufig verordnet. Eine Wirkung von Sekretolytika bei Asthma ist nicht nachgewiesen. Wenn gleichzeitig eine Bronchitis mit Hypersekretion besteht, kann ein zeitlich begrenzter Einsatz gerechtfertigt sein. Die Gelbfärbung des Sputums ist kein Beweis für eine bakterielle Infektion. Bei Nachweis eosinophiler Granulozyten im Sputum oder eine Bluteosinophilie ($> 400/mm^3$) sind Steroide indiziert. Bei eindeutig purulentem Sputum – mit oder ohne Erregernachweis – wird für etwa eine Woche mit einem Tetracyclin-, Aminopenicillin- oder Cotrimoxazol-Präparat behandelt.

Therapieführung und Patientenedukation: Eine Langzeit-Behandlung kann nur erfolgreich sein, wenn der Patient den Sinn der ärztlichen Verordnungen versteht und immer wieder zu gewissenhafter Anwendung seiner Medikamente und zu Verhaltensdisziplin motiviert wird. Analog zur Diabetiker-Schulung sind strukturierte Lernprogramme für Asthmatiker entworfen worden und in Erprobung. Erste Ergebnisse sind ermutigend. Die Effizienz der Therapie kann auf einfache Weise mit Hilfe von Peak Flow-Messungen durch den Patienen selbst beurteilt werden. Auf diese Weise ist auch eine optimale Anpassung der Medikation an die aktuelle Krankheitssituation möglich. Therapeutisches Drug-Monitoring bietet eine Hilfe bei der Dosisfindung und zur Beurteilung der Patienten-Compliance. Gelegentliche Bestimmungen der Theophyllin-Serumkonzentration sind möglich und notwendig.

Leitbild ist der selbständige Patient, der seine Symptome richtig interpretiert, die Funktionsstörung registriert und die Spielregeln der Therapie beherrscht.

Literaturverzeichnis

$^+$ = Monographien.

Abkürzungen und Alphabet nach *Cumulative Index*. - Ø folgt nach Oz; Namen mit den Zusätzen „d", „de", „du", „van", „van der" oder „von" sind unabhängig von der Bedeutung des Zusatzes nach diesem Zusatz eingeordnet - z. B. de Vries unter „D" bzw. von Maur unter „V".

Aalberse RC (1983) Monoclonal antibodies in allergen standardization. Arb Paul Ehrlich Inst 78: 137-140

Aas K (1971) Hyposensitization in house dust allergy asthma. A double-blind controlled study with evaluation of the effect on bronchial sensitivity to house dust. Acta Paediatr 60: 264-268

Aas K (1978) The diagnosis of hypersensitivity to ingested foods. Reliability of skin pricktesting and the radioallergosorbent test with different materials. Clin Allergy 8: 39-50

Aas K, Backman A, Belin L, Weeke B (1978) Standardardization of allergen extracts with appropriate methods. The combined use of skin prick testing and radio-allergosorbent tests. Allergy 33: 130-137

Abdurrahman MB, Taqi AM (1982) Childhood bronchial asthma in northern Nigeria. Clin Allergy 12: 379-384

Abe K, Watanabe N, Kumagai N, Mouri T, Seki T (1967) Circulating plasma kinin in patients with bronchial asthma. Experientia 23: 626-627

Abo T, Kawate T, Hinuma S (1979) The circadian periodicities of lymphocytes subpopulation and the role of corticosteroid in human beings and mice. In: Reinberg A, Halberg F (Hrsg) Chronopharmacology. Advances in Bio-Sciences, Pergamon Press, Oxford New York Toronto Sydney Paris Frankfurt, Bd 19

(A report of the) ACCP-ATS Joint Committee on Pulmonary Nomenclature (1975) Pulmonary terms and symbols. Chest 67: 583-593

Acton JD, Myrvik QN (1972) Nitrogen dioxide effects on alveolar macrophages. Arch Environ Health 24: 48-52

Agius RM, Godfrey RC, Holgate ST (1985) Mast cell and histamine content of human bronchoalveolar lavage fluid. Thorax 40: 760-767

Agius RM, Howarth PH, Church MU, Robinson C, Holgate ST (1986) Luminal mast cells of the human respiratory tract. In: Befus AD (Hrsg) Mast cell differentiation and heterogeneity. Raven Press, New York, pp 177-188

Ahlquist RP (1948) A study of adrenotropic receptors. Am J Physiol 153: 586-600

Ahrens J (1980) Pharmakokinetik des Theophyllins. In: Wettengel R (Hrsg) Asthma-Therapie mit Theophyllin, Optimierung durch Blutspiegel-Bestimmung. Dustri, München-Deisenhofen, S 1-18

Ahrens J (1982) Die Renaissance der Theophyllin-Therapie. Fortschr Med 100: 1120-1124

Ahrens P, Hentschel W (1986) Ergebnisse und Problematik einer Fragebogenerhebung zur Inzidenz einiger ausgewählter bronchopulmonaler Erkrankungen bei 3302 Einschülern der Stadt Frankfurt/Main. Monatsschr Kinderheilkd 134: 450-452

Alanko K (1970) Prevalence of asthma in a Finnish rural population. A study of symptomatic subjects tested for bronchial hyperreactivity. Scand J Respir Dis (Suppl) 76: 1-64

Al-Bazzaz FJ, Kelsey JG, Kaage WD (1985) Substance P stimulation of chloride secretion by canine tracheal mucosa. Am Rev Respir Dis 131: 86-89

Albrecht J, Dwersteg E (1957) Vorkommen und Verteilung von Asthma bronchiale in Südhessen im Jahre 1953. Allergie Asthma 3: 36-46

Alexander HL, Paddock R (1921) Bronchial asthma: response to pilocarpine and epinephrine. Arch Int Med 27: 184-193

Allen DH, Delohery J, Baker GJ, Wood R (1983) Monosodium glutamate induced asthma (abstr). J Allergy Clin Immunol 71: 98

Altiere R, Diamond L (1984) Comparison of vasoactive intestinal peptide and isoproterenol relaxant effects in isolated cat airways. J Appl Physiol 56: 986–992

Altounyan REC (1967) Inhibition of experimental asthma by a new compound – disodium cromoglycate „Intal". Acta Allergol 22: 487–489

Altounyan REC, Edwards AM, Lee TB, Cole M, McWilliam P (1986) Beurteilung der Wirksamkeit von Nedocromil-Natrium anhand klinisch-pharmakologischer Asthmamodelle. Atemw-Lungenkrkh 12: S93–S99

Amaral Marques R, Avila R (1978) Results of a clinical trial with a Dermatophagoides pteronyssinus tyrosine adsorbed vaccine. Allergol Immunopathol 6: 231–235

American Thoracic Society (1980) Guidelines for bronchial inhalation challenges with pharmacologic and antigenic agents. ATS News, Spring 1980

Amit AG, Mariuzza RA, Phillips SE, Poljak RJ (1986) Three-dimensional structure of an antigen-antibody complex at 2,8 Å resolution. Science 233: 747–753

Andersen I, Molhave I, Proctor DF (1981) Human response to controlled levels of combinations of sulfur dioxide and inert dust. Scand J Work Environ Health 7: 1–7

Anderson HR (1974) The epidemiological and allergic features of asthma in the New Guinea Highlands. Clin Allergy 4: 171–183

Anderson HR, Bland JM, Patel S, Peckham C (1986) The natural history of asthma in childhood. J Epidemiol Community Health 40: 121–129

Anderson JA (1986) The establishment of common language concerning adverse reactions to foods and food additives. J Allergy Clin Immunol 78: 140–144

Anderson MC, Baer H (1981) RAST-inhibition procedure. Allergenic Products Branch, Bureau of Biologics, Food and Drug Administration, Bethesda/Maryland

Anderson SD, Schoeffel RE, Finney M (1983) Evaluation of ultrasonically nebulized solutions as a provocation testing in patients with asthma. Thorax 38: 284–291

Anderson SD, Schoeffel RE, Black JL, Daviskas E (1985) Airway cooling as a stimulus to exercise-induced asthma – a re-evaluation. Europ J Respir Dis 67: 20–30

Andersson P, Persson H (1977) Effect of substance P on pulmonary resistance and dynamic pulmonary compliance in the anaesthetized cat and guinea-pig. Acta pharmacol toxicol 41: 444–448

Andersson P, Brange C, Sonmark B, Stahre G, Erjefält I, Wieslander E, Persson CGA (1985) Anti-anaphylactic and anti-inflammatory effects in the lung. In: Andersson K-E, Persson CGA (Hrsg) Anti-asthma xanthines and adenosine. Excerpta Medica, Amsterdam, pp 187–192

Andersson RGG, Grundström N (1983) The excitatory non-cholinergic, non-adrenergic nervous system of the guinea-pig airways. Eur J Respir Dis 64 (Suppl 131): 141–157

Antó JM, Sunyer J (1986) A point-source asthma outbreak. Lancet 1: 900–903

Anyon CP, Kiddle GB (1974) The prevalence of wheezy children in Lower Hutt. NZ Med J 79: 822–823

Aranda JV, Sitar DS, Parsons WD, Loughnan PM, Neims AH (1976) Pharmacokinetic aspects of theophylline in premature newborns. N Engl J Med 295: 413–416

Arbesman CE, Wypych JI, Reisman RE (1977) Evaluation of RAST inhibition as a method for standardization of ragweed pollen extracts. Int Archs Allergy Appl Immunol 53: 310–318

Archer CB, Page CP, Paul W, Morley J, MacDonald DM (1985) Inflammatory cell accumulation in response to intracutaneous PAF-acether: a mediator of acute and persistent inflammation. Br J Dermatol 113 (Suppl 28): 133–135

Ariëns EJ (1987) Pharmacology of airway smooth muscle. In: Nadel JA, Pauwels R, Snashall PD (Hrsg) Bronchial Hyperresponsiveness. Blackwell, Oxford London Edinburgh Boston Palo Alto Melbourne, p 227

Ariëns EJ, Simonis AM (1983) Physiological and pharmacological aspects of adrenergic receptor classification. Biochem Pharmacol 32: 1539–1545

Arndt R, von Wichert P (1986) Allergologische und klinisch-immunologische Diagnostik. In: Ferlinz R (Hrsg) Diagnostik in der Pneumologie. Thieme, Stuttgart, pp 331 ff

Arner B, Wiholm S, Öhnell L (1950) Studies on the relative oxygen-saturation of the blood in spontaneous and provoked bronchial asthma. Acta Allergol 3: 156–169

Arnoux B, Joseph M, Simoes MH, Tonnel AB, Duroux P, Capron A, Benveniste J (1987) Antigenic release of Paf-acether and β-glucuronidase from alveolar macrophages of asthmatics. Bull Eur Physiopath Respir 23: 119–124

Arzneitelegramm (1985) Die ubiquitären Sulfite.2: 14–15

Atassi MZ (1980) Precise determination of protein antigenic structures has unravelled the molecular immune recognition of proteins and provided a prototype for synthetic mimicking of other protein binding sites. Mol Cell Biochem 32: 21–43

Atkins PC, Zweiman B (1985) Bronchial asthma – What are those inflammatory cells doing there anyway? Editorial. Am Rev Respir Dis 75: 239–141

Atluru D, Goodwin JS (1986) Control of polyclonal immunoglobulin production from human lymphocytes by leukotrienes; leukotriene B_4 induces an OKT8(+), radiosensitive suppressor cell from resting, human OKT8(−) cells. J Clin Invest 74: 1444–1450

Aubier M, DeTroyer A, Sampson M, Macklem PT, Roussos C (1981) Aminophylline improves diaphragmatic contractility. N Eng J Med 305: 249–252

Aukrust L (1980) Characterization and purification of allergen extracts: In: Johansson SGO (Hrsg) Diagnosis and treatment of IgE-mediated diseases. Excerpta Medica, Amsterdam, pp 116–131

Bach MK (1984) Prospects for the inhibition of leukotriene synthesis. Commentary. Biochem Pharmacol 33: 515–521

Baker DG, Basbaum CB, Herbert DA, Mitchell RA (1983a) Transmission in airway ganglia of ferrets: inhibition by norepinephrine. Neurosci Lett 41: 139–143

Baker DG, Mitchell RA, Herbert DA (1983b) Control of airway smooth muscle: role of the sympathetic nervous system. In: Whipp BJ, Wiberg DM (Hrsg) Modelling and control of breathing. Elsevier, Amsterdam, pp 150–157

Ballard PL (1986) Hormones and lung maturation. Monogr Endocrinol 28: 1–354

Bandouvakis J, Cartier A, Roberts R, Ryan G, Hargreave FE (1981) The effect of ipratropium and fenoterol on methacholine- and histamine-induced bronchoconstriction. Br J Dis Chest 75: 295–305

Barbee RA, Lebowitz MD, Thompson HC, Burrows B (1976) Immediate skin-test reactivity in a general population sample. Ann Intern Med 84: 129–133

Barbee RA, Halonen M, Lebowitz M, Burrows B (1981) Distribution of IgE in a community population sample: correlations with age, sex, and allergen skin test reactivity. J Allergy Clin Immunol 68: 106–111

Barclay J, Whiting B, Addis GJ (1982) The influence of theophylline on maximal response to salbutamol in severe chronic obstructive pulmonary disease. Eur J Clin Pharmacol 22: 389–393

Barnes PJ (1984) Adrenergic receptors of normal and asthmatic airways. Eur J Respir Dis (Suppl 135) 65: 72–79

Barnes PJ (1985) Clinical studies with calcium antagonists. Br J Clin Pharmacol 20 (Suppl 2): 289–298

Barnes PJ (1986a) Asthma as an axon reflex. Lancet 1: 242–245

Barnes PJ (1986b) Airway inflammation and autonomic control. Eur J Resp Dis (Suppl 147) 69: 80–87

Barnes PJ (1986c) Bronchodilator mechanisms. In: Kay AB (Hrsg) Asthma. Blackwell, Oxford London Edinburgh Boston Palo Alto Melbourne, pp 146–160

Barnes PJ (1986d) Neural control of airways in health and disease. Am Rev Respir Dis 134: 1289–1314

Barnes PJ (1986e) Neuropeptides in the airways: functional significance. In: Kay AB (Hrsg) Asthma. Blackwell, Oxford London Edinburgh Boston Palo Alto Melbourne, pp 58–72

Barnes PJ (1987a) Airway neuropeptides and asthma. Trends Pharmac Sci 8: 24–27

Barnes PJ (1987b) Neuropeptides in the lung: localization, function, and pathophysiologic implications. J Allergy Clin Immunol 79: 285–295

Barnes P, FitzGerald G, Brown M, Dollery C (1980) Nocturnal asthma and changes in circulating epinephrine, histamine, and cortisol. N Engl J Med 303: 263–267

Barnes PJ, Wilson NM, Vickers H (1981a) Prazosin, an $alpha_1$-adrenoceptor antagonist, partially inhibits exercise-induced asthma. J Allergy Clin Immunol 68: 411–415

Barnes PJ, Wilson NM, Brown MJ (1981b) A calcium antagonist, nifedipine, modifies exercise-induced asthma. Thorax 36: 726–730

Barnes PJ, Basbaum CB, Nadel JA, Roberts JM (1982a) Localization of beta-adrenoreceptors in mammalian lung by light microscopic autoradiography. Nature 299: 444–447

Barnes PJ, Nadel JA, Roberts JM, Basbaum CB (1982b) Muscarinic receptors in lung and trachea: autoradiographic localization using *(^{3}H*) quinuclidinyl benzilate. Eur J Pharmacol 86: 103–106

Barnes PJ, Basbaum CB (1983) Mapping of adrenergic receptors in the trachea by autoradiography. Exp Lung Res 5: 183–192

Barnes PJ, Basbaum CB, Nadel JA (1983) Autoradiographic localization of autonomic receptors in airway smooth muscle. Marked differences between large and small airways. Am Rev Respir Dis 127: 758–762

Barnes PJ, Dixon CM (1984) The effect of inhaled vasoactive intestinal peptide on bronchial reactivity to histamine in humans. Am Rev Respir Dis 130: 162–166

Barnes NC, Costello JF (1987) Airway hyperresponsiveness and inflammation. Br Med Bull 43: 445–459

Bar-Sela S, Ben-Zvi A, Rubinoff A (1986) Cross-reactivity of grass pollen and cereal antigens (abstr). J Allergy Clin Immunol 77: 196

Bar-Sela S, Wollner S (1986) Food associated increase in bronchial hyperreactivity (abstr). J Allergy Clin Immunol 77: 239

Basbaum CB (1984) Innervation of the airway mucosa and submucosa. Semin Respir Med 5: 308–313

Basbaum CB, Grillo MA, Widdicombe JH (1984) Muscarinic receptors: evidence for a nonuniform distribution in tracheal smooth muscle and exocrine glands. J Neurosci 4: 508–520

Bates DV, Bell GM, Burnham CD, Hazucha M, Mantha J, Pengelly LD, Silverman F (1972) Short-term effects of ozone on the lung. J Appl Physiol 32: 176–181

Bauer CP, Konietzko N (1986) Bronchiale Hyperreaktivität. Allgemeinarzt 8: 1062–1069

Bauer MA, Utell MJ, Morrow PE, Speers DM, Gibb FR (1986) Inhalation of 0,30 ppm nitrogen dioxide potentiates exercise-induced bronchospasm in asthmatics. Am Rev Respir Dis 134: 1203–1208

+ Baur X (1986) Asthma, Alveolitis, Aspergillose. Springer, Berlin Heidelberg New York

Baur X, Fruhmann G (1979) Papain-induced asthma: diagnosis by skin test, RAST and bronchial provocation test. Clin Allergy 9: 75–81

Baur X, Dewair M, Fruhmann G, Aschauer H, Pfletschinger J Braunitzer G (1982) Hypersensitivity to chironomids (non-biting midges): localization of the antigenic determinants within certain polypeptide sequences of hemoglobins (erythrocruorins) of Chironomus thummi thummi (Diptera). J Allergy Clin Immunol 68: 66–76

Baur X, Aschauer H, Mazur G, Dewair M, Prelicz H, Steigemann W (1986) Structure, antigenic determinants of some clinically important insect allergens: chironomid hemoglobins. Science 233: 351–354

Bazaral M, Hamburger RN (1972) Standardization and stability of immunoglobulin E (IgE). J Allergy Clin Immunol 49: 189–191

Beaven MA, Moore JP, Smith GA, Hesketh TR, Metcalfe JC (1984) The calcium signal and phosphatidylinositol breakdown in 2H3 cells. J Biol Chem 259: 7137–7142

Becker AB, Simons KJ, Gillespie CA, Simons FE (1984) The bronchodilator effects and pharmacokinetics of caffeine in asthma. N Engl J Med 310: 743–746

Becker EL (1986) Leukocyte stimulation: receptor, membrane, and metabolic events. Introduction and summary. Fed Proc 45: 2148–2150

Befus D, Goodacre R, Dyck N, Bienenstock J (1985) Mast cell heterogeneity in man. I. Histologic studies of the intestine. Int Arch Allergy Appl Immunol 76: 232–236

Behrendt H (1985) Die Bedeutung des Histamins bei der allergischen Sofortreaktion. Z Hautkr 60 (Suppl 1): 7–13

Beil M, de Kock MA (1978) Role of alpha-adrenergic receptors in exercise-induced bronchoconstriction. Respiration 35: 78–86

Benatar SR (1984) Fatal asthma. N Eng J Med 314: 423–429

Benbow CP, Benbow RM (1985) Biological correlates of high mathematical reasoning ability. Prog Brain Res 61: 469–490

Bengtsson A, Rolfsen W, Einarsson R (1985) Characterization of allergens and patient sera by a nitrocellulose immunoprint technique. Int Archs Allergy Appl Immunol 78: 139–144

Bengtsson A, Karlsson A, Rolfsen W, Einarsson R (1986) Detection of allergens in mould and mite preparations by a nitrocellulose electroblotting technique. Int Archs Allergy Appl Immunol 80: 383–390

Benjamin DC, Berzofsky JA, East IJ, Gurd FR, Hannum C, Leach SJ, Margoliash E, Michael JG, Miller A, Prager EM, Reichlin M, Sercarz EE, Smith-Gill SJ, Todd PE, Wilson AC (1984) The antigenic structure of proteins: A reappraisal. Annu Rev Immunol 2: 67–101

Benner MH, Lee JH (1973) Anaphylactic reaction to chamomile tea. J Allergy Clin Immunol 52: 307–308

Bennich H, Ishizaka K, Ishizaka T, Johansson SGO (1969) A comparative antigenic study of γE-globulin and myeloma-IgND. J Immunol 102: 826–831

Bensadoun A, Weinstein D (1976) Assay of proteins in the presence of interfering materials. Anal Biochem 70: 241–250

Berdel D (1987) Die medikamentöse Dauertherapie des Asthma bronchiale im Kindes- und Jugendlichenalter. Schweiz Rundsch Med Prax 76: 586–591

Berdel D, Darlath W (1984) Untersuchungen zum Resorptionsverhalten von oral appliziertem Dinatrium cromoglicicum (DNCG) bei Säuglingen und Kleinkindern. Allergologie 8: 319–322

Berdel D, Heimann G (1984a) Clinical pharmacology of theophylline in children. Br J Clin Pract (Suppl 35) 38: 29–36

Berdel D, Heimann G (1984b) Besonderheiten der Pharmakokinetik und Pharmakodynamik des Theophyllins im Kindesalter. Wien Klin Wochenschr 96: 616–621

Berdel D, Kellersmann U, Magnussen H (1985) The bronchodilator effect of inhaled fenoterol and ipratropium bromide in asthmatic children between 4 and 17 years of age (abstr). Bull Eur Physiopathol Respir 21 (Suppl): 73p

Berdel D, von Berg A (1986) Bronchospasmolytische Wirkung von Fenoterol und Ipratropiumbromid als Einzelsubstanz sowie in der fixen Kombination nach bukkaler Anwendung mittels Dosier-Aerosol bei Kindern. Atemw-Lungenkrkh 12: 262–265

Berdel D, Süverkrüp R, Heimann G, von Berg A, Liappis N, Stühmer A (1987a) Total theophylline clearance in childhood: the influence of age-dependent changes in metabolism and elimination. Eur J Pediatr 146: 41–43

Berdel D, von Berg A, Kusch W (1987b) Vergleich von Bodyplethysmographie, polyfrequenter Oszillationsmethode und transkutaner pO$_2$-Messung während der bronchialen Provokation mit Carbachol bei Gesunden und Kindern mit Asthma bronchiale im Alter von 4 bis 14 Jahren. Prax Klin Pneumol 41: 525–527

Berdel D, Darlath W, Gardner J (in Vorb) Altersabhängigkeit des Resorptionsverhalten von oral appliziertem Dinatriumcromoglycicum (DNCG) bei Säuglingen und Kleinkindern

Berend N (1982) The correlation of lung structure with function. Lung 160: 115–130

Berg PA (1987) Die Lösung des Rätsels der Antikörpervielfalt. Dtsch Med Wochenschr 112: 2000–2003

Berg T, Johansson SGO (1971) In vitro diagnosis of atopic allergy. IV. Seasonal variations of IgE antibodies in children allergic to pollens. Int Arch Allergy 41: 452–462

Bergstrand H, Lundquist B, Petersson B-A, Petersson C, Venge P (1985a) Eosinophil derived cationic proteins and human leukocyte histamine release. In: Venge P, Lindblom A (Hrsg) Inflammation. Almquist u. Wiksell, Uppsala, pp 361–370

Bergstrand H, Hegardt B, Löwhagen O, Strannegård Ö, Svedmyr N (1985b) Effects of long-term treatment with low dose cimetidine on allergen-induced airway responses and selected immunological parameters in atopic asthmatics. Allergy 40: 187–197

Bernstein DI, Gallagher JS, Ulmer A, Bernstein IL (1985) Prospective evaluation of chymopapain sensitivity in patients undergoing chemonucleolysis. J Allergy Clin Immunol 76: 458–465

Bernstein IL (1984) Bronchoalveolar lavage in asthma - „something old, something new ...". Editorial. J Allergy Clin Immunol 74: 22–25

Bernstein IL (1985) Cromolyn sodium in the treatment of asthma: coming of age in the United States. J Allergy Clin Immunol 76: 381–388

Bernstein IL (1987) Bronchoalveolar lavage and asthma: sampling the humors speeds up. Editorial. J Allergy Clin Immunol 79: 320–323

Bernstein IL, Siegel ML, Brandon ML, Brown EB, Evans RR, Feinberg AR, Friedlaender S, Krumholz RA, Hadley RA, Handelman NI, Thurston D, Yamate M (1972) A controlled study of cromolyne sodium sponsored by the drug committee of the American Academy of Allergy. J Allergy Clin Immunol 50: 235–245

Bernstein IL, Johnson CL, Gallagher JS, Archer D (1978) Are tartrazine reactions mediated by IgE (abstr)? J Allergy Clin Immunol 61: 191

Bernstein M, Day JH, Welsh A (1982) Double-blind food challenge in diagnosis of food sensitivity in the adult. J Allergy Clin Immunol 70: 205–210

Berridge MJ, Irvine RF (1984) Inositol trisphosphate, a novel second messenger in cellular signal transduction. Nature 312: 315–321

Bertling L (1985) Versteckte Nahrungsmittel-Allergene: Zur Kenntnis des Guarkernmehls. Allergologie 9: 413–415

Berzofsky JA (1985) Intrinsic and extrinsic factors in protein antigenic structure. Science 229: 932–940

Bhagat RG, Grunstein MM (1985) Effect of corticosteroids on bronchial responsiveness to methacholine in asthmatic children. Am Rev Respir Dis 131: 902–906

Biagini RE, Moorman WJ, Lewis TR, Bernstein IL (1986) Ozone enhancement of platinum asthma in a primate model. Am Rev Respir Dis 134: 719–725

Bienenstock J, Befus AD, Pearce F, Denburg J, Goodacre R (1982) Mast cell heterogeneity: derivation and function, with emphasis on the intestine. J Allergy Clin Immunol 70: 407–412

Birdsall NJM, Hulme EC, Stockton JM (1984) Muscarinic receptor heterogeneity. Trends Pharmacol Sci 5 (Suppl): 4–8

Blaber LC, Fryer AD, MacLagan J (1985) Neuronal muscarinic receptors attenuate vagally-induced contraction of feline bronchial smooth muscle. Br J Pharmac 86: 723–728

Black JL, Salome CM, Yan K, Shaw J (1982) Comparison between airways response to an alpha-adrenoceptor agonist and histamine in asthmatic and non-asthmatic subjects. Br J Clin Pharmacol 14: 464–466

Blackley CH (1873) Experimental Researches on the Causes and Nature of Catarrhus Aestivus (Hay-Fever or Hay-Asthma). Bailliére, Tindall & Cox, London

Bloom JW, Halonen M, Dunn AM, Pinnas JL, Burrows B (1986) Pneumococcus-specific immunoglobuline E in cigarette smokers. Clin Allergy 16: 25–32

Bloomfield P, Carmichael J, Petrie GR, Jewell NP, Crompton GK (1979) Comparison of salbutamol given intravenously and by intermittend positive pressure breathing in life threatening asthma. Br Med J 1: 848–850

Blümcke S (1968) Morphologische Grundlagen der Lungeninnervation. Beitr Klin Tuberk 138: 229–242

Boman G, Bäcker U, Larsson S, Melander B, Wahlander L (1983) Oral acetylcysteine reduces exacerbation rate in chronic bronchitis: a report of a trial organized by the Swedish Society for Pulmonary Diseases. Eur J Respir Dis 64: 405–415

Bommer J, Wilhelms OH, Barth HP, Schindele H, Ritz E (1985) Anaphylactic reactions in dialysis patients: role of ethylene oxide. Lancet II: 1382–1385

Booij-Noord H, Orie NGM, Berg WC, de Vries K (1970) Results of provocation of human bronchial airways with allergic and non-allergic stimuli and of drug protection tests. In: Orie NGM, van der Lende R (Hrsg) Bronchitis III, Royal VanGorcum, Assen, pp 316–330

Borgeat P, Samuelsson B (1979) Arachidonic acid metabolism in polymorphonuclear leukocytes: unstable intermediate in formation of dihydroxy acids. Proc Natl Acad Sci 76: 3213–3217

Borson DB, Corrales R, Varsano S, Gold M, Viro N, Caughey G, Ramachandran J, Nadel JA (1987) Enkephalinase inhibitors potentiate substance P-induced secretion of $^{35}SO_4$-macromolecules from ferret trachea. Exp Lung Res 12: 21–36

Bossé J, Boileau R, Bégin R, Geoffroy M, Martel M, Desmarais Y (1987) Chronic allergic airway disease in the sheep model: functional and lung-lavage features. J Allergy Clin Immunol 79: 339–344

Boulet LP Roberts RS, Dolovich J, Hargreave FE (1984) Prediction of late asthmatic responses to inhaled allergen. Clin Allergy 14: 379–385

Boushey HA, Holtzman MJ, Sheller JR, Nadel JA (1980) Bronchial hyperreactivity. Am Rev Respir Dis 121: 389–413

Boushey HA, Holtzman MJ (1985) Experimental airway inflammation and hyperreactivity. Am Rev Respir Dis 131: 312–313

Bousquet J, Menardo JL, Robinet-Levy M, Michel FB (1983) Möglichkeiten der Vorhersage allergischer Erkrankungen im Säuglingsalter. In: Wahn U (Hrsg) Aktuelle Probleme der pädiatrischen Allergologie. Fischer, Stuttgart

Bousquet J, Braquemond P, Feinberg J, Guerin B, Maasch H, Michel FB (1986) Specific IgE response before and after rush immunotherapy with a standardized allergen or allergoid in grass pollen allergy. Ann Allergy 56: 456–459

Brain JD, Valberg PA (1979) Deposition of aerosol in the respiratory tract. Am Rev Respir Dis 120: 1325–1373

Bratteby LE, Foucard T, Lönnerholm G (1986) Combined treatment with ipratropium bromide and beta-2-adrenoceptor agonists in childhood asthma. Eur J Respir Dis 68: 239–247

Bray MA (1986) Leukotrienes in inflammation. Agents Actions 19: 87–89

Bremm KD, König W, Pfeiffer P, Rauschen I, Theobald K, Thelestam M, Alouf JE (1985) Effect of thiol activated toxins (streptolysin O, alveolysin, and thetatoxin) on the generation of leukotrienes, and leukotriene-inducing and -metabolizing enzymes from human polymorphonuclear granulocytes. Infect Immun 50: 844–851

Bretz U, Martin U, Mazzonie L, Ney UM (1983) β-adrenergic tachyphylaxis in the rat and its reversal and prevention by ketotifen. Eur J Pharmacol 86: 321–328

Brighton WD, Topping MD, Henocq E (1979) Activity units for allergen extracts. Clin Allergy 9: 591–596

Brimijoins S, Lundberg JM, Brodin E, Hökfelt T, Nilsson G (1980) Axonal transport of substance P in the vagus and sciatic nerves of the guinea pig. Brain Res 191: 443–457

Brinkman GL (1968) The mast cell in normal human bronchus and lung. J Ultrastruct Res 23: 115–123

Brinkmann M, Brodde O-E, Daul A, O'Hara N, Schemuth R (1985) Reversal of agonist-induced human lymphocyte β₂-adrenoceptor desensitization by prednisone and ketotifen (abstr). Brit J Clin Pharmacol 19: 587p

British Thoracic Association (1982) Death from asthma in two regions of England. Br Med J 285: 1251–1255

British Tuberculosis Association (1968) Treatment of house dust allergy. Br Med J 3: 774–777

Broberger U, Graff-Lonnevig V, Lilja G, Rylander E (1986) Ketotifen in pollen-induced asthma: a double blind placebo-controlled study. Clin Allergy 16: 119–127

Broder I, Barlow PP, Horton RJM (1962) The epidemiology of asthma and hay fever in a total community, Tecumseh, Michigan. I. Description of the study and general findings. J Allergy 33: 513–523

Broder I, Higgins MW, Mathews KP, Keller JB (1974a) Epidemiology of asthma and allergic rhinitis in a total community, Tecumseh, Michigan. III. Second survey of the community. J Allergy Clin Immunol 53: 127–138

Broder I, Higgins MW, Mathews KP, Keller JB (1974b) Epidemiology of asthma and allergic rhinits in a total community Tecumseh, Michigan. IV. Natural history. J Allergy Clin Immunol 54: 100–110

Brodde O-E, Brinkmann M, Schemuth R, O'Hara N, Daul A (1985) Terbutaline-induced desensitization of human lymphocyte β₂-adrenoceptors. Accelerated restoration of β-adrenenoceptor responsiveness by prednisone and ketotifen. J Clin Invest 76: 1096–1101

Brostoff J, Carini C, Wraith DG, Paganelli R, Levinsky RJ (1979) Immune-complexes in atopy. In: Pepys J, Edwards (Hrsg) The Mast Cell, Pitman Medical, Tunbridge Wells, pp 380–393

Brown DA (1984) Muscarinic excitation of sympathetic and central neurones. Trends Pharmacol Sci 5 (Suppl): 32–34

Brown DA, Constanti A (1980) Intracellular observations on the effects of muscarinic agonists on rat sympathetic neurones. Br J Pharmacol 70: 593–608

Brown DA, Gähwiler BH, Marsh SJ, Selyanko AA (1986) Mechanisms of muscarinic excitatory synaptic transmission in ganglia and brain. Trends Pharmacol Sci 7 (Suppl): 66–71

Brown IG, Chan CS, Kelly CA, Dent AG, Zimmerman PV (1984) Assessment of the clinical usefulness of nebulized ipratropium bromide in patients with chronic airflow limitation. Thorax 39: 272–276

Bruce CA, Norman PS, Rosenthal RR, Lichtenstein LM (1977) The role of ragweed pollen in autumnal asthma. J Allergy Clin Immunol 59: 449–459

Bruchhausen D, Bruchhausen M (1975) Beobachtungen über Meerschweinchen- und Goldhamsterhaarallergien. Z Allg Med 51: 1600–1602

Bruijnzeel PLB, van den Berg W, Hamelink ML, van den Bogaard W, Houben LAMJ, Kreukniet J (1979) Desensitization of the β-adrenergic receptor on leucocytes after long-term oral use of a β-sympathicomimetic; its effect on the β-adrenergic blockade hypothesis of Szentinvanyi. Ann Allergy 43: 105–109

Bruijnzeel PLB, Kok PT, Hamelink ML, Kijne AM, Verhagen J (1985a) Exclusive leukotriene C_4 synthesis by purified human eosinophils induced by opsonized zymosan. FEBS Lett 189: 350–354

Bruijnzeel PLB, Meurs H, Leferink JG, van den Berg W (1985b) Some fundamental points concerning the clincal aspects of desensitization. Bull Eur Physiopath Resp 21: 45s–52s

Bryant DH, Burns MW, Lazarus L (1975) Identification of IgG as a carrier of reaginic activity in asthmatic patients. J Allergy Clin Immunol 56; 417–428

Buck SH, Burcher E (1986) The tachykinins: a family of peptides with a brood of „receptors". Trends Pharmacol Sci 7: 65–68

Bujanowski-Weber J, Rauschen I, Pfeiffer P, König W (1986) Detection of IgE-binding factors of human cell line RPMI 8866 (Abstract). Immunobiology 173: 147

Bundesminister des Inneren (1978) Umweltgutachten 1978 des Rates von Sachverständigen für Umweltfragen. Bundestag-Drucksache 8/1938 vom 19.09.1978. Heger, Bonn

Bundesverband der Pharmazeutischen Industrie (1977) Tips für Vernünftige – Für den richtigen Umgang mit Arzneimitteln

Burdette S, Schwartz RS (1987) Idiotypes and idiotypic networks. N Engl J Med 317: 219–224

Burge PS, Harries MG, l'Anson E (1980) Comparison of atropine with ipratropium bromide in patients with reversible airways obstruction unresponsive to salbutamol. Br J Dis Chest 74: 259–262

Burks TF, Buck SH, Miller MS (1985) Mechanisms of depletion of substance P by capsaicin. Fed Proc 44: 2531–2534

Burney PGJ, Britton JR, Chinn S, Tattersfield AE, Platt HS, Papacosta AO, Kelson MC (1986) Response to inhaled histamine and 24 hour sodium excretion. Br Med J 292: 1483–1486

Burnstock G (1972) Purinergic nerves. Pharmacol Rev 24: 509–581

Burr ML, St Leger AS, Bevan C, Merrett TG (1975) A community survey of asthmatic characteristics. Thorax 30: 663–668

Burr ML, Merrett TG, Fehily AM, Stott NCH (1983) Epidemiological studies. In: Proc 2nd Fisons Food Allergy Workshop. The Medicine Publishing Foundation, Oxford, pp 61–65

Burrows B, Lebowitz MD, Barbee RA (1976) Respiratory disorders and allergy skin-test reactions. Ann Intern Med 84: 134–139

Burrows B, Halonen M, Lebowitz MD, Knudson RJ, Barbee RA (1982) The relationship of serum immunglobulin E, allergy skin tests, and smoking to respiratory disorders. J Allergy Clin Immunol 70: 199–204

Buswell RS, Lefkowitz MS (1976) Oral bronchodilators containing tartrazine (commentary). JAMA 235: 1111

Butchers PR, Fullarton JR, Skidmore IF, Thomson LE, Vardey CJ, Wheeldon A (1979) A comparison of the anti-anaphylactic activities of salbutamol and disodium cromoglycate in the rat, the rat mast cell, and in human lung. Br J Pharmacol 67: 23–32

Calam DH, Davidson J, Ford AW (1984) Studies on allergens of mammalian origin. J Chromatogr 288: 137–145

Capon D (1987) Structure and activity of molecularly-cloned muscarinic receptors. In: Levine R (Hrsg) Subtypes of muscarinic receptors. 3rd Int Symp Sydney, Australia. Boston Univ School Med, Boston

Capron A, Dessaint JP, Capron M, Bazin H (1975) Specific IgE antibodies in immune adherence of normal macrophages to Schistosoma mansoni schistosomules. Nature 253: 474–475

Capron A, Dessaint JP, Joseph M, Rousseaux R, Capron M, Bazin W (1977) Interaction between IgE complexes and macrophages in the rat: a new mechanism of macrophage activation. Eur J Immunol 7: 315–322

Capron M, Capron A, Goetzl EJ, Austen KF (1981a) Tetrapeptides of the eosinophil chemotactic factor of anaphylaxis (ECF-A) enhance eosinophil Fc receptor. Nature 289: 71–73

Capron M, Bazin H, Joseph M, Capron A (1981b) Evidence for IgE – dependent cytotoxicity by rat eosinophils. J Immunol 1981 126: 1764–1768

Carey RA, Harvey A, Howard JE, Winkenwerder WL (1950) The effect of adrenocorticotrophic hormone (ACTH) and cortisone on the course of chronic bronchial asthma. Bull Johns Hopkins Hosp 87: 387–398

Carini C (1987) IgE complexes in food allergy. Ann Allergy 59: 110–117

Carmichael J, Paterson IC, Diaz P, Crompton GK, Kay AB, Grant IW (1981) Corticosteroid resistance in chronic asthma. Br Med J 282: 1419–1422

Carraway R, Cochrane DE, Lansman JB, Leeman SE, Paterson BM, Welch HJ (1982) Neurotensin stimulates exocytotic histamine secretion from rat mast cells and elevates plasma histamine levels. J Physiol 323: 403–414

Carstairs JR, Nimmo AJ, Barnes PJ (1985) Autoradiographic visualization of beta-adrenoceptor subtypes in human lung. Am Rev Respir Dis 132: 541–547

Carswell F, Merrett J, Merrett TG, Meakins RH, Harland PS (1977) IgE, parasites and asthma in Tanzanian children. Clin Allergy 7: 445–453

Carswell H, Nahorski SR (1983) Beta-adrenoceptor heterogeneity in guinea-pig airways: comparison of functional and receptor labelling studies. Br J Pharmacol 79: 965–971

Cartier A, Lemire I, L'Archevêque J, Ghezzo H, Martin RR, Malo JL (1986) Theophylline partially inhibits bronchoconstriction induced by caused histamine in subjects with asthma. J Allergy Clin Immunol 77: 570–575

Casale TB, Wood D, Richerson HB, Trapp S, Metzger WJ, Zavala D, Hunninghake GW (1987) Elevated bronchoalveolar lavage fluid histamine levels in allergic asthmatics are associated with methacholine bronchial hyperresponsiveness. J Clin Invest 79: 1197–1203

Case BW, Gordon RE, Kleinerman J (1982) Acute bronchiolar injury following nitrogen dioxide exposure: a freeze fracture study. Environ Res 29: 399–413

Cerrina J, Denjean A, Alexandre G, Lockhart A, Duroux P (1981) Inhibition of exercise-induced asthma by a calcium antagonist, nifedipine. Am Rev Respir Dis 123: 156–160

Chafee FH, Settipane GA (1967) Asthma caused by FD&C approved dyes. J Allergy Clin Immunol 40: 65–72

Chai H, Farr RS, Froehlich LA, Mathison DA, McLean JA, Rosenthal RR, Sheffer AL, Spector SL, Townley RG (1975) Standardization of bronchial inhalation challenge procedures. J Allergy Clin Immunol 56: 323–327

Chand N, Altura BM (1980) Occurrence of inhibitory histamine H_2-receptors in isolated pulmonary blood vessels of dogs and rats. Experientia 36: 1186–1187

Chapman MD, Platts-Mills TA, Gabriel M, Ng HK, Allan WG, Hill LE, Nunn AJ (1980) Antibody response following prolonged hyposensitization with Dermatophagoides pteronyssinus extract. Int Arch Allergy Appl Immunol 61: 431–440

Chen PP, O'Hair CH, Zuraw BL, Katz DH (1983) A rapid screening assay for detection of IgE-binding factors in humans. J Immunol Methods 58: 59–71

Cheng JB, Townley RG (1982) Comparison of muscarinic and beta-adrenergic receptors between bovine peripheral lung and tracheal smooth muscle: a striking difference in the receptor concentration. Life Sci 30: 2079–2086

+Cherniak RN (1979) Lungenfunktionsprüfung. Schattauer, Stuttgart

Christ DD, Nishi S (1971) Effects of adrenaline on nerve terminals in the superior cervical ganglion of the rabbit. Br J Pharmac 41: 331–338

Chung KF (1986) Role of inflammation in the hyperreactivity of the airways in asthma (editorial). Thorax 41: 657–662

Church MK, Warner JO (1985) Sodium cromoglycate and related drugs. Clin Allergy 15: 311–320

Ciba Guest Symposium Report (1959) Terminology, definitions and classification of chronic pulmonary emphysem and related conditions. Thorax 14: 286–299

Ciprandi G (1987) Pharmacologic treatment of adverse reactions to foods: comparison of different protocols. Ann Allergy 58: 341–343

Clark RAF, Sandler JA, Gallin JI, Kaplan AP (1977) Histamine modulation of eosinophil migration. J Immunol 118: 137–145

Clark TJH (1977) Acute severe asthma. In: Clark TJH, Godfrey S (Hrsg) Asthma. Chapman and Hall, London, p 303

+Clark TJH, Godfrey S (Hrsg) (1983) Asthma, 2. Aufl. Chapman and Hall, London

+Clark T, Rees J (1986) Asthma: Diagnose und Therapie (Deutsche Übersetzung: R. Wettengel). Deutscher Ärzteverlag, Köln

Clarke PS, Jarrett RG, Hall GJ (1982) The protective effect of ipratropium bromide aerosol against bronchospasm induced by hyperventilation and the inhalation of allergen, methacholine and histamine. Ann Allergy 48: 180–183

Clausen O (1948) Asthma i Norge. En statistikk over forekomst og betydning. Nord Med 37: 525–530

Coca AF, Cooke RA (1923) On the classification of the phenomena of hypersensitiveness. J Immunol 8: 162–182

Cockcroft DW (1983) Mechanism of perennial allergic asthma. Lancet 2: 253–256

Cockcroft DW, Killian DN, Mellon JJA, Hargreave FE (1977a) Bronchial reactivity to histamine: a method and clinical survey. Clin Allergy 7: 235–243

Cockcroft DW, Killian DN, Mellon JJA, Hargreave FE (1977b) Protective effect of drugs on histamine-induced asthma. Thorax 32: 429–437

Cockcroft DW, Ruffin RE, Dolovich J, Hargreave FE (1977c) Allergen-induced increase in non-allergic bronchial reactivity. Clin Allergy 7: 503–533

Cockcroft DW, Ruffin RE, Hargreave FE (1978) Effect of Sch1000 in allergen-induced asthma. Clin Allergy 8: 361–372

Cockcroft DW, Ruffin RE, Frith PA, Cartier A, Juniper EF, Dolovich J, Hargreave FE (1979) Determinants of allergen-induced asthma: dose of allergen, circulating IgE antibody concentration, and bronchial responsiveness to inhaled histamine. Am Rev Respir Dis 120: 1053–1058

Cockcroft DW, Berscheid BA, Murdock KY (1983) Measurement of responsiveness to inhaled histamine using FEV_1: comparison of PC_{20} and threshold. Thorax 38: 523–526

Cockcroft DW, Murdock KY (1987) Comparative effects of inhaled salbutamol, sodium cromoglycate, and beclomethasone dipropionate on allergen-induced early asthmatic responses, late asthmatic resposes, and increased bronchial responsiveness to histamine. J Allergy Clin Immunol 79: 734–740

Cohen SH, Yunginger JW, Rosenberg N, Fink JN (1979) Acute allergic reaction after composite pollen ingestion. J Allergy Clin Immunol 64: 270–274

Cole PJ (1986) Inflammation: a two-edged sword – the model of bronchiectasis. Eur J Resp Dis 69 (Suppl 147): 6–15

Coleridge HM, Coleridge JCG (1986) Reflexes evoked from tracheobronchial tree and lungs. In: Cherniack NS, Widdicombe JG (Hrsg) The respiratory system. American Physiological Society, Washington DC (Handbook of Physiology, Bd II, pp 395–429)

Coles SJ, Said SI, Reid LM (1981) Inhibition by vasoactive intestinal peptide of glycoconjugate and lysozyme secretion by human airways in vitro. Am Rev Respir Dis 124: 531–536

Coles SJ, Neill KH, Reid LM (1984) Potent stimulation of glycoprotein secretion in canine trachea by substance P. J Appl Physiol 57: 1323–1327

Collins SD (1935) Age incidence of specific causes of illness. Based on records for 9000 families in 18 states visited periodically for 12 months, 1928–1931. Publ Health Rep 50: 1401–1427

Comroe JH jr (1966) Some theories of the mechanisms of dyspnea. In: Howell JBL, Campbell EJM (Hrsg) Breathlessness. Blackwell, Oxford London Edinburgh Boston Palo Alto Melbourne, pp 1–7

Connolly ME, Tashkin DP, Hui KKP, Littner MR, Wolfe RN (1982) Selective subsensitization of beta-adrenergic receptors in central airway of asthmatics and normal subjects during long-term therapy with inhaled salbutamol. J Allergy Clin Immunol 70: 423–431

Cooke RA, Stull A (1933) The preparation and standardization of pollen extracts for the treatment of hay fever. J Allergy 4: 87–91

Coombs RRA, Gell PGH (1963) The classification of the allergic reactions underlying disease. In: Gell PGH, Coombs RRA (Hrsg) Clinical Aspects of Immunology, Blackwell, Oxford, p 317

Cooper MC (1987) B lymphocytes – normal development and function. N Engl J Med 317: 1452–1456

Corrales RJ, Coleman DL, Jacoby DB, Leikauf GD, Hahn HL, Nadel JA, Widdicombe JH (1986) Ion transport across cat and ferret tracheal epithelia. J Appl Physiol 61: 1065–1070

Corris PA, Nariman S, Gibson GJ (1983) Nifedipnie in the prevention of asthma induced by exercise and histamine. Am Rev Respir Dis 128: 991–992

Costabel U, Bross KJ, Matthys H (1985) Bronchoalveoläre Lavage: Klinische Bedeutung zytologischer und immunologischer Befunde. Prax Klin Pneumol 39: 343–355

Costabel U, Matthys H (1985) Die klinische Bedeutung der bronchoalveolären Lavage. Dtsch Ärzteblatt 82: 3693–3700

Craps LP (1985) Immunologic and therapeutic aspects of ketotifen. J Allergy Clin Immunol 76: 389-393

Craps LP, Ney UM (1984) Ketotifen: current views on its mechanism of action and their therapeutic implications. Respiration 45: 411-421

Crivelli M, Zeller C, Bachofen H (1985) Spektrum der bronchialen Reaktion auf Carbachol-Inhalationen bei Patienten mit Verdachtsdiagnose asthmatischer Husten. Schweiz Med Wochenschr 115: 620-624

Crout JR (1974) Fixed combination prescription drugs: FDA policy. J Clin Pharmacol 5: 249-254

Cullen KJ (1972) Climate and chest disorders in schoolchildren. Br Med J 4: 65-67

Curry JJ (1946) The action of histamine on the respiratory tract in normal and asthmatic subjects. J Clin Invest 25: 785-791

Cushley MJ, Tattersfield AE, Holgate ST (1984) Adenosine-induced bronchoconstriction in asthma: antagonism by inhaled theophylline. Am Rev Respir Dis 129: 380-384

Cuss FM, Dixon CMS, Barnes PJ (1986) Effects of inhaled platelet activating factor on pulmonary function and bronchial responsiveness in man. Lancet II: 189-192

+ Czarnetzki BM (1986) Urticaria. Springer, Berlin Heidelberg New York

Czarnetzki BM, Benveniste J (1981) Effect of synthetic PAF-acether on human neutrophil leukocytes. I. Analysis of the in vitro migration of human neutrophils. Chem Phys Lip 29: 317-326

Czarnetzki BM, Grabbe J (1983) Biological and chemical characterization of eosinophil chemotactic factors from human leukocytes. In: Keller HU, Till GO (Hrsg) Leukocyte locomotion and chemotaxis. Agents Actions Supplements, Bd 12, Birkhäuser, Basel Boston Stuttgart, pp 204-214

Czarnetzki BM, Rosenbach T (1986) Chemotaxis of human neutrophils and eosinophils towards leukotriene B_4 and its 20-ω-oxidation products in vitro. Prostaglandins 31: 851-858

Dahl R (1981) Oral and inhaled sodium cromoglycate in challenge test with food allergens or acetylsalicylic acid. Allergy 36: 161-165

Dahl R, Johansson SA (1982) Importance of duration of treatment with inhaled budesonide on the immediate and late bronchial reaction. Eur J Respir Dis 63 (Suppl 122): 167-175

Dahl R, Pedersen B (1986) Influence of nedocromil sodium on the dual asthmatic reaction after allergen challenge: a double-blind, placebo-controlled study. Eur J Respir Dis 69 (Suppl 147): 263-265

Dahl RH, Henriksen JM, Harving H (1986) Red wine asthma: A controlled challenge study. J Allergy Clin Immunol 6: 1126-1129

Dahlem NW, Kinsman RA, Horton DJ (1977) Panic-fear in asthma: requests for as needed medications in relation to pulmonary function measurements. J Allergy Clin Immunol 60: 295-300

Dalquen P (1985) Morphological findings in fatal anaphylactic and anaphylactoid reactions. Prog Resp Res 19: 189-193

Dalquen P, Oberholzer M (1987) Morphologie und Funktion der Lunge am Beispiel der obstruktiven Ventilationsstörungen. Prax Klin Pneumol 41: 549-550

Damon M, Chavis C, Godard P, Michel FB, Crastes de Paulet A (1983) Purification anad mass spectrometry identification of leukotriene D_4 synthetized by human alveolar macrophages. Biochem Biophys Res Commun 111: 518-524

Danser AHJ, Van Den Ende R, Lorenz RR, Flavahan NA, Vanhoutte PM (1987) Prejunctional α_1-adrenoceptors inhibit cholinergic transmission in canine bronchi. J Appl Physiol 62: 785-790

Davis JD, Gallo J, Hu EPC, Boucher RC, Bromberg PA (1980) The effect of ozone on respiratory epithelial permeability (abstr). Am Rev Respir Dis 121: A231

Dawson B, Illsley R, Horobin G, Mitchell R (1969) A survey of childhood asthma in Aberdeen. Lancet 1: 827-830

Debelić M (1968) Ein einfacher und registrierbarer inhalativer Provokationstest. Acta allerg 23: 103-123

Debelić M (1976) Clinical significance of total and specific IgE in bronchial asthma. Allergol Immunopathol 4: 361-370

Debelić M (1982) Asthma bronchiale im Kindes- und Jugendlichenalter. Prax Klin Pneumol 36: 49-61

Debelić M (1986a) Allergologische Diagnostik beim Asthma - ein Stufenplan. In: Nolte D, Kummer F, Dorow P (Hrsg) Asthma bronchiale. Urban & Schwarzenberg, München Wien Baltimore, pp 86-107

Debelić M (1986b) Nedocromil-Natrium beim Anstrengungsasthma im Jugendlichenalter. Atemw-Lungenkrkh 12 (Suppl 2): 110–112

Debelić M (1986c) Behandlung des kindlichen Asthma mit inhalativen Kortikosteroiden. Kinderarzt 17: 1785–1787

Debelić M, Wüthrich B, Radielović P (1976) Protektive Medikamentenwirkung bei antigen induziertem Bronchialasthma. Pneumonologie 153 (Suppl): 153–159

Debelić M, Haeseler K (1977) Zur Objektivierung der antiallergischen Wirksamkeit eines oralen Kalziumpräparates. Med Welt 28: 346–349

Debelić M, Schwenker O (1986) Labordiagnostik bei allergischen Atemwegserkrankungen. Atemw-Lungenkrkh 12: 140–143

Dekker E, Pelser H, Groen J (1957) Conditioning as a cause of asthmatic attacks. A laboratory study. J Psychosom Res 2: 97–108

de Kock MA, Brandt HD (1985) Cholinergic mechanisms. Prog Resp Res 19: 143–152

Delaney JD (1975) Asthma, nasal polyposis, and aspirin idiosyncrasy (abstr). Clin Allergy 5: 234–235

Delpierre S, Jammes Y, Mei N (1980) Effects of hypercapnia, hypoxia and increase in tidal volume on vagal bronchopulmonary C fibres in cat (abstr). J Physiol 298: 48p

de Monchy JGR, Kauffman HF, Venge P, Koëter GH, Jansen HM, Sluiter HJ, de Vries K (1985) Bronchoalveolar eosinophilia during allergen-induced late asthmatic reaction. Am Rev Respir Dis 131: 373–376

de Monchy JGR, Kauffman HF, Venge P, Koëter GH, de Vries K (1986) Bronchoalveolar lavage and the late asthmatic reaction. In: Kay AB (Hrsg) Asthma. Blackwell, Oxford London Edinburgh Palo Alto Melbourne, pp 46–57

Dessein AJ, Lee TH, Elsas P, Ravalees J, Silberstein D, David JR, Austen KF, Lewis RA (1986) Enhancement by monokines of leukotriene generation by human eosinophils and neutrophils stimulated with calcium ionophore A 23187. J Immunol 136: 3829–3838

⁺Deter H (1986) (Hrsg) Psychosomatische Behandlung des Asthma bronchiale. Indikation, Therapie und Ergebnis der krankheitsorientierten Gruppentherapie. Springer, Berlin Heidelberg New York

Deutsche Gesellschaft für Pneumologie und Tuberkulose (1987) Richtlinien für die Qualitätssicherung in der Bronchologie. Prax Klin Pneumol 41: 239–241

Deutsche Liga zur Bekämpfung der Atemwegserkrankungen e.V. (1980) Empfehlungen zur Behandlung von akuten und chronischen Atemwegsobstruktionen mit Bronchospasmolytika in der Praxis. Dtsch Med Wochenschr 106: 1189–1191

Deutsche Liga zur Bekämpfung der Atemwegserkrankungen e.V. (1983) Empfehlungen zur Behandlung des Status asthmaticus in Praxis und Klinik. Dtsch Med Wochenschr 108: 995–997

Deutsche Liga zur Bekämpfung der Atemwegserkrankungen e.V. (1984) Was Sie über Atemwegserkrankungen wissen sollten, 2. Aufl. pmi, Frankfurt am Main

Deutsche Liga zur Bekämpfung der Atemwegserkrankungen e.V. (1987) Empfehlungen zur Allergiediagnostik bei Atemwegskrankheiten in der Praxis. Dtsch Med Wochenschr 112: 1550–1554

de Vries K, Goei JT, Booy-Noord H, Orie NGM (1962) Changes during 24 hours in the lung function and histamine hyperreactivity of the bronchial tree in asthmatic and bronchitic patients. Int Arch Allergy 20: 93–101

de Vries K, Booij-Noord H, Goei JT, Grobler NJ, Sluiter HJ, Tammeling GJ, Orie NGM (1964) Hyperreactivity of the bronchial tree to drugs, chemicals and physical agents. In Orie NGM, Sluiter, HJ (Hrsg): Bronchitis II. Royal Vangorcum, Assen, pp 164–180

Dewair M, Baur X, Ziegler K (1985) Use of immunoblot technique for detection of human IgE and IgG antibodies to individual silk proteins. J Allergy Clin Immunol 76: 537–542

Dey RD, Shannon WA, Said SI (1981) Localization of VIP-immunoreactive nerves in airways and pulmonary vessels of dogs, cats and human subjects. Cell Tissue Res 220: 231–238

Deymann A, Wahn U (1985) Comparison of the human basophil degranulation test and histmine release assay as tools for the diagnosis of IgE-mediated hypersensitivity (abstr). Ann Allergy 55: A 639

Diaz P, Galleguillos FR, Gonzales MC, Pantin CFA, Kay AB (1984) Bronchoalveolar lavage in asthma: the effect of disodium cromoglycate (cromolyn) on leukocyte counts, immunoglobulins, and complement. J Allergy Clin Immunol 74: 41–48

Dinarello CA, Mier JM (1987) Lymphokines. N Engl J Med 317: 940–946

Dirks JF, Kinsman RA, Fross KH, Jones NF (1978) Panic-fear in asthma: rehospitalization following intensive long-term treatment. Psychosom Med 40: 5–13

Dirnagl K (1982) Aerosole in der Medizin. Wirkungsweise und Methodik der Aerosoltherapie. Prax Pneumol 36: 365-375

Dische Z (1962a) Color Reactions of Pentoses. Methods Carbohydr Chem, Bd 1, pp 484-488

Dische Z (1962b) Color Reactions of Hexoses. Methods Carbohydr Chem, Bd 1, pp 488-494

Dixon RAF, Koblika BK, Strader DJ, Benovic JR, Doblanan MG, Frielle T, Bolanowski MA, Bennet CD, Rands E, Diehl RE, Mumford RA, Slater EE, Sigal IS, Caron MG, Lefkowitz RJ, Strader CD (1986) Cloning of the gene and cDNA for mammalian α-adrenergic receptor and homology with rhodopsin. Nature 321: 75-79

Djurup R, Østerballe O (1984) IgG subclass antibody response in grass pollen-allergic patients undergoing specific immunotherapy. Prognostic value of serum IgG subclass antibody levels early in immunotherapy. Allergy 39: 433-441

Dodge RR, Burrows B (1980) The prevalence and incidence of asthma and asthma-like symptoms in a general population sample. Am Rev Respir Dis 122: 567-575

Dolovich MB, Killian D, Wolff RK, Obminski G, Newhouse MT (1977) Pulmonary aerosol deposition in chronic bronchitis: intermittent positive pressure breathing versus quiet breathing. Am Rev Resp Dis 115: 397-402

Dolovich M, Ruffin RE, Roberts R, Newhouse MT (1981) Optimal delivery of aerosols from metered dose inhalers. Chest (Suppl 6) 80: 911-915

Dolovich J, Hargreave FE, O'Byrne P, Ruhno J, Newhouse MT (1986) Asthma terminology: troubles in wordland. Am Rev Respir Dis 134: 1102

Dor PJ, Arnaud A, Barre, Charpin J (1980) Prévalence des symptômes respiratoires en relation avec l'asthme dans une population d'adultes jeunes. Rev Fr Allergol 20: 79-82

Dorward AJ, Roberts JA, Thomson NC (1986) Effect of nedocromil sodium on histamine airway responsiveness in grass-pollen sensitive asthmatics during the pollen season. Clin Allergy 16: 309-315

Dowse GK, Turner KJ, Stewart GA, Alpers MP, Woolcock AJ (1985a) The association between Dermatophagoides mites and the increasing prevalence of asthma in village communities within the Papua New Guinea highlands. J Allergy Clin Immunol 75: 75-83

Dowse GK, Smith D, Turner KJ, Alpers MP (1985b) Prevalence and features of asthma in a sample survey of urban Goroka, Papua New Guinea. Clin Allergy 15: 429-438

Dreborg S, Einarsson R, Longbottom J (1986) The chemistry and standardization of allergens. In: Weir DM (Hrsg) Handbook of Experimental Immunology, Bd 1. Blackwell, Edinburgh, pp 10.2-10.28

D'Souza MF, Pepys J, Wells ID, Tai E, Palmer F, Overell BG, McGrath IT, Megson M (1973) Hyposensitization with Dermatophagoides pternonysinus in house dust allergy: a controlled study of clinical and immunological effects. Clin Allergy 3: 177-193

+Dukor P, Kallós P, Schlumberger HD (Hrsg) (1980-5) PAR. Pseudo-Allergic Reactions, Involvement of Drugs and Chemicals. Bd 1-4. Karger, Basel München

du Toit JI, Woolcock AJ, Salome CM, Sundrum R, Black JL (1986) Characteristics of bronchial hyperresponsiveness in smokers with chronic air-flow limitation. Am Rev Respir Dis 134: 498-501

du Toit JI, Salome CM, Woolcock AJ (1987) Inhaled corticosteroids reduce the severity of bronchial hyperresponsiveness in asthma but oral theophylline does not. Am Rev Respir Dis 136: 1174-1178

Ebden P, Jenkins A, Houston G, Davies BH (1986) Comparison of two high dose corticosteroid aerosol treatments, beclomethasone dipropionate (1500 µg/day) and budesonide (1600 µg/day), for chronic asthma. Thorax 41: 869-874

+Eccles JC (1964) The physiology of synapses. Springer, Berlin Heidelberg New York

Edfors-Lubs ML (1971) Allergy in 7000 twin pairs. Acta Allergol 26: 249-262

Eggleston PA, Kagey-Sobotka A, Schleimer RP, Lichtenstein LM (1984) Interaction between hyperosmolar and IgE-mediated histamine release from basophils and mast cells. Am Rev Respir Dis 130: 86-91

Eglen RM, Whiting RL (1985) Muscarinic receptor subtypes: problems of classification. Trends Pharmacol Sci 6: 357-358

Ehrlich, P (1878/9) Beiträge zur Kenntnis der granulierten Bindegewebszellen. Arch Anat Physiol 3: 166-183

Eigen H, Reid JJ, Dahl R, Del Bufalo C, Fasano L, Gunella G, Sahlstrom KK, Alanko KLJ, Greenbaum J, Hagelund CH, Shapiro GG, Marques RA, Bellia V, Bonsignore G, Resta O, Foschino MP, Carnimeo N, Granstrom SA, Herrman F, Kjaerulff J, Nuchel-Pedersen B, McDonald GF, Sher N, Sheffer AL (1987) Evaluation of the addition of cromolyn sodium to bronchodilator maintenance therapy in the long-term management of asthma. J Allergy Clin Immunol 80: 612–621

Eilertsen E (1954) Tidsskrift for den Norske Laegeforening 74: 322 (zit n Smith, 1971)

Eiser NM, Kerrebijn KF, Quanjer PH (Hrsg) (1983) SEPCR Working Group Bronchial Hyper-reactivity: Guidelines for standardization of bronchial challenges with (nonspecific) broncho-constricting agents. Bull Eur Physiopath Resp 19: 495–514

Eiser NM (1987). Bronchial provocation tests. In Nadel JA, Pauwels R, Snashall PD (Hrsg) Bron-chial Hyperresponsiveness. Blackwell Oxford, pp 173–254

El-Bermani A-W, McCarthy LF (1980) Synaptic specialization of pulmonary parasympathetic ganglia: a 3 dimensional study. Acta Anat 107: 361–372

Elias JA, Levinson AI (1981) Hypersensitivity reactions to ethylendiamine in aminophylline. Am Rev Respir Dis 123: 550–552

Ellis ME, Friend JA (1985) How well do asthma clinic patients understand their asthma? Br J Dis Chest 79: 43–48

Ellul-Micallef R (1982) The acute effects of corticosteroids in bronchial asthma. Eur J Respir Dis 63 (Suppl 122): 118–125

Elwood R, Kennedy S, Belzberg A, Hogg JG (1983) Respiratory mucosal permeability in asthma. Am Rev Respir Dis 128: 523–527

Empey DW, Laitinen LA, Jacobs L, Gold WM, Nadel JA (1976) Mechanisms of bronchial hyper-reactivity in normal subjects after upper respiratory tract infection. Am Rev Respir Dis 113: 131–139

Enberg RN, Leickly FE, Bailey JA, Kasperek GJ, Ownby DR (1986) Ragweed and water melon share allergens (abstr). J Allergy Clin Immunol 77: 196

Engel G (1981) Subclasses of beta-adrenoceptors – a quantitative estimation of beta 1- and beta-2-adrenoceptors in guinea-pig and human lung. Postgrad Med J (Suppl 1) 57: 77–83

Eriksson NE (1977) Diagnosis of reaginic allergy with house dust, animal dander and pollen aller-gens in adult patients. II. A comparison between skin and provocation tests. Int Arch Allergy Appl Immunol 53: 341–348

Eriksson NE (1978) Food sensitivity reported by patients with asthma and hayfever. A relation-ship between food sensitivity and birch pollen-allergy and between food sensitivity and acetyl-salicylic acid intolerance. Allergy 33: 189–196

Eriksson NE, Formgren H, Svenonius E (1982) Food hypersensitivity in patients with pollen allergy. Allergy 37: 437–443

Eriksson-Lihr Z (1955) Special features in allergy in children. Acta Allergol 8: 289–313

Eschenbacher WL, Boushey HA, Sheppard D (1984) Alterations in osmolarity of inhaled aerosols cause bronchoconstriction and cough but absence of a permeant anion causes cough alone. Am Rev Respir Dis 129: 211–215

+European Society for Clinical Respiratory Physiology (1978) Clinical Respiratory Physiology. Abbreviations – Symbols – Units – Definitions. Literae Medicinales. Thomae, Biberach an der Riß (siehe auch Quanjer 1983)

Evans R, Pence H, Kaplan H, Rocklin RE (1976) The effect of immunotherapy on humoral and cellular responses in ragweed hayfever. J Clin Invest 57: 1378–1385

Fabbri LM, Aizawa H, Alpert SE, Walters EH, O'Byrne PM, Gold BD, Nadel JA, Holtzman MJ (1984) Airway hyperresponsiveness and changes in cell counts in bronchoalveolar lavage after ozone exposure in dogs. Am Rev Respir Dis 129: 288–291

Fabel H, Wettengel R (1969) Einfluß von Aminophyllin auf das Ventilations-Perfusionsverhältnis bei obstruktiven Ventilationsstörungen. Beitr Klin Tuberk 141: 164–169

Fairchild GA, Roan J, McCarroll J (1972) Atmospheric pollutants and the pathogenesis of viral respiratory infection. Sulfur dioxide and influenza infection in mice. Arch Environ Health 25: 174–182

Fantozzi R, Masini E, Blandina P, Mannaioni PF, Bani-Sacchi T (1978) Release of histamine from rat mast cells by acetylcholine. Nature 273: 473–474

Farrell BP, Kerr HD, Kulle TJ, Sauder LR, Young JL (1979) Adaptation in human subjects to the effects of inhaled ozone after repeated exposure. Am Rev Respir Dis 119: 725-730

Faulkner D, Fryer AD, MacLagan J (1986) Postganglionic muscarinic inhibitory receptors in pulmonary parasympathetic nerves in the guinea-pig. Br J Pharmac 88: 181-187

Feddersen CO, von Wichert P (1987) Glukokortikoide bei Erkrankungen der Lunge und der Bronchien. Prax Klin Pneumol 41: 197-210

Feldman RD, Limbird LE, Nadeau J, Robertson D, Wood AJJ (1984) Alterations in leukocyte β-receptor affinity with age. N Engl J Med 310: 815-819

$^{+}$Ferlinz R Lichterfeld A Steppling H (Hrsg) (1985) Stufentherapie der Atemwegsobstruktion. Thieme, Stuttgart

Ferreri NR, Howland WC, Spiegelberg HL (1986) Release of leukotrienes C_4 and B_4 and prostaglandin E_2 from human monocytes stimulated with aggregated IgG, IgA and IgE. J Immunol 136: 4188-4193

Fewtrell CMS, Foreman JC, Jordan CC, Oehme P, Renner H, Stewart JM (1982) The effects of substance P on histamine and 5-hydroxytryptamine release in the rat. J Physiol 330: 393-411

$^{+}$Finney DJ (1978) Statistical Method in Biological Assay. Charles Griffin & Co, London

Fireman P, Friday GA, Gira C, Vierthaler WA, Michaels L (1981) Teaching self-management skills to asthmatic children and their parents in an ambulatory care setting. Pediatrics, 68: 341-348

Firket M (1931) Sur les causes des accidents survenus dans la vallée de la Meuse, lors des brouillards de décembre 1930. Bull Acad R Med Belg 11: 683-734

Fiser PM, Buckley RH (1979) Human IgE biosynthesis in vitro: studies with atopic and normal blood mononuclear cells and subpopulations. J Immunol 123: 1788-1794

Fish JE, Kelly JF (1979) Measurements of responsiveness in bronchoprovocation testing. J Allergy Clin Immunol 64: 592-596

Flavahan NA, Vanhoutte PM (1986) α_1-adrenoceptor subclassification in vascular smooth muscle. Trends Pharmacol Sci 7: 347-349

Flavahan NA, Vanhoutte PM (1987) A premature proposal? Flavahan and Vanhoutte reply. Trends Pharmacol Sci 8: 124-125

Flint KC, Leung KBP, Hudspith BN, Brostoff J, Pearce FL, Johnson NMcI (1985a) Bronchoalveolar mast cells in extrinsic asthma: a mechanism for the initiation of antigen specific bronchoconstriction. Brit Med J 291: 923-926

Flint KC, Leung KBP, Pearce FL, Hudspith BN, Brostoff J, Johnson NMcI (1985b) Human mast cells recovered by bronchoalveolar lavage: their morphology, histamine release and the effects of sodium cromoglycate. Clin Sci 68: 427-432

Florvaag E, Elsayed S, Apold J (1982) Comparative studies on tree pollen allergens. II. Isolation of alder (Alnus incana) pollen allergens: purification and some characteristics of the major allergen pI 4.78. Int Arch Allergy Appl Immunol 67: 49-56

$^{+}$Floyer J (1698) A treatise of the asthma. Wilkin, London (Dtsch Übers: Scherf JC, 1782, Abhandlung von der Engbrüstigkeit. Dyk, Leipzig)

Folinsbee LJ, Bedi JF, Horvath SM (1980) Respiratory responses in humans repeatedly exposed to low concentrations of ozone. Am Rev Respir Dis 121: 431-439

Ford A, Seagroatt V, Platts-Mills TA, Løwenstein H (1985) A collaborative study on the first international standard of Dermatophagoides pteronyssinus (house dust mite) extract. J Allergy Clin Immunol 75: 676-686

Foreman JC (1987) Neuropeptides and the pathogenesis of allergy. Allergy 42: 1-11

Foreman JC, Jordan CC, Piotrowski W (1982) Interaction of neurotensin with the substance P receptor mediating histamine release form rat mast cells and the flare in human skin. Br J Pharmac 77: 531-539

Forster J, Urbanek R, Otto J, Ende K (1986) IgE- und IgG-Bestimmungen in der Diagnose und Therapiekontrolle der Insektengiftallergie. Allergologie 9: S43-S44

Foster WM, Costa DL, Langenback EG (1986) Ozone exposure alters tracheobronchial mucociliary function in man. Am Rev Respir Dis 133: A 216

Foucard F, Agrell B, Dreborg S, Kjellman N-M, Koivikko A, Nilsson S (1984) Immunotherapy in children with a purified, freeze-dried Cladosporium herbarum extract. I. Clinical results. In: Foucard T, Dreborg S (Hrsg) Mould allergy workshop. Ord & Form, Uppsala, pp 105-111

Fournie-Zaluski MC, Chaillet P, Sorocalu H, Marcaisc J, Costentin J, Roques BP (1983) New carboxyalkyl inhibitors of brain enkephalinase: synthesis, biological activity and analgesic properties. J Med Chem 26: 60–65

Fowler AA, Schwartz LB (1984) Macrophage-derived chemotactic factors and allergic asthma. J Allergy Clin Immunol 74: 777–780

Fox B, Bull TB, Guz A (1981) Mast cells in the human alveolar wall: an electronmicroscopic study. J Clin Pathol 34: 1333–1342

Francis RS (1984) Adrenocortical function during high-dose beclomethasone aerosol therapy. Clin Allergy 14: 49–53

Frandsen S (1958) Bronchial asthma among school children in Copenhagen. Acta Allergol 12: 341–357

Frank NR, Amdur MO, Worcester J, Whittenberger JL (1962) Effects of acute controlled exposure to SO_2 on respiratory mechanics in healthy male adults. J Appl Physiol 17: 252–258

Frank NR, Yoder RE, Brain JD, Yokoyama E (1969) SO_2 (^{35}S labeled) absorption by the nose and mouth under conditions of varying concentration and flow. Arch Environ Health 18: 315–322

Frankfurter Arbeitskreis für Pneumologie u. Allergologie e.V. (o J): Information für unsere Patienten mit Asthma, Bronchitis und Emphysem. Thomae, Biberach an der Riß

Frankland AW (1953) Locust sensitivity. Ann Allergy 11: 445–453

Frankland AW, Augustin R (1954) Prophylaxis of summer hay-fever and asthma: a controlled trial comparing crude grass-pollen extracts with the isolated main protein component. Lancet 1: 1055–1057

Franz DN, Iggo A (1968) Conduction failure in myelinated and nonmyelinated axons at low temperature. J Physiol (Lond) 199: 319–345

Fraser CM, Venter JC (1980) The synthesis of beta-adrenergic receptors in cultured human lung cells: induction by glucocorticoids. Biochem Biophys Res Commun 94: 390–397

Fraser CM, Venter JC, Kaliner M (1981) Autonomic abnormalities and autoantibodies to beta-adrenergic receptors. N Engl J Med 305: 1165–1170

Freeman J, Noon L (1911) Further observations on the treatment of hay-fever by hypodermic inoculations of pollen vaccine. Lancet II: 814–817

Freeman GL, Johnson S (1964) Allergic diseases in adolescents. II. Changes in allergic manifestations during adolescence. Amer J Dis Child 107: 560–566

Frezieres RG, Coulson AH, Katz RM, Detels R, Siegel SC, Rachelefsky GS (1982) Response of individuals with reactive airway disease to sulfates and other atmospheric pollutants. Ann Allergy 48: 156–165

Frick OL, German DF, Mills J (1979) Development of allergy in children. I. Association with virus infections. J Allergy Clin Immunol 63: 228–241

Friedman MM, Kaliner MA (1987) Human mast cells and asthma. Am Rev Respir Dis 135: 1157–1164

Friedman MM, Metcalfe DD, Kaliner MA (1986) Electron microscopic comparison of human nasal and lung mast cell degranulation. In: Befus AD et al (Hrsg) Mast cell differentiation and heterogenity. Raven Press, New York

Frigas E, Gleich GJ (1986) The eosinophil and the pathophysiology of asthma. J Allergy Clin Immunol 77: 527–537

Frost L, Johansen P, Pedersen S. Veien N, Østergaard PA, Nielsen MH (1985) Persistent subcutaneous nodules in children hyposensitized with aluminium-containing allergen extracts. Allergy 40: 368–372

Fryer AD, MacLagan J (1984) Muscarinic inhibitory receptors in pulmonary parasympathetic nerves in the guinea-pig. Br J Pharmac 83: 973–978

Fuchs E (1954) Durch Zwischenträger vermittelte Kontaktallergie: „Derivative Allergie". Dtsch Med Wochenschr 79: 473–474

Fuchs E (1955) Seide als Allergen. Dtsch Med Wochenschr 80: 36–39

Fuchs E (1967) Sozialhygienische Bedeutung der allergischen Krankheiten. In: Lehrbuch der klinischen Allergie. Hansen K, Werner M (Hrsg) Thieme, Stuttgart pp 544–552

Fuchs E (1979) Allergische Atemwegsobstruktion (Allergisches – extrinsic – Asthma bronchiale). In: Ulmer WT (Hrsg) Bronchitis, Asthma, Emphysem. Springer Berlin Heidelberg New York (Handbuch der Inneren Medizin, Bd 4/2, pp 543–673)

Fuchs E (1982) Gewerbliche Allergene als Ursache obstruktiver Atemwegserkrankungen. Früherkennung und Abklärung. Schweiz Med Wochenschr 112: 185-192

Fuchs E (1985) Grundzüge der klinischen Allergiediagnostik. In: Hornbostel H, Kaufmann W, Siegenthaler W (Hrsg) Innere Medizin in Praxis und Klinik, 3. Aufl. Thieme, Stuttgart New York, pp 12.16-12.25

Fuchs E, Gronemeyer W, Ivanoff I (1956) Zur Diagnostik und Beurteilung einer Gewerbeallergie: Der inhalative Antigen-Pneumometrie-Test zur Ermittlung des aktuellen Antigens bei berufsbedingtem Asthma bronchiale („Drucker-Asthma"). Dtsch Med Wochenschr 81: 339-342

Fuchs E, Gronemeyer W (1959) Berufsbedingte Insekten-Allergie (Locusta Migratoria). In: Occupational Allergy (Suppl) Stenfert Kroese, Leiden, pp 52-57

Fuchs E, Thiel Cl (1979) Zur Durchführung von inhalativen Provokationsproben mit Allergenen. Allergologie 2: 38-42

Fuchs E, Thiel Cl (1985) Asthma bronchiale durch perorale Allergen- (Antigen-)Zufuhr. Atemwegs-Lungenkrkh 11: 474-478

[+]Fuchs E, Schultze-Werninghaus G (1986) Asthma bronchiale Themen der Medizin 7, Wander Pharma GmbH, Nürnberg

Fuller RW, Dixon CMS, Barnes PJ (1985) Bronchoconstrictor response to inhaled capsaicin in humans. J Appl Physiol 58: 1080-1084

Fuller RW, Dixon CMS, Dollery CT, Barnes PJ (1986) Prostaglandin D_2 potentiates airway responsiveness to histamine and methacholine. Am Rev Respir Dis 133: 252-254

Fuller RW, Dixon CM, Cuss FM, Barnes PJ (1987) Bradykinin-induced bronchoconstriction in humans. Mode of action. Am Rev Respir Dis 135: 176-180

Fyans PG, Chatterjee PC, Chatterjee S (1986) A trial comparing nedocromil sodium (Tilade®) and placebo in the management of bronchial asthma. Clin Allergy 16: 505-511

Gaddie J, Skinner C, Palmer KNV (1976) Hyposensitisation with house dust mite vaccine in bronchial asthma. Br Med J 2: 561-562

Galli SJ, Dvorak AM, Dvorak HF (1984) Basophils and mast cells: morphologic insights into their biology, secretory patterns and function. Prog Allergy 34: 1-141

Gamse R, Holzer P, Lembeck F (1980) Decrease of substance P in primary afferent neurones and impairment of neurogenic plasma extravasation by capsaicin. Br J Pharmac 68: 207-213

Gamse R, Petsche U, Lembeck F, Jancs G (1982) Capsaicin applied to peripheral nerve inhibits axoplasmic transport of substance P and somatostatin. Brain Res 239: 447-462

Garcia V (1929) Le lavage des poumons. Presse Méd 78: 1266-1268

Gebhart J, Heyder J, Stahlhofen W (1981). Use of aerosols to estimate pulmonary air-space dimensions. J Appl Physiol 51: 465-476

Geha RS (1984) Human IgE. J Allergy Clin Immunol 74: 109-120

Gehrke I, Böhm E, Sybrecht GW (1986) Belastungsinduziertes Asthma - placebokontrollierter Doppelblind-Vergleich der Prävention mit Fenoterol, DNCG und der Kombination von beiden. Prax Klin Pneumol 40: 129-134

Geisler L (1982) Asthmatherapie: Risiken durch Kombination von Theophyllin und Beta-Agonisten? (Kommentar) Dtsch Med Wochenschr 107: 877

Geissler W, Maasch HJ, Winter HG, Wahl R (1986a) Kinetics of allergen release from house dust mite Dermatophagoides pteronyssinus. J Allergy Clin Immunol 77: 24-31

Geissler W, Wihl J-Å, Maasch HJ, Wahl R (1986b) Hyposensibilisierung: Therapiebegleitende Messungen von allergenspezifischem IgE mit RAST und gekreuzter Radioimmunelektrophorese. Allergologie 9: 83-85

Gelfand ML (1951) Administration of cortisone by the aerosol method in the treatment of bronchial asthma. N Engl J Med 245: 293-294

Gerberick GF, Jaffe HA, Willoughby JB, Willoughby WF (1986) Relationships between pulmonary inflammation, plasma transudation, and oxygen metabolite secretion by alveolar macrophages. J Immunol 137: 114-121

Gerblich AA, Campbell AE, Schuyler MR (1984) Changes in Tlymphocyte subpopulations after antigenic bronchial provocation in asthmatics. N Engl J Med 310: 1349-1352

Gheorghiu Th (1970) Die systematische epidemiologische Untersuchung in der Berufsallergie. In: Letterer E, Gronemeyer W (Hrsg) Verh Dtsch Ges Allergie- u Immunitätsforschung, Bd 3. Schattauer, Stuttgart, pp 61-71

Gil DW, Wolfe BB (1985) Pirenzepine distinguishes between muscarinic receptor-mediated phosphoinositide breakdown and inhibition of adenylate cyclase. J Pharmacol Exp Ther 232: 608–616

Gin W, Kay AB (1985) The effect of corticosteroids on monocyte and neutrophil activation in bronchial asthma. J Allergy Clin Immunol 76: 675–682

Girard JP (1981) Ketotifen and bronchial hyperreactivity in asthmatic patients. Clin Allergy 11: 449–452

Girsh LS, Shubin E, Dick CH, Schulaner FR (1967) A study of the epidemiology of asthma in children in Philadelphia. J Allergy 39: 347–357

Gjesing B, Jäger L, Marsh DG, Løwenstein H (1985) The international collaborative study establishing the first international standard for timothy *(Phleum pratense)* grass pollen allergenic extract. J Allergy Clin Immunol 75: 258–267

Gleich GJ, Loegering DA, Adolphson CR (1985) Eosinophils and bronchial inflammation. Chest (Suppl) 87: 10S–13S

Gleich GJ, Adolphson CR (1986) The eosinophilic leukocyte: structure and function. In: Dixon FJ (Hrsg) Advances in Immunology, Bd 39. Academic Press, London Orlando San Diego New York Toronto Montreal Sydney Tokyo, pp 177–253

Godard P, Chaintreuil J, Damon M, Coupe M, Flandre O, Crastes de Paulet A, Michel FB (1982a) Functional assessment of alveolar macrophages: comparison of cells from asthmatics and normal subjects. J Allergy Clin Immunol 70: 88–93

Godard P, Terral C, Michel FB (1982b) Histamine release by bronchoalveolar cells of allergic asthmatic patients. Am Rev Respir Dis 125: A75

Godard P, Damon M, Bognie M, Loegering A, Gleich GJ (1985) Identification of the eosinophil granule major protein in alveolar macrophages of asthmatic patients. Am Rev Respir Dis 131: A38

Godard P, Bousquet J, Lebel B, Michel FB (1987) Le lavage bronchoalvéolaire chez l'asthmatique. Bull Eur Physiopath Respir 23: 73–83

Godfrey RC (1975) Asthma and IgE levels in rural and urban communities of The Gambia. Clin Allergy 5: 201–207

Godfrey S, König P (1976) Inhibition of exercise-induced asthma by different pharmacological pathways. Thorax 31: 137–143

Gold WM, Kessler GF, Yu DYC (1972) Role of vagus nerves in experimental asthma in allergic dogs. J Appl Physiol 33: 719–725

Gold WM, Meyers GL, Dain DS, Miller RL, Bourne HR (1977) Changes in airway mast cells and histamine caused by antigen aerosol in allergic dogs. J Appl Physiol 43: 271–275

Golden JA, Nadel JA, Boushey HA (1978) Bronchial hyperirritability in healthy subjects after exposure to ozone. Am Rev Respir Dis 118: 287–294

Goldsmith JR, Friberg L (1977) Effects of air pollution on human health. In: Stern A (Hrsg) Air Pollution, Bd II. Academic Press, New York, pp 457–610

Goldstein BD, Lodi C, Collinson C, Balchum OJ (1969) Ozone and lipid peroxidation. Arch Environ Health 18: 631–635

Goldstein IF, Cuzick J (1983) Daily patterns of asthma in New York City and New Orleans: an epidemiologic investigation. Environ Res 30: 211–223

Goldstein IF, Weinstein AL (1986) Air pollution and asthma: effects of exposures to short-term sulfur dioxide peaks. Environ Res 40: 332–345

Gonsior E (1981) Der Spezifische Atemwegswiderstand als Obstruktionsmaß bei bronchialen Antigen-Provokationsproben. Habilitationsschrift Frankfurt am Main

Gonsior E (Hrsg) (1984) Arbeitskreis bronchiale und nasale Provokationstests der Deutschen Gesellschaft für Allergie- und Immunitätsforschung. Richtlinien für die Durchführung von bronchialen Provokationen mit Allergenen und pharmakodynamischen Substanzen bei obstruktiven Atemwegskrankheiten. Allergologie 7: 238–242

Gonsior E, Thiel Cl, Meier-Sydow J (1973) Die Diagnostik des beginnenden Asthma bronchiale. Verh Dtsch Ges Inn Med 79: 901–903

Gonsior E, Krüger M, Meier-Sydow J (1976) Die Durchführung inhalativer Antigen-Provokationsproben mit Hilfe der Ganzkörperplethysmographie. Acta allerg 31: 283–296

Gonsior E, Schultze-Werninghaus G, Wüthrich B (1979) Protective antiallergic effects of a new coumarin compound (BM 15.100) in experimental asthma. Int J Clin Pharmacol Biopharm 17: 283–289

Gonsior E, Kappos A, Schultze-Werninghaus G (1983) Probleme des Reaktionsnachweises bei bronchialen Provokationsproben mit Metacholin. Allergologie 6: 101–107

Gordon RE, Case BW, Kleinerman J (1983) Acute NO_2 effects on penetration and transport of horseradish peroxidase in hamster respiratory epithelium. Am Rev Respir Dis 128: 528–533

Gottmann-Lückerath I (1984) Curry und Paprika als Berufsallergene (abstr). Allergologie 9: 353

Gozalo Reques F, Colas Sanz C, Senent Sanchez C, Rubio Sotes M, Herrero Lopez T, De Barrio Fernandez M (1985) Long-term modification on histamine-induced bronchoconstriction by disodium cromoglycate and ketotifen versus placebo. Allergy 40: 242–249

Graff-Lonnevig V, Hedlin G (1985) The effect of ketotifen on bronchial hyperreactivity in childhood asthma. J Allergy Clin Immunol 76: 59–63

Grant IWB (1986) Does immunotherapy have a role in the treatment of asthma? Clin Allergy 16: 7–10

Grant IWB, Wyllie AH, Poznansky MC, Gordon ACH, Douglas JG (1984) Corticoid resistance in chronic asthma. In: Kay AB, Austen KF, Lichtenstein LM (Hrsg) Asthma. Physiology, Immunopharmacology, and Treatment. Academic Press, London, pp 359–374

Green JF, Schertel ER, Coleridge HM, Coleridge JCG (1986) Effect of pulmonary arterial PCO2 on slowly adapting pulmonary stretch receptors. J Appl Physiol 60: 2048–2055

Greening AP, Miniati M, Fazio F (1980) Regional deposition of aerosols in health and in airways obstruction: a comparison with krypton-81m ventilation scranning. Bull Eur Physiopath Resp 16: 287–298

Gregg I (1983) Epidemiological aspects. In: Clark TJH, Godfrey S (Hrsg) Asthma, 2. Aufl. Chapman and Hall, London, pp 242–284

Gregg I (1986) Epidemiological research in asthma: The need for a broad perspective. Clin Allergy 16: 17–23

Griffin MP, MacDonald M, McFadden ER (1983) Short- and long-term effects of cromolyn sodium on the airway reactivity of asthmatics. J Allergy Clin Immunol 71: 331–338

Grimm I (1984) Sesam und Soja – seltene Allergene? Allergologie 4: 133–138

Gronemeyer W (1979a) Das sogenannte „Analgetika"-Asthma. Therapiewoche 29: 3698–3707

Gronemeyer W, Fuchs E (1959) Der inhalative Pneumometrie-Test als Standard-Methode in der Diagnose allergischer Krankheiten. Int Arch Allergy 14: 217–240

Gronemeyer W, Schwarting HH, Fuchs E (1960) Über das sogenannte „Druckerasthma". Internist 1: 75–80

⁺Gronemeyer W, Fuchs E (Hrsg) (1983) Karenz und Hyposensibilisierung bei Inhalations- und Insektengiftallergie, 2. Aufl. Dustri, München-Deisenhofen

Grützmacher I, Schicht R, Schlaeger R, Sill V (1984) Hämodynamik des kleinen Kreislaufs bei Patienten mit chronisch obstruktiver Atemwegserkrankung und pulmonaler Hypertonie in Abhängigkeit von den Theophyllin-Konzentrationen. Prax Klin Pneumol 38: 19–25

Gualde N, Atluru D, Goodwin JS (1985) Effect of lipoxygenase metabolites of arachidonic acid on proliferation of human T cells and T cell subsets. J Immunol 134: 1125–1129

Gulyas A (1984) Doppelblindstudie zur therapeutischen Wirksamkeit von Reproterolhydrochlorid allein und in einer Kombination aus Cromoglicinsäure, Dinatriumsalz und Reproterolhydrochlorid. Pharmakotherapie 7: 51–59

Haahtela T, Lahdensuo A (1979) Non-specific reactions caused by diluents containing glycerol in nasal and bronchial challenge tests. Clin Allergy 9: 225–227

Haas H, Becker WM, Maasch HJ, Schlaak M (1986) Analysis of allergen components in grass pollen extracts using immunoblotting. Int Archs Allergy Appl Immun 79: 434–440

Hackney JD, Linn WS, Mohler JG, Collier CR (1977) Adaptation to short-term respiratory effects of ozone in men exposed repeatedly. J Appl Physiol 43: 82–85

Hackney JD, Linn WS (1983a) Health effects of air pollution: ozone und sulfur dioxide. Immun Allergy Pract 5: 17–24

Hackney JD, Linn WS (1983b) Controlled clinical studies of air pollutant exposure: evaluating scientific information in relation to air quality standards. Environ Health Perspect 52: 187–191

Haeberle M (1987a) Biogene Amine – Klinische und lebensmittelchemische Aspekte. Zbl Haut 153: 157–168

Haeberle M (1987b) Klinische und lebensmittelchemische Aspekte bei Unverträglichkeitsreaktionen auf Salicylat- und Additiva-haltige Lebensmittel. Zbl Haut 153: 75–95

Hahn A, Anderson SD, Morton AR, Black JL, Fitch KD (1984) A reinterpretation of the effect of temperature and water content of the inspired air in exercise-induced asthma. Am Rev Respir Dis 130: 575–579

Hahn HL (1986) Role of the parasympathetic nervous system and of cholinergic mechanisms in bronchial hyperreactivity. Bull Europ Physiopath Respirat 22 (Suppl 7): 112–142

Hahn HL, Wilson AG, Graf PD, Fischer SP, Nadel JA (1978) Interaction between serotonin and efferent vagus nerves in dog lungs. J Appl Physiol 44: 144–149

Hahn RA, Patil PN (1972) Salivation induced by prostaglandin $F_2\alpha$ and modification of the response by atropine and physostigmine. Br J Pharmac 44: 527–533

Hakanson R, Sundler F, Moghimzadeh E, Leander S (1982) Peptide-containing nerve fibres in the airways: distribution and functional implications. Eur J Respir Dis 64: 115–140

Hallberg D, Pernow B (1975) Effect of substance P on various vascular beds in the dog. Acta Physiol Scand 93: 277–285

Halmépuro L, Vuontela K, Kalimo K, Björksten F (1984) Cross-reactivity of IgE-antibodies with allergens in birchpollen, fruits and vegetables. Int Archs Allergy Appl Immun 74: 234–240

Halonen M, Barbee RA, Lebowitz MD, Burrows B (1982) An epidemiologic study of the interrelationship of total serum immunoglobulin E, allergy skin-test reactivity and eosinophilia. J Allergy Clin Immunol 69: 221–228

Hambleton G, Weinberger M, Taylor J, Cavanaugh M, Ginchansky E, Godfrey S, Tooley M, Bell T, Greenberg S (1977) Comparison of cromoglycate (cromolyn) and theophylline in controlling symptoms of chronic asthma. Lancet 1: 381–385

Hammer R, Berrie CP, Birdsall NJ, Burgen AS, Hulme EC (1980) Pirenzepine distinguishes between different subclasses of muscarinic receptors. Nature 283: 90–92

Hammer R, Giachetti A (1983) Muscarinic receptor subtypes: M_1 and M_2. Biochemical and functional characterization. Life Sci 31: 2991–2998

Hammer R, Giachetti A (1984) Selective muscarinic receptor antagonists. Trends Pharmac Sci 5: 18–20

Hammer R, Ladinsky H, De Conti L (1986) In-vivo labelling of peripheral muscarinic receptors. Trends Pharmacol Sci 7 (Suppl): 33–38

Hannuksela M, Lahti A (1977) Immediate reactions to fruits and vegetables. Contact Dermatitis 3: 79–84

Hansen K (1927) Analyse, Indikation und Grenzen der Psychotherapie beim Bronchialasthma. Dtsch Med Wochenschr 35: 1462–1464

+Hansen K (1943) Allergie. Ein Lehrbuch in Vorlesungen. 2. Aufl. Thieme, Stuttgart

+Hansen K, Werner M (Hrsg) (1967) Lehrbuch der klinischen Allergie. Thieme, Stuttgart

Harden TK, Tanner LI, Martin MW, Nakahata N, Hughes AR, Hepler JR, Evans T, Masters SB, Brown JH (1986) Characteristics of two biochemical responses to stimulation of muscarinic cholinergic receptors. Trends Pharmacol Sci 7 (Suppl): 14–18

Hargreave FE, Ryan G, Thomson NC, O'Byrne PM, Latimer K, Juniper EF, Dolovich J (1981) Bronchial responsiveness to histamine or methacholine in asthma measurement and clinical significance. J Allergy Clin Immunol 68: 347–355

Hargreave FE, Ramsdale EH, Pugsley SO (1984) Occupational asthma without bronchial hyperresponsiveness. Am Rev Resp Dis 130: 513–515

Hargreave FE, Ramsdale EH, Dolovich J (1985a) Measurement of airway responsiveness in clinical practice. In: Hargreave FE, Woolcock AJ (Hrsg) Airway responsiveness - measurement and interpretation. Astra Pharmaceutical Canada Ltd, Mississauga, Ontario, pp 122–126

Hargreave FE, O'Byrne, Ramsdale EH (1985b) Mediators, airway responsiveness, and asthma. J Allergy Clin Immunol 76: 2727–2776

Hargreave FE, Dolovich J, O'Byrne PM, Ramsdale EH, Daniel EE (1986a) The origin of airway hyperresponsiveness. J Allergy Clin Immunol 78: 825–832

Hargreave FE, Ramsdale EH, Kirby JG, O'Byrne PM (1986b) Asthma and the role of inflammation. Eur J Respir Dis (Suppl 147) 69: 16–21

Harrison BDW, Rees LH, Clayton RM, Nabarro JDN (1982) Recovery of hypothalamo-pituitary-adrenal function in asthmatics whose oral steroids have been stopped or reduced. Clin Endocrinol 17: 109–118

Hartmann V, Magnussen H, Holle JP, Schüler E (1981) Modulation of histamine-induced bronchoconstriction with inhaled, oral, and intravenous clemastine in normal and asthmatic subjects. Thorax 36: 737–740

Hartung W (1983) Krankheiten des Bronchialsystems. In: Doerr W, Seifert G, Uehlinger E (Hrsg) Pathologie der Lunge. Springer, Berlin Heidelberg New York Tokyo, pp 179–292

Hazucha M, Silverman F, Parent C, Field S, Bates DV (1973) Pulmonary function in man after short-term exposure to ozone. Arch Environ Health 27: 183–188

Heijne den Bak J (1986) Prevalence and management of asthma in children unter 16 in one practice. Br Med J (Clin Res) 292: 175–176

Heine H, Förster FJ (1975) Relationships between mast cells and preterminal nerve fibers. Z Mikrosk Anat Forsch 89: 934–937

Heinemann S (1987) Studies on gene family for nicotinic acetylcholine receptor. In: Gisolfi CV, Harris PD, Hong SK, Navar LG, Entman ML, Taylor AE (Hrsg) 38th Annual Fall Meeting, The American Physiological Society, San Diego, California, Oct. 11–15, 1987. Program. American Physiol Soc, Baltimore MD, p 22

Helm RM, Gauerke MB, Baer H, Løwenstein H, Ford A, Levy DA, Norman PS, Yunginger JW (1984) Production and testing of an international reference standard of short ragweed pollen extract. J Allergy Clin Immunol 73: 790–800

Hendeles L, Weinberger M, Wyatt R (1978) Guide to oral theophylline therapy for treatment of chronic asthma. Am J Dis Child 132: 876–880

Hendeles L, Weinberger M (1982) Improved efficacy and safety of theophylline in the control of airways hyperreactivity. Ann Allergy 49: 247–256

Hendeles L, Harman E (1987) Should we abandon the notion that calcium channel blockers are potentially useful for asthma? Editorial. Am Rev Respir Dis 79: 853–856

Henderson AF, Heaton RW, Dunlop LS, Costello JF (1983a) Effects of nifedipine on antigen-induced bronchoconstriction. Am Rev Respir Dis 127: 549–553

Henderson AF, Heaton RW, Costello JF (1983b) Effect of nifedipine on bronchoconstriction induced by inhalation of cold air. Thorax 38: 512–515

Henderson WR, Shelhamer JH, Reingold DB, Smith LJ, Evans R, Kaliner M (1979) Alpha-adrenergic hyper-responsiveness in asthma. N Engl J Med 300: 642–647

Henderson WR, Jörg A, Klebanoff SJ (1982) Eosinophil peroxidase-mediated inactivation of leukotriens B_4, C_4 and D_4. J Immunol 128: 2609–2613

Henriksen JM, Dahl R (1983) Effects of inhaled budesonide alone and in combination with low-dose terbutaline in children with exercise-induced asthma. Am Rev Respir Dis 128: 993–997

Henry MC, Ehrlich R, Blair WH (1969) Effect of nitrogen dioxide on resistance of squirrel monkeys to Klebsiella pneumoniae infection. Arch Environ Health 18: 580–587

Henry RL, Hiller EJ, Milner AD, Hodges IG, Stokes GM (1984) Nebulized ipratropium bromide and sodium cromoglycate in the first two years of life. Arch Dis Child 59: 54–57

Hermann G, Aynesworth MB (1937) Successful treatmentof persistent extreme dyspnea „status asthmaticus". Use of theophylline ethylene diamine (Aminophylline) intravenously. J Lab Clin Med 23: 135–148

Herxheimer H (1951) Bronchial obstruction induced by allergens, histamin and acetyl-beta-methylcholinechloride. Int Arch Allergy 2: 27–39

Herxheimer H (1954) Influence of cortisone on induced asthma and bronchial hyposensitization. Brit Med J 1: 184–187

Herxheimer H, Stresemann E (1961) The effect of bradykinin aerosol in guinea-pigs and in man (abstr). J Physiol 158: 38p

Heyder J (1981) Mechanisms of aerosol particle deposition. Chest (Suppl 6) 80: 820–823

Heyder J, Gebhart J, Stahlofen W (1980) Inhalation of aerosols: particle deposition and retention; in Willeke K (Hrsg) Generation of aerosols and facilities for exposure experiments. Ann Arbor Science, Ann Arbor, pp 65–103

Hildebrandt JD, Codina J, Risinger R, Birnbaumer L (1984) Identification of a gamma subunit associated with the adenyl cyclase regulatory proteins N_s and N_i. J Biol Chem 259: 2039–2042

Hill AE (1966) Asthma among school children. J Sch Health 36: 353–356

Hill DJ, Hosking CS, Shelton HJ, Turner MW (1982) Failure of hyposensitisation in treatment of children with grass-pollen asthma. Br Med J (Clin Res) 284: 306–209

Hilligoss DM, Jusko WJ, Koup JR, Giacoia G (1980) Factors affecting theophylline pharmacokinetics in premature infants with apnea. Dev Pharmacol Ther 1: 6–15

Hilton S, Sibbald B, Anderson HR, Freeling P (1986) Controlled evaluation of the effects of patient education on asthma morbidity in general practice. Lancet i: 26–29

Hirata F, Axelrod J (1980) Phospholipid methylation and biological signal transmission. Science 209: 1082–1090

Hirsch S (1922) Klinischer und experimenteller Beitrag zur krampflösenden Wirkung der Purinderivate. Klin Wochenschr 1: 615–618

Hirschberg (1902) Mitteilung über einen Fall von Nebenwirkung des Aspirin. Dtsch Med Wochenschr 28: 416

Hodges IG, Groggins RC, Milner AD, Stokes GM (1981) Bronchodilatory effect of inhaled ipratropium bromide in wheezy toddlers. Arch Dis Child 56: 729–732

Hodges IG, Milner AD, Stokes GM (1983) Bronchodilator effect of two inhaled H_1-receptor antagonists, clemastine and chlorpheniramine, in wheezy school children. Br J Dis Chest 77: 270–275

Hofer Th, Wüthrich B (1985) Nahrungsmittelallergien. II. Häufigkeit der Organmanifestationen und der allergieauslösenden Nahrungsmittel. Schweiz Med Wochenschr 115: 1437–1442

Hogg JC (1981) Bronchial mucosal permeability and its relationship to airways hyperreactivity. J Allergy Clin Immunol 67: 421–425

Hogg JC, Walker DC (1986) Pathology of the airway epithelium in asthma. Bull Eur Physiopath Resp (Suppl 7) 22: 12–19

Holgate ST (1986) Clinical evaluation of nedocromil sodium in asthma. Eur J Respir Dis 69 (Suppl 147): 149–159

Holgate ST, Lewis RA, Austen KF (1980) 3′,5′-cyclic adenosine monophosphate-dependent protein kinase of the rat serosal mast cell and its immunologic activation. J Immunol 124: 2093–2099

Holgate ST, Hardy C, Robinson C, Agius RM, Howarth PH (1986) The mast cell as a primary effector cell in the pathogenesis of asthma. J Allergy Clin Immunol 77: 274–282

Holl JE, Kolbeck RC, Speir WA jr (1980) Pulmonary vascular responsiveness to histamine: exquisite sensitivity of small intrapulmonary arteries. Am Rev Respir Dis 122: 909–913

Holtzman MJ, Cunningham JH, Sheller JR, Irsigler GB, Nadel JA, Boushey HA (1979) Effect of ozone on bronchial reactivity in atopic and non atopic subjects. Am Rev Respir Dis 120: 1059–1067

Holtzman MJ, Sheller JR, Dimeo M, Nadel JA, Boushey HA (1980) Effect of ganglionic blockade on bronchial reactivity in atopic subjects. Am Rev Respir Dis 122: 17–25

Holtzman MJ, Fabbri LM, O'Byrne PM, Gold BD, Aizawa H, Walters EH, Alpert SE, Nadel JA (1983) Importance of airway inflammation for hyperresponsiveness induced by ozone. Am Rev Respir Dis 127: 686–690

Hopp TP, Woods KR (1981) Prediction of protein antigenic determinants from amino acid sequences. Proc Natl Acad Sci USA 78: 3824–3828

Hordle DA, Mehta V, Tomensen B, Wainscott G (1984) Development of the skin prick test for allergen assay. J Immunol Methods 75: 369–382

Horvath SM, Gliner JA, Folinsbee LJ (1981) Adaption to ozone: duration of effect. Am Rev Respir Dis 123: 496–499

+H+R Duftatlas (1985) Duftlandschaft des internationalen Marktes. Glöss Hamburg

Howarth PH, Durham SR, Lee TH, Kay B, Church MK, Holgate ST (1985) Influence of albuterol, cromolyn sodium and ipratropium bromide on the airway and circulating mediator responses to allergen bronchial provocation in asthma. Am Rev Respir Dis 132: 986- + + +

Huber TE, Joseph SW, Knoblock E, Redfearn PL, Karakawa JA (1954) New environmental respiratory disease (Yokohama asthma). Arch Industr Hyg 10: 399–408

Huff TF, Ishizaka K (1984) Formation of IgE-binding factors by human T-cell hybridomas. Proc Natl Acad Sci USA 81: 1514–1518

Hurst DJ, Coffin DL (1971) Ozone effect on lysosomal hydrolases of alveolar macrophages in vitro. Arch Intern Med 127: 1059–1063

Hutto R, Granger DN, Taylor AE (1979) Effects of vasoactive intestinal polypeptide on potential and short-circuit current in isolated dog tracheal epithelial sheets. Physiologist 22: 59- + + +

Imai M, Yoshida K, Kitabatake M (1986) Mortality from asthma and chronic bronchitis associated with changes in sulfur oxides air pollution. Arch Environ Health 41: 29–35

Ind PW, Barnes PJ, Brown MJ, Dollery CT (1985) Plasma histamine concentration during propanolol induced bronchoconstriction. Thorax 40: 903–909

Ingeman L, Formgren H, Løwenstein H, Ipsen H (1985) The use of a reference allergenic extract in the evaluation of allergen products. Allergy 40: 273–281

Ippen H (1985) Die ubiquitären Sulfite – Atemnotzustände durch unerwünschte Hilfsstoffe, Arznei-Telegramm (2), pp 14–15

Iravani J, Melville GN (1975) Ciliary movement following various concentrations of different anticholinergic and adrenergic bronchodilator solutions in animals (abstr). Postgrad Med J 51 (Suppl 7): 108

Iravani J, Melville GN (1978) Beta-Sympathikomimetika – Wirkung und mucociliäre Funktion der Atemwege. In: Nolte D (Hrsg) Beta-Sympathikomimetika der neuen Generation. Dustri-Verlag, München-Deisenhofen, pp 90–97

Irnell L, Kiviloog J (1968) Bronchial asthma and chronic bronchitis in a Swedish urban and rural population. With special reference to prevalence, respiratory function and socio-medical condition. Scand J Respir Dis (Suppl 66): 1–86

Irskens KJ, Jorde W (1974) Zur morphologischen Diagnostik des allergischen Asthma bronchiale. Prax Pneumol 28: 138–144

Ishizaka K (1984). Regulation of IgE synthesis. Annu Rev Immunol 2: 159–182

Ishizaka K (1987) Regulation of IgE synthesis. In Debelić M (Hrsg) 20 years with IgE – new prospects. Medicom, Kingston upon Thames, pp 25–32

Ishizaka K, Ishizaka T (1967) Identification of γE antibodies as a carrier of reaginic activity. J Immunol 99: 1187–1196

Ishizaka K, Sandberg K (1981). Formation of IgE binding factors by human T lymphocytes. J Immunol 126: 1692–1696

Ishizaka K, Huff TF, Jardieu P, Moore KW, Martens CL (1985) IgE-binding factors. Selective regulation of the IgE-response by T cell factors. Int Arch Allergy Appl Immunol 77: 13–20

Ishizaka T (1987) Mechanisms of IgE-dependent mediator release. In: Debelić M (Hrsg) 20 years with IgE-new prospects. Medicom, Kingston upon Thames, pp 15–24

Ishizaka T, Hirata F, Ishizaka K, Axelrod J (1980) Stimulation of phospholipid methylation, Ca^{2+}influx, and histamine release by bridging of IgE receptors on rat mast cells. Proc Natl Acad Sci 77: 1903–1906

Islam MS (1982) Zur Ursache des erhöhten Atemwegswiderstandes im Kindesalter. Prax Klin Pneumol 36: 462–465

Islam MS, Ulmer WT (1984) Influence of the inhalative aerosol Atrovent on airway resistance and intrathoracic gas volume in healthy volunteers of different ages. Respiration 45: 225–231

Isono T, Koshihara Y, Murota S, Fukuda Y, Furukawa S (1985) Measurement of immunoreactive leukotriene C_4 in blood of asthmatic children. Biochem Biophys Res Commun 130: 486–492

Jacobowitz D, Kent KM, Fleisch JH, Cooper T (1973) Histofluorescent study of catecholamine-containing elements in cholinergic ganglia from the calf and dog lung. Proc Soc Exp Biol Med 144: 464–466

Jacobs RL, Rake GW jr, Fournier DC, Chilton RJ, Culver WG, Beckmann CH (1981) Potentiated anaphylaxis in patients with drug-induced beta-adrenergic blockade. J Allergy Clin Immunol 68: 125–127

Jamieson DM, Guill MF, Wray BB, May JR (1985) Metabisulfite sensitivity: case report and literature review. Ann Allergy 54: 115–121

Jammes Y, Davies A, Widdicombe JG (1985) Tracheobronchial and laryngeal responses to hypercapnia, histamine and capsaicin in dogs. Bull Eur Physiopathol Respir 21: 515–520

Jemmerson R, Paterson Y (1986) Mapping epitopes on a protein antigen by the proteolysis of antigen-antibody complexes. Science 232: 1001–1004

Jenkins CJ, Breslin ABX (1987) Long term study of the effect of sodium cromoglycate on non-specific bronchial hyperresponsiveness. Thorax 42: 664–669

Jenne JW (1982) Whither beta-adrenergic tachyphylaxis? Editorial. J Allergy Clin Immunol 70: 413–416

Jensen C, Norn S, Stahl Skov P, Espersen F, Koch Chir Permin H (1984a) Bacterial histamine release by immunological and non-immunological lectin-mediated reactions. Allergy 39: 371–377

Jensen JR, Sand TT, Spiegelberg HL (1984b) Generation of IgE-binding and IgG-binding factors from human lymphoblastoid cell lines. Immunology 53: 1–8

Jerne NK (1984) Idiotypic networks and other preconceived ideas. Immunol Rev 79: 5-24
Johansson SA, Andersson KE, Brattsand R, Gruvstad E, Hedner P (1982) Topical and systemic glucocorticoid potencies of budesonide, beclomethasone dipropionate and prednisolone in man. Eur J Respir Dis 63 (Suppl 122): 74-82
Johansson SGO, Bennich H (1967) Immunological studies of an atypical (myeloma) immunoglobulin. Immunology 13: 381-389
Johansson SGO, Bennich HH (1982) The clinical impact of the discovery of IgE. Ann Allergy 48: 325-330
Johnson AR (1979) Effects of kinins on organ systems. In: Erdös EG (Hrsg) (1979) Bradykinin, Kallidin and Kallikrein. Springer, Berlin Heidelberg, New York (Handbook of Experimetal Pharmacology, Bd 25, Suppl, pp 357-399)
Johnstone DE, Dutton A (1968) The value of hyposensitization therapy for bronchial asthma in children - a 14-year study. Pediatrics 42: 793-802
Jonsson P, Andrae M-L, Schröder H, Yman L (1985) Allergen assay RAST inhibition. Methodology and evaluation (abstr). Allergy (Suppl) 40: 34
Joseph M, Tonnel AB, Capron A, Voisin C (1980) Enzyme release and superoxide anion production by human alveolar macrophages stimulated with IgE. Clin Exp Immunol 40: 416-422
Joubert JR, Shephard E, Mouton W, Van Zyl L, Viljoen J (1985) Non-steroid anti-inflammatory drugs in asthma: dangerous or useful therapy. Allergy 40: 202-207
Julin A, Wilhelmsen L (1967) Bronchial asthma and chronic bronchitis in a random sample: prevalence, clinical findings and socio-economic factors. Scand J Respir Dis 48: 330-342
Juniper EF, Latimer KM, Morris MM, Roberts RS, Hargreave FE (1986) Airway responses to hyperventilation of cold dry air: Duration of protection by cromolyn sodium. J Allergy Clin Immunol 78: 387-391

+Kämmerer H, Michel H (1956) Allergische Diathese und allergische Erkrankungen. Bergmann, München
Kästner H, Kalveram K-J, Forck G (1984) Soforttypallergie gegen Kartoffeln (abstr). Allergologie 9: 354
Kaik G (1976) Bodyplethysmographische Untersuchungen über den bronchospasmolytischen Effekt injizierbarer Pharmaka. Vergleich von Aminophyllin, Diprophyllin und Hexoprenalin. Int J Clin Pharmacol 14: 177-185
Kaliner M (1985) Mast cell mediators and asthma. Chest (Suppl) 87: 2S-5S
Kaliner M, Orange RP, Austen KF (1972) Immunological release of histamine and slow reacting substance of anaphylaxis from human lung. IV. Enhancement by cholinergic and alpha-adrenergic stimulation. J Exp Med 136: 556-567
Kallós P (1956) Violent reactions to food. Letters Int Corresp Soc Allerg 19: 70-72
Kallós P, Kallós L (1980) Histamine and some other mediators of pseudo-allergic reactions. In: Dukor P, Kallós P, Schlumberger HD, West GB (Hrsg) Pseudo-allergic Reactions: Involvement of Drugs and Chemicals, Bd 1. Karger, Basel New York, pp 28-55
Kalveram K-J, Forck G, Kästner H (1984) Allergene in eßbaren Pollen (abstr). Allergologie 9: 355
Kanowith-Klein S, Saxon A (1986) Regulation of ongoing IgE synthesis by human T-cell supernatants derived from atopic and nonatopic donors. Int Arch Allergy Appl Immunol 80: 33-38
Karlsson J-A, Persson CGA (1984) Neither vasoactive intestinal peptide (VIP) nor purine derivatives may mediate non-adrenergic tracheal inhibition. Acta Physiol Scand 122: 589-598
Karpel JP, Appel D, Breidbart D, Fusco MJ (1986) A comparison of atropine sulfate and meta-proterenol sulfate in the emergency treatment of asthma. Am Rev Respir Dis 133: 727-729
Katz DH (1984) Regulation of the IgE system: experimental and clinical aspects. Allergy 39: 81-106
Katz DH (1985) The IgE antibody system is coordinately regulated by FcR$_{\epsilon}$-positive lymphoid cells and IgE-selective soluble factors. Int Archs Allergy Appl Immunol 77: 21-25
Kaufman MP, Coleridge HM, Coleridge JC, Baker DG (1980) Bradykinin stimulates afferent vagal C-fibers in intrapulmonary airways of dogs. J Appl Physiol 48: 511-517
Kawanami O, Ferrans VJ, Fulmer JD, Crystal RG (1979) Ultrastructure of pulmonary mast cells in patients with fibrotic lung disorders. Lab Invest 40: 717-734
Kay AB (1986a) The cells causing airway inflammation. Eur J Respir Dis (Suppl 147) 69: 38-43
+Kay AB (Hrsg) (1986b) Asthma. Clinical Pharmacology and Therapeutic Progress. Blackwell, Oxford London Edinburgh Boston Palo Alto Melbourne

+Kay AB, Austen KF, Lichtenstein LM (Hrsg) (1984) Asthma. Physiology, immunopharmacology, and treatment. Academic Press, London Orlando San Diego, New York Toronto Montreal Sydney Tokyo

Kehrl H, Vincent L, Kowalsky R, Horstman D, McCartney W, O'Neil J, Bromberg P (1986) Ozone-induced increased respiratory epithelial permeability (REP) correlates with FEV_1 decrements (abstr). Am Rev Respir Dis 133: A 215

Kehrl HR, Vincent LM, Kowalsky RJ, Horstman DH, O'Neill JJ, McCartney WH, Bromberg PA (1987) Ozone exposure increases respiratory epithelial permeability in humans. Am Rev Respir Dis 135: 1124–1128

Kemp JP, Meltzer EO, Orgel HA, Welch MJ, Bucholtz GA, Middleton E Jr, Spector SL, Newton JJ, Perhach JL Jr (1987) A dose-response study of the bronchodilator action of azelastine in asthma. J Allergy Clin Immunol 79: 893–899

Kerrebijn KF, van Essen-Zandvliet EE, Neijens HJ (1987) Effect of long-term treatment with inhaled corticosteroids and beta-agonists on the bronchial responsiveness in children with asthma. J Allergy Clin Immunol 79: 653–659

Kerrebijn KF, Raes MMR (1988) Effect of longterm administration of anticholinergic or beta-agonist on bronchial hyperresponsiveness in children. Am Rev Respir Dis 137: 25S (abstract)

Khot A, Burn R, Evans N, Lenney C, Lenney W (1984) Seasonal variation and time trends in childhood asthma in England and Wales 1975–81. Br Med J (Clin Res) 289: 235–237

Kirby JG, O'Byrne PM, Hargreave FE (1987) Bronchoalveolar lavage does not alter airway responsiveness in asthmatic subjects. Am Rev Respir Dis 135: 554–556

Kirkpatrick MB, Sheppard D, Nadel JA, Boushey HA (1982) Effect of the oronasal breathing route on sulfur dioxide-induced bronchoconstriction in exercising asthmatic subjects. Am Rev Respir Dis 125: 627–631

Kishimoto T (1982) IgE class-specific suppressor T cells and regulation of the IgE response. Prog Allergy 32: 265–317

Kitagawa T (1984) Cause analysis of the Yokkaichi asthma episode in Japan. J Air Pollut Control Assoc 34: 743–746

Klein G, Köhler D, Fleischer W, Zähringer T, Matthys H (1984) Gibt es Wirkungsunterschiede auf die bronchiale Obstruktion zwischen totaler und intrabronchialer Deposition von 200 µg Fenoterol? Verh Dtsch Ges Inn Med 90: 1096–1098

Klein G, Matthys H (1986) Bronchiale Hyperreagibilität. Nachweismethoden mit pharmakologischen Substanzen. Prax Klin Pneumol 40: 156–166

Klein G, Rühle K-H, Matthys H (1987) Der inhalative Propanolol-Provokationstest: ein neues Verfahren zur Differenzierung von Gesunden und Asthmatikern (abstr). Atemw-Lungenkrkh 13: 196

Klein JJ, Lefkowitz MS, Spector SL, Cherniack RM (1983) Relationship between serum theophylline levels and pulmonary function before and after inhaled beta-agonists in „stable" asthmatics. Am Rev Respir Dis 127: 413–416

Kleinhans D (1982) Empfindlichkeit von Asthmatikern gegen Schwefelverbindungen in Nahrungsmitteln, Wein und Injektionslösungen. Dtsch Med Wochenschr 107: 1409–1411

Knapp MS, Pownall R (1984) Lymphocytes are rhythmic: is this important? (editorial). Br Med J (Clin Res) 289: 1328–1330

Kneussl MP, Richardson JB (1978) Alpha-adrenergic receptors in human and canine tracheal and bronchial smooth muscle. J Appl Physiol 45: 307–311

Knight DS (1980) A light and electron microscopic study of feline intrapulmonary ganglia. J Anat 131: 413–428

Kirby JG, Robertson DG, Hargreave FE, Dolovich J (1986) Asthmatic responses to inhalation of anti-human IgE. Review. Clinical Allergy 16: 191–194

Knöller I, Pfeiffer P, König W (1986) Modulation der IgE-Antikörpersynthese durch Immunglobulin-Bindungsfaktoren. Immun Infekt 14: 210–220

Kobayashi S (1974) Occupational asthma due to inhalation of pharmacological dusts and other chemical agents with some reference to other occupational asthmas in Japan. In: Yamamura Y, Frick OL, Horiuchi Y, Kishimoto S, Miyamoto T, Naranjo P, de Weck A (Hrsg) Allergology. Excerpta Medica/American Elsevier, Amsterdam/New York, pp 124–132

Köhler D, Fischer J, Rühle KH, Wokalek H, Daikeler G, Matthys H (1983a) Stimulierbarkeit eingeschränkter Spermienmotilität und mukoziliärer Clearance der Lunge durch Theophyllin-Ethylendiamin. Klin Wochenschr 61: 243–250

Köhler D, Simonidis R, Rothfuss J, Vastag E, Daikeler G, Matthys H (1983 b) Aerosolverteilungsmuster von 16 handelsüblichen Aerosolgeräten. Prax Klin Pneumol 37: 922–944

⁺Köhler D, Fleischer W, Matthys H Hrsg (1986) Inhalationstherapie Gedon u. Reuss, München

Köhler G, Milstein C (1975) Continuous cultures of fused cells secreting antibody of predefined specificity. Nature 256: 495–497

Koenig JQ, Covert DS, Morgan MS, Horike M, Horike N, Marshall SG, Pierson WE (1985) Acute effects of 0,12 ppm ozone or 0,12 ppm nitrogen dioxide on pulmonary function in healthy and asthmatic adolescents. Am Rev Respir Dis 132: 648–651

König W (1982) Comparison of the eosinophil chemotactic factor with endogeneous hydroxy-eicosatetraenoic acids. In: Samuelsson B, Paoletti R (Hrsg) International Symposium on Leukotrienes and Other Lipoxygenase Products, Bd 9. Raven Press, New York, pp 301–314

König W, Bremm KD, Theobald K, Pfeiffer P, Szeperalski B, Bohn A, Borgeat P, Spur B, Crea A, Falsone G (1984) Leukotrienes and lipid factors: mediators and modulators of the inflammatory reactions. In: Muftuoglu AU, Barlas N (Hrsg) Recent Advances in Immunology. Plenum Publ Comp, pp 219–224

König W, Knöller J, Schönfeld W, Scheffer J, Bremm KD (1985) The role of bacterial adherence, bacterial exo- and endotoxins for the induction of inflammation. In: Revillard J-P, Voisin C, Wierzbicky N (Hrsg) Mucosal Immunity, IgA and polymorphonuclear neutrophils. Fondation Franco-Allemande Suresnes, Paris, pp 257–264

König W, Knöller J, Pfeiffer P, Schönfeld W, Theobald K, Groß-Weege W (1986) Bedeutung der Mastzellen und ihrer Mediatoren für die Auslösung allergischer Erkrankungen. Med Klin 81: 575–580

König W, Schönfeld W, Knöller J (1987) Induktion und Modulation der allergischen Reaktion. Allergologie 10: 343–361

König W, Pfeil P, Hofmann U, Bujanowski-Weber J, Knöller I (1987 a) Cellular requirements of IgE-antibody regulation. Pathologie Biologie 35: 1440–1445

König W, Pfeiffer P, Schönfeld W, Knöller J (1987 b) Immunpathologie des oberen Respirationstraktes. Arch Oto-Rhino-Laryngology (Suppl 1): 1–84

König W, Knöller I, Pfeiffer P, Schönfeld W (1988) Zellbiologische Mechanismen der IgE-Antikörperantwort. Allergologie 11 (Suppl 1): 1–59

König W et al (1988 a) The role of lipid mediators in asthma. Alergologia et Immunopathologia (im Druck)

Koketsu K, Yamada M (1982) Presynaptic muscarinic receptors inhibiting active acetylcholine release in the bullfrog sympathetic ganglion. Br J Pharmacol 77: 75–82

Kolbeck RC, Speir WA jr, Carrier GO, Bransome ED jr (1979) Apparent irrelevance of cyclic nucleotides to the relaxation of tracheal smooth muscle induced by theophylline. Lung 156: 173–183

Konietzko N (1986 b) Sinnvoller Einsatz von Funktionstesten im Therapieplan obstruktiver Atemwegserkrankungen. In: Nolte D, Kummer F, Dorow P (Hrsg) Asthma bronchiale. Urban u. Schwarzenberg, München, pp 75–85

Konietzko N, Müller M, Adam WE, Matthys H (1974) Untersuchungen zur mukoziliären Clearance nach Anwendung von Atrovent bei Gesunden und Patienten mit chronischer Bronchitis. Wien Med Wochenschr 124 (Suppl 21): 15–19

Konietzko N, Kraft J (1983) Bronchiale Hyperreagibilität. Therapiewoche 33: 3985–3988

Konietzko N, Liedtke M, Maek R (1987) Increased permeability in idiopathic pulmonary fibrosis and sarcoidosis – An index for activity of disease. Prax Klin Pneumol 41: 15–18

Konzett H (1940) Neue broncholytisch hochwirksame Körper der Adrenalinreihe. Arch Exp Path Pharmak 197: 27–40

Kossel A (1888) Über eine neue Base aus dem Pflanzenreich. Ber Dtsch Chem Ges 21: 2164–2167

Kossel A (1889) Über das Theophyllin, einen neuen Bestandteil des Thees. Zschr physiol Chem 13: 298–308

Kowalski J, Möllmann H, Höltmann B, Hoffarth HP, Ulmer WT (1986) Kontinuierliche transkutane O_2-Registrierung und gleichzeitige fortlaufende bronchiale Strömungswiderstandsmessung unter inhalativer Provokation. Atemw-Lungenkrankh 6: 254–256

Kraan J, Koëter GH, van der Mark TW, Sluiter HJ, de Vries K (1985) Changes in bronchial hyperreactivity induced by 4 weeks of treatment with antiasthmatic drugs in patients with allergic asthma: a comparison between budesonide and terbutaline. J Allergy Clin Immunol 76: 628–636

Kraemer R, Sennhauser F (1986) Einfluß der topischen Anwendung von Beclometason und Cromoglykat auf die bronchiale Hyperirritabilität bei Kindern mit Asthma bronchiale. Atemw-Lungenkrkh 12: 110–113

Kraemer R, Birrer P, Sennhauser FH, Schöni MH (1987) Dose-time response of lung function to sympathomimetics in infants with broncho-pulmonary disease. 6th Congr SEP, Amsterdam, abstr 73

Kraepelin S (1954) The frequency of bronchial asthma among Swedish school children. Acta paediatr Scand 43 (Suppl 100): 149–153

Kreulen DL (1984) Integration in autonomic ganglia. Physiologist 27: 49–55

Kügler D, Wettengel R (1982) Theophyllin bei allergischem Asthma. Klinisch-experimentelle Studie zur protektiven Wirkung unterschiedlicher Theophyllindosen bei inhalativer Allergenbelastung. Prax Klin Pneumol 36: 27–32

Kuhar MJ, Zarbin MA (1984) Axonal transport of muscarinic cholinergic receptors and its implications. Trends Pharmacol Sci 5 (Suppl): 53–54

Kuhn H (1981) Psychophysiologische Untersuchungen beim Asthma bronchiale. In: Zander W (Hrsg) Experimentelle Medizin. Vandenhoeck & Rupprecht, Göttingen, pp 129–140

Kulle TJ, Kerr HD, Farrell BP, Sauder LR, Bermel MS (1982) Pulmonary function and bronchial reactivity in human subjects with exposure to ozone and respirable sulfuric aerosol. Am Rev Respir Dis 126: 996–1000

Kulle TJ, Sauder LR, Hebel JR, Chatham MD (1985) Ozone response relationships in healthy nonsmokers. Am Rev Respir Dis 132: 36–41

Kunkel G, Nigam S, Herold D, Jusuf L (1985) Arachidonic acid metabolites and their ciracadian rhythm in patients with allergic bronchial asthma (abstr # 367). Ann Allergy 55: 317

Kuritani T, Cooper MD (1982) Human B cell differentiation. III. Enhancing effect of monoclonal anti-immunoglobulin D antibody on pokeweed mitogen-induced plasma cell differentiation. J Immunol 129: 2490–2495

Kusenbach G, Reinhardt D (1986) Einfluß von Dinatrium cromoglicicum (DNCG) auf die α- und β_2-Rezeptoren an Thrombozyten und Lymphozyten. Atemw-Lungenkrkh 12: S86–S88

Laitinen A (1985) Ultrastructural organisation of intra-epithelial nervers in human airway tract. Thorax 40: 488–492

Laitinen A, Laitinen LA, Heino M, Haahtela T (1985a) Intraepithelial nerve fibres in a normal subject and asthmatic patients. Progr Resp Res 19: 137–142

Laitinen LA, Elkin RB, Empey DW, Jacobs L, Mills J, Gold WM, Nadel JA (1976) Changes in bronchial reactivity after administration of live attenuated influenza virus (abstr) Am Rev Respir Dis 113: A194

Laitinen LA, Heino M, Laitinen A, Kava T, Haahtela T (1985b) Damage of the airway epithelium and bronchial reactivity in patients with asthma. Am Rev Respir Dis 131: 599–606

Laitinen LA, Venho K, Poppius H (1986) A controlled study on the effect of treatment with cromolyn sodium pressurized aerosol on bronchial reactivity in patients with asthma. Ann Allergy 56: 270–273

Lam S, Wong R, Yeung M (1979) Nonspecific bronchial reactivity in occupational asthma. J Allergy Clin Immunol 63: 28–34

Lamb D, Lumsden A (1982) Intra-epithelial mast cells in human airway epithelium: evidence for smoking-induced changes in their frequency. Thorax 37: 334–342

Landau E, Prindle RA, Ziedberg LD (1971) The Nashville air pollution study. Sulfur dioxide and bronchial asthma - a multivariate analysis. Int J Env Studies 2: 41–45

Lands AM, Arnold A, McAuliff JP, Luduena FP, Brown IG jr (1967) Differentiation of receptor systems activated by sympathomimetic amines. Nature 214: 597–598

Lane DJ (1980) A steroid sparing effect of ketotifen in steroid-dependent asthmatics. Clin Allergy 10: 519–525

Larsson S, Svedmyr N, Thiringer G (1977) Lack of bronchial beta adrenoceptor resistance in asthmatics during long-term treatment with terbutaline. J Allergy Clin Immunol 59: 93–100

Latimer KM, O'Byrne PM, Morris MM, Roberts R, Hargreave FE (1983) Bronchoconstriction stimulated by airway cooling: better protection with combined inhalation of terbutaline sulphate and cromolyn sodium than with either alone. Am Rev Respir Dis 128: 440–443

Laursen LC, Taudorf E, Weeke B (1986) High-dose inhaled budesonide in treatment of severe steroid-dependent asthma. Eur J Respir Dis 68: 19–28

Leander S, Häkanson R, Rosell S, Folkers K, Sundler F, Tornqvist K (1981) A specific substance P antagonist blocks smooth muscle contractions induced by non-cholinergic, non-adrenergic nerve stimulation. Nature 294: 467–469

Leavengood DC, Bunker-Soler AL, Nelson HS (1983) The effect of corticosteroids on theophylline metabolism. Ann Allergy 50: 249–251

Lebowitz MD, Barbee R, Burrows B (1984) Family concordance of IgE, atopy, and disease. J Allergy Clin Immunol 73: 259–264

Lee DA, Winslow NR, Speight AN, Hey EN (1983a) Prevalence and spectrum of asthma in childhood. Br Med J (Clin Res) 286: 1256–1258

Lee HK, Murlas C (1985) Ozone-induced bronchial hyperreactivity in guinea pigs is abolished by BW 755C or FPL 55712 but not by indomethacin. Am Rev Respir Dis 132: 1005–1009

Lee LY, Bleecker ER, Nadel JA (1977) Effect of ozone on bronchomotor response to inhaled histamine aerosol in dogs. J Appl Physiol 43: 626–631b

Lee TC, Malone B, Wasserman SI, Fitzgerald V, Snyder F (1982a) Activities of enzymes that metabolize platelet-activating factor (l-Alkyl-2-acetyl-sn-glycero-3-phosphocholine) in neutrophils and eosinophils from humans and the effect of a calcium ionophore. Biochem Biophys Res Commun 105: 1303–1308

Lee TH, Brown MJ, Nagy L, Causon R, Walport MJ, Kay AB (1982b) Exercise-induced lat asthmatic reactions with neutrophil chemotactic factors in atopic asthmatics. J Allergy Clin Immunol. 70: 73–81

Lee TH, Nakagura T, Papageorgiou N, Likura Y, Kay AB (1983b) Exercise-induced late asthmatic reactions with neutrophil chemotactic activity. N Engl J Med 308: 1502–1505

Lee TH, Anderson SD (1985) Heterogeneity of mechanisms in exercise induced asthma. Editorial. Thorax 40: 481–487

Lee TH, Arm JP (1986) Prospects for modifying the allergic response by fish oil diets. Clin Allergy 16: 89–100

Lee TH, Austen KF (1986) Arachidonic acid metabolism by the 5-lipoxygenase pathway, and the effects of alternative dietary fatty acids. In: Dixon FJ (Hrsg) Advances in Immunology, Bd 39. Academic Press, London Orlando San Diego New York Toronto Montreal Sydney Tokyo, pp 145–175

Lefcoe NM, Toogood JH, Blennerhassett G, Baskerville J, Paterson NA (1982) The addition of an aerosol anticholinergic to an oral beta agonist plus theophylline in asthma and bronchitis: a double-blind single dose study. Chest 82: 300–305

Lembeck F, Holzer P (1979) Substance P as neurogenic mediator of antidromic vasodilation and neurogenic plasma extravasation. Naunyn-Schmiedeberg's Arch Pharmacol 310: 175–183

Lemmer B, Lang PH (1984) Circadian-phase dependency in (sup 3 H)-dihydroalprenolol binding to rat heart ventricular membranes. Chronobiol Int 1: 217–223

Lenney W, Milner AD (1978) At what age to bronchodilator drugs work. Arch Dis Child 53: 532–535

Leplow B, Richter R, Kramer C, Dahme B (1986) Biofeedback-Training des Atemwegswiderstandes. In: Sill V (Hrsg) Kongreßbericht 19. Wiss Tagung Norddt Ges Lungen- und Bronchialheilkunde, Universimed Verlag, Frankfurt am Main, pp 183–150

⁺Lessof MH (Hrsg) (1981) Immunological and clinical aspects of allergy. MTP Press Ltd, Lancaster

Leung DY, Frankel R, Wood N, Geha RS (1986a) Potentiation of human immunoglobulin E synthesis by plasma immunoglobulin E binding factors from patients with the hyperimmunoglobulin E syndrome. J Clin Invest 77: 952–957

Leung KBP, Flint KC, Brostoff J, Udspith BN, Johnson NMcI, Pearce FL (1986b) A comparison of nedocromil sodium and sodium cromoglycate on human lung mast cells obtained by bronchoalveolar lavage and by dispersion of lung fragments. Eur J Respir Dis 69 (Suppl 147): 223–226

Levenson RW (1979) Effects of thematically relevant and general stressors on specificity of responding in asthmatic and nonasthmatic subjects. Psychosom Med 41: 28–39

Levitzki A (1987) Regulation of hormone-sensitive adenylate cyclase. Trends Pharmacol Sci 8: 299–303

Levy D, Gent M, Newhouse MT (1977) Relationship between acute respiratory illness and air pollution levels in an industrial city. Am Rev Respir Dis 116: 167–173

Lewis AJ, Kirchner T (1984) Modulation of sulfur dioxide-induced airways hyperresponsiveness in the conscious dog. Int Arch Allergy Appl Immunol 75: 188–190

Lewis R, Gilkeson MM, McCaldin RO (1962) Air pollution and New Orleans asthma. Publ Health Rep 77: 947–954

Liappis N, Berdel D (1987) Evaluation der RAST-Allergen-Superscheibe und der RAST-Allergen-Multischeben in der In-vitro-Allergiediagnostik im Serum von Kindern. Allergologie 10: 17–19

Lichtenstein LM, Margolis S (1968) Histamin release in vitro: Inhibition by catecholamines and methylxanthines. Science 161: 902–903

Lindberg S, Mercke U (1986) Bradykinin accelerates mucociliary activity in rabbit maxillary sinus. Acta Oto-Laryngol 101: 114–121

Lindemann H, Bauer J (1985) Bronchospasmolytische Therapie mittels Pulverinhalation. Pädiat Prax 31: 249–256

Lindgren BR, Ekström T, Andersson RG (1986) The effect of inhaled clonidine in patients with asthma. Am Rev Respir Dis 134: 266–269

Linn WS, Medway DA, Anzar UT, Valencia LM, Spier CE, Tsao FS, Fischer DA, Hackney JD (1982) Persistence of adaptation to ozone in volunteers exposed repeatedly for six weeks. Am Rev Respir Dis 125: 491–495

Little JW, Hall WJ, Douglas RG Jr, Mudholkar GS, Speers DM, Patel K (1978) Airway hyperreactivity and peripheral airway dysfunction in influenza A infection. Am Rev Respir Dis 118: 295–303

Lockhart A, Regnard J, Dessanges JF, Florentin D, Lurie A (1985) Exercise- and hyperventilation-induced asthma. Clin Respir Physiol 21: 399–409

Löfdahl CG, Mellstrand T, Svedmyr N (1984) Glucocorticoids and asthma. Studies of resistance and systemic effects of glucocorticoids. Eur J Respir Dis 65 (Suppl 136): 69–79

Löllgen H, von Nieding G, Krekeler H (1978) Bronchodilating effect of beta adrenergic substances given orally (tablets), by metered spray (buccal application) or by metered aerosol. Atemwegs-Lungenkrankh 4: 401–404

Löwhagen O, Rak S (1985a) Bronchial hyperreactivity after treatment with sodium cromoglycate in atopic asthmatic patients not exposed to relevant allergens. J Allergy Clin Immunol 75: 343–347

Löwhagen O, Rak S (1985b) Modification of bronchial hyperreactivity after treatment with sodium cromoglycate during pollen season. J Allergy Clin Immunol 75: 460–467

Lowell FC, Schiller IW (1947) Reduction in the vital capacity of asthmatic subjects following exposure to aerosolized pollen extracts. Science 105: 317

Lowry OH, Rosebrough NJ, Farr AL, Randall RJ (1951): Protein measurement with the folin phenol reagent. J Biol Chem 193: 265–275

Løwenstein H (1978a) Quantitative immunoelectrophoretic methods as a tool for the analysis and isolation of allergens. Prog Allergy 25: 1–62

Løwenstein H (1978b): Isolation and partial characterization of three allergens of timothy pollen. Allergy 33: 30–41

Løwenstein H (1980) Cross reactions among pollen antigens. Allergy 35: 198–200

Lundberg JM, Hökfelt T, Schultzberg M, Uvnäs-Wallensten K, Köhler C, Said SI (1979) Occurrence of vasoactive intestinal polypeptide (VIP)-like immunoreactivity in certain cholinergic neurons of the cat: evidence from combined immunohistochemistry and acetylcholinesterase staining. Neuroscience 4: 1539–1559

Lundberg JM, Änggärd A, Fahrenkrug J, Hökfelt T, Mutt V (1980) Vasoactive intestinal polypeptide in cholinergic neurons of exocrine glands: functional significance of coexisting transmitters for vasodilation and secretion. Proc Natl Acad Sci USA 77: 1651–1655

Lundberg JM, Hedlund B, Bartfai T (1982) Vasoactive intestinal polypeptide enhances muscarinic ligand binding in cat submandibular salivary gland. Nature 295: 147–149

Lundberg JM, Saria A (1983) Capsaicin-induced desensitization of airway mucosa to cigarette smoke mechanical and chemical irritants. Nature 302: 251–253

Lundberg JM, Martling CR, Saria A (1983a) Substance P and capsaicin-induced contraction of human bronchi. Acta Physiol Scand 119: 49–53

Lundberg JM, Saria A, Brodin E, Rosell S, Folkers K (1983b) A substance P antagonist inhibits vagally induced increase in vascular permeability and bronchial smooth muscle contraction in the guinea pig. Proc Natl Acad Sci USA 80: 1120–1124

Lundberg JM, Fahrenkrug J, Hökfelt T, Martling CR, Larsson O, Tatemoto K, Änggärd A (1984a) Co-existence of peptide HI (PHI) and VIP in nerves regulating blood flow and bronchial smooth muscle tone in various mammals including man. Peptides 5: 593–606

Lundberg JM, Hökfelt T, Martling CR, Saria A, Cuello C (1984b) Substance P-immunoreactive sensory nerves in the lower respiratory tract of various mammals including man. Cell Tissue Res 235: 251–261

Lundgren R, Söderberg M (1986) Does ten years of treatment with inhalation steroids influence the bronchial mucosa? Bull Europ Physiopath Resp 22 (Suppl 8): 62 (abstr)

Luparello T, Lyons HA, Bleecker ER, McFadden ER jr (1968) Influences of suggestion on airway reactivity in asthmatic subjects. Psychosom Med 30: 819–825

Maasch HJ, Geissler W, Wahl R, Winter HG, Maass J (1982) Untersuchungen an Allergenen und Allergoiden aus 6-Gräserpollen. Allergologie 5: 83–88

Maasch HJ, Wihl JÅ, Schultze-Werninghaus G (1983) Standardization of grass pollen extracts by the combined use of skin prick testing (SPT) and RAST-inhibition (RI) (abstr). Folia Allergol Immunol Clin 30: 124

Maasch HJ, Fischer B, Wahl R, Wahn U (1984a) Comparison of histamine release assay and RAST inhibitions as tolls for allergen extract standardization. Int Archs Allergy Appl Immun 73: 314–320

Maasch HJ, Geissler W, Winter HG, Wahl R (1984b) Untersuchungen zum Einfluß der Extraktionszeiten auf den Gehalt von Inhaltsstoffen von 6-Gräserpollen-Extrakten. Allergologie 6: 209–215

Maasch HJ, Geissler W, Winter HG, Wahl R (1986a) Quality of timothy pollen (Phleum pratense) from different pollen seasons and different suppliers. Int Arch Allergy Appl Immunol 81: 85–91

Maasch HJ, Schultze-Werninghaus G, Geissler W, Wahl R (1986b) Standardisierung von Gräserpollenextrakten mit Haut-Prick-Test, immunchemischer Charakterisierung und RAST-Hemmtest. Allergologie 9: 75–77

Maasch HJ, Geissler W, Winter HG, Wahl R (1986c) Vergleichende Untersuchungen zum Allergengehalt im Birkenpollen verschiedener Jahrgänge. Allergologie 9: 439–445

Maasch HJ, Schultze-Werninghaus G, Wahl R (1987a) Immunchemische Charakterisierung und biologische Standardisierung eines Referenzpräparates aus Katzenepithelien. Allergologie 9: 535–541

Maasch HJ, Wihl J-Å, Schultze-Werninghaus G, Geissler W, Wahl R (1987b) A manufacturer's criteria for in-house reference preparations for RAST inhibition. Ann Allergy 59: 29–33

Maasch HJ, Wahl R (im Druck) Application of the first international standard of *Dermatophagoides pteronyssinus* (house dust mite) in the evaluation of allergen extracts produced from two different source materials. Int Archs Allergy Appl Immun

Mackay AD, Baldwin CJ, Tattersfield AE (1983) Action of intravenously administered aminophylline on normal airways. Am Rev Respir Dis 127: 609–613

Maclay WP, Crowder D, Spiro S, Turner P (1984) Postmarketing surveillance: practical experience with ketotifen. Br Med J 288: 911–914

Magnussen H (1986) Das anstrengungsinduzierbare Asthma bronchiale. Med Klin 81: 258–260

Magnussen H, Worth H, Smidt U, von Nieding G, Löllgen H (1976) Intrapulmonary gas mixing of He and SF_6 in healthy subjects and patients with chronic obstructive lung disease. Verh Ges Lungen- Atmungsforschg, Bd 6. Bochum, pp 141–150

Magnussen H, Hartmann V, Reuss G (1984) Influence of diltiazem on bronchoconstriction induced by cold air breathing during exercise. Thorax 39: 579–582

Magnussen H, Litt M (1984) Selbstkontrolle der Lungenfunktion beim Asthma bronchiale: das Peak-flow-Meter. Dtsch Med Wochenschr 109: 1529–1533

Magnussen H, Fontani M (1985) Bronchodilatatorische Wirkung von Fenoterol-Aerosol. Ist die viermalige Gabe von 0,1 mg der Einzelgabe von 0,4 mg überlegen? Dtsch Med Wochenschr 110: 1328–1331

Mahler DA, Matthay RA, Snyder PE, Wells CK, Loke J (1985) Sustained-release theophylline reduces dyspnoea in non-reversible obstructive airway disease. Am Rev Respir Dis 131: 22–25

Malling HJ, Dreborg S, Weeke B (1986) Diagnosis and immunotherapy of mould allergy. V. Clinical efficacy and side effects of immunotherapy with Cladosporium herbarum. Allergy 41: 507–519

Mann NP, Hiller EJ (1982) Ipratropium bromide in children with asthma. Thorax 37: 72–74

Mann JS, Holgate ST (1985) Specific antagonism of adenosininduced bronchoconstriction in asthma by oral theophylline. Br J clin Pharmacol 19: 685–692

Mann JS, Robinson C, Sheridan AQ, Clement P, Bach MK, Holgate ST (1986) Effect of inhaled piriprost (U-60, 257) a novel leukotriene inhibitor, on allergen and exercise induced bronchoconstriction in asthma. Thorax 41: 746-752

Marceau F, Lussier A, Regoli D, Giroud JP (1983) Pharmacology of kinins: Their relevance to tissue injury and inflammation. Gen Pharmacol 14: 209-229

Marquardt DL, Motulsky HJ, Wasserman SI (1982) Rat lung cholinergic receptor: characterization and regulation by corticosteroids. J Appl Physiol 53: 731-736

Marsh DG (1986) Terminology: Allergen nomenclature. Bulletin World Health Organization 64 (5): 767-770

Marsh DG, Hsu SH, Hussain R, Meyers DA, Freidhoff LR, Bias W (1980) Genetics of human immune response to allergens. J Allergy Clin Immunol 65: 322-332

Marsh WR, Irvin CG, Murphy KR, Behrens BL, Larsen GL (1985) Increases in airway reactivity to histamine and inflammatory cells in bronchalveolar lavage after the late asthmatic response in an animal model. Am Rev Respir Dis 131: 875-879

Martling C-R, Saria A, Andersson P, Lundberg JM (1984) Capsaicin pretreatment inhibits vagal cholinergic and noncholinergic control of pulmonary mechanics in the guinea pig. Naunyn-Schmiedeberg's Arch Pharmacol 325: 343-348

Matsuzaki Y, Hamasaki Y, Said SI (1980) Vasoactive intestinal peptide: a possible transmitter of nonadrenergic relaxation of guinea pig airways. Science 210: 1252-1253

Matthews MR, Cuello AC (1982) Substance P - immunoreactive peripheral branches of sensory neurons innervate guinea pig sympathetic neurons. Proc Natl Acad Sci USA 79: 1668-1672

Matthys H (1971) Funktionelle Differentialdiagnose der Atemwegsobstruktion mittels Ganzkörperplethysmographie. Respiration 28: 257-272

+Matthys H (1972) Lungenfunktionsdiagnostik mittels Ganzkörperplethysmographie. Schattauer, Stuttgart

+Matthys H, Nolte D (Hrsg) (1981) Pneumologische Diagnostik. Dustri, München-Deisenhofen

Matthys H, Klein G, Köhler D (1982) Validität von Lungenfunktionsmessungen und Provokationstesten. Eigene Erfahrungen mit Carbachol. In: Fuchs E, Palm D (Hrsg) Asthma bronchiale, bronchiale Übererregbarkeit, Asthmaprophylaxe. Schattauer, Stuttgart, pp 61-71

+Matthys H (1982) Pneumologie. Springer, Berlin, Heidelberg, New York

Mattson K, Poppius H, Hurme R (1979) A controlled study on the preventive effect of ketotifen, an antiallergic agent, on methacholine-induced bronchoconstriction in asthmatics. Clin Allergy 9: 495-501

Maunsell K, Wraith DG, Hughes AM (1971) Hyposensitization in mite asthma. Lancet 1: 967-968

May CD, Bock SA (1978) Adverse reactions to food due to hypersensitivity. In: Middleton E, Reed CE, Ellis EF (Hrsg) Allergy - principles and practice, Bd 2. Mosby, St Louis, pp 1159-1171

May CD (1982) Food allergy: lessons from the past. J Allergy Clin Immunol 69: 255-259

Mazur G, Becker WM, Baur X (1987) Epitope mapping of major insect allergens (chironomid hemoglobins) with monoclonal antibodies. J Allergy Clin Immunol 80: 876-883

Mazzoni L, Morley J, Page CP, Sanjar S (1985) Induction of airway hyper-reactivity by platelet activating factor in the guinea-pig (abstr). J Physiol 365: 107p

McAllen MK (1961) Bronchial sensitivity testing in asthma. An assessment of the effect of hyposensitization in house-dust and pollen sensitive asthmatic subjects. Thorax 16: 30-35

McAllen MK (1969) Hyposensitization in grass pollen hay fever. A double blind trial of alumn precipitated pollen extract and depot emulsion pollen extract compared with placebo injections. Acta Allergol 24: 421-431

McDonald NC, Whitmore CK, Makoid MC, Crobby J (1981) Stability of methacholine chloride in bronchial provocation test solutions. Am J Hosp Pharm 38: 868-871

McFadden ER jr, Lenner KA, Strohl KP (1986) Postexertional airway rewarming and thermally induced asthma. New insights into pathophysiology and possible pathogenesis. J Clin Invest 78: 18-25

McGovern JJ Jr, Lazoroni JA, Hicks MF, Adler JC, Cleary P (1983) Food and chemical sensitivity. Clinical and immunologic correlates. Arch Otolaryngol 109: 292-297

McWilliams BC, Menendez R, Kelly HW, Howick J (1984) Effects of theophylline on inhaled methacholine and histamine in asthmatic children. Am Rev Respir Dis 130: 193-197

Meier-Sydow J, Schultze-Werninghaus G (1979) Fehler durch Arzt und Patient bei der Therapie obstruktiver Atemwegserkrankungen: Warum ist die Zusammenarbeit so schwierig? In: Herzog H, Nolte D, Schmidt OP (Hrsg) Obstruktive Atemwegserkrankungen, G. Witzstrock, Baden-Baden, pp 241-246

Meier-Sydow J, Kappos AD (1986) Diagnostik und Therapie der Frühstadien von chronischer Bronchitis und Emphysem. Internist 27: 145–150

Meister R (1986) Langzeittherapie mit Acetylcystein-Retard-Tabletten bei Patienten mit chronischer Bronchitis. Eine doppeltblinde placebokontrollierte Studie. Forum des prakt u Allg-Arztes 25: 18–22

Merget R, Schultze-Werninghaus G (1984) Additiver Effekt von Beta-Adrenergika, Theophyllin und Cromoglicinsäure bei exogen-allergischem Asthma bronchiale. Eine doppeltblinde, placebokontrollierte Therapiestudie (abstr). Allergologie 7: 159–160

Metcalfe DD, Kaliner M, Donlon MA (1981) The mast cell. CRC Crit Rev Immunol 3: 23–74

Metzger WJ, Moseley P, Wasserman SI (1985) Local antigen challenge of allergenic airways. Clin Res 33: A 516

Metzger WJ, Richerson HB, Wasserman SI (1986) Generation and partial characterisation of eosinophil chemotactic activity and neutrophil chemotactic activity during early and late-phase asthmatic response. J Allergy Clin Immunol 78: 282–290

Metzger WJ, Zavala C, Richerson HB, Moseley P, Iwamota P, Monick M, Sjoerdsma K, Hunninghake GW (1987) Local allergen challenge and bronchoalveolar lavage of allergic asthmatic lungs. Description of the model and local airway inflammation. Am Rev Respir Dis 135: 433–440

Meurs H, Koëter GH, de Vries K, Kauffman HF (1982) The betaadrenergic system and allergic bronchial asthma: changes in lymphocyte beta-adrenergic receptor number and adenylate cyclase actitivy after an allergen-induced asthmatic attack. J Allergy Clin Immunol 70: 272–280

Michoud MC, Lelorier J, Amyot R (1981) Factors modulating the interindividual variability of airway responsiveness to histamine. The influence of H_1 and H_2 receptors. Bull Eur Physiopath Resp 17: 807–821

Middleton E jr (1985) Calcium antagonists and asthma. J Allergy Clin Immunol 76: 341–346

Migally NB, Tucker A, Greenlees K, Wright M, Zambernard J (1983) Density and ultrastructure of mast cells in lung vessels of aging rats exposed to and recovering from chronic hypoxia. Cell Tissue Res 232: 601–608

Miller RE, Hyatt RE (1969) Obstructing lesions of the larynx and trachea: clinical and physiologic chracteristics. Mayo Clin Proc 44: 145–161

Milne GA (1969) The incidence of asthma in Lower Hutt. NZ Med J 70: 27–29

Milstein C (1980) Monoklonale Antikörper. Spektrum der Wissenschaft 12: 97–108

Mirsky IA (1961) Körperliche, seelische und soziale Faktoren bei psychosomatischen Störungen. Psyche 62: 26–37

Mitchell EA (1983) Increasing prevalence of asthma in children. NZ Med J 96: 463–464

Mitchelson F (1984) Heterogeneity in muscarinic receptors: evidence from pharmacologic studies with antagonists. Trends Pharmacol Sci 5 (Suppl): 12–16

Mite Allergy Subcommittee of the Research Committee of the British Thoracic Association (1979). A trial of house dust mite extract in bronchial asthma. Br J Dis Chest 73: 260–270

Mitenko PA, Ogilvie RI (1973) Rational doses of theophylline. N Engl J Med 289: 600–603

Moneret-Vautrin DA (1983) False food allergies: Nonspecific reactions to food stuffs. In: Lessof MH (Hrsg) Clinical reactions to food. John Wiley & Sons, Chichester New York Brisbane Toronto Singapure, pp 135–153

Monick M, Glazier J, Hunninghake GW (1987) Human alveolar macrophages suppress interleukin-1 (Il-1) activity via the secretion of prostaglandin E_2. Am Rev Respir Dis 135: 72–77

Morgenroth K (1986) Bronchitis: Ursachen und Formen. In: Ulmer WT (Hrsg) Bronchitis - Emphysem - Asthma, Brockmeyer, Bochum, pp 114

Morgenroth K (1987) Morphologische Veränderungen bei obstruktiver Atemwegserkrankungen. In: Dorow P, Ibe K (Hrsg) Der pneumologische Notfall. Walter de Gruyter, Berlin, pp 83–94

Morgenroth K, Donner W (1985) Rezeptoren und nervöse Versorgung des bronchopulmonalem Systems. In: Ulmer WT (Hrsg) Bochumer Treff 1984. Gedon und Reuss, München, pp 31–49

Morgenroth K, Fischer T (1986) Bronchialschleimhaut Rezeptoren, Zellverbindungen. In: Ulmer WT (Hrsg) Bochumer Treff 1985. Gedon und Reuss, München, pp 107–116

Morice A, Unwin RJ, Sever PS (1983) Vasoactive intestinal peptide causes bronchodilatation and protects against histamine-induced bronchoconstriction in asthmatic subjects. Lancet 2: 1225–1227

Morice A, Unwin R, Sever P (1984) Vip as bronchodilator. Lancet 1: 457–458

Morley J (1986) Platelet activating factor and asthma. Agents Actions 19: 100–108

Morley J, Page CP, Mazzoni L, Sanjar S (1985) Antiallergika bei Asthma. Triangel 24: 59-71

Morr H (1979) Immunological release of histamine from human lung. II. Studies on acetylcholine and the anticholinergic agent ipratropium bromide. Respiration 38: 273-279

Morr H (1985) Allergische Krankheiten: Manifestation Lunge - eine Übersicht. Allergologie 8: 237-240

Morr H, Heinlein P (1984) Inhibition der anti-IgE-stimulierten Histaminfreisetzung aus sensibilisierten Leukozyten durch Theophyllin bei Patienten mit allergischem Asthma bronchiale. In Nolte D, Kreijci G (Hrsg) Methylxanthine bei obstruktiven Atemwegserkrankungen. Dustri, München-Deisenhofen, pp 16-23

Morris HG, Sherman NA, Silvers WS, Mills D, Shepperdson FT (1983) Timed effects of an oral adrenergic bronchodilator on pulmonary function and measurements of plasma and leukocyte cyclic AMP: divergence in duration of drug action and development of tolerance. J Allergy Clin Immunol 71: 266-276

Morris HG (1985) Mechanisms of action and therapeutic role of corticosteroids in asthma. J Allergy Clin Immunol 75: 1-13

Mosbech H, Weeke B (1986) Does immunotherapy have a role in the treatment of bronchial asthma? Clin Allergy 16: 10-16

Moss IR, Denavit-Saubie M, Eldridge FL, Gillis RA, Herkenham M, Lahiri S (1986) Neuromodulators and transmitters in respiratory control. Fed Proc 45: 2133-2147

Mota I, Perini A, Trindade VS (1974) The mechanism of the adjuvant effect of bordetella pertussis: the substance responsible for the selective enhancement of IgE antibody production. Int Arch Allergy 47: 425-432

Mühlhauser I, Kraut D, Deparade C, Leinhäuser U, Scholz V, Breuer HWM, Worth H, Berger M (1986) Patientenschulung - wesentlicher Bestandteil der Asthmabehandlung. Med Welt 37: 1142-1145

Murray JJ, Tonnell AB, Brash AR (1986) Release of prostaglandin D_2 into human airways during acute antigen challenge. N Engl J Med 315: 800-804

Murlas C, Nadel JA, Basbaum CB (1980) A morphometric analysis of the autonomic innervation of cat tracheal glands. J Auton Nerv Syst 2: 23-37

Murlas C, Nadel JA, Roberts JM (1982) The muscarinic receptors of airway smooth muscle: their characterization in vitro. J Appl Physiol 52: 1084-1091

Murlas CG, Roum JA (1985) Sequence of pathologic changes in the airway mucosa of guinea pigs during ozone-induced bronchial hyperreactivity. Am Rev Respir Dis 131: 314-320

Mustafa MG, Tierney DF (1978) Biochemical and metabolic changes in the lung with oxygen, ozone, and nitrogen dioxide toxicity. Am Rev Respir Dis 118: 1061-1090

+Mygind N (1986) Essential allergy. Blackwell, Oxford London Edinburgh Boston Palo Alto Melbourne

Naclerio RM, Proud D, Togias AG, Adkinson NF jr, Meyers DA, Kagey-Sobotka A, Plaut M, Norman PS, Lichtenstein LM (1985) Inflammatory mediators in late antigen-induced rhinitis. N Engl J Med 313: 65-70

Nadel JA (1963) Mechanisms controlling airway size. Arch Environ Health 7: 179-182

Nadel JA (1980) Autonomic regulation of airway smooth muscle In: Nadel JA (Hrsg) Physiology and Pharmacology of the Airways. Dekker, New York, pp 217-257

Nadel JA (1983) Neural control of airway submucosal gland secretion. Eur J Respir Dis 64 (Suppl 128): 322-326

Nadel JA, Salem H, Tamplin B, Tokiwa Y (1965a) Mechanism of bronchoconstriction during inhalation of sulfur dioxide. J Appl Physiol 20: 164-167

Nadel JA, Tamplin B, Tokiwa Y (1965b) Mechanism of bronchoconstriction during inhalation of sulfur dioxide; reflex involving vagus nerves. Arch Environ Health 10: 175-178

Nadel JA, Barnes BJ (1984) Autonomic regulation of the airways. Annu Rev Med 35: 451-467

Nahorski SR, Barnett DB (1986) Biochemical assessment of adrenoceptor function and regulation: new directions and clinical relevance. Clin Science 63: 97-105

Nakagawa T, Takaishi T, Sakamoto Y, Ito K, Miyamoto T, Skvaril F (1983) IgG_4 antibodies in patients with house-dust-mite-sensitive bronchial asthma: relationship with antigen-specific immunotherapy. Int Arch Allergy Appl Immunol 71: 122-125

Nakhosteen JA, Dohrn GA, Waßermann K, Oevrenes A (1985) Schwere Komplikationen nach topischer Inhalationsanästhesie mit 10% Lidocain für Bronchoskopien in Lokalanästhesie. Prax Klin Pneumol 39: 307-108

Nathan RA, Segall N, Schocket AL (1981) A comparison of the actions of H_1 and H_2 antihistamines on histamine-induced bronchoconstriction and cutaneous wheal response in asthmatic patients. J Allergy Clin Immunol 67: 171-177

Nathanson I, Widdicombe JH, Barnes PJ (1983) Effect of vasoactive intestinal peptide on ion transport across dog tracheal epithelium. J Appl Physiol 55: 1844-1848

National Institutes of Health workshop summary (1985) Summary and recommendations of a workshop on the investigative use of fiberoptic bronchoscopy and bronchoalveolar lavage in individuals with asthma. J Allergy Clin Immunol 76: 145-147/Am Rev Respir Dis 132: 180-182

Nawa Y, Owhashi M, Imai J, Abe T (1986) Chemotactic reactivity of eosinophils obtained from bone marrow and peritoneal cavity of cyclophosphamide-treated, Toxocara canis-infected mice. Int Arch Allergy Appl Immunol 80: 412-416

Newball HH, Keiser HR (1973) Relative effects of bradykinin and histamine on the respiratory system of man. J Appl Physiol 35: 552-556

Newball HH, Keiser HR, Webster ME, Pisano JJ (1977) The effects of bradykinin on human airways. In: Pisano JJ, Austen KF (Hrsg) Chemistry and Biology of the Kallikrein-Kinin System in Health and Disease. USDHEW PHS (NIH 76-791), pp 505-511

Newhouse MT, Dolovich MB (1986) Control of asthma by aerosols. New Engl J Med 315: 870-874

Newman JH, Voelkel NF, Arroyave CM, Reeves JT (1980) Distribution of mast cells and histamine in canine pulmonary arteries. Respir Physiol 40: 191-198

Newson B, Dahlström A, Enerbäck L, Ahlman H (1983) Suggestive evidence for a direct innervation of mucosal mast cells. An electron microscopic study. Neuroscience 10: 565-570

Newton DA, Maberley DJ, Wilson R (1978) House dust mite hyposensitiziation. Br J Dis Chest 72: 21-28

Ninnemann JL (1984) Prostaglandins and immunity. Immunol Today 5: 170-173

Nogrady SG, Bevan C (1981) H_2 receptor blockade and bronchial hyperreactivity to histamine in asthma. Thorax 36: 268-271

+Nolte D (1984a) Asthma. Das Krankheitsbild - der Asthmapatient - die Therapie, 2. Aufl. Urban & Schwarzenberg, München (3. Aufl. 1987)

Nolte D (1984b) Abgestufte Lungenfunktionsprüfung. Dt Ärzteblatt 81: 1-8

Nolte D (1985a) Lungenfunktionsdiagnostik in der Praxis, Broncholysetest, Provokationstest. In: Ferlinz R, Lichterfeld H, Steppling H (Hrsg) Stufentherapie der Atemwegsobstruktion, Thieme, Stuttgart, pp 22-27

Nolte D (1985b) Asthma - Atemnot - Atemfunktion. Gedon & Reuss, München

+Nolte D, Korn V (1979) Oszillatorische Messung des Atemwiderstandes. Dustri, München-Deisenhofen

Noon L (1911) Prophylactic inoculation against hay fever. Lancet 7: 1572-1573

Norman PS, Lichtenstein LM, Marsh DG (1981) Studies on allergoids from naturally occuring allergens. IV. Efficacy and safety of long-term allergoid treatment of ragweed hay fever. J Allergy Clin Immunol 68: 460-470

Norman PS, King TP, Alexander JF Jr, Kagey-Sobotka A, Lichtenstein LM (1984) Immunologic response to conjugates of antigen E in patients with ragweed hay fever. J Allergy Clin Immunol 73: 782-789

Norn S, Stahl Skov P, Jensen C, Espersen F, Jarløv JO, Koch C (1986) Bacteria and their products release histamine and potentiate mediator release: new aspects in airway diseases. Eur J Respir Dis 69 (Suppl 147): 230-234

Nowak D, Magnussen H (1987) Ketotifen (Zaditen) und Dinatriumcromoglycinsäure (Intal) in der Therapie des Asthma bronchiale. Prax Klin Pneumol 41: 319-323

Nustad K, Orstavik TB, Gautvik KM, Pierce JV (1978) Glandular kallikreins. Gen Pharmacol 9: 1-9

O'Byrne PM, Walters EH, Aizawa H, Fabbri LM, Holtzman MJ, Nadel JA (1984a) Indomethacin inhibits the airway hyperresponsiveness but not the neutrophil influx induced by ozone in dogs. Am Rev Respir Dis 130: 220-224

O'Byrne PM, Walters EH, Gold BD, Aizawa HA, Fabbri LM, Alpert SE, Nadel JA, Holtzman MJ (1984b) Neutrophil depletion inhibits airway hyperresponsiveness induced by ozone exposure. Am Rev Respir Dis 130: 214-219

O'Byrne PM, Dolovich M, Dirks R, Roberts RS, Newhouse MT (1984c) Lung epithelial permeability: relation to nonspecific airway responsiveness. J Appl Physiol 57: 77–84

Oebbecke B, Wettengel R (1983) Lokale antiglaukomatöse Therapie mit Timolol bei obstruktiven Atemwegserkrankungen kontraindiziert (Brief). Dtsch Med Wochenschr 108: 237–238

O'Driscoll BRC, Cromwell O, Kay AB (1984) Sputum leukotrienes in obstructive airways diseases. Clin Exp Immunol 55: 397–404

Österreichische Gesellschaft für Lungenkrankheiten und Tuberkulose, Arbeitsgemeinschaft für klinische Atemphysiologie (1986a) Empfehlungen zur standardisierten Routinemethode der Fluß-Volumen-Kurve. Prax Klin Pneumol 40: 261–265

Österreichische Gesellschaft für Lungenerkrankungen und Tuberkulose (1986b) Empfehlungen zur Standardisierung der inhalativen Provokation zur Messung der unspezifischen bronchialen Reaktivität. Prax Klin Pneumol 40: 356–364

Ohlenschläger G, Berger I, Deppner W (1980) Analytische isoelektrische Fokussierung. In: Synopsis der Elektrophoresetechniken. GIT-Verlag, Darmstadt, pp 83–84

Ohman JL jr, Findlay SR, Leitermann KM (1984) Immunotherapy in cat-induced asthma. Double-blind trial with evaluation of in vivo and in vitro responses. J Allergy Clin Immunol 74: 230–239

Olivieri D, Marsisco SA, Del Donno M (1985) Improvement of mucociliary transport in smokers by mucolytics. Eur J Respir Dis 66 (Suppl 139): 142–145

Olivieri D, Zavattini G, Tomasini G, Daniotti S, Bonsignore G, Ferrara G, Carnimeo N, Chianese R, Catena E, Marcatili S, DelDonno M, Grassi C, Pozzi E, Grassi V, Tantucci C, Lucchesi M, Schimid G, Marchioni CF, Penitenti S, Mistretta A, Crimi N, Casali L, Cabbidu R, Donner C, Patessi A, Massei V, Sanguinetti CM, Orlandi O, Bruna S, Serra C, Giacopelli A (1987) Ambroxol für the prevention of chronic bronchitis exacerbations: long-term multicenter trial. Respiration 51 (suppl): 42–51

Oppermann M (1987) Identifikation von Bedingungen, Situationen und Ereignissen, die für einen unmittelbar zurückliegenden schweren Asthmaanfall auslösend waren. Dissertation Fachbereich Medizin Universität Hamburg

Ordman D (1955) Lucerne as a cause of respiratory allergy in South Africa. S Afr Med J 32: 1121–1122

Orehek J, Gayrard P, Grimaud C, Charpin J (1975) The role of Sch1000 MDI in preventing changes in SRaw following grass pollen challenge in allergic asthmatics (abstr). Postgrad Med J 51 (Suppl 7): 105

Orehek J, Massari JP, Gayrard P, Grimaud C, Charpin J (1976) Effect of short-term, low-level nitrogen dioxide exposure on bronchial sensitivity of asthmatic patients. J Clin Invest 57: 301–307

Orehek J, Gayrard P, Smith AP, Grimaud C, Charpin J (1977) Airway response to carbachol in normal and asthmatic subjects. Distinction between bronchial sensitivity and reactivity. Am Rev Respir Dis 115: 937–943

Orehek J, Nicoli MM, Delpierre S, Beaupré S (1981) Influence of the previous deep inspiration on the spirometric measurement of provoked bronchoconstriction in asthma. Am Rev Respir Dis 123: 269–272

Orie NGM (1957) In: Doeleman F (Hrsg) Sociaal-Geneeskundige Studies over Asthma Bronchiale. VanGorcum, Assen (zit n Quarles van Ufford 1958)

Orie NGM, Sluiter HJ, Vries K de, Tammeling GJ, Witkop J (1961) The host factor in bronchitis. In Orie NGM, Sluiter HJ (Hrsg) Bronchitis. Royal VanGorcum, Assen, pp 43–59

Oshima Y, Ishizaki T, Miyamoto T, Shimizu T, Shida T, Kabe J (1964) Air pollution and respiratory diseases in the Tokyo-Yokohama area. Am Rev Resp Dis 90: 572–581

Ozenne G, Moore ND, Leprevost A, Tardif C, Boismare F, Pasquis P, Lemercier JP (1985) Nifedipine in chronic bronchial asthma: a randomized double-blind crossover trial against placebo. Eur J Respir Dis 67: 238–243

Østerballe O (1982a) Nasal and skin sensitivity during immunotherapy with two major allergens 19, 25 and partially purified extracts of timothy grass pollen. Allergy 37: 169–177

Østerballe O (1982b) Immunotherapy with grass pollen major allergens. Clinical results from a prospective 3-year double blind study. Allergy 37: 379–388

Østerballe O (1982c) Side effects during immunotherapy with purified grass pollen extracts. Allergy 37: 553–562

Østerballe O, Ipsen H, Weeke B, Løwenstein H (1983) Specific IgE response toward allergenic molecules during perennial hyposensitization: A three-year prospective double-blind study. J Allergy Clin Immunol 71: 40–46

Østergaard PA, Kaad PH, Kristensen T (1986) A prospective study on the safety of immunotherapy in children with severe asthma. Allergy 41: 588–593

Padlan EA (1985) Quantitation of the immunogenic potential of protein antigens. Mol Immunol 22: 1243–1254

Page CP, Morley J (1985) Asthma Series 11. Sandoz, Basel, pp 17–22

Page CP, Tomiak RHH, Sanjar S, Morley J (1985) Suppression of Paf-acether responses: an anti-inflammatory effect of anti-asthma drugs. Agents Actions 16: 33–35

Page CP, Morley J (1986) Evidence favouring PAF rather than leukotrienes in the pathogenesis of asthma. Pharmacol Res Commun 18: 217–237

Pakes GE, Brogden RN, Heel RC, Speight TM, Avery GS (1980) Ipratropium bromide: A review of its pharmacological properties and therapeutic efficacy in asthma and chronic bronchitis. Drugs 20: 237–266

Palmer JBD, Cuss FMC, Barnes PJ (1986a) VIP and PHM and their role in nonadrenergic inhibitory responses in isolated human airways. J Appl Physiol 61: 1322–1328

Palmer JBD, Cuss FMC, Warren JB, Barnes PJ (1986b) The effect of infused vasoactive intestinal peptide on airway function in normal subjects. Thorax 41: 663–666

Papageorgiou N, Carroll M, Durham SR, Lee TH, Walsh SM, Kay AB (1983) Complement receptor enhancement as evidence of neutrophil activation following exercise-induced asthma. Lancet 2: 1220–1223

Parish R (1971) Detection of reaginic and short-term sensitizing anaphylactic or anaphylactoid antibodies to milk in sera of allergic and normal persons. Clin Allergy 1: 369–380

Patel KR (1981a) The effect of calcium antagonist, nifedipine in exercise-induced asthma. Clin Allergy 11: 429–432

Patel KR (1981b) Calcium antagonists in exercise-induced asthma. Br Med J 282: 932–933

Patel KR (1981c) The effect of verapamil on histamine and methacholine-induced bronchoconstriction. Clin Allergy 11: 441–447

Patel KR, Al Shama MR, Kerr JW (1983) The effect on inhaled verapamil on allergen-induced bronchoconstriction. Clin Allergy 13: 119–122

Patel KR (1984) Terfenadine in exercise induced asthma. Br Med J (Clin Res) 288: 1496–1497

Patel KR, Kerr JW (1975) Effect of alpha receptor blocking drug, thymoxamine, on allergen induced bronchoconstriction in extrinsic asthma. Clin Allergy 5: 311–316

Paterson NAM (1979) Mastzellen in der Lunge: Struktur und Funktion. Atemwegs-Lungenkrankheiten 5: 189–193

Patterson R, Tomita Y, Oh SH, Suszko IM, Pruzansky JJ (1974) Respiratory mast cells and basophiloid cells. I. Evidence that they are secreted into bronchial lumen. Morphology, degranulation and histamine release. Clin Exp Immunol 16: 223–234

Patterson R, McKenna JM, Suszko IM, Solliday NH, Pruzansky JJ, Roberts M, Kehoe TJ (1977) Living histaminecontaining cells from the bronchial lumens of humans. Description and comparison of histamine content with cells of rhesus monkeys. J Clin Invest 59: 217–225

Patterson R, Suszko IM, Harris KE (1978) The in vivo transfer of antigen induced airway reactions by bronchial lumen mast cells. J Clin Invest 61: 519–524

Patterson R, Ts'ao C-h, Suzko IM (1980) Heterogeneity of bronchial lumen mast cells which are homogenous by electron microscopy. J Allergy Clin Immunol 65: 278–284

Pauli G, Bessot JC, Kopferschmitt-Kubler MC, Braun PA (1982) Allergie au céleri, allergie au pollen d'armoise: Une nouvelle entité? (Brief) Rev fr Allergol 22: 165

Pauli G, Bessot JC, Bigot H, Delaume G, Hordle DA, Hirth C, Thierry R (1984) Clinical and immunologic evaluation of tyrosine-adsorbed Dermatophagoides pteronyssinus extract: a double-blind placebo-controlled trial. J Allergy Clin Immunol 74: 524–535

Pauwels R (1987a) Hereditary factors in airway responsiveness. In: Nadel JA, Pauwels R, Snashall PD (Hrsg) Bronchial Hyperresponsiveness. Blackwell, Oxford London Edinburgh Boston Palo Alto Melbourne, pp 337–341

Pauwels R (1987b) Relationship between bronchial responsiveness and immunological hypersensitivity. In: Nadel JA, Pauwels R, Snashall PD (Hrsg) Bronchial Hyperresponsiveness. Blackwell, Oxford London Edinburgh Boston Palo Alto Melbourne, pp 342–356

Pauwels R, Verschraegen G, van der Straeten M (1980) IgE antibodies to bacteria in patients with bronchial asthma. Allergy 157: 665-669

Pauwels R, van Renterghem D, van der Straeten M, Johannesson N, Persson CG (1985) The effect of theophylline and enprophylline on allergen-induced bronchoconstriction. J Allergy Clin Immunol 76: 583-590

Pavia D, Bateman JRM, Clarke SW (1980) Depositon and clearance of inhaled particles. Bull Eur Physiopath Resp 16: 335-366

Payan DG, McGillis JP, Goetzl EJ (1986) Neuroimmunology. In: Dixon FJ (Hrsg) Advances in Immunology, Bd 39. Academic Press, London Orlando San Diego New York Toronto Montreal Sydney Tokyo, pp 299-323

Peat JK, Britton WJ, Salome, Woolcock AJ (1987) Bronchial hyperresponsiveness in two populations of Australian schoolchildren. III. Effect of exposure to environmental allergens. Clin Allergy 17: 291-300

Peatfield AC, Barnes PJ, Bratcher C, Nadel JA, Davis B (1983) Vasoactive intestinal peptide stimulates tracheal submucosal gland secretion in ferret. Am Rev Respir Dis 128: 89-93

Peel ET, Gibson GJ (1980) Effects of long-term inhaled salbutamol therapy on the provocation of asthma by histamine. Am Rev Respir Dis 121: 973-978

Pelikan Z, Pelikan-Filipek M (1987) Bronchial response to the food ingestion challenge. Ann Allergy 58: 164-172

Peltre G, Lapeyre J, David B (1986) Heterogeneity of grass pollen allergens (Dactylis glomerata) recognized by IgE-antibodies in human patients sera by a new nitrocellulose immunoprint technique. Immunol letters 5: 127-131

Perez HD, Chenoweth DE, Goldstein IM (1986) Attachment of human $C5a_{des\ arg}$ to its cochemotaxin is required for maximum expression of chemotactic activity. J Clin Invest 78: 1589-1595

Persson CGA (1985) Experimental lung actions of xanthines. In Andersson KE, Persson CGA (Hrsg) Anti-asthma xanthines and adenosine. Excerpta Medica, Amsterdam, pp 61-83

Persson CGA (1986) Role of plasma exudation in asthmatic airways. Lancet 2: 1126-1129

Persson C (1987) Cromoglicate, plasma exudation and asthma. Trends Pharmacol Sci 8: 202-203

Persson CGA, Erjefält I, Grega GJ, Svensjö E (1982) The role of beta-receptor agonists in the inhibition of pulmonary edema. Ann NY Acad Sci 384: 544-557

Persson CGA, Erjefält I (1986) Inflammatory leakage of macromolecules from the vascular compartment into the tracheal lumen. Acta Physiol Scand 126: 615-616

Pestalozzi C, Schnyder UW (1955) Zur Frage der Bäckerrhinitis und des Bäckerasthmas. Schweiz Med Wochenschr 85: 496-501

Petersen KG, Kerp L (1985) Zum Einfluß von Calcium auf die Antihistaminwirkung von Clemastin. Allergologie 6: 270-271

Petheram IS, Moxham J, Bierman CW, McAllen M, Spiro SG (1981) Ketotifen in atopic asthma and exercise-induced asthma. Thorax 36: 308-312

Petro W (1984) Protektion Carbachol-induzierter Bronchialobstruktion durch Cromoglicinsäure, Dinatriumsalz und Reproterol allein und in Kombination. Pharmakotherapie 7: 28-33

Petro W, Smidt U, von Nieding G, Korte W (1979) Beziehungen zwischen oszillatorischem Atemwiderstand und Phasenwinkel sowie anderen Lungenfunktionsgrößen. Atemw-Lungenkr 5: 120-123

Petro W, Gahlen G, Korn V, Schmidt U, Nakhosteen JA, Konietzko N (1980) Praktikabilität einer schnellen Helium-Mischmethode zur Bestimmung des Residualvolumens mittels Dichtemessung. Prax Klin Pneumol 34: 541-547

Petro W, Loytved G, Korn V, Konietzko N (1983a) Inhalativer bronchialer Provokationstest – diagnostische Aussagekraft verschiedener Funktionsmethoden (Spirographie, Pneumotachographie, Bodyplethysmographie, Oszillometrie). Prax Klin Pneumol 37: 85-90

Petro W, Zimmermann W, Loddenkemper R, Macha HN, Konietzko N (1983b) Effekt der Bronchoskopie (starr und fiberoptisch) auf Atemmechanik und Reagibilität der Atemwege. Prax Klin Pneumol 37: 866-872

Petro W, Konietzko N (1986) Lungenfunktionsdiagnostik. In: Ferlinz R (Hrsg) Diagnostik in der Pneumologie. Thieme, Stuttgart, pp 200-271

Phelan P (1987) Risk factors for asthma in infancy. 6th Congr SEP, Amsterdam, Abstr # 587

Phelps HW, Sobel GW, Fisher NE (1961) Air pollution asthma among military personnel in Japan. JAMA 175: 990-993

Phelps HW, Koike S: (1962) „Tokyo-Yokohama Asthma". The rapid development of respiratory distress presumably due to air pollution. Am Rev Respir Dis 86: 55–63

Phillips MJ, Ollier S, Gould C, Davies RJ (1984) Effect of antihistamines and antiallergic drugs on responses to allergen and histamine provocation tests in asthma. Thorax 39: 345–351

Phipps RJ, Nadel JA, Davis B (1980) Effect of alpha-adrenergic stimulation on mucus secretion and on ion transport in cat trachea in vitro. Am Rev Respir Dis 121: 359–365

Phipps RJ, Williams IP, Richardson PS, Pell J, Pack RJ, Wright N (1982) Sympathomimetic drugs stimulate the output of secretory glycoproteins from human bronchi in vitro. Clin Sci 63: 23–28

Piper PJ (1985) Leukotrienes: potent mediators of airway constriction. Int Arch Allergy Appl Immunol 76 (Suppl 1) 43–48

Pirotzky E, Pfister A, Benveniste J (1985) A role of Paf-acether (platelet-activating factor) in acute skin inflammation? Br J Dermatol 113 (Suppl 28): 91–94

Pisarri TE, Jonzon A, Schultz HD, Coleridge HM, Coleridge JCG (1987) Effect of high frequency oscillatory venilation on pulmonary vagal afferents in dogs. Fed Proc 46: 662

Plummer AL (1978) The development of drug tolerance to $beta_2$ adrenergic agents. Chest 73: 949–957

Polak JM, Bloom SR (1980) The distribution and significance of the vipergic system in man and other mammals. Endocrinol Japon 1: 11–21

Polak JM, Bloom SR (1982) Regulatory peptides and neuron-specific enolase in the respiratory tract of man and other mammals. Exp Lung Res 3: 313–328

Pollock J, Kiechel F, Cooper D, Weinberger M (1977) Relationship of serum theophylline concentration to inhibition of exercise-induced bronchospasm and comparison with cromolyn. Pediatrics 60: 840–844

Poppius H, Salorinne Y (1973) Comparative trial of a new anticholinergic bronchodilator, Sch1000, and salbutamol in chronic bronchitis. Br Med J 4: 134–136

Poppius H, Sovijärvi ARA, Tammilehto L (1986) Lack of protective effect of high-dose ipratropium on bronchoconstriction following exercise with cold air breathing in patients with mild asthma. Eur J Respir Dis 68: 319–325

Postma DS, Steenhuis EJ, van der Weele LT, Sluiter HJ (1985) Severe chronic airflow obstruction: can corticosteroids slow down progression? Eur J Respir Dis 67: 56–64

Potter LT, Flynn DD, Hanchett HE, Kalinoski DL, Luber-Narod J, Mash DC (1984) Independent M1 and M2 receptors: ligands, autoradiography and functions. Trends Pharmacol Sci 5 (Suppl): 22–31

Prausnitz C, Küstner H (1921) Studien über die Ueberempfindlichkeit. Zbl Bakt 86: 160–169

Price JF, Warner JO, Hey EN, Turner MW, Soothill JF (1984) A controlled trial of hyposensitization with adsorbed tyrosine Dermatophagoides pteronyssinus antigen in childhood asthma: in vivo aspects. Clin Allergy 14: 209–219

Pride NB, Macklem PT (1986) Lung mechanics in disease. In: Macklem PT, Mead J (Hrsg) The respiratory system, Bd 3: Mechanics of breathing (Teil 2) Williams und Wilkins, Baltimore (Handbook of Physiology. Section 3. pp 659–692)

Proud D, Togias A, Naclerio RM, Crush SA, Norman PS, Lichtenstein LM (1983) Kinins are generated in vivo following nasal airway challenge of allergic individuals with allergen. J Clin Invest 72: 1678–1685

Proud D, MacGlashan DW jr, Newball HH, Schulman ES, Lichtenstein LM (1985) Immunoglobulin E-mediated release of a kininogenase from purified human lung mast cells. Am Rev Respir Dis 132: 405–408

Przybilla B, Ring J, Galosi A (1986) Alkohol-Anaphylaxie: Allergie gegenüber dem Äthanol-Metaboliten Essigsäure? Allergologie 4: 164–169

Public Health Bulletin No 306 (1949) Air Pollution in Donora, Pennsylvania, Preliminary Report, US Public Health Service, Washington DC

Purcell K (1965) Critical appraisal of psychosomatic studies of asthma. N Y State J Med 65: 2103–2109

Puttonen E, Pilström L (1980) Purification of birch pollen allergen extract by gel filtration. I. Chemical and immunological characterization of the fraction. Int Arch Allergy Appl Immunol 61: 299–307

Quanjer Ph H (Hrsg) (1983) Standardized lung function testing. Bull Eur Physiopath Resp 19 (Suppl 5): 1-95 (siehe auch European Society for Clinical Respiratory Physiology 1978)

Quarles van Ufford WJ (1958) Allergic management and problems in different parts of the world: Netherlands. In: Halpern BN, Holtzer A (Hrsg) Proc 3rd Int Congr Allergol. Flammarion, Paris, pp 897-913

Racineux JL, Troussier J, Turcant A, Turchais E, Allain P (1981) Comparaison des effets bronchodilatateurs du salbutamol et de la théophylline. Bull Europ Physiopath Resp 17: 799-806

Rafferty P, Lewis P, Wheeley MSG, Holgate ST (1986) Terfenadine as a potent and specific H_1 histamine receptor antagonist on asthmatic airways (abstr). J Allergy Clin Immunol 77: 139

Rankin JA, Kaliner M, Reynolds HY (1987) Histamine levels in bronchoalveolar lavage from patients with asthma, sarcoidosis, and idiopathic pulmonary fibrosis. J Allergy Clin Immunol 79: 371-377

Raphael GD, Metcalfe DD (1986) Mediators of airway inflammation. Eur J Respir Dis 69 (Suppl 147): 44-56

Rauber G, Stauder J, Steurich F (1983) Zur Therapie des Asthma bronchiale - Dinatrium cromoglicicum und Ketotifen im Doppelblindversuch. Atem-Lungenkrkh 9: 465-471

Raulf M, Stüning M, König W (1985) Metabolism of leukotrienes by L-γ-glutamyl-transpeptidase and dipeptidase from human polymorphonuclear granulocytes. Immunology 55: 135-147

Raulf M, Stüning M, König W (1986) Effect of cations on leukotriene release: requirements for the metabolism of peptido-leukotrienes (leukotriene C_4, D_4) by human polymorphonuclear granulocytes. Immunology 58: 479-487

Rauschen I, Pfeiffer P, Bujanowski-Weber J, König W (1986a) Modulatory effects of interleukin 2 (I1-2) on the IgE synthesis of mouse cells in vitro. Immunobiology 173: 129

Rauschen I, Pfeiffer P, König W (1986b) Modulation of IgE-synthesis of mouse cells in-vitro by T cell supernatants (abstr). Zbl Bakt Hyg 264: A 262

Rebohle E (1963) Asthma, Bronchitis und Rhinitis als berufliche Lykopodium-Allergie in der Gummiindustrie. Allergie Asthma 9: 360-367

Regoli D, Barabé J (1980) Pharmacology of bradykinin and related kinins. Pharmacol Rev 32: 1-46

Reilly PA, Yahav J, Mindorff C, Kazim F, Levison H (1983) Dose-response characteristics of nebulized fenoterol in asthmatic children. J Pediatr 103: 121-126

Reinberg A, Schuller E, Clench J et al. (1978) Circadian and circannual rhythms of leucocytes proteins and immunglobulines. In: Reinberg A, Halberg F (Hrsg) Chronopharmacology. Advances in Bio-Sciences. Pergamon Press, Oxford New York Toronto Sydney Paris Frankfurt, Bd 19

Reinhardt D (1984) Asthma bronchiale im Kindesalter. In: Frick P, Harnack GA von, Kochsiek K, Martini GA, Prader A (Hrsg) Ergebnisse der Inneren Medizin und Kinderheilkunde. Springer-Verlag, Berlin Heidelberg New York Tokyo, pp 59-156

Reinhardt D, Becker B, Nage-Hiemke M, Schiffer R, Zehmisch T (1983) Influence of beta-receptor-agonists and glucocorticoids on alpha- and beta-adrenoceptors of isolated blood cells from asthmatic children. Pediatr Pharmacol 3: 293-302

Reinhardt D, Zehmisch T, Becker B, Nagel-Hiemke M (1984) Age dependency of alpha- and beta-adrenoceptors on thrombocytes and lymphocytes of asthmatic and nonasthmatic children. Eur J Pediatr 142: 111-116

Reinhardt D, Berdel D, Heimann G, Kusenbach G, Berg A von, Johnson E, Steinijans VW, Staudinger H (1987) Steady state phamacokinetics metabolism and pharmacodynamics of theophylline in children after unequal twice-daily dosing of a new sustained-release formulation. Chronobiology Int 4: 369-380

Renggli I, Daum S (1971) Obstruktive pulmonale Hypertension: Wirkung von Aminophyllin, Hyperventilation und O_2-Atmung. Schweiz Med Wochenschr 101: 352-357

Report of a meeting on allergic diseases (1980) Genf 24-28 July 1978. Clinical Allergy 10: 1-20

Reynolds HY (1987) Bronchoalveolar lavage. State of the art. Am Rev Respir Dis 135: 250-263

Reynolds HY, Newball HH (1974) Analysis of proteins and respiratory cells obtained from human lungs by bronchial lavage. J Lab Clin Med 84: 559-573

Rhyne MB, Nathanson CA, Mellitis D, Rodman AC (1971) Determination of the prevalence and special needs of children with bronchial asthma or atopic dermatitis: project report to U.S. Department of Health, Education, and Welfare. Washington, D.C., U.S. Department of Labor

Richardson JB (1979) Nerve supply to the lungs. State of the art. Am Rev Respir Dis 119: 785–802

Richerson HB, Metzger WJ, Hunninghake GW (1986) Experimental models of bronchial asthma in man and the rabbit. In: Kay AB (Hrsg) Asthma: Clinical pharmacology and therapeutic progress. Blackwell Scientific Publications, Oxford, pp 23–32

Richter R (1985) zur Psychophysiologie der akuten obstruktiven Atemnot – Untersuchungen der Atemmuskelaktivität unter Fluß-resistiver Atmung bei Gesunden und Asthmatikern. Habilitationsschrift, Fachbereich Medizin Universität Hamburg

Riedel F, Krämer M, Scheibenbogen C, Schauer U, Rieger CHL (1986) Einfluß exogener Schädigung des Bronchialepithels durch Schwefel- und Stickstoffdioxyd und durch Ozon auf die lokale Sensibilisierung der Bronchialschleimhaut durch Inhalationsallergene. (Kernforschungszentrum Karlsruhe) KfK-PEF 4: 934–946

⁺Ring J (1983) Anaphylaxie und anaphylaktoide Reaktionen. In: Angewandte Allergologie. MMW Medizin Verlag, München, pp 63–68

Ring J (1985) Pseudo-allergische Arzneimittelreaktionen: Überlegungen zur Pathophysiologie, Klinik und Diagnostik am Beispiel von Röntgenkontrastmitteln und Lokalanästhetika. Allergologie 8: 342–350

Roberts AM, Hahn HL, Schultz HD, Nadel JA, Coleridge HM, Coleridge JCG (1982) Afferent vagal C-fibers are responsible for the reflex airway constriction and secretion evoked by pulmonary administration of SO_2 in dogs (abstr). Physiologist 25: 226

Roberts JA, Raeburn D, Rodger IW, Thomson NC (1984) Comparison of in vivo airway responsiveness and in vitro smooth muscle sensitivity to methacholine in man. Thorax 39: 837–843

Robinson SE, Schwartz JP, Costa E (1980) Substance P in the superior cervical ganglion and the submaxillary gland of the rat. Brain Res 182: 11–17

Rocklin RE, Sheffer AL, Greineder DK, Melmon KL (1980) Generation of antigen-specific suppressor cells during allergy desensitization. N Engl J Med 302: 1213–1319

Rodda SJ, Geysen MH, Mason TJ, Schoofs PG (1986) The antibody response to myoglobin-I. Systematic synthesis of myoglobin peptides reveals location and substructure of species-dependent continuous antigenic determinants. Mol Immunol 23: 603–610

Rodenstein D, Stanescu DC (1982) Mouth spraying versus inhalation of fenoterol aerosol in healthy subjects and asthmatic patients. Br J Dis Chest 76: 365–373

Rodger KO (1986) Calcium ions and contraction of airways smooth muscle. In: Kay AB (Hrsg) Asthma. Blackwell Oxford London Edinburgh Boston Palo Alto Melbourne, pp 114–127

Rohr U, König W, Selenka F (1985) Einfluß von Pestiziden auf die Freisetzung von Histamin, chemotaktischen Faktoren und Leukotrienen aus Rattenmastzellen und menschlichen Basophilen. Zbl Hyg 260: 254–259

⁺Roitt I, Brostoff J, Male D (1985) Immunology. Churchill Livingstone, Edinburgh London Melbourne

Romagnani S, Maggi E, Del Prete GF, Ricci M (1985) Physiology of the IgE system and mechanisms of its dysfunction in atopic disease. Int Arch Allergy Appl Immunol 76 (Suppl 1): 34–42

Rosenhall L, Lundquist G, Ädelroth E, Glennow C (1982) Comparison between inhaled and oral corticosteroids in patients with chronic asthma. Eur J Respir Dis 63 (Suppl 122): 154–162

Rosenthal RR, Norman PS, Summer WR (1975) Bronchoprovocation: effect on priming and desensitization phenomenon in the lung. J Allergy Clin Immunol 56: 338–346

Rossing TH, Fanta CH, Goldstein DH, Snapper JR, McFadden ER jr (1980) Emergency therapy of asthma: comparison of the acute effects of parenteral and inhaled sympathomimetics and infused aminophylline. Am Rev Respir Dis 122: 365–371

Rossing TH, Fanta CH, McFadden ER jr (1981) A controlled trial of the use of single versus combined-drug therapy in the treatment of acute episodes of asthma. Am Rev Respir Dis 123: 190–194

Roum JH, Murlas C (1984) Ozone-induced changes in muscarinic bronchial reactivity by different testing methods. J Appl Physiol 57: 1783–1789

Royer HD, Reinherz EL (1987) T lymphocytes: ontogeny, function, and relevance to clinical disorders. N Engl J Med 317: 1136–1142

Rowe DS, Tackett L, Bennich H (1970) A research standard for human IgE. Bull WHO 43: 609

Rudolph R, Meier-Duis H, Kunkel G, Staud RD, Stock U (1975) Über die Bedeutung von Tierhaarallergien bei Erkrankungen der oberen Luftwege. Dtsch Med Wochenschr 100: 2557–2561

Rudolph R, Kunkel G, Staud RD, Baumgarten C (1978) Zur Bedeutung der Tierepithelien als Umweltantigene bei allergischem Asthma bronchiale. Atemw Lungenkrkh 4: 270–273

Ruffin RE, Fitzgerald JD, Rebuck AS (1977) A comparison of the bronchodilatory activity of Sch1000 and salbutamol. J Allergy Clin Immunol 59: 136–141

Ruffin RE, Kenworthy MC, Newhouse MT (1978) Response of asthmatic patients to fenoterol inhalation: a method of quantifying the airway bronchodilator dose. Clin Pharmacol Ther 23: 338–345

Ruffles SP, Ayres JG (1987) Fatal bronchospasm after topical lignocaine before bronchoscopy. Br J Med 1: 301

Rugg EL, Barnett DB, Nahorski SR (1978) Coexistence of $beta_1$ and $beta_2$ adrenoceptors in mammalian lung: evidence from direct binding studies. Mol Pharmacol 14: 996–1005

Rumpf KW, Seubert S, Seubert A, Lowitz HD, Valentin R, Rippe H, Ippen H, Schieler F (1985) Association of ethyleneoxide-induced IgE antibodies with symptoms in dialysis patients. Lancet II: 1385–1387

Rust M, Meier-Sydow J (1981) Die broncho-alveoläre Lavage und die Rolle der Alveolarmakrophagen bei der exogenallergischen Alveolitis. Allergologie 4: 16–22

Rust M, Schultze-Werninghaus G, Meier-Sydow J (1986) Bronchoalveolar lavage as a tool to assess an inhalative provocation in extrinsic allergic alveolitis. Prax Klin Pneumol 40: 229–232

Ryan G, Latimer KM, Juniper EF, Roberts RS, Hargreave FE (1985) Effect of beclomethasone dipropionate on bronchial responsiveness to histamine in controlled nonsteroid-dependent asthma. J Allergy Clin Immunol 75: 25–30

Ryrfeldt A, Andersson P, Edsbäcker S, Tönnesson M, Davies D, Pauwels R (1982) Pharmacokinetics and metabolism of budesonide, a selective glucocorticoid. Eur J Respir Dis 63 (Suppl 122): 86–95

Sahay JN, Chatterjee SS, Summerfield PJ (1986) A comparative trial of ipratropium bromide (Atrovent), controlled release theophylline (Phyllocontin), and a combination of these in patients with reversible airflow obstruction. Br J Clin Pract 40: 198–202

⁺Salter HH (1860) On asthma, its pathology and treatment. Churchill, London

Salvato G (1961) Mast cells in bronchial connective tissue of man: their modifications in asthma and after treatment with the histamine liberator 48/80. Int Arch Allergy 18: 348–358

Sampson SR, Vidruk EH (1975) Properties of „irritant" receptors in canine lung. Respir Physiol 25: 9–22

Samter M, Beers RF jr (1967) Concerning the nature of intolerance to aspirin. J Allergy 40: 281–293

Sarfati M, Rector E, Wong K, Rubio-Trujillo M, Sehon AH, Delespesse G (1984) In vitro synthesis of IgE by human lymphocytes. II. Enhancement of the spontaneous IgE synthesis by IgE-binding factors secreted by RPMI 8866 lymphoblastoid B cells. Immunology 53: 197–205

Saria A, Lundberg JM, Skofitsch G, Lembeck F (1983) Vascular protein leakage in various tissues induced by substance P, capsaicin, bradykinin, serotonin, histamine and by antigen challenge. Naunyn-Schmiedeberg's Arch Pharmacol 324: 202–208

Saryan JA, Leung DY, Geha RS (1983) Induction of human IgE synthesis by a factor derived from T cells of patients with hyper-IgE states. J Immunol 130: 242–247

Satchell DG (1984) Adenosine deaminase antagonises inhibitory responses to adenosine and non-adrenergic non-cholinergic inhibitory nerve stimulation in isolated preparations of guinea-pig trachea. Br J Pharmac 83: 323–325

Saxon A, Morrow C, Stevens RH (1980) Subpopulation of circulating B cells and regulatory T cells involved in in vitro IgE production in atopic patients with elevated serum IgE. J Clin Invest 65: 1457–1468

Schachterle GR, Pollack RL (1972) A simplified method for the quantitative assay of small amounts of protein in biologic material. Anal Biochem 51: 654–655

⁺Schadewaldt H (1979–1983) Geschichte der Allergie, Bd 1–4. Dustri, München-Deisenhofen

Scheffer J, König W, Hacker J, Goebel W (1985) Bacterial adherence and hemolysin production from Escherichia coli induces histamine and leukotriene release from various cells. Infect Immun 50: 271–278

Scheid CR, Honeyman TW, Fay FS (1979) Mechanism of β-adrenergic relaxation of smooth muscle. Nature 227: 32-36

Scheuermann HE, Fuchs E, Gronemeyer W (1963) Klinisch-experimentelle Studien zum Problem des infektallergischen Bronchialasthmas. Allergie Asthma 9: 219-226

Schleimer RP, MacGlashan DW Jr, Peters SP, Naclerio R, Proud D, Adkinson NF, Lichtenstein LM (1984) Inflammatory mediators and mechanisms of release from purified human basophils and mast cells. J Allergy Clin Immunol 74: 473-481

Schleinzer R (1950). Der Stoffwechsel bei inhalativ erzeugtem Asthma bronchiale des Menschen. II. Mitteilung. Dtsch Arch Klin Med 197: 508-529

Schlumberger HD (1980) Drug-induced pseudo-allergic syndrome as exemplified by acetylslicylic acid intolerance. In: Dukor P, Kallós P, Schlumberger HD, West GB (Hrsg) Pseudo-allergic Reactions. Involvement of Drugs and Chemicals, Bd I: Genetic Aspects and Anaphylactoid Reaction. Karger, Basel New York, pp 125-201

Schlumberger HD (1982a) Pseudo-allergische Reaktionen durch Arzneimittel und Chemikalien. Definition eines neuen Begriffes. Allergologie 5: 183-189

Schlumberger HD (1982b) Allergische und pseudo-allergische Reaktionen durch galenische Hilfsstoffe. Allergologie 4: 221-222

Schlumberger HD, Löbbercke EA, Kallós P (1974) Acetylsalicylic acid intolerance. Lack of N-acetylsalicylic acidspecific skin-sensitizing antibodies in the serum of intolerant individuals. Acta Med Scand 196: 451-458

Schmidt OP (1984) Häufige Fehler bei der Therapie chronisch obstruktiver Atemwegserkrankungen. Prax Klin Pneumol 38: 329-338

Schnyder UW (1960) Neurodermitis - Asthma - Rhinitis. Eine genetisch-allergologische Studie. Int Arch Allergy 17 (Suppl): 1-106

Schönfeld W, Knöller J, Köller M, König W, von der Hardt H (1986) Leukotriene im Plasma und Bronchialsekret bei Atemwegserkrankungen im Kindesalter. Allergologie 9: 347-350

Schoettlin CE, Landau E (1961) Air pollution and asthmatic attacks in the Los Angeles area. Pub Health Reports 76: 545-519

Schüffel W, Herrmann JM, Dahme B, Richter R (1986) Asthma bronchiale In: Uexküll Th (Hrsg) Psychosomatische Medizin. Urban u. Schwarzenberg, München Wien Baltimore, pp 743-760

Schultz G, Rosenthal W (1985) Prinzipien der transmembranären Signalumsetzung bei der Wirkung von Hormonen und Neurotransmittern. Arzneim Forsch 35: 1879-1885

Schultze-Werninghaus G (1977) Ein neuer Fragebogen zur Diagnostik allergischer Atemwegserkrankungen mit der Möglichkeit einer computer-gestützten Auswertung. Prax Pneumol 31: 642-652

Schultze-Werninghaus G (1981a) Dosis-Wirkungs-Untersuchungen zur Frage der additiven Wirkung eines β₂-Sympathikomimetikums und eines Anticholinergikums bei allergischem Asthma bronchiale. Atemw-Lungenkrkh 7: 57-65

Schultze-Werninghaus G (1981b) Erwünschte und unerwünschte Wirkungen bei der Anwendung von antiallergischen Arzneimitteln. Pharmakotherapie 4: 168-177

Schultze-Werninghaus G (1981c) Dinatrium cromoglicicum in der Therapie des Asthma bronchiale. Dtsch Med Wochenschr 106: 874-878

Schultze-Werninghaus G (1981d) Anticholinergic versus β₂-adrenergic therapy in allergic airways obstruction. Double-blind trials on bronchodilator effect and antiallergic protection of oxitropium bromide and fenoterol. Respiration 41: 239-247

Schultze-Werninghaus, G (1983a) Untersuchungen über Pathogenese, Diagnostik und Therapie des exogen-allergischen Asthma bronchiale. Habilitationsschrift Frankfurt am Main

Schultze-Werninghaus G (1983b) Therapie des exogen-allergischen Asthma bronchiale - Angst vor Dauermedikation muß genommen werden. Der Deutsche Arzt 5: 60-73

Schultze-Werninghaus G (1985a) Inhalative Provokationsproben mit Pharmaka und Allergenen - Techniken und Nutzen. Atemwegs-Lungenkrkh 11: 550-558

Schultze-Werninghaus G (1985b) Das exogen-allergische Asthma bronchiale - Pathophysiologie, Diagnostik, Therapie. Allergologie 8: 186-194

Schultze-Werninghaus G (1985c) Allergiediagnostik. In: Ferlinz R, Lichterfeld H, Steppling H (Hrsg) Stufentherapie der Atemwegsobstruktion. Thieme, Stuttgart, pp 9-17

Schultze-Werninghaus G (1987) Theophyllin bei Asthma bronchiale - klinische Wirkung und Wirkungsmechanismus. Prax Klin Pneumol 41: 157-164

Schultze-Werninghaus G, Gonsior E (1976) Antigenspektrum und Reaktionsbeurteilung im Routine-Hauttest. Mschr Kinderheilk 124: 213-234

Schultze-Werninghaus G, Gonsior E, Meier-Sydow J (1976a) Broncholytic and protective effects of antiallergic drugs in allergen inhalation tests. Pneumonology 30 (Suppl): 161-169

Schultze-Werninghaus G, Gonsior E, Meier-Sydow J (1976b) Meerschweinchen-Asthma. Dtsch Med Wochenschr 101: 275-279

Schultze-Werninghaus G, Gonsior E, Thiel Cl, Kroidl R, Meier-Sydow J (1976c) Häufigkeit und korrelative Beziehung von diagnostischen Kriterien bei der Tierschuppenallergie. Acta allerg (Kbh) 31: 44-60

Schultze-Werninghaus G, Gonsior E, Meier-Sydow J (1977) Interrelationship between arterial pO_2 and specific airway resistance sRaw in antigen challenge tests (abstr) Allergol Immunopathol 5: 433-434

Schultze-Werninghaus G, Gonsior E, Meier-Sydow J (1978a) Broncholytische und protektive antiallergische Wirkung von Fenoterol bei antigen-induzierter Bronchialobstruktion. Prax Pneumol 32: 257-265

Schultze-Werninghaus G, Roesch A, Wilhelms O-H, Gonsior E, Meier-Sydow J (1978b) Asthma bronchiale durch berufsbedingte Allergie gegen Platinsalze. Dtsch Med Wochenschr 103: 972-975

Schultze-Werninghaus G, Gonsior E, Meier-Sydow J (1979a) Vergleichende Untersuchungen über die bronchospasmolytischen und protektiven Eigenschaften von Fenoterol, Ipratropiumbromid, Theophyllin Äthylendiamin und Dinatrium cromoglicicum im inhalativen Antigen-Provokationstest. Prax Klin Pneumol 33: 312-316

Schultze-Werninghaus G, Gonsior E, Meier-Sydow J (1979b) Parasympathikolytika in der Behandlung obstruktiver Atemwegserkrankungen. Vergleich der Wirkung von Ipratropiumbromid-Inhalationslösung bei Asthma bronchiale mit β-Sympathikomimetika und Dinatrium cromoglicicum. Dtsch Med Wochenschr 104: 1099-1104

Schultze-Werninghaus G, Meier-Sydow J (1982) The clinical and pharmacological history of theophylline: first report on the bronchospasmolytic action in man by S R Hirsch in Frankfurt (Main) 1922. Clin Allergy 12: 211-216

Schultze-Werninghaus G, Meier-Sydow, J (1983a) Vergleich von Inhalationskapseln und Dosieraerosol bei antigeninduzierter Bronchialobstruktion. In Wettengel R, Markowetz B, Lichterfeld A (Hrsg) Arbeitsgespräch Berotec-Inhaletten, Gedon & Reuss, München, pp 207-225

Schultze-Werninghaus G, Meier-Sydow J (1983b) Anticholinergic agents in allergic airways obstruction. In: Schultze-Werninghaus G, Widdicombe JG (Hrsg) Role of anticholinergic drugs in obstructive airway disease. Gedon & Reuss, München, pp 116-126

Schultze-Werninghaus G, Gonsior E, Meier-Sydow J (1983c) Verlauf des spezifischen Atemwegswiderstandes nach Provokationsproben mit allergenen oder Pharmaka (Histamin, Azetylcholin, Methacholin) bei Asthma bronchiale. Allergologie 7: 260-264

Schultze-Werninghaus G, Gonsior E, Meier-Sydow J, Staib AH (1984a) Theophyllin bei Allergen-induzierter Bronchialobstruktion vom Soforttyp. Vergleich von Theophyllin-Äthylendiamin und Fenoterol. Allergologie 7: 467-475

Schultze-Werninghaus G, Kappos A, Gonsior E (1984b) Re-evaluation of bronchial sensitivity and reactivity (abstract). Respiration 46 (Suppl): 54-55

Schultze-Werninghaus G, Bergmann EM (1986) Additive Wirkung von Reproterol und Dinatriumcromoglycat (DNCG) bei protektiver Inhalation vor allergeninduzierter Bronchialobstruktion In: Nolte D, Kummer F, Dorow P (Hrsg) Asthma bronchiale. Urban & Schwarzenberg, München Wien Baltimore, pp 242-250

Schwarting HH (1984) Berufsbedingte Inhalationsallergie gegen Maggi-Würze und Steinpilze (abstr). Allergologie 9: 353-354

+Schwartz M (1952) Heredity in bronchial asthma. Munksgaard, Kopenhagen

Schwartz JCh, Costentin J, Lecomte JM (1985) Pharmacology of enkephalinase inhibitors. Trends Pharmacol Sci 6: 472-476

Scott TA, Melvin EH (1953) Determination of dextran with anthron. Anal Chem 25: 1656-1661

Scott WA, Rouzer CA, Cohn ZA (1983) Leukotriene C release by macrophages. Fed Proc 42: 129-133

Seagroat V, Ford A (1986) RAST inhibition: a collaborative study on its suitability and reproducibility for the assay of cocksfoot pollen extracts. Clin Allergy 16: 213-220

Sears MR (1983) A double-blind comparison of ketotifen and disodium cromoglycate in atopic adult asthmatics. Clin Allergy 13: 253–262

Sears MR, Rea HH, Rothwell RP, O'Donnell TV, Holst PE, Gillies AJ, Beaglehole R (1986) Asthma mortality: comparison between New Zealand and England. Br Med J (Clin Res) 293: 1342–1345

Sekizawa K, Tamaoki J, Nadel JA, Borson DB (1987) Enkephalinase inhibitor (leucine-thiorphan) potentiates mammalian tachykinin-induced contraction in ferret trachea. Fed Proc 46: 650

Seltzer J, Bigby BG, Stulbarg M, Holtzman MJ, Nadel JA, Ueki IF, Leikauf GD, Goetzl EJ, Boushey HA (1986) O_3-induced change in bronchial reactivity to methacholine and airway inflammation in humans. J Appl Physiol 60: 1321–1326

Serafini U, Di Nardo U (1958) L'allergie et son retentissement social dans les différents pays: Italie. IIIe Congr Int All, Flammarion, Paris, pp 859–879

Serafini U, Errigo E, Serio E (1977) In: Mathov E, Sindo T, Plutarco N (Hrsg) Allergy and Clinical Immunology. Excerpta Medica, Amsterdam, p 343

Service WC (1939) The incidence of major allergic diseases in Colorado Springs. JAMA 112: 2034–2037

Settipane GA, Klein DE, Boyd K, Sturam JH, Freye HB, Weltman JK (1979) Adverse reactions to cromolyn. JAMA 241: 811–813

Shapiro GG, König P (1985) Cromolyn sodium: a review. Pharmacotherapy 5: 156–170

Sheller JR, Holtzman MJ, Skoogh BE, Nadel JA (1982) Interaction of serotonin with vagal- and ACh-induced bronchoconstriction in canine lungs. J Appl Physiol 52: 964–966

Sheppard D, Wong WS, Uehara CF, Nadel JA, Boushey HA (1980) Lower threshold and greater bronchomotor responsiveness of asthmatic subjects to sulfur dioxide. Am Rev Respir Dis 122: 873–878

Sheppard D, Saisho A, Nadel JA, Boushey HA (1981) Exercise increases sulfur dioxide-induced bronchoconstriction in asthmatic subjects. Am Rev Respir Dis 123: 486–491

Sheppard D, Epstein J, Holtzman J, Nadel JA, Boushey HA (1982) Dose-dependent inhibition of cold air-induced bronchoconstriction by atropine. J Appl Physiol 53: 169–174

Sheppard MN, Polak JM (1986) The localization of neuropeptides in the mammalian respiratory tract. In: Kay AB (Hrsg) Asthma. Blackwell Scientific Public., Oxford London Edinburgh, pp 73–90

Shimura S, Sasaki T, Yashima K, Sasaki H, Takishima T (1987) Vasoactive intestinal polypeptide (VIP) potentiates the secretion induced by cholinergic stimulation in isolated submucosal glands from feline trachea. Am Rev Respir Dis 135: A366

Shore SA, Stimler-Gerard NP, Coats SR, Drazen JM (1987) Augmentation of substance P induced bronchoconstriction in the guinea pig by neutral metalloendopeptidase inhibition. Am Rev Respir Dis 135: A93

Siraganian RP (1986) Histamine release and assay methods for the study of human allergy. In: Manual of Clinical Immunology, American Society of Microbiology, Washington, pp 603–615

Skarpaas IJ, Gulsvik A (1985) Prevalence of bronchial asthma and respiratory symptoms in schoolchildren in Oslo. Allergy 40: 295–299

Skoogh BE (1983) Transmission through airway ganglia. Eur J Respir Dis 64 (Suppl 131): 159–170

Skoogh BE (1986) Parasympathetic ganglia in the airways. Bull Europ Physiopathol Respir 22 (Suppl) 7: 143–152

Sly RM (1984) Increases in deaths from asthma. Ann Allergy 53: 20–25

Smeglin AM, Roberts MJ, Morrow PE, Utell MJ (1986) Effects of 0,60 ppm nitrogen dioxide on human alveolar macrophage inactivation of influenza virus (abstr). Am Rev Respir Dis 133: A 216

Smith AP (1971) Hyposensitization with Dermatophagoides pteronyssinus antigen: trial in asthma induced by house dust. Br Med J 4: 204–206

Smith J Montgomery (1978) Epidemiology and natural history of asthma, allergic rhinitis, and atopic dermatitis (eczema). In: Middleton E jr, Reed CE, Ellis EF (Hrsg) Allergy – Principles and practice, Bd 2. Mosby, Saint Louis, pp 633–677

Smith J Montgomery, Knowler LA (1965a) Epidemiology of asthma and allergic rhinitis. I. In a rural area. Am Rev Respir Dis 92: 16–30

Smith J Montgomery, Knowler LA (1965b) Epidemiology of asthma and allergic rhinitis. II. In a university-centered community. Am Rev Respir Dis 92: 31–38

Smith J Morrison (1961) Prevalence and natural history of asthma in school children. Br Med J 1: 711–712

Smith J Morrison, Harding LK, Cumming G (1971) The changing prevalence of asthma in school children. Clin Allergy 1: 57–61

Smith MJ, Hodson ME (1983) High-dose beclomethasone inhaler in the treatment of asthma. Lancet 1: 265–269

Snell RE, Luchsinger PC (1969) Effects of sulfur dioxide on expiratory flow rates and total respiratory resistance in normal human subjects. Arch Environ Health 18: 693–698

So SY, Ip M, Lam WK (1986) Calcium channel blockers and asthma. Lung 164: 1–16

Solley GO, Gleich GJ, Jordon RE, Schroeter AL (1977) Late cutaneous reactions due to IgE antibodies. Monogr Allergy 12: 179–188

Soothill JF (1979) Food Allergy. In: Pepys J, Edwards AM (Hrsg) The Mast Cell. Ditman Medical, Tunbridge Wells, pp 367–370

Sotomayor H, Badier M, Vervloet D, Orehek J (1984) Seasonal increase of carbachol airway responsiveness in patients allergic to grass pollen. Reversal by corticosteroids. Am Rev Respir Dis 130: 56–58

+ Speer F (1983) Food allergy, 2. Aufl. John Wright, Boston Bristol London

Speizer FE, Frank NR (1966) The uptake and release of SO_2 by the human nose. Arch Environ Health 12: 725–728

Stanhope JM, Prior TA (1976) The Tokelau Island migrant study: prevalence of various conditions before migration. Int J Epidemiol 5: 259–266

Stanhope JM, Rees RO, Mangan AJ (1979) Asthma and wheeze in New Zealand adolescents. NZ Med J 90: 279–282

+ Stanley RG, Linskens HF (1974) Pollen. Biology, Biochemistry, Management. Springer, Berlin Heidelberg New York

Steigemann W, Weber E (1979) Structure of erythrocruorin in different ligand states refined at 1.4 Å resolution. J Mol Biol 127: 309–338

Stephens RJ, Sloan MF, Evans MJ, Freeman G (1974) Early response of lung to low levels of ozone. Am J Pathol 74: 3158

Stevenson DD, Simon RA (1981) Sensitivity to ingested metabisulfites in asthmatic subjects. J Allergy Clin Immunol 68: 26–32

Stevenson WE (1882) Spasmodic asthma. Bell & Sons, London (zit n Gregg, 1986)

Stimler-Gerard NP (1987) Control of substance P in lung by neutral endopeptidase (abstr 2). Fed Proc 46: 377

Stjernberg N, Eklund A, Nyström L, Rosenhall L, Emmelin A, Strömqvist L-H (1985) Prevalence of bronchial asthma and chronic bronchitis in a community in northern Sweden; relation to environmental and occupational exposure to sulphur dioxide. Eur J Respir Dis 67: 41–49

Stocks P (1949) Studies on medical and population subjects, No. 2. Sickness in the population of England and Wales in 1944–1947. H M Stationary Office, London 1949, pp 1–51

Stokes GM, Milner AD, Hodges IG, Henry RL, Elphick MC (1983) Nebulized therapy in acute severe bronchiolitis in infancy. Arch Dis Child 58: 279–282

Stokes TC, Morley J (1981) Prospects for an oral Intal. Br J Dis Chest 75: 1–14

Stolz F (1904) Über Adrenalin und Alkylaminoacetobrenzcatechin. Ber Dt Chem Ges 37: 4149–4154

Storms WW, Bodman SF, Nathan RA, Busse WW, Bush RK, Falliers CJ, O,Hollaren JD, Weg JG (1986) Use of ipratropium bromide in asthma. Results of a multi-clinic study. Am J Med 81 (Suppl 5A): 61–66

Stresemann (1963). Die Wirkung von Bradykinin-Aerosol auf die Atmung des Menschen und des Meerschweinchens und der Einfluß verschiedener Substanzen auf den experimentellen Bradykinin-Bronchospasmus. Acta Allergol 18: 235–255

Stricker WE, Anorve-Lopez E, Reed CE (1986) Food skin testing in patients with idiopathic anaphylaxis. J Allergy Clin Immunol 77: 516–519

Strupp HH, Levenson RW, Manuck SB, Snell JD, Hinrichsen JJ, Boyds (1974) Effects of suggestion on total respiratory resistance in mild asthmatics. J Psychosom Res 18: 337–346

Stücker U, Sill V (1984) Der Einfluß eines H_2-Rezeptorenantagonisten auf die bronchiale Reagibilität beim Histamin-Provokationstest. Prax Klin Pneumol 38: 132–135

Stull A, Cooke RA, Tennant J (1933) The allergen content of pollen extracts. Its determination and its deterioration. J Allergy 4: 455–567

Sundin B, Lilja G, Graff-Lonnevig V, Hedlin G, Heilborn H, Norrlind K, Pegelow KO, Løwenstein H (1986) Immunotherapy with partially purified and standardized animal dander extracts. I.Clinical results from a double-blind study on patients with animal dander asthma. J Allergy Clin Immunol 77: 478–487

Supinski GS, Deal EC jr, Kelsen SG (1984) The effects of caffeine and theophylline on diaphragm contractility. Am Rev Respir Dis 130: 429–433

Sutton R, Hill DJ, Baldo BA, Wrigley CW (1982) Immunoglobulin E antibodies to ingested cereal flour components: studies with sera from subjects with asthma and eczema. Clin Allergy 12: 63–74

Svedmyr K, Mellstrand T, Svedmyr N (1977) A comparison between the effects of aminophyllin, proxyphylline and terbutaline in asthmatics. Scand J Respir Dis 58 (Suppl 101): 139–146

Svedmyr N, Svedmyr K (1980) In-vitro and in-vivo effects of theophylline and β_2-adrenostimulant in combination. Eur J Respir Dis 61 (Suppl 109): 83–91

Svedmyr K, Svedmyr N (1982) Does theophylline potentiate inhaled β_2-agonists? Allergy 37: 101–110

Svedmyr K, Löfdahl C-G, Svedmyr N (1984) Nifedipine – a calcium channel blocker – in asthmatic patients. Allergy 39: 17–22

Svendsen UG, Frølund, Madsen F, Nielsen NH, Holstein-Rathlou N-H, Weeke B (1987) A comparison of the effects of sodium cromoglycate and beclomethasone dipropionate on pulmonary function and bronchial hyperreactivity in subjects with asthma. J Allergy Clin Immunol 80: 68–74

Szceklik A, Gryglewski RJ, Czerniawska-Mysik G (1975) Relationship of inhibition of prostaglandin biosynthesis by analgetics to asthma attacks in aspirin-sensitive patients. Brit Med J 1: 67–69

Szefler SJ (1984) Inter- and intra-subject variability in theophylline pharmacokinetics. Brit J Clin Pract (Suppl 35) 38: 10–16

Szentivanyi A (1968) The beta adrenergic theory of the atopic abnormality in bronchial asthma. J Allergy 42: 203–232

Szolcsányi J, Barthó L (1982) Capsaicin-sensitive non-cholinergic excitatory innervation of the guinea-pig tracheobronchial smooth muscle. Neurosci Lett 34: 247–251

Tainer JA, Getzhoff ED, Alexander H, Houghten RA, Olson AJ, Lerner RA, Hendrickson WA (1984) The reactivity of antipeptide antibodies is a function of the atomic mobility of sites in a protein. Nature 312: 127–134

Tal A, Bavilski C, Yohai D, Bearman JE, Gorodischer R, Moses S (1983) Dexamethasone and salbutamol in the treatment of acute wheezing in infants. Pediatrics 71: 13–18

Tam E, Sheppard D, Epstein J, Ancic P, Boushey H (1983a) Effect of increasing doses of ipratropium bromide on doseresponse curve to isocapnic hyperventilation with cold air in asthmatic subjects (abstr). Am Rev Respir Dis 127: 250

Tam E, Sheppard D, Epstein J, Bethel R, Boushey H (1983b) Lack of dose dependency for ipratropium bromide's inhibitory effect on sulphur dioxide-induced bronchospasm in asthmatic subjects (abstr). Am Rev Respir Dis 127: 257

Tamaoki J, Sekizawa K, Graf PD, Nadel JA (1987) Prostaglandin D_2 increases cholinergic neurotransmission in canine airway smooth muscle (abstr # 1950). Fed Proc 46: 650

Tan WC, Cripps E, Douglas N, Sudlow MF (1982) Protective effect of drugs on bronchoconstriction induced by sulphur dioxide. Thorax 37: 671–676

Tanaka DT, Grunstein MM (1984) Mechanisms of substance P-induced contraction of rabbit airway smooth muscle. J Appl Physiol 57: 1551–1557

Tanaka DT, Grunstein MM (1986) Effect of substance P on neurally mediated contraction of rabbit airway smooth muscle. J Appl Physiol 60: 458–463

Tashkin DP, Conolly ME, Deutsch RI, Hui KK, Littner M, Scarpace P, Abrass I (1982) Subsensitization of β-adrenoceptors in airways and lymphocytes of healthy and asthmatic subjects. Am Rev Respir Dis 125: 185–193

Tashkin DP, Ashutosh K, Bleecker ER, Britt EJ, Cugell DW, Cummiskey JM, DeLorenzo L, Gilman MJ, Gross GN, Gross NJ, Kotch A, Lakshminarayan S, Maguire G, Miller M, Plummer A, Renzetti A, Sackner MA, Skorodin MS, Wanner A, Watanabe S (1986) Comparison of the anticholinergic bronchodilator ipratropium bromide with metaproterenol in chronic obstructive pulmonary disease. A 90-day multi-center study. Am J Med 81 (Suppl 5A): 81–90

Taylor B, Sanders SS, Norman AP (1974) A double blind controlled trial of house mite fortified house dust vaccine in childhood asthma. Clin Allergy 4: 35–40

Taylor WA, Francis DH, Sheldon D, Roitt IM (1974) The anti-anaphylactic actionsof disodium cromoglycate, theophylline, isoprenaline and prostaglandins. Int Arch Allergy 46: 104–120

Taylor WW, Ohman JL Jr, Lowell FC (1978) Immunotherapy in cat-induced asthma. Double-blind trial with evaluation of bronchial responses to cat allergen and histamine. J Allergy Clin Immunol 61: 283–287

Thiel Cl (1985) Manifestation von Nahrungsmittelallergien und Intoleranzen am Bronchialsystem. Stellenwert und diagnostische Strategien. Prax Klin Pneumol 39: 955–956

Thiel Cl (1986) Nahrungsmittel-Allergien im Hals-Nasen-Ohren-Bereich. HNO-Praxis Heute 6: 87–110

Thiel Cl (1987) Allergenkarenz bei Nahrungsmittelallergien. In: Fuchs E, Schulz K-H (Hrsg) Manuale allergologicum. Dustri, München-Deisenhofen

Thiel Cl, Fuchs E (1981) Über korrelative Beziehungen bei Kräuterpollen- und Gewürzallergenen. RAST 3, Grosse, Berlin, pp 178–185

Thiel Cl, Fuchs E (1982a) Immunoglobulin E: Paper-Radio-Immuno-Sorbent-Test (RAST) in der Allergie-Diagnostik. Der Nuklearmediziner 5: 197–200

Thiel Cl, Fuchs E (1982b) Allergische und pseudo-allergische Reaktionen durch galenische Hilfsstoffe: Unbekannte Gefahren bei Analgetika-Intoleranz. Allergologie 5: 230–233

Thiel Cl, Fuchs E (1983a) Nahrungsintoleranzen durch Fremdstoffe. Münch Med Wochenschr 21: 451–454

Thiel Cl, Fuchs E (1983b) Food allergens of plant origin. A considerable new trend in allergic disease? (abstr). Fol Allergol Immun Clin 30 (Suppl): 83

Thiel Cl, Maasch H-J, Wahl R, Fuchs E, Bossert J (1984) Über das gleichzeitige Vorkommen von spezifischem IgE gegen Komponenten von Hühnerei und gegen Vogelallergene (abstr). Allergologie 7: 148

Thiel Cl, Fuchs E, Maasch H-J, Wahl R (1986) Allergy to spices: cross-reactivity to other allergens. In: Ring J, Burg G (Hrsg) New Trends in Allergy II. Springer, Berlin Heidelberg New York, pp 154–164

Thoma R (1984) Multizentrische, doppelblinde, randomisierte, interindividuelle Vergleichsstudie an 164 Patienten zwischen Reproterol allein und einer Kombination aus Dinatrium cromoglicicum (DNCG) und Reproterol. Pharmakotherapie 7: 40–49

Thomson NC (1987) *In vivo* versus *in vitro* human airway responsiveness to different pharmacologic stimuli. Am Rev Respir Dis 136: S58–S62

Thomson NC, Kerr JW (1980) Effect of inhaled H_1 and H_2 receptor antagonist in normal and asthmatic subjects. Thorax 35: 428–434

Tiefensee K (1926) Die regionäre Verteilung des Asthma bronchiale in Ostpreußen. Schriften der Königsberger gelehrten Gesellschaft, naturwissenschaftliche Klasse 3(6): 167ff und (1927) Dtsch Arch klin Med 155: 270–280

Tiffeneau R, Beauvallet M (1945) Production exclusive d'effets pulmonaires locaux par inhalation d'aérosol d'acétylcholine. Son utilisation comme test d'insuffisance respiratoire. Sem Hôp 21: 154–166

Tiffeneau R (1958) Hypersensibilité cholinergo-histaminique pulmonaire de l'asthmatique. Acta Allergol (Suppl 5): 187–221

Tinkelman DG, Webb CS, Vanderpool GE, Carroll MS, Spangler DL, Lotner GZ (1986) The use of ketotifen in the prophylaxis of seasonal allergic asthma. Ann Allergy 56: 213–217

Tjio AH, Hull WM, Gleich GJ (1979) Production of human immunoglobulin E antibody in vitro. J Immunol 122: 2131–2133

Todisco T, Polidori R, Rossi F, Iannaci L, Bruni B, Fedeli L, Palumbo R (1985) Effect of N-acetylcysteine in subjects with slow pulmonary mucociliary clearance. Eur J Respir Dis 66 (Suppl 139): 136–141

Tomioka M, Ida S, Shindoh Y, Ishihara T, Takashima T (1984) Mast cells in bronchoalveolar lumen of patients with bronchial asthma. Am Rev Respir Dis 129: 1000–1005

Tonegawa S (1983) Somatic generation of antibody diversity. Nature 302: 575–581

Tonnel AB, Gosset P, Joseph M (1983) Stimulation of alveolar macrophages in asthmatic patients after local provocation test. Lancet i: 1406–1408

Toogood JH, Jennings B, Greenway RW, Chuang L (1980) Candidiasis and dysphonia complicating beclomethasone treatment of asthma. J Allergy Clin Immunol 65: 145–153

Toogood JH, Jennings B, Lefcoe NM (1981) A clinical trial of combined cromolyn/beclomethasone treatment for chronic asthma. J Allergy Clin Immunol 67: 317–324

Toogood JH, Jennings B, Baskerville J, Anderson J, Johansson SA (1984) Dosing regimen of budesonide and occurrence of oropharyngeal complications. Eur J Respir Dis 65: 35–44

Tovey ER, Baldo BA (1984) Standardization of allergens. Qualitative definition of house dust mite extracts following electroblotting and detection of components with antibody and lectin probes. Int Arch Allergy Appl Immunol 75: 332–329

Towns SJ, Mellis CM (1984) Role of acetyl salcylic acid and sodium metabisulfite in chronic childhood asthma. Paediatrics 73: 631–637

Trousseau A (1865) Clinique médicale de l'Hôtel Dieu de Paris, 2. Aufl, Bd 1, p 187 (zit n Schadewaldt H, 1983)

Ts'ao C-h, Metzger WJ, Patterson R, Suszko IM (1976) Histamine-containing cells in bronchial lavage fluid. I. Ultrastructural characterization and comparison with mast cells in three types of tissues of rhesus monkeys. Int Arch Allergy Appl Immunol 52: 315–324

Ts'ao C-h, Patterson R, McKenna J, Suzko IM (1977) Ultrastructural identification of mast cells obtained from human bronchial lumens. J Allergy Clin Immunol 59: 320–326

Turkeltaub PC, Rastogi SC, Baer H, Anderson MC, Norman PS (1982) A standardized quantitative skin-test assay of allergen potency and stability: studies on the allergen dose-response curve and effect of wheal, erythema, and patient selection on assay results. J Allergy Clin Immunol 70: 343–352

Turner KJ, Dowse GK, Stewart GA, Alpers MP (1986) Studies on bronchial hyperreactivity, allergic responsiveness, and asthma in rural and urban children of the highlands of Papua New Guinea. J Allergy Clin Immunol 77: 558–566

Turner-Warwick ME, Haslam PL (1986) Clinical applications of bronchoalveolar lavage: an interim view. Br J Dis Chest 80: 105–121

Ullah MI, Newman GB, Saunders KB (1981) Influence of age on response to ipratropium and salbutamol in asthma. Thorax 36: 523–529

Ulmer WT (1971) Inhalationstherapie mit Atropinderivaten. Med Klin 66: 326–329

Ulmer WT (1974) Inhalative Noxen: Schwefeldioxyd. Pneumonologie 150: 2–4

Ulmer WT (1981) Bedeutung der Hyperreagibilität für Diagnostik und Therapie obstruktiver Atemwegserkrankrankungen. Pharmakotherapie 5: 185–190

Ulmer WT, Zimmermann I, Islam MS (1979) Bronchodilatation: Neue Erkenntnisse zu einem therapeutischen Prinzip. Inn Med 6: 328–333

Ulmer WT, Zimmermann I, Islam MS (1982) Das überempfindliche Bronchialsystem. Experimental Facts III. In: Bochumer Treff 1982: Das überempfindliche Bronchialsystem. Gedon & Reuss, München, pp 26–49

Ulmer WT, Zimmermann I (1983) Histamine levels in bronchial mucus and in blood. Eur J Respir Dis 64 (Suppl 128): 33–39

Undem BJ, Dick EC, Buckner CK (1983) Inhibition by vasoactive intestinal peptide of antigen-induced histamine release from guinea-pig minced lung. Eur J Pharmacol 88: 247–250

+Urbach E, Gottlieb Ph M (1949) Allergy. Grune & Stratton, New York

Ussetti P, Roca J, Agusti AG, Montserrat JM, Rodriguez-Roisin R, Agusti-Vidal A (1983) Asthma outbreaks in Barcelona. Lancet 2: 280–281

Ussetti P, Roca J, Agusti AG, Montserrat JM, Rodriguez-Roisin R, Agusti-Vidal A (1984) Another asthma outbreak in Barcelona: role of oxides of nitrogen (Brief). Lancet 1: 156

Utell MJ, Swinburne AJ, Hyde RW, Speers DM, Gibb FR, Morrow PE (1979) Airway reactivity to nitrates in normal and mild asthmatic subjects. J Appl Physiol 46: 189–196

Utell MJ, Aquilina AT, Hall WJ, Speers DM, Douglas RG Jr, Gibb FR, Morrow PE, Hyde RW (1980) Development of airway reactivity to nitrates in subjects with influenza. Am Rev Respir Dis 121: 233–241

Utell MJ, Morrow PE, Hyde RW (1982) Comparison of normal and asthmatic subjects' responses to sulphate pollutant aerosols. Ann Occup Hyg 26: 691–697

Utz G, Hauck AM (1976) Orale Anwendung von Kalzium plus Vitamin D_2 bei allergischem Asthma bronchiale. Münch Med Wochenschr 118: 1395–1398

Valone FH, Coles E, Reinhold VR, Goetzl EJ (1982) Specific binding of phospholipid platelet-activating factor by human platelets. J Immunol 129: 1637–1641

Valovirta E, Koivikko A, Vanto T, Viander M, Ingeman L (1984) Immunotherapy in allergy to dog: a double-blind clinical study. Ann Allergy 53: 85–88

van den Berg W, Leferink JG, Fokkens JK, Kreukniet J, Maes RAA, Bruynzeel PLB (1982) Clinical implications of drug-induced desensitization of the beta receptor after continuous oral use of terbutaline. J Allergy Clin Immunol 69: 410–417

VanMetre TE jr, Marsh DG, Adkinson NF jr, Fish JE, Kagey-Sobotka A, Norman PS, Radden EB jr, Rosenberg GL (1986) Dose of cat (*Felis domesticus*) allergen 1 (Fel d1) that induces asthma. J Allergy Clin Immunol 78: 62–75

van Niekerk CH, Weinberg EG, Shore SC, Heese HV, van Schalkwyk J (1979) Prevalence of asthma: a comparative study of urban and rural Xhosa children. Clin Allergy 9: 319–324

Varonier HS (1970) Prevalence of respiratory allergy among children and adolescents in Geneva, Switzerland. Respiration (Suppl) 27: 115–120

Varonier HS, Panzani R (1968) The effect of inhalations of bradykinin on healthy and atopic (asthmatic) children. Int Arch Allergy 34: 293–296

Varonier HS, Jeanneret O (1970) Prévalence de la maladie allergique chez les enfants et les adolescents á Genéve. Z Präventivmed. 15: 475–478

Varonier HS, de Haller J, Schopfer C (1984) Prévalence de l'allergie chez les enfants et les adolescents. Helv Paediat Acta 39: 129–136

Venter JC, Fraser CM (1981) The development of monoclonal antibodies to β-adrenergic receptors and their use in receptor purification and characterization. In: Fellons RR, Eisenbarth GS (Hrsg) Monoclonal antibodies in endocrine research. Raven Press, New York

Vermeire P (1982) Combined use of theophylline and beta$_2$-agonists in asthma. Eur J Respir Dis 63: 372–375

Vermeire PA, Vanhoutte PM (1977) Inhibition by catecholamines of cholinergic neurotransmission in canine bronchi in vitro. Arch Int Pharmacodyn 227: 175–176

Vervloet D, Nizankowska E, Arnaud A, Senft M, Alazia M, Charpin J (1983) Adverse reactions to suxamethonium and other muscle relaxants under general anesthesia. J Allergy Clin Immunol 71: 552–559

Vidruk EH, Hahn HL, Nadel JA, Sampson SR (1977) Mechanisms by which histamine stimulates rapidly adapting receptors in dog lungs. J Appl Physiol 43: 397–402

Vidusek DA, Roberts MF, Goodfriend L (1985) 500-MHz ^{1}H NMR studies of ragweed allergen Ra5. Biochemistry 24: 2747–2753

Virchow Chr (1976) Analgetika-Intoleranz bei Asthmatikern (Analgetika-Asthma-Syndrom). Prax Pneumol 30: 684–692

Voisin C, Aerts C, Jakubczak E, Houdret JL, Tonnel AB (1977) Effets du bioxyde d'azote sur les macrophages alvéolaires en survie en phase gazeuse. Un noveau modéle expérimental pur l'étude *in vitro* de la cytotoxicité des gaz nocifs. Bull Eur Physiopath Resp 13: 137–144

von der Hardt H (1985) Stellenwert der Steroide in der Behandlung des kindlichen Asthma bronchiale. In: H Fabel (Hrsg) Corticosteroide bei Atemwegserkrankungen. Verlag für angewandte Wissenschaften, München, pp 82–98

von Maur K, Adkinson NF jr, VanMetre TE jr, Marsh DG, Norman PS (1974) Aspirin intolerance in a family. J Allergy Clin Immunol 54: 380–395

von Pirquet C (1906) Allergie. Münch Med Wochenschr 53: 1457–1458

Voorhorst R, Van Krieken H (1973) Atopic skin test re-evaluated. I. Perfection of skin testing technique. Ann Allergy 31: 137–142

Voshaar TH, Hess KM, Rasche B, Thiel H, Ulmer WT, Heyden W, Fabry H, König W (1982) Studies on human Ig (M,A,G,E) synthesis in-vitro from peripheral lymphocytes in patients with flour allergy and pollinosis. Immunobiology 162: 436

Wahl R, Maasch HJ, Geissler W (1983) Comparison of tree variations of the radioallergosorbent test-inhibition assay for measuring allergenic activity of grass pollenextracts. Analyt Biochem 132: 189–194

Wahl R, Geissler W, Maasch HJ (1985a) Comparison of classical Lowry, modified Lowry and a dye-binding assay for the estimation of protein in allergen extracts and influence of different parameters on the modified Lowry assay. Biol Chem Hoppe-Seyler 366: 979–984

Wahl R, Maasch HJ, Geissler W (1985b) High-performance thin-layer chromatographic analysis of dialysable-materials in allergen extracts. J Chromatogr 329: 153–159

Wahl R, Maasch HJ, Geissler W (1986a) High-performance liquid chromatographic molecular weight determination of allergen extracts. Examination of the influence of the column material on allergenic activity and allergen patterns. J Chromatogr 351: 39–46

Wahl R, Wihl J-Å, Maasch HJ, Geissler W (1986b) Immunologische Kreuzreaktionen bei Birken-, Erlen-, Hasel- und Rotbuchenpollen. Allergologie 2: 59–62

Wahn U (1980) Möglichkeiten und Grenzen der allergeninduzierten Histaminfreisetzung aus Leukozyten als In-vitro-Technik für die Allergologie. Allergologie 3: 364–368

+ Wahn U (Hrsg) (1983) Aktuelle Probleme der pädiatrischen Allergologie. Fischer, Stuttgart

Wahn U (1986) Das atopische Syndrom. Internist 27: 381–387

Wahn U, Peters T jr, Siraganian RP (1980) Studies on the allergenic significance and structure of rat serum albumin. J Immunol 125: 2544–2549

Wahn U, Siraganian RP (1980) Efficacy and specificity of immunotherapy with laboratory animal allergen extracts. J Allergy Clin Immunol 65: 413–421

Wahn U, Herold U, Danielsen K, Løwenstein H (1982) Allergoprints in horse allergic children. Allergy 37: 335–343

Wahn U, Schweter C, Lind P, Løwenstein H (in Vorb) Prospective study on the clinical and immunologic efficacy of 2 different Dermatophagoides pteronyssinus extracts, prepared from whole-mite-culture and mite-bodies

Waite DA, Eyles EF, Tonkin SL, O'Donnell TV (1980) Asthma prevalence in Tokelauan children in two environments. Clin Allergy 10: 71–75

Waldbott GL (1930) Allergische Bronchitis. Klin Wochenschr 9: 220–223

Walker IC (1916/17) Studies on the sensitization of patients with bronchial asthma to bacterial proteins as demonstrated by the skin reaction and the methods employed in the preparation of these proteins. Study III. J Med Rews 35: 487–495

Ward MJ, Fentem PH, Smith WH, Davies D (1981) Ipratropium bromide in acute asthma. Brit Med J (Clin Res) 282: 598–600

Ward MJ, MacFarlane JT, Davies D (1985) A place for ipratropium bromide in the treatment of severe acute asthma. Br J Dis Chest 79: 374–378

Wardlaw AJ, Moqbel R, Cromwell O, Kay AB (1986a) Platelet-activating factor: A potent chemotactic and chemokinetic factor for human eosinophils. J Clin Invest 78: 1701–1706

Wardlaw AJ, Cromwell O, Celestino D, Fitzharris P, Geddies DM, Collins JV, Kay AB (1986) Morphological and secretory properties of bronchoalveolar lavage mast cells in respiratory diseases. Clin Allergy 16: 163–173

Warner JO, Price JF, Soothill JF, Hey EN (1978) Controlled trial of hyposensitisation to Dermatophagoides pteronyssinus in children with asthma. Lancet 2 (8096): 912–915

Warrell DA, Fawcett IW, Harrison BD, Agamah AJ, Ibu JO, Pope HM, Maberly DJ (1975) Bronchial asthma in the Nigerian Savanna region. A clinical and laboratory study of 106 patients with a review of the literature on asthma in the tropics. QJ Med 44: 325–347

Wasserman SI (1983) Mediators of immediate hypersensitivity. J Allergy Clin Immunol 72: 101–119

Watson M, Roeske WR, Vickroy TW, Smith TL, Akiyama K, Gulya K, Duckles SP, Serra M, Adem A, Nordberg A, Gehlert DR, Wamsley JK, Yamamura HI (1986) Biochemical and functional basis of putative muscarinic receptor subtypes and its implications. Trends Pharmacol Sci 7: 46–55

Weeke B (1973) Rocket Immunoelectrophoresis. Scand J Immunol (Suppl 1) 2: 37–46

Weeke B, Løwenstein H (1973) Allergens identified in crossed radioimmunoelectrophoresis. Scand J Immunol (Suppl 1) 2: 149–153

Weitemeyer W, Meier AE (1967) Zur Frage krankheitsdependenter Neurotisierung. Psychometrisch-varianzanalytische Untersuchungen an Männern mit Asthma bronchiale, mit Lungentuberkulose oder mit Herzvitien. Archiv für Psychiatrie und Zeitschrift für die gesamte Neurologie (Archiv für Psychiatrie und Nervenkrankheiten) 209: 21–37

Welliver RC, Wong DT, Sun M, Middleton E jr, Vaughan RS, Ogra PL (1981) The development of respiratory syncytial virus-specific IgE and the release of histamine in nasopharyngeal secretions after infection. N Engl J Med 305: 841–846

Wells PD (1977) Nippostrongylus brasiliensis: lung mast cell populations in repeatedly inoculated rats. Exp Parasitol 43: 326–335

Werner M (1967) Krankheiten in Folge peroraler Allergeninvasion. In: Hansen K, Werner M (Hrsg) Lehrbuch der klinischen Allergie. Thieme, Stuttgart, pp 179–231

+Werner M, Ruppert V (Hrsg) (1985) Praktische Allergiediagnostik, 4. Aufl. Thieme, Stuttgart

Westhof E, Altschuh D, Moras D, Bloomer AC, Mondragon A, Klug A, Van Regenmortel MH (1984) Correlation between segmental mobility and the location of antigenic determinants in proteins. Nature 311: 123–126

Wettengel R, Fabel H (1972) Placebo-Vergleich mit Berotec-Dosier-Aerosol bei ansteigenden Dosierungen. Advances of Clinical Pharmacology (Berotec-Symposium). Int J Clin Pharmacol (Suppl 4): 96–99

Weyer A, David B, Laurent M, Henocq E (1978) Cellular histamine release, specific and total serum IgE levels in hay fever patients and controls. Clin Allergy 8: 187–194

Whittemore AS, Korn EL (1980) Asthma and air pollution in the Los Angeles area. Am J Public Health 70: 687–696

Widdicombe JG (1985) Innervation of the airways. Prog Resp Res 19: 8–16

Wide L, Bennich H, Johansson SG (1967) Diagnosis of allergy by an in vitro test for allergen antibodies. Lancet 2: 1105–1107

Wießmann KJ, Schulz HU (1977) Lungenfunktion und Blutspiegel nach parenteraler Euphyllin-Applikation. Dtsch Med Wochenschr 102: 1916–1920

Williams AJ, Baghat MS, Stableforth DE, Cayton RM, Shenoi PM, Skinner C (1983) Dysphonia caused by inhaled steroids: recognition of a characteristic laryngeal abnormality. Thorax 38: 813–821

Williams H, McNicol KN (1969) Prevalence, natural history, and relationship of wheezy bronchitis and asthma in children – An epidemiological study. Br Med J 4: 321–325

Williams SJ, Winner SJ, Clark TJH (1981) Comparisons of inhaled and intravenous terbutaline in acute severe asthma. Thorax 36: 629–631

Wilson JD, Sutherland DC, Thomas AC (1981) Has the change to beta-agonists combined with oral theophylline increased cases of fatal asthma? Lancet 1: 1235–1237

Wingren U, Enerbäck L (1983) Mucosal mast cells of the rat intestine: a re-evaluation of fixation and staining properties, with special reference to protein blocking and solubility of the granular glycosaminoglycan. Histochem J 15: 571–582

Wittig HJ, Cranford NJ, Glaser J (1959) The relationship between bronchiolitis and childhood asthma. J Allergy 30: 19–29

Woenne R, Kattan M, Orange RP, Levison H (1978) Bronchial hyperreactivity to histamine and methacholine in asthmatic children after inhalation of Sch1000 and chlorpheniramine maleate. J Allergy Clin Immunol 12: 119–124

Wolfe JD, Tashkin DP, Calvarese B, Simmons M (1978) Bronchodilator effects of terbutaline and aminophylline alone and in combination in asthmatic patients. N Engl J Med 298: 363–367

Wolff RK, Muggenburg BA, Silbaugh SA (1981) Effect of 0,3 and 0,9 μm sulfuric acid aerosol on tracheal mucous clearance in beagle dogs. Am Rev Respir Dis 123: 291–294

Woolcock AJ, Dowse GK, Temple K, Stanley H, Alpers MP, Turner KJ (1983a) The prevalence of asthma in the South-Fore people of Papua New Guinea. A method for field studies of bronchial reactivity. Eur J Respir Dis 64: 571–581

Woolcock AJ, Salome CM, Yan K (1983b) The shape of the dose-response curve to histamine in asthma and normal subjects. Am Rev Respir Dis 130: 71–75

Woolcock AJ, Peat JK, Salome CM, Yan K, Anderson SD, Schoeffel RE, McCowage G, Killalea T (1987) Prevalence of bronchial hyperresponsiveness and asthma in a rural adult population. Thorax 42: 361–368

+Worth H (1985) Zur Diagnostik des Lungenemphysems. Analyse des Mischluftanteils exspiratorischer Partialdruckkurven von He, Ar, SF_6, O_2 und CO_2. Thieme, Stuttgart New York

Worth H, Weske G, Kraut D, Küpper E, Deparade G, Mühlhauser I, Breuer HWM, Berger M (in Vorb) Patientenschulung als wesentlicher Bestandteil einer effektiven Asthmatherapie – Erste Ergebnisse

Wortmann F (1979) Allergiegfahr durch pharmazeutisch verwendete Färbemittel. Acta Pharmaceutica Technologica, Suppl 8. Deutscher Apothekerverlag, Stuttgart

Wraith DG, Merrett J, Roth A, Yman L, Merrett TG (1979) Recognition of food-allergic patients and their allergens by RAST technique and clinical investigation. Clin Allergy 9: 25–36

Wüthrich B (1981) Nahrungsmittelallergie. Allergologie 4: 320–328

Wüthrich B (1983) Stellenwert von Hauttest und Serologie (RAST) in der Diagnostik der Nahrungsmittel-Allergien. Allergologie 5: 177–184

Wüthrich B (1986) Nahrungsmittelallergien. Internist 27: 362–371

Wüthrich B, Schwarz-Speck M (1970) Asthma bronchiale nach beruflicher Exposition mit proteolytischen Enzymen (Bazillus subtilis-Proteasen). Schweiz Med Wochenschr 100: 1908–1914
Wüthrich B, Radielovic P (1978) Zur medikamentösen Bronchialasthma-Prophylaxe. Dtsch Med Wochenschr 103: 1865–1869
Wüthrich B, Hofer T (1984) Nahrungsmittelallergie: „Das Sellerie-Beifuß-Gewürz-Syndrom". Assoziation mit einer Mangofrucht-Allergie?. Dtsch Med Wochenschr 109: 981–986
Wüthrich B, Schnyder UW, Henauer SA, Heller A (1986) Häufigkeit der Pollinosis in der Schweiz. Ergebnisse einer repräsentativen demoskopischen Umfrage unter Berücksichtigung anderer allergischer Erkrankungen. Schweiz Med Wochenschr. 116: 909–917
Wyllie AH, Poznansky MC, Gordon ACH (1986) Glucocorticoid-resistant asthma: evidence for a defect in mononuclear cells. In Kay AB (Hrsg) Asthma. Clinical Pharmacology and Therapeutic Progress. Blackwell, Oxford London Edinburgh Boston Palo Alto Melbourne, pp 306–314

Yanta MA, Snapper JR, Ingram RH Jr, Drazen JM, Coles S, Reid L (1981) Airway responsiveness to inhaled mediators: relationship to epithelial thickness and secretory cell numbers. Am Rev Respir Dis 124: 337–340
Yarden Y, Rodriguez H, Wong SK-F, Brandt DR, May DC, Burnier J, Harkins RN, Chen EY, Ramachandran J, Ullrich A, Ross EM (1986) The avian α-adrenergic receptor: primary structure and membrane topology. Proc Natl Acad Sci USA 83: 6795–6799
Yau WM, Youther ML (1982) Direct evidence for a release of acetylcholine from the myenteric plexus of guinea pig small intestine by substance P. Eur J Pharmacol 81: 665–668
Yman L, Ponterius G. Brandt R (1975) RAST-based allergen assay methods. Develop biol Standard, Bd 29. Karger, Basel, pp 151–165
Yman L, Schröder H, Rolfsen W, Yman IM (1986) Seed proteins from the pea family (Leguminosae) as foods and food additives. A hidden allergy risk (abstr). J Allergy Clin Immunol 77: 121
Yoffe JR, Taylor DJ, Woolley DE (1985) Mast-cell products and heparin stimulate the production of mononuclear-cell factor by cultured human monocyte/macrophages. Biochem J 230: 83–88
Yoshida K, Oshima H, Imai M (1966) Air pollution and asthma in Yokkaichi. Arch Environ Health 13: 763–768
Young MC, Leung DYM, Geha RS (1984) Production of IgE-potentiating factor in man by T cell lines bearing Fc receptors for IgE. Eur J Immunol 14: 871–878
Young M, Geha RS, Maksad KN, Leung DY (1986) Characterization of human T cell-derived IgE-potentiating factor. Eur J Immunol 16: 985–991
Young WA, Shaw DB, Bates DV (1964) Effect of low concentrations of ozone on pulmonary function in man. J Appl Physiol 19: 765–768
Yunginger JW, Gleich GJ (1973) Seasonal changes in IgE antibodies and their relationship to IgG antibodies during immunotherapy for ragweed hay fever. J Clin Invest 52: 1268–1275

Zaagsma J, Heijden PJCM van der, Schaar MWG van der, Bank CMC (1983) Differentiation of functional adrenoceptors in human and guinea pig airways. Eur J Resp Dis 64 (Suppl 135): 16–33
Zach M (1985) Der hyperreaktive Respirationstrakt des Kindes Erbfaktoren und Umwelteinflüsse. In: Kummer F, Nolte D (Hrsg) Anlage und Umwelt bei pneumologischen Krankheitsbildern. Dustri, München-Deisenhofen, pp 16–34
Zakrzewski JT, Barnes NC, Piper PJ, Costello JF (1984) Sputum leukotrienes and prostanoids – possible synergistic mediators in cystic fibrosis, bronchiectasis or chronic bronchitis. Prostaglandins 28: 641
Zeidberg LD, Prindle RA, Landau E (1961) The Nashville air pollution study I. Sulfur dioxide and bronchial asthma. Am Rev Respir Dis 84: 489–503
Zeiss CR, Pruzansky JJ, Patterson R, Roberts M (1973) A solid phase radioimmunoassay for the quantitation of human reaginic antibody against ragweed antigen E. J Immunol 110: 414–421
Zetterström O, Johansson SGO (1981) IgE concentrations measured by PRIST in serum of healthy adults and in patients with respiratory allergy. Allergy 36: 537–547
Zijlstra FJ, Vincent JE, van den Berg B, Hoogsteden HC, Neyens HJ, van Dongen JM (1987) Pulmonary alveolar proteinosis: determination of prostaglandins and leukotrienes in lavage fluid. Lung 165: 79–89
Zipperlen VR (1934) Über das örtliche Vorkommen von Asthma bronchiale in Württemberg und Hohenzollern. Arch Hyg 113: 1–18 (zit n Schnyder 1960)
Zinkernagel RM, Doherty PC (1975) H-2 compatibility requirement for T-cell-mediated lysis of target cells infected with lymphocytic choriomeningitis virus: different cytotoxic T-cell specificities are associated with structures coded for in H-2K or H-2 D. J Exp Med 141: 1427–1436

Sachverzeichnis